北京市高等教育精品教材立项项目

高等学校教材

供临床、护理、预防、中医、医学工程等专业用

医学化学基础

（第2版）

张　枫　房晨婕　主编

编者（以姓氏笔画为序）

王　桥　叶燕彬　张　枫　张建伟

陈双玲　邵建群　房晨婕　赵文华

唐静成

中国协和医科大学出版社

图书在版编目（CIP）数据

医学化学基础／张枫，房晨婕主编．—2版．—北京：中国协和医科大学出版社，2010.6
高等医药院校教材
ISBN 978 - 7 -81136 -357 -9

Ⅰ．医… Ⅱ．①张…②房… Ⅲ．医用化学 - 医学院校 - 教材 Ⅳ．R313

中国版本图书馆 CIP 数据核字（2010）第 057552 号

医学化学基础（第 2 版）

主　编：张　枫　房晨婕
策划编辑：田　奇
责任编辑：田　奇

出版发行：**中国协和医科大学出版社**
　　　　　（北京东单三条九号　邮编100730　电话65260378）
网　　址：www.pumcp.com
经　　销：新华书店总店北京发行所
印　　刷：北京佳艺恒彩印刷有限公司

开　　本：787×1092　1/16 开

印　　张：31.75

字　　数：750千字

版　　次：2010 年 6 月第二版　　2012 年 7 月第二次印刷

定　　价：49.80 元

ISBN 978 - 7 -81136 -357 -9/R · 357

（凡购本书，如有缺页、倒页、脱页及其他质量问题，由本社发行部调换）

前　言

在过去的 200 多年间，化学一直注重与生命科学融合，尤其注重与医学融合。化学对现代医学发展发挥着既广泛又深入的影响，这种影响使得医学工作人员日趋依赖化学基础知识。在这种医学化学背景及多年教学实践的基础上，2005 年我们出版了《医学化学基础》。《医学化学基础》第一版既考虑了高等医学及相关专业学生的培养目标，又考虑了化学学科的基础性质。过去的 5 年间，在医学教学改革的背景下，"医化学"课程在我国高等医学校更加普及，例如临床、护理、预防、中医、康复、假肢和生物医学工程都开设"医化学"课程。"医化学"已成为高等医学院校一门重要的公共基础课。为了适应这种变化，根据现行教学大纲要求，我们编写了第二版《医学化学基础》。与一般的医用化学不同，《医学化学基础》更加注重化学基础知识以及这些知识在高等医学相关专业教学中的基础地位。全书共二十四章，涵盖了四大化学的基本内容。本书既关注了医学与化学的结合，又突出了化学基本概念和基础知识，还照顾了知识前沿性和科学性与教学启发性和适应性相互结合的原则。与第一版相比较，第二版《医学化学基础》体现了以下特点：

1. 章节编排力求更加合理。第一版第二章的原子结构与分子结构，现调整到第六章。第一版第十三章包含顺反异构和对映异构，现在的第十三章只包含对映异构，顺反异构编入第十二章的烯烃和炔烃之中。第十八、十九、二十二、二十三章也有类似的变动。这种变动的基本目标是使内容符合认知规律，使学生能够循序渐进，由浅入深地了解和接受知识。

2. 素材选择力求更加充实。第一版主要按 54 学时选择素材，对于 72 学时的医用化学课程内容略显单薄。为了加强教材的适用性，第二版的各个章节都增加了适当的素材。这些增加的素材既有独立性又有关联性，可供 54 学时和 72 学时两种教学需求。

3. 重要化学名词加英文注释、附录增加中英文词汇。

4. 章后加小结，强化章的重点。

5. 各章习题按难、中、易 3 种层次进行了整理和补充。

6. 物理量单位均采用法定计量单位。

　　《医学化学基础》第二版由首都医科大学多年从事医学化学教学工作的教授及资深教师编写。张枫、房晨婕为主编。张枫编写第十、十四、十六、十七章；房晨婕编写第二、六章；王桥编写第三、七、二十四章；叶燕彬编写第一、八章；张建伟编写第十一、十五、二十二章；陈双玲编写第十八、十九、二十、二十一章；邵建群编写第四、九章；赵文华编写第五章；唐静成编写第十二、十三、二十三章。

　　限于编者水平，书中疏漏和错误之处在所难免，敬请读者批评指正。

编　者

2010 年 4 月

目　录

第一章 溶 液

在天然的体系中纯物质极少,重要的体系几乎全是混合物。混合物中最重要的一种是溶液。工农业生产和日常生活中经常接触到溶液,溶液与医学也有着非常密切的关系。人体内的血液、细胞内液、细胞外液以及其他体液都是溶液,体内的许多化学反应都是在溶液中进行的,营养物质的消化、吸收等都与溶液有关。

本章重点介绍分散系的一些基本概念、混合物的常用组成标度、稀溶液的依数性和胶体分散系。

第一节 分散系及其分类

一种或几种物质分散在另一种物质中所形成的系统称为分散系统(dispersed system),简称分散系。在分散系中,被分散的物质称为分散相(dispersed phase),容纳分散相的物质称为分散介质(dispersion medium)。例如,碘分散在酒精中成碘酒;油分散在水中成乳状液;泥土分散在水中成为泥浆,它们各自成为一个分散系。其中碘、油、泥土是分散相,而酒精、水是分散介质。医学临床上使用的生理盐水($9g \cdot L^{-1}$ NaCl 溶液)中,NaCl 是分散相,水是分散介质;葡萄糖溶液中,葡萄糖是分散相,水是分散介质。

按照分散相和分散介质之间是否有界面存在,分散系可分为均相(单相)和非均相(多相)分散系两类。凡含有一个相的分散系称为均相(单相)分散系(homogeneous dispersion),而含有两个或两个以上相的分散系称为非均相(多相)分散系(heterogeneous dispersion)。相(phase)是指体系中物理性质和化学性质完全相同的均匀部分,相与相之间有明显的界面(interface)。如水和冰组成两相,一相是水,另一相是冰(无论几块冰都算是一相,因为它们的物理性质和化学性质完全相同),水和冰之间有明显的界面。如果还要考虑到水蒸气,则共有三相。由于气体能无限混合,所以系统内无论有多少种气体,只有一个气相。液体按其互溶的程度,可以有一相或两相。固体通常是有一种固体就有一个相,但若形成固态溶液时就是一个相。如合金是由一种金属和另外一种(或几种)金属(或非金属)熔合而成的具有金属性质的混合物,只有一个相。

按照分散系中分散相粒子直径的大小,可以将分散系分为粗分散系(coarse dispersion)、胶体分散系(colloidal dispersion)和分子分散系(molecular dispersion)三类,见表1-1。

粗分散系包括悬浊液(suspension)和乳浊液(emulsion)。悬浊液是分散相以固体小颗粒分散在液体介质中形成的,如泥浆、浑浊的河水;乳浊液是分散相以液体小液滴分散在另一种液体介质中所形成的,如牛奶、乳化液等。

胶体分散系又可分为溶胶(collosol)和高分子溶液(macromolecular solution)。溶胶的分散相粒子是分子、离子或原子的聚集体，分散相与分散介质之间存在相界面，溶胶是高度分散的非均相系统，较不稳定。高分子溶液的分散相粒子是单个的大分子或大离子，分散相与分散介质之间不存在相界面，属于均相系统，比较稳定。

表1-1　分散系的分类

分散相粒子直径(nm)	分散系类型		分散相粒子的组成	实　例
<1	分子分散系		小分子或离子	NaCl、蔗糖等水溶液
1～100	胶体分散系	溶胶	胶粒（分子、离子或原子的聚集体）	$Fe(OH)_3$ 溶胶、As_2S_3 溶胶
		高分子溶液	高分子	蛋白质、明胶等水溶液
>100	粗分散系		粗粒子	泥浆、牛奶

分子分散系又称真溶液或溶液（solution）。溶液的分散相粒子是小分子或小离子，分散相粒子高度均匀地分散在分散介质中，是高度分散的均相体系。溶液可分为气态溶液、液态溶液和固态溶液三种。气态溶液一般指气态混合物，像空气、爆鸣气等是气态溶液；淡酒和糖水是液态溶液，银币是银和铜的固态溶液。通常所说的溶液是指液态溶液，我们常把分散相称为溶质（solute），把分散介质称为溶剂（solvent）。如果溶液中两种组分都是液态时，则把含量较多的组分称作溶剂，而把含量较少的组分称作溶质。例如，在100g水中加入1g乙醇（酒精），则水是溶剂；反之，若将1g水加到100g乙醇中，则乙醇是溶剂。水是一种最常用的溶剂，通常未指明溶剂的溶液就是水溶液，当用其他溶剂形成溶液时，都要指明溶剂是什么物质（如三氯甲烷的苯溶液）。

第二节　混合物和溶液的组成标度

混合物是指含有一种以上物质的气体相、液体相或固体相。由一种或一种以上的物质分散到另一种物质里，形成均一、稳定的混合物叫溶液。溶液的性质随其组成不同而异。溶液的组成标度是指一定量的溶剂或溶液中所含溶质的量。医学上常用的组成标度有以下几种。

一、质量分数

B 的质量分数（mass fraction）用符号 ω_B 表示，定义为溶质 B 的质量 m_B 与溶液质量 m 之比。

$$\omega_B = \frac{m_B}{m} \tag{1-1}$$

ω_B 的 SI 单位是 1，可以用百分数表示。

例 1-1　将 500g 蔗糖溶于水，加热后配制成 850g 糖浆，计算此糖浆中蔗糖的质量分数。

解：根据式（1-1），该糖浆中蔗糖的质量分数为：

$$\omega_{蔗糖} = \frac{m_{蔗糖}}{m_{溶液}} = \frac{500}{850} = 0.588$$

二、体积分数

B 的体积分数（volume fraction）用符号 φ_B 表示，定义为溶质 B 的体积 V_B 与溶液体积 V 之比。

$$\varphi_B = \frac{V_B}{V} \tag{1-2}$$

φ_B 的 SI 单位是 1，也可以用百分数表示。

例1-2 20℃ 时，将 50ml 乙醇（酒精）与 150ml 水混合，所得乙醇溶液的体积为 193ml，试计算此乙醇溶液中乙醇的体积分数。

解：根据式（1-2），乙醇的体积分数为：

$$\varphi_{乙醇} = \frac{V_{乙醇}}{V_{溶液}} = \frac{50}{193} = 0.259$$

三、质量浓度

B 的质量浓度（mass concentration）用符号 ρ_B 表示，定义为溶质 B 的质量 m_B 除以溶液的体积 V。

$$\rho_B = \frac{m_B}{V} \tag{1-3}$$

ρ_B 的 SI 单位是 $kg \cdot m^{-3}$，医学上常用的单位是 $g \cdot L^{-1}$、$mg \cdot L^{-1}$ 和 $\mu g \cdot L^{-1}$。

例1-3 2.0 ml 血浆中含 2.4 mg 血糖，计算该血浆中血糖的质量浓度。

解：根据式（1-3），该血浆中血糖的质量浓度为：

$$\rho_{血糖} = \frac{m_{血糖}}{V_{血浆}} = \frac{2.4}{2.0 \times 10^{-3}} = 1.2 \times 10^3 mg \cdot L^{-1} = 1.2 g \cdot L^{-1}$$

四、物质的量浓度

B 的物质的量浓度（amount-substance concentration）用符号 c_B 表示，定义为溶质 B 的物质的量 n_B 除以混合物的体积 V。

$$c_B = \frac{n_B}{V} \tag{1-4}$$

c_B 的 SI 单位是 $mol \cdot m^{-3}$，医学上常用的单位是 $mol \cdot L^{-1}$、$mmol \cdot L^{-1}$ 和 $\mu mol \cdot L^{-1}$。

例 1-4　100 ml 正常人的血清中含 10 mg Ca^{2+} 离子，计算血清中 Ca^{2+} 离子的物质的量浓度。

解：Ca^{2+} 离子的摩尔质量是 $40g \cdot mol^{-1}$，根据式(1-4)，血清中 Ca^{2+} 离子的浓度为：

$$c_{Ca^{2+}} = \frac{n_{Ca^{2+}}}{V} = \frac{m_{Ca^{2+}}/M_{Ca^{2+}}}{V}$$

$$= \frac{0.010}{0.10 \times 40} = 2.5 \times 10^{-3} mol \cdot L^{-1}$$

物质的量浓度可以简称为浓度，已在医学上推广使用，使用时必须指明物质的基本单元，如：$c_{C_6H_{12}O_6}$、$c_{Ca^{2+}}$。世界卫生组织建议：在医学上表示体液的组成标度时，凡是相对分子量已知的物质，均应使用浓度；对于体液中少数相对分子量尚未准确测定的物质，可以暂时使用质量浓度。

质量浓度 ρ_B 与物质的量浓度 c_B 之间的关系为：

$$\rho_B = c_B M_B \tag{1-5}$$

例 1-5　100ml NaCl 注射液中含有 0.90g NaCl，计算该溶液的质量浓度和浓度。

解：根据式(1-3)得：

$$\rho_{NaCl} = \frac{m_{NaCl}}{V} = \frac{0.90}{0.100} = 9.0g \cdot L^{-1}$$

根据式(1-5)得：

$$c_{NaCl} = \frac{\rho_{NaCl}}{M_{NaCl}} = \frac{9.0}{58.5} = 0.15mol \cdot L^{-1}$$

五、分子浓度

B 的分子浓度(molecular concentration)用符号 C_B 表示，定义为溶质 B 的分子数 N_B 除以混合物的体积 V。

$$C_B = \frac{N_B}{V} \tag{1-6}$$

C_B 的 SI 单位是 m^{-3}，医学上常用的单位是 L^{-1}。

医学临床上常用分子浓度表示体液中细胞的组成标度，如我国成年男性血液中红细胞的分子浓度为 $(4.5 \sim 5.5) \times 10^{12} L^{-1}$；女性为 $(3.8 \sim 4.6) \times 10^{12} L^{-1}$。

第三节　稀溶液的依数性

溶解过程是一个复杂的物理化学过程。溶质溶解在溶剂中形成溶液后，溶液的性质有别于溶质和溶剂。溶液的某些性质与溶质的本性有关，如密度、颜色、酸碱性、导电性等。但是溶液的另一些性质却只取决于溶液中所含溶质粒子的浓度，而与溶质的本性无关，这类性质包括溶液的蒸气压下降、沸点升高、凝固点降低和渗透压等。物理化学之父——德国的奥斯特瓦尔德（F. W. Ostwald）把这类性质称为稀溶液的依数性（colligative properties）。稀溶液的依数性只适用于难挥发性非电解质稀溶液。

一、溶液的蒸气压下降

（一）蒸气压

在一定温度下，将纯水注入一密闭容器中，由于分子的热运动，一部分动能较高的分子自水面逸出，扩散到水面上部的空间，形成气相分子，这一过程称为蒸发（evaporation）。同时，气相的水分子也会接触到水面并被吸引到液相中，这一过程称为凝结（condensation）。开始阶段，蒸发过程占优势，但随着水蒸气密度的增加，凝结的速率增大，当蒸发速率（evaporation rate）与凝结速率（condensation rate）相等时，气相和液相达到平衡，此时，气相蒸气的密度不再改变，它所具有的压力称为该温度下的饱和蒸气压（saturated vapor pressure），简称蒸气压（vapor pressure），用符号 p 表示，单位是帕（Pa）或千帕（kPa）。

蒸气压与物质的本性和温度有关。不同的物质，蒸气压不同，如在 293K 时，水的蒸气压为 2.34kPa，而乙醚的蒸气压为 57.6kPa；同一种物质，温度不同，蒸气压也不同，一般随温度升高而增大。

水的蒸气压与温度的关系见表 1-2。

表 1-2 不同温度下水的蒸气压

$T(K)$	$p(kPa)$	$T(K)$	$p(kPa)$
273	0.6106	333	19.9183
278	0.8719	343	35.1574
283	1.2279	353	47.3426
293	2.3385	363	70.1001
303	4.2423	373	101.3247
313	7.3754	423	476.0262
323	12.3336		

固体也具有蒸气压，一般固体的蒸气压都很小，但冰、碘、樟脑、萘等的蒸气压较大。固体直接蒸发为气体的过程称为升华（sublimation）。固体的蒸气压也随温度升高而增大。冰的蒸气压与温度的关系见表 1-3。

表 1-3   不同温度下冰的蒸气压

$T(\mathrm{K})$	$p(\mathrm{kPa})$	$T(\mathrm{K})$	$p(\mathrm{kPa})$
248	0.0635	268	0.4013
253	0.1035	272	0.5626
258	0.1653	273	0.6106
263	0.2600		

每种固体和液体，在一定温度时，它们的蒸气压均是一个定值。无论是固体或液体，蒸气压大的称为易挥发性物质，蒸气压小的称为难挥发性物质。讨论稀溶液依数性时，忽略难挥发性物质自身的蒸气压，只考虑溶剂的蒸气压。

（二）溶液的蒸气压下降

实验证明，含有难挥发性溶质的溶液蒸气压总是低于相同温度下纯溶剂的蒸气压。溶质是难挥发性的，因此溶液的蒸气压是指溶液中溶剂的蒸气压。由于溶剂中溶有难挥发性溶质，单位时间逸出液面的溶剂分子数相应地要比纯溶剂少，达到平衡时，溶液的蒸气压低于纯溶剂的蒸气压，这种现象称为溶液的蒸气压下降（vapor pressure lowering）。溶液的浓度愈大，溶液的蒸气压下降愈多，如图 1-1 所示。

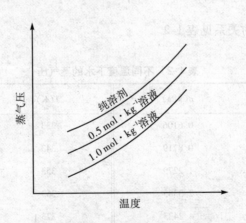

图 1-1   纯溶剂与溶液的蒸气压曲线

19 世纪 80 年代，法国化学家拉乌尔（F. M. Raoult）根据大量实验结果，总结出难挥发非电解质稀溶液蒸气压的规律：

$$p = p^{\ominus} x_A \tag{1-7}$$

式中 p 为溶液的蒸气压，$p^{\ominus}$ 为纯溶剂的蒸气压，x_A 为溶剂的摩尔分数。

式（1-7）表明：在一定温度下，难挥发非电解质稀溶液的蒸气压等于纯溶剂的蒸气压与溶剂的摩尔分数的乘积。

设 x_B 为溶质的摩尔分数，由于 $x_A + x_B = 1$，式（1-7）可以写成

$$p = p^{\ominus}(1 - x_B)$$

$$p^{\ominus} - p = p^{\ominus} x_B$$

$$\Delta p = p^{\ominus} x_B \tag{1-8}$$

在一定温度下，难挥发非电解质稀溶液的蒸气压下降值 Δp 与溶质的摩尔分数成正比，而与溶质的本性无关。这一结论称为 Raoult 定律。式(1-7) 也是 Raoult 定律的一种表达形式。

Raoult 定律适用于难挥发非电解质的稀溶液，如果溶质为电解质，上述公式需要修正。如果溶液浓度较大，溶质分子对溶剂分子之间的引力影响较大，溶液的蒸气压下降就不符合 Raoult 定律。

设溶质和溶剂的物质的量分别为 n_B 和 n_A，溶剂的质量和摩尔质量分别为 $m_A(g)$ 和 M_A（$g \cdot mol^{-1}$），溶液的质量摩尔浓度为 $b_B(mol \cdot kg^{-1})$。

在稀溶液中，$n_A \gg n_B$，因此 $n_A + n_B \approx n_A$，则

$$x_B = \frac{n_B}{n_A + n_B} \approx \frac{n_B}{n_A} = \frac{n_B}{\dfrac{m_A}{M_A}}$$

将 $b_B = \dfrac{n_B}{\dfrac{m_A}{1000}}$ 代入上式得：$x_B \approx \dfrac{M_A b_B}{1000}$

所以 $\Delta p = p^{\ominus} x_B \approx p^{\ominus} \dfrac{M_A}{1000} b_B$

$$\Delta p = K b_B \tag{1-9}$$

式中 K 为比例系数，取决于 $p^{\ominus}$ 和 M_A，在一定温度下是一个常数。Raoult 定律也可表述为：在一定温度下，难挥发非电解质稀溶液的蒸气压下降值 Δp 与溶质的质量摩尔浓度成正比，而与溶质的本性无关。

二、溶液的沸点升高

（一）液体的沸点

液体的沸点(boiling point)是液体的蒸气压与外界压力相等时的温度。液体的沸点与外界压力有关，外压为 101.3kPa 时的沸点称为液体的正常沸点(normal boiling point)，简称沸点。通常情况下，没有专门指出压力条件的沸点均指正常沸点。

利用液体的沸点随着外界压力的改变而改变的性质，在实际工作中，常采用减压蒸馏或减压浓缩的装置提取和精制对热不稳定的物质。医学上对热不稳定的注射液和某些医疗器械的灭菌，为了缩短灭菌时间，提高灭菌效果，常采用高压灭菌。

（二）溶液的沸点升高

实验表明，溶液的沸点总是高于相应纯溶剂的沸点，这一现象称为溶液的沸点升高(boiling point elevation)。

溶液沸点升高的原因是溶液的蒸气压低于纯溶剂的蒸气压。图 1-2 中，横坐标表示温度，纵坐标表示蒸气压，AA′表示纯溶剂水的蒸气压曲线，BB′表示稀溶液的蒸气压曲线。可以看出，溶液的蒸气压都低于相同温度时纯溶剂水的蒸气压。纯溶剂水的蒸气压等于外界压力 $p^\ominus$（101.3kPa）时，对应的温度 $T_b^\ominus$（373.0K）是纯水的沸点。在此温度下，溶液的蒸气压小于 101.3kPa，升高温度达到 T_b 时，溶液的蒸气压等于外界压力，溶液沸腾。可见，溶液沸点升高的根本原因是溶液的蒸气压下降。

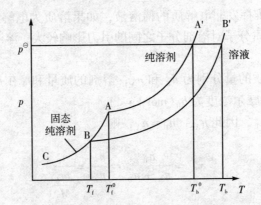

图 1-2　溶液的沸点升高和凝固点降低

根据 Raoult 定律，溶液沸点升高 ΔT_b 与溶质的质量摩尔浓度的关系为

$$\Delta T_b = T_b - T_b^\ominus = K_b b_B \tag{1-10}$$

式中，K_b 为溶剂的摩尔沸点升高常数（molar boiling constant），它只与溶剂的本性有关。表 1-4 列出了一些常见溶剂的 $T_b^\ominus$ 和 K_b。

表 1-4　常见的溶剂的 $T_b^\ominus$、K_b 和 $T_f^\ominus$、K_f 值

溶剂	$T_b^\ominus$（K）	K_b（K·kg·mol^{-1}）	$T_f^\ominus$（K）	K_f（K·kg·mol^{-1}）
水	373.0	0.512	273.0	1.86
苯	353.0	2.53	278.5	5.10
萘	491.0	5.80	353.0	6.90
乙酸	391.0	2.93	290.0	3.90
乙醇	351.4	1.22	155.7	1.99
乙醚	307.7	2.02	156.8	1.80
四氯化碳	349.7	5.03	250.1	32.0

由式（1-10）可知，难挥发非电解质稀溶液的沸点升高值 ΔT_b 与溶质的质量摩尔浓度成正比，而与溶质的本性无关。

需要指出的是，纯溶剂的沸点是恒定的，但溶液的沸点却在不断变化。因为随着溶液的沸腾，溶剂不断蒸发，溶液浓度不断增大，沸点也不断升高，直到溶液达到饱和。此时，溶剂在蒸发的同时，溶质也在析出，溶液浓度不再变化，蒸气压也不再改变，沸点恒定。因此，溶液的沸点是指溶液刚开始沸腾时的温度。

三、溶液的凝固点降低

（一）纯液体的凝固点

液体的凝固点(freezing point)是指在一定的外压下，该物质的液相和固相蒸气压相等而平衡共存时的温度，如图 1-2 所示，AA′是纯溶剂水的蒸气压曲线，AC 是冰的蒸气压曲线，两曲线交点 A，蒸气压均为 0.6106kPa，此时冰、水共存，对应的温度 T_f^0 即为水的凝固点(273.0K)。水的凝固点又称为冰点。

图 1-3 是水和溶液的冷却曲线图，曲线(1)是纯水的理想冷却曲线。从 a 点处无限慢地冷却，达到 b 点时，水开始结冰，在结冰过程中温度不发生变化，曲线上出现一段平台 bc，此时水、冰共存。继续冷却，全部水结成冰，温度再下降。在冷却曲线上，这个不随时间而变的 bc 平台对应的温度 T_f^0 称为该液体的凝固点。

曲线(2)是实验条件下纯水的冷却曲线。因为实验不可能做到无限慢地冷却，所以温度降到 T_f^0 时不结冰，出现过冷现象，一旦冰出现，温度迅速回升出现平台。

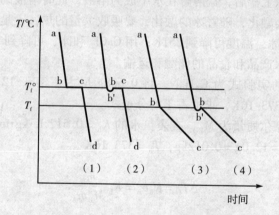

图 1-3　水和溶液的冷却曲线图

（二）溶液的凝固点降低

溶液的凝固点是液相溶液和固相纯溶剂的蒸气压相等时的温度。如图 1-2 所示，BB′是稀溶液的蒸气压曲线，AC 是冰的蒸气压曲线，温度为 T_f^0 时，溶液的蒸气压低于 0.6106kPa，冰的蒸气压比溶液的蒸气压高，冰和溶液不能平衡共存，降低温度到 T_f 时，溶液的蒸气压和冰的蒸气压相等，冰和溶液共存，T_f 即为溶液的凝固点。难挥发非电解质稀溶液的凝固点总是低于纯溶剂的凝固点，这一现象称为溶液的凝固点降低(freezing point depression)。

溶液凝固点降低的根本原因也是溶液的蒸气压下降。和沸点升高一样，难挥发非电解质

稀溶液的凝固点降低与溶液的质量摩尔浓度成正比，而与溶质的本性无关，即

$$\Delta T_f = T_f^{\ominus} - T_f = K_f b_B \qquad (1-11)$$

式中 K_f 为溶剂的摩尔凝固点降低常数(molar freezing constant)，它只与溶剂的本性有关。表1-4列出了一些常见溶剂的 $T_f^{\ominus}$ 和 K_f。

图1-3 中的曲线(3)是溶液的理想冷却曲线。与曲线(1)不同，从 a 点处无限慢地冷却，达到 T_f 时，溶液才开始结冰，$T_f < T_f^{\ominus}$。随着冰的析出，溶液浓度不断增大，溶液的凝固点不断降低，所以 bc 不是一段平台，而是一段缓慢下降的斜线。因此，溶液的凝固点是指刚有溶剂固体析出时的温度。

曲线(4)是实验条件下溶液的冷却曲线。冷却时也出现过冷现象，回升到 b 点时的温度就是溶液的凝固点。适当的过冷使溶液凝固点的观察变得容易，但严重过冷会造成较大实验误差，应注意调节冷却剂温度和搅拌速度，以防严重过冷。

利用溶液沸点升高和凝固点降低都可以测定溶质的摩尔质量。由于大多数溶剂的 K_f 值比 K_b 值大，因此同一溶液的凝固点降低值比沸点升高值大，故凝固点降低法灵敏度高，实验误差较小，且易于观察。溶液凝固点降低法是在低温下进行的，不会引起样品的变性或破坏，因此，在医学和生物科学实验中，凝固点降低法的应用更为广泛。

溶液凝固点降低的性质还有许多实际应用。例如盐和水的混合物可用作冷却剂。冰的表面总附有少量水，当撒上盐后，盐溶解在水中成为溶液，此时溶液的蒸气压下降，当它低于冰的蒸气压时，冰就会融化，随着冰的融化，要吸收大量的热，于是冰盐混合物的温度就会降低。如采用 NaCl 和冰，温度可降到 251K；用 $CaCl_2$ 和冰，可降到 218K。盐和冰混合而成的冷却剂广泛应用于水产品和食品的储藏和运输。

例1-3 尼古丁的实验式为 C_5H_7N，将 0.608g 尼古丁溶于 12.0g 水中，测得溶液在 101.3kPa 时的沸点是 373.16K，求尼古丁的分子式。

解： 设尼古丁的摩尔质量为 M_B，查表：水的 $K_b = 0.512$ K·kg·mol^{-1}，$T_b^{\ominus} = 373.0$K。已知：$m_B = 0.608$g，$m_A = 12.0$g $= 0.012$kg，$T_b = 373.16$K

根据
$$\Delta T_b = K_b b_B = K_b \frac{m_B}{M_B m_A}$$

所以
$$M_B = \frac{K_b m_B}{\Delta T_b m_A} = \frac{0.512 \times 0.608}{(373.16 - 373.0) \times 0.012} = 162\text{g·mol}^{-1}$$

尼古丁的实验式为 C_5H_7N(81)，故尼古丁的分子式为 $C_{10}H_{14}N_2$。

例1-4 将 0.813g 葡萄糖溶于 20.0g 水中，测得此溶液的凝固点降低值为 0.420K，求葡萄糖的摩尔质量。

解： 设葡萄糖的摩尔质量为 M_B，查表：水的 $K_f = 1.86$ K·kg·mol^{-1}。已知：$m_B = 0.813$g，$m_A = 20.0$g $= 0.020$kg，$\Delta T_f = 0.420$K

根据
$$\Delta T_f = K_f b_B = K_f \frac{m_B}{M_B m_A}$$

所以 $$M_B = \frac{K_f m_B}{\Delta T_f m_A} = \frac{1.86 \times 0.813}{0.420 \times 0.020} = 180 \mathrm{g \cdot mol^{-1}}$$

四、溶液的渗透压

（一）渗透现象与渗透压力

在我们的生活中有许多现象是与渗透有关的。例如，生活在淡水中的鱼不能生活在海水中；人在淡水中游泳时会觉得眼球胀痛；还有在临床上大量补液的时候，选用的液体一般都是 0.9% 的 NaCl 或者是 5% 的葡萄糖。这些都和渗透与渗透压密切相关。

假若在很浓的蔗糖溶液的液面上小心地加一层清水，在避免任何机械振动的情况下静置一段时间，整个体系就会变成均匀的蔗糖溶液。蔗糖分子从下层进入清水，同时水分子从上层进入蔗糖溶液，直到均匀混合、浓度一致为止。这个过程称为扩散（diffusion），以上现象是由于溶质蔗糖分子和溶剂水分子相互扩散的结果。在任何纯溶剂和溶液之间，或两种不同浓度的溶液之间，都有扩散发生，最后都会成为浓度均匀的溶液。如果用一种半透膜（semi-permeable membrane）（只允许水分子透过，而不允许蔗糖分子透过的薄膜）将蔗糖溶液和纯水隔开，并使蔗糖溶液和纯水液面的高度相等（图 1-4a）。经过一段时间后，可以观察到纯水的液面下降，蔗糖溶液的液面上升（图 1-4b）。若将半透膜一侧的纯水换成浓度较低的蔗糖溶液，则稀溶液中的水分子也会通过半透膜进入浓溶液，使浓溶液的液面上升，而稀溶液的液面下降。这种溶剂分子通过半透膜从纯溶剂进入溶液或从稀溶液进入浓溶液的过程称为渗透现象，简称渗透（osmosis）。

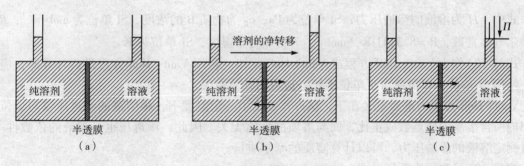

图 1-4　渗透现象和渗透压

半透膜是一种只允许某种物质通过，而不允许另外一些物质通过的薄膜。许多天然或人造薄膜对物质的通过有选择性，如细胞膜、肠衣、膀胱膜、毛细血管壁等是天然半透膜，火棉胶、玻璃纸和羊皮纸等是人工制备的半透膜。

产生渗透现象的原因是由于半透膜两侧单位体积内的水分子数目不相等。水分子可以自由地通过半透膜，而纯水中的水分子的个数要比同体积溶液中的个数多，因此单位时间内由纯水通过半透膜进入溶液的水分子数，必然多于从溶液通过半透膜进入纯水的水分子数。其净结果是水分子通过半透膜进入溶液，使溶液的液面升高。随着溶液液面的升高，静水压力增大，驱使溶液中的水分子加速通过半透膜，当静水压增大到一定值后，单位时间内从膜两侧通过半透膜的水分子个数相等，则达到渗透平衡（osmotic equilibrium）。

半透膜的存在和膜两侧的单位体积内水分子数不等（即膜两侧存在浓度差）是产生渗透现象的两个必要条件。渗透的方向总是趋于缩小溶液的浓度差，即水分子从纯水向溶液，或是从稀溶液向浓溶液中渗透。

渗透现象广泛存在于自然界中，与动植物生命过程有着十分密切的关系。人体的各个组织是由无数的细胞构成的，每一个细胞的细胞膜都是具有一定通透性的半透膜。细胞膜允许水分子通过，而不允许溶解在水中的其他分子或离子通过，水分子可以通过细胞膜进入细胞，使细胞膜微微撑紧，保持紧张的状态。这就是人体组织和器官，特别是皮肤组织都具有弹性的原因。

用半透膜将纯溶剂与溶液隔开，由于半透膜和浓度差的存在，渗透现象必然发生。为了阻止渗透现象发生，必须在溶液的液面上施加一额外的压力，这种恰好能阻止渗透进行而施加于溶液液面上的额外压力称为该溶液的渗透压（osmotic pressure）（图 1-4c）。渗透压用符号 Π 表示，其 SI 单位是 Pa。

如果用半透膜隔开的是两种浓度不同的溶液，也能产生渗透现象，水分子由稀溶液向浓溶液渗透。若在浓溶液的液面上施加一额外压力，也能阻止渗透现象的发生。

（二）渗透压力与温度、浓度的关系

1886 年，荷兰物理学家范特霍夫（Van't Hoff）总结出稀溶液的渗透压力与溶液的热力学温度、浓度成正比。用方程式表示为

$$\Pi = c_B RT \tag{1-12}$$

式中，Π 为溶液的渗透压力，SI 单位为 Pa；c_B 为物质 B 的浓度，SI 单位为 $mol \cdot m^{-3}$；R 为摩尔气体常数，$R = 8.314 J \cdot K^{-1} \cdot mol^{-1}$；$T$ 为热力学温度，SI 单位为 K。

式（1-12）称为 Van't Hoff 方程或 Van't Hoff 定律。利用 Van't Hoff 方程进行计算时，应统一使用 SI 单位，以避免由于单位不统一造成的计算错误。

Van't Hoff 方程的重要意义在于，该方程指出了一定温度下，稀溶液的渗透压仅与单位体积内所含溶质的质点数成正比，而与溶质的性质无关。因此，渗透压也是溶液的依数性。通过测定溶液的渗透压力，可以计算溶质的摩尔质量。

式（1-12）可改写为下列形式：

$$\Pi = c_B RT = \frac{m_B / M_B}{V} RT$$

由上式可得：

$$M_B = \frac{m_B RT}{\Pi V} \tag{1-13}$$

根据公式（1-13），可以通过测定溶液的渗透压力，计算出溶质 B 的相对分子量。由于小分子溶质也能通过半透膜，所以这种通过测定溶液渗透压计算溶质分子的相对分子量的方

法不适于用来测定小分子溶质的相对分子量。而对于高分子物质的相对分子量的测定则具有灵敏度高的特点，即使溶液的浓度比较低，溶液的渗透压力数值仍比较大，可以准确测定。

例1-5 将35.0g血红蛋白(Hb)溶于纯水中，配制成1.00L溶液，在298K时测得溶液的渗透压力为1.33kPa，求Hb的相对分子量。

解： 根据式(1-13)，Hb的相对分子量为

$$M_{Hb} = \frac{m_{Hb}RT}{\Pi V} = \frac{35.0 \times 8.314 \times 298}{1.33 \times 10^3 \times 1.00 \times 10^{-3}} = 6.52 \times 10^4 g \cdot mol^{-1}$$

特别需要指出的是，式(1-12)和式(1-13)只适用于非电解质稀溶液。

当溶质是电解质，或虽非电解质但溶液很浓时，溶液的依数性规律就会发生变化，任何溶液都具有一定的渗透压，由于渗透压的大小只与单位体积溶液的溶质粒子数成正比，而与溶质粒子的性质无关，我们把溶液中产生渗透效应的溶质粒子（分子或离子）的总浓度称为渗透浓度(osmolarity)，用符号c_{os}表示，常用单位是$mol \cdot L^{-1}$和$mmol \cdot L^{-1}$。

非电解质分子在溶液中不电离，起渗透作用的粒子就是非电解质分子。因而，非电解质溶液的渗透浓度就等于它的物质的量浓度。对任何非电解质溶液，在相同温度下，只要物质的量浓度相同，单位体积内溶质颗粒数就相等，它们的渗透压也必然相等。例如，蔗糖溶液和葡萄糖溶液的浓度相等时，其渗透压就相等。

对于强电解质溶液，由于在溶液中发生解离，单位体积溶液中所含溶质粒子的数目是溶液中阴、阳离子数目的总和，渗透浓度等于溶液中溶质离子的总浓度。所以，对于电解质的稀溶液，其渗透压力的计算公式可改写为

$$\Pi = c_{os}RT \tag{1-14}$$

弱电解质的依数性计算可近似等于非电解质。

例1-6 生理盐水和葡萄糖溶液的质量浓度分别为$9\ g \cdot L^{-1}$和$50\ g \cdot L^{-1}$，计算生理盐水和葡萄糖溶液的渗透浓度各为多少。

解： NaCl为强电解质，在溶液中完全解离

$$NaCl \longrightarrow Na^+ + Cl^-$$

生理盐水的渗透浓度为

$$c_{NaCl,os} = c_{Na^+} + c_{Cl^-} = 2c_{NaCl} = \frac{2\rho_{NaCl}}{M_{NaCl}}$$

$$= \frac{2 \times 9}{58.5} = 0.308 mol \cdot L^{-1} = 308 mmol \cdot L^{-1}$$

葡萄糖是非电解质，在水中不解离，其渗透浓度为

$$c_{os,葡萄糖} = c_{葡萄糖} = \frac{\rho_{葡萄糖}}{M_{葡萄糖}} = \frac{50}{180} = 0.278 mol \cdot L^{-1} = 278 mmol \cdot L^{-1}$$

（三）渗透压在医学上的意义

1. 等渗、低渗和高渗　在相同温度下，渗透压力相等的两种溶液称为等渗溶液（isotonic solution）。渗透压力不相等的溶液，其中渗透压力相对较低的溶液，称为低渗溶液（hypotonic solution），渗透压力相对较高的溶液称为高渗溶液（hypertonic solution）。

医学上，溶液的等渗、低渗和高渗通常都是以血浆的渗透压力或渗透浓度为标准来衡量的。正常人血浆的渗透浓度为 $280 \sim 320 mmol \cdot L^{-1}$，表1-5列出了血浆中各种能产生渗透作用的物质的平均浓度。

表1-5　正常人血浆中能产生渗透作用的物质的平均浓度

物　质	$c(mmol \cdot L^{-1})$	物　质	$c(mmol \cdot L^{-1})$
Na^+	144	SO_4^{2-}	0.5
K^+	5	氨基酸	2
Ca^{2+}	2.5	肌　酸	0.2
Mg^{2+}	1.5	乳酸盐	0.12
Cl^-	107	葡萄糖	5.6
HPO_4^{2-}	1	蛋白质	1.2
HCO_3^-	27	尿　素	4

医学上规定，渗透浓度在 $280 \sim 320 mmol \cdot L^{-1}$ 范围内的溶液称为等渗溶液；渗透浓度小于 $280 mmol \cdot L^{-1}$ 的溶液称为低渗溶液；渗透浓度大于 $320 mmol \cdot L^{-1}$ 的溶液称为高渗溶液。

临床上为患者输液时，通常使用等渗溶液，否则可能导致机体内水分调节失常及细胞的变形或破坏，使其丧失正常的生理功能。现以红细胞在不同浓度的 NaCl 溶液中形态的变化为例加以说明（图1-5）。

将红细胞置于渗透浓度为 $280 \sim 320 mmol \cdot L^{-1}$ 范围内的等渗 NaCl 溶液中，在显微镜下观

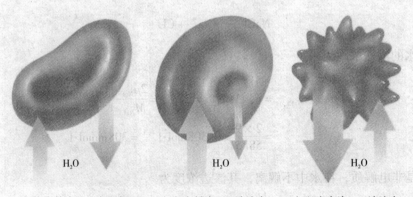

（a）在等渗NaCl溶液中　　（b）在低渗NaCl溶液中　　（c）在高渗NaCl溶液中

图1-5　红细胞在不同浓度 NaCl 溶液中的形态示意图

察，红细胞的形态没有发生变化（图 1-5a）。这是由于等渗的 NaCl 溶液的渗透压力与红细胞的渗透压力相等，红细胞内液与 NaCl 溶液处于渗透平衡状态。

将红细胞置于渗透浓度低于 $280mmol\cdot L^{-1}$ 的 NaCl 溶液中，在显微镜下可观察到红细胞逐渐胀大，最后破裂（图 1-5b），释出的血红蛋白使溶液呈红色，这种现象医学上称为溶血。这是由于低渗 NaCl 溶液的渗透压力小于细胞内液，NaCl 溶液中的水分子透过细胞膜进入到红细胞内，使红细胞膨胀、破裂。

将红细胞置于渗透浓度高于 $320mmol\cdot L^{-1}$ 的 NaCl 溶液中，在显微镜下可观察到红细胞逐渐皱缩（图 1-5c），这种现象在医学上称为胞质分离。这是由于高渗 NaCl 溶液的渗透压力大于细胞内液，细胞内液中的水分子透过细胞膜进入 NaCl 溶液中，使红细胞发生皱缩。

医学临床上做静脉输液时，为使细胞形态保持正常，一般用等渗溶液。常用的等渗溶液有 $9g\cdot L^{-1}$ 的 NaCl 溶液、$50g\cdot L^{-1}$ 葡萄糖溶液和 $12.5g\cdot L^{-1}$ 的 $NaHCO_3$ 溶液等。临床上除使用等渗溶液外，在治疗失血性休克、烧伤休克、脑水肿等疾病时，也会使用少量高渗溶液。当高渗溶液注入体内时，由于体液的量远远大于注入的高渗注射液的量，可立即被体液稀释成为等渗溶液，而不会造成不良后果。但在使用高渗溶液注射时必须注意，注射的剂量不宜太大，注射的速度不能太快，否则会造成局部高渗，使红细胞皱缩而相互粘连形成血栓。

2. 晶体渗透压与胶体渗透压　人体血液中既含有许多小分子、小离子，如：Na^+、K^+、HCO_3^-、$C_6H_{12}O_6$ 及氨基酸等，医学上习惯地称为晶体物质；同时又含有大分子、大离子，如：蛋白质、多糖、脂类等，称为胶体物质。医学上习惯把由小分子、小离子产生的渗透压称为晶体渗透压(crystalloid osmotic pressure)，而把由大分子、大离子产生的渗透压称为胶体渗透压(colloidal osmotic pressure)。血液的总渗透压力是这两种渗透压力的总和。血液中小分子、小离子的质量浓度约为 $7.5g\cdot L^{-1}$，晶体物质的摩尔质量较小，许多无机盐类又可解离为阴离子、阳离子，因此晶体物质的质点数较多，血液的渗透压力绝大部分是由晶体物质产生的；血液中大分子、大离子的质量浓度约为 $70g\cdot L^{-1}$，虽然胶体物质的含量较大，但由于胶体物质的摩尔质量相对较大，质点数较少，因而产生的渗透压力也较小。37℃时，正常人血浆的渗透压力约为 770kPa，其中晶体渗透压力约为 766kPa，胶体渗透压力仅约为 4kPa。胶体渗透压力虽然很小，但在人体内起着重要的作用。

由于人体内半透膜的通透性不同，晶体渗透压力与胶体渗透压力在维持体内水盐平衡时所起的作用不同。晶体渗透压力的功能是调节细胞内、外水的相对平衡，而胶体渗透压力的功能是调节血管内、外盐和水的相对平衡及维持血容量。

细胞膜间隔着细胞内液与细胞外液，它只允许水分子通过，而不允许其他分子和离子（如 Na^+、K^+ 离子等）通过。晶体渗透压力远远大于胶体渗透压力，因此水分子的渗透方向就受到晶体渗透压力的影响。当人体内缺水时，细胞外液的盐浓度就会升高，晶体渗透压力增大，超过了细胞内液的渗透压力，使得细胞内液的水分子向细胞外液渗透，造成细胞内失水而感到口渴。如果大量饮水或输入过量的葡萄糖溶液时，又会使细胞外液的盐浓度降低，晶体渗透压力减小，细胞外液中的水分子向细胞内液渗透，使细胞肿胀，严重时可引起水中毒。因此，晶体渗透压力对维持细胞内、外水的相对平衡起着重要作用。

毛细血管壁间隔着血液和组织间液，它允许小分子或小离子通过，而不允许直径大于

3.5nm 的蛋白质等大分子、大离子通过。在血液和组织间液中晶体物质的浓度是相同的，所以晶体渗透压对维持血液与组织间液的盐水平衡不起作用，而胶体渗透压力对调节血管内、外盐和水的相对平衡及维持血容量起着主要作用。当血液中的蛋白质由于某种疾病而减少时，血液的胶体渗透压力就会降低，血液中的水分子和其他的小分子、小离子就会通过毛细血管壁进入到组织间液，使血容量降低，而组织间液增多是造成水肿的原因之一。临床上对于大面积烧伤或由于失血过多造成血容量过低的患者进行补液时，不仅补充生理盐水，还要同时输入血浆或右旋糖酐等代血浆，以恢复胶体渗透压力和增加血容量。

3. 反渗透技术　图 1-4 中，若在溶液一侧施加大于渗透压的额外压力，则溶液中将有更多的溶剂分子通过半透膜进入溶剂一侧。这种使渗透作用逆向进行的过程称为反渗透(reverse osmosis)。反渗透技术是当今最先进和最节能有效的膜分离技术。其原理是在高于溶液渗透压的作用下，依据其他物质不能透过半透膜而将这些物质和水分离开来。反渗透膜的膜孔径非常小（一般在 0.2 ~ 1 nm），而水中的各种离子的直径约为几个纳米(nm)，病毒、细菌的直径为几至几万纳米，因此能够有效地去除水中的溶解盐类、胶体、微生物、有机物等（去除率高达 97% ~ 98%）。反渗透是目前高纯水设备中应用最广泛的一种脱盐技术，它的分离对象是溶液中的离子范围和分子量几百的有机物；反渗透(RO)、超过滤(UF)、微孔膜过滤(MF)和电渗析(EDI)技术都属于膜分离技术。

近 30 年来，反渗透、电渗析、超过滤和膜过滤已进入工业应用，主要应用于电子、化工、食品、制药及饮用纯水等领域。

第四节　溶　胶

分散相粒子的直径为 1 ~ 100nm 的分散系称为胶体分散系，简称胶体。胶体主要包括溶胶和高分子溶液两类。当分散相粒子是由小分子或小离子所形成的聚集体时，所构成的分散系称为溶胶；当分散相粒子是高分子化合物的单个分子或离子时，所构成的分散系称为高分子溶液。

溶胶的分散相粒子远远大于分散介质的分子，分散相与分散介质之间存在着界面，因此溶胶是高度分散的多相体系，具有很大的表面积和很高的表面能，是不稳定体系。溶胶的胶粒有自动聚集的趋势，它们力图合并变大，使体系的能量降低。因此，溶胶具有多相性、高分散性和不稳定性。由此导致溶胶在光学、动力学和电学等性质方面具有一系列独特的性质。

一、溶胶的性质

（一）溶胶的光学性质

1869 年英国物理学家丁泽尔(Tyndall)首先发现，在暗室里，当一束汇聚的光通过溶胶时，在与光束垂直的方向上可以看到一个圆锥形光柱（图 1-6），这种现象就叫做丁泽尔现象（或称乳光现象）。在日常生活中也会看到丁泽尔现象，如阳光从窗户射进屋里，从侧面可以看到空气中的灰尘所产生的光柱；又如夜晚用探照灯向天空搜索时，空中也会出现明亮的光柱。

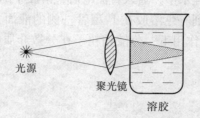

图 1-6 丁泽尔现象

产生丁泽尔现象的原因与分散相粒子的大小和入射光的波长有关。由于溶胶分散相粒子的直径（1~100nm）略小于可见光波的波长（400~760nm），光波会环绕着溶胶粒子向各个方向散射（散射出来的光称为散射光或乳光），发生明显的散射作用就会形成一条发亮的光锥，从而产生丁泽尔现象。如果分散相粒子的直径大于入射光的波长时，大部分光线发生反射使分散系混浊，所以悬浊液无明显的丁泽尔现象。

真溶液的分散相粒子的直径小于1nm，大部分光线直接透射过去，光的散射十分微弱，一般用肉眼观察不到丁泽尔现象。高分子溶液中的分散相与分散介质之间折射率差值很小，对光的散射作用也很弱，也观察不到丁泽尔现象。因此，常可利用丁泽尔现象来区分溶胶与悬浊液、高分子溶液和真溶液。

（二）溶胶的动力学性质

1827年，英国植物学家布朗（Brown）用显微镜观察悬浮在水中的花粉微粒时，发现花粉粒子连续不断地做折线运动，很不规则，这种无规则的运动叫做布朗运动（brownian motion）（图1-7）。

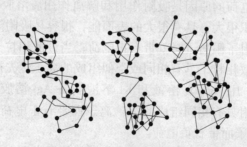

图 1-7 布朗运动

用超显微镜观察溶胶，可以看到溶胶的分散相粒子也在进行布朗运动。产生布朗运动的原因是由于分散相粒子受到处于热运动的分散介质分子撞击时，每一瞬间受到来自各个不同方向的不同撞击力，其合力不为零且合力方向不断改变而引起的。胶体溶液之所以能保持相对地均一和稳定，就是由于布朗运动的结果，所以布朗运动是溶胶的特征之一。温度越高，胶粒质量越小，布朗运动越激烈。

（三）溶胶的电学性质

在一U型管内注入有色溶胶，然后小心地在溶胶上面加一层纯水，使溶胶与纯水之间保持清晰的界面。将电极插入纯水中，通入直流电后，溶胶中的分散相粒子向与其所带电荷相反的电极运动。这时可以看到有色溶胶在 U 型管一侧的液面上升而另一侧液面下降的情况（图 1-8）。这种在外电场的作用下，分散相粒子在分散介质中作定向移动的现象叫电泳（electrophoresis）。

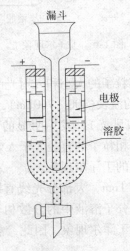

图 1-8　电泳现象

　　溶胶能产生电泳现象是因为溶胶的分散相粒子带有电荷。根据溶胶的分散相粒子所带电荷的不同，其发生电泳时运动的方向也就不同。带有正电荷的分散相粒子称为正溶胶，电泳时移向负极；带有负电荷的分散相粒子称为负溶胶，电泳时移向正极。

　　溶胶的分散粒子带有电荷的原因是吸附作用和解离作用。溶胶是多相、高度分散体系，溶胶的分散相粒子的表面积很大，具有很大的表面能，很容易吸附溶液中的离子，使其表面能降低。当分散相粒子吸附了阳离子时就带有正电荷；当分散相粒子吸附了阴离子时就带有负电荷。实验表明，与分散相粒子具有相同或类似组成的离子优先被吸附，这一规律称为法扬斯（Fajans）规则。例如，用 $AgNO_3$ 溶液和 KI 溶液制备 AgI 溶胶时，如果 $AgNO_3$ 溶液过量，则分散相粒子优先吸附具有相同组成的 Ag^+ 离子而带有正电荷，如果 KI 溶液过量，则分散相粒子优先吸附 I^- 离子而带有负电荷。

　　当溶胶的分散相粒子与分散相介质接触时，分散相粒子表面上的分子与介质作用而发生解离，其中一种离子进入溶液，而使分散相粒子带相反电荷。例如，硅胶溶液的分散相粒子是由许多硅酸分子聚集而成的，表面上的硅酸分子在水分子的作用下发生解离：

$$H_2SiO_3 \rightleftharpoons SiO_3^{2-} + 2H^+$$

SiO_3^{2-} 离子不能离开分散相粒子表面，而 H^+ 离子进入到分散介质中，结果使分散相粒子带有负电荷。

　　研究电泳现象不仅有助于了解溶胶的结构及其电学性质，而且在蛋白质、氨基酸和核酸等物质的分离和鉴定方面有重要的应用。如在临床检验中，应用电泳法分离血清中各种蛋白质，为疾病的诊断提供依据。

二、胶团的结构

溶胶的性质与分散相粒子的内部结构有关。现以 $AgNO_3$ 稀溶液与 KI 稀溶液混合制备 AgI 溶胶为例，讨论分散相粒子的结构。

$AgNO_3$ 稀溶液和 KI 稀溶液混合后生成 AgI。AgI 可以聚集成直径为 1～100nm 的固体粒子，它是分散相粒子的核心，称为胶核。胶核具有很大的比表面，很容易吸附离子。若制备 AgI 溶胶时 KI 溶液过量，溶液中有 K^+、NO_3^- 和 I^- 离子，胶核会选择性地吸附 I^- 离子而带负电荷，K^+ 离子（称为反离子）则留在介质中。由于静电的作用，这些 K^+ 离子的一部分会被胶核表面的 I^- 离子紧密地吸引在胶核表面，于是胶核表面的 I^- 离子与这些反离子（K^+ 离子）形成了吸附层，胶核和吸附层就构成了胶粒。其余的 K^+ 离子疏散在胶粒的周围，离胶核越近越浓，渐远渐稀，形成了与吸附层电性相反的扩散层。胶粒和扩散层构成了胶团，其结构如图 1-9a 所示。若制备 AgI 溶胶时 $AgNO_3$ 溶液过量，则胶核就选择性地吸附 Ag^+ 离子而带正电荷，NO_3^- 离子则被胶核表面吸附的 Ag^+ 离子所吸引形成吸附层，还有一些 NO_3^- 离子疏散在胶粒周围的形成扩散层，形成的胶团结构如图 1-9b 所示。

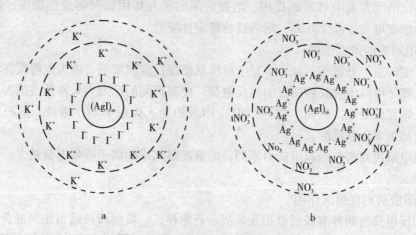

图 1-9 AgI 溶胶的胶团结构示意图

图 1-9a、b 中的小圆表示胶核，第二个圆表示由胶核和吸附层组成的胶粒，最外面的大圆表示胶粒与扩散层构成的整个胶团，胶团的结构也可用简式表示为：

胶团（a）：$[\underbrace{\underbrace{(AgI)_m \cdot nI^- \cdot (n-x)K^+}_{} }^{x^-} \cdot xK^+]$

$$\text{胶核} \quad \text{吸附层} \quad \text{扩散层}$$
$$\text{胶粒}$$
$$\text{胶团}$$

胶团（b）：$[(AgI)_m \cdot nAg^+ \cdot (n-x)NO_3^-]^{x+} \cdot xNO_3^-$

从胶团的结构来看，胶粒是带电的，胶粒和扩散层电荷符号相反、电量相等，所以整个胶团是电中性的。在外电场的作用下，胶粒与扩散层中带有相反电荷的离子的移动方向正好相反。

三、溶胶的聚沉

溶胶是一个高度分散的非均相系统，是一个不稳定系统。溶胶中的分散相粒子有着较大的比表面，表面能较高。因此，胶粒间会有相互聚集而减少比表面、降低表面能的趋势。但是事实上，纯化的溶胶却能稳定存在相当长的时间。溶胶之所以具有相对的稳定性，主要原因是由于胶粒带电和溶剂化膜及布朗运动的存在。

同一种溶胶的胶粒带有同一电性的电荷，由于同性相斥而不易聚集成大颗粒沉降，胶粒带的电荷越多，相互间的斥力越大，溶胶相对稳定；另一方面，胶团吸附层与扩散层的离子能够吸引溶剂分子，因而在胶粒表面形成一层溶剂化膜，溶剂化膜使胶粒彼此隔开，阻止了胶粒间的聚集，使得溶胶相对稳定。溶剂化膜越厚，胶粒就越稳定；胶粒本身还存在着布朗运动，布朗运动使胶粒克服重力作用而阻止沉降的发生，起到部分稳定作用。

溶胶的稳定性是暂时的和有条件的，只要消除或减弱溶胶稳定的因素，就可以促使胶粒聚集成较大颗粒而沉降。这种使胶粒聚集成较大颗粒而沉降的过程称为聚沉（coagulation）。影响溶胶稳定的因素有电解质的作用、溶胶之间的相互作用以及溶胶的温度、浓度等。其中，溶胶的浓度增大、温度升高，则溶胶的稳定性降低。

（一）电解质的聚沉作用

溶胶对电解质十分敏感，加入少量电解质就能促使溶胶聚沉。因为电解质在溶胶中解离出的正、负离子可以中和胶粒所带的相反电荷，使胶粒间的斥力大大降低或消失，胶粒就能聚集成较大颗粒而聚沉。例如，在 $Fe(OH)_3$ 溶胶中加入少量 K_2SO_4 溶液，溶胶立即发生聚沉作用，析出氢氧化铁沉淀。

不同的电解质对溶胶的聚沉能力不同，电解质解离成的离子所带电荷越多，它的聚沉能力也就越强。

（二）溶胶的相互聚沉作用

带有相反电荷的两种溶胶可以相互聚沉。若两种正、负溶胶按适当比例混合，使两种溶胶的胶粒所带电荷完全中和时，则可以完全聚沉，否则可能部分聚沉或完全不聚沉。

溶胶的相互聚沉作用具有很大的实际意义，用明矾净水就是溶胶相互聚沉的实际应用。天然水中的胶体悬浮粒子一般是带有负电荷，在其中加入明矾（$KAl(SO_4)_2 \cdot 12H_2O$），水解后生成带有正电荷的 $Al(OH)_3$ 溶胶，$Al(OH)_3$ 溶胶与水中的悬浮粒子相互聚沉，再加上 $Al(OH)_3$ 絮状物的吸附作用，使污物清除，使水净化。

第五节　高分子溶液

高分子化合物是指相对分子质量在 1 万以上，甚至高达几百万的物质，又称为大分子化合物。如蛋白质、核酸、糖原等都是一些与生命现象有关的生物高分子。高分子化合物的性质与它的形态有密切关系。高分子化合物的分子是由一种或多种小的结构单位重复连接而成的长链形分子，如聚糖类的糖原分子是由数千个葡萄糖单位(—$C_6H_{10}O_5$—) 连接而成。

高分子化合物能自动地分散到适宜的分散介质中形成均匀的高分子溶液，如蛋白质在水中、橡胶在苯中都能自动溶解成为高分子溶液。这些高分子与分散介质之间没有界面，因而属于均相、稳定体系。在高分子溶液中，分散相粒子的大小已进入胶体的范围，有些性质与溶胶相似。但由于高分子溶液的分散相粒子是单个的高分子，其组成和结构与溶胶的胶粒不同，所以高分子溶液与溶胶又有区别。溶胶、高分子溶液及溶液性质的异同列于表1-6。

表1-6 溶胶、高分子溶液和溶液性质的比较

溶 胶	高 分 子 溶 液	溶 液
分散相粒子直径为 1～100nm	分散相粒子直径为 1～100nm	分散相粒子直径小于 1nm
扩散速率慢	扩散速率慢	扩散速率快
分散相粒子不能通过半透膜	分散相粒子不能通过半透膜	分散相粒子能通过半透膜
分散相粒子是分子或离子的聚集体	分散相粒子是单个分子或离子	分散相粒子是单个分子或离子
多相不稳定系统	单相稳定系统	单相稳定系统
丁泽尔现象明显	丁泽尔现象不明显	丁泽尔现象不明显
加入少量电解质发生聚沉	加入大量电解质发生盐析	电解质不影响其稳定性

一、高分子的盐析

高分子溶液比溶胶稳定，在无菌、溶剂不蒸发的情况下，可以长期放置不沉淀。在溶胶中加入少量电解质就可以使其发生聚沉，但要使高分子从溶液中沉淀，必须加入大量的电解质。这种通过加入大量电解质使高分子从溶液中沉淀析出的过程叫做盐析(salting out)。盐析一般是可逆的，加水后又可重新溶解。

盐析的主要原因是去溶剂化作用。高分子化合物含有许多亲水基团，当高分子化合物溶解在水中时，在其表面上牢固地吸引着许多水分子形成一层水化膜。这层水化膜比溶胶粒子的水化膜在厚度和紧密程度上都要大的多，这是高分子溶液具有稳定性的重要原因。当向高分子溶液中加入大量的电解质时，电解质离子可以发生强烈的水化作用，使高度水化的高分子去水化，失去稳定性而沉淀析出。

盐析作用常用于分离天然蛋白质。盐析蛋白质常用的盐析剂是$(NH_4)_2SO_4$。例如，在血清中加入$(NH_4)_2SO_4$，当其浓度达到$2 \text{mmol} \cdot \text{L}^{-1}$时，血清中的球蛋白沉淀析出；分离出沉淀后，再加入$(NH_4)_2SO_4$，当其浓度达到$3～3.5 \text{mmol} \cdot \text{L}^{-1}$时，则血清蛋白沉淀析出。

二、高分子对溶胶的絮凝作用和保护作用

在溶胶中加入少量可溶性高分子，可以使溶胶迅速生成棉絮状沉淀，这种现象称为高分子对溶胶的絮凝作用。高分子的絮凝作用是由于高分子浓度较低时，一个高分子长链可同时吸附两个或两个以上的胶粒，把胶粒聚集在一起而产生沉淀。高分子对溶胶的絮凝作用如图1-10所示。

在溶胶中加入一定量的高分子溶液，可以显著地增强溶胶的稳定性。这种现象称为高分子对溶胶的保护作用。产生保护作用的原因是加入的高分子很容易被吸附在溶胶粒子的表

面，将溶胶粒子包裹起来形成一个保护层，阻止了溶胶粒子的聚集，从而增强了溶胶的稳定性。高分子对溶胶的保护作用如图 1-11 所示。

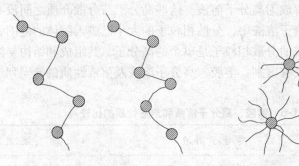

图 1-10   絮凝作用   图 1-11   保护作用

高分子对溶胶的保护作用在生理过程中很重要。血液中的碳酸钙、磷酸钙等微溶性的无机盐类是以溶胶的形式存在，由于血液中的蛋白质对这些盐类溶胶起了保护作用，所以它们在血液中的浓度远超过它们在水中的溶解度，能稳定存在而不聚沉。但当发生某些疾病使血液中的蛋白质减少时，减弱了对这些微溶性盐类的保护作用，它们就可能沉积在肝、肾等器官中，这就是形成各种结石的原因之一。

医药上用于胃肠道造影的硫酸钡合剂中就含有足够剂量的高分子化合物——阿拉伯胶，它对硫酸钡溶胶起保护作用，患者口服后，硫酸钡胶浆就能均匀地黏附在胃肠道壁上形成薄膜，从而有利于造影检查。

第六节   凝   胶

一、凝胶的形成

一定浓度的高分子溶液或溶胶，在适当的条件下，黏度逐渐增大，最后失去流动性，整个体系变成一种外观均匀，并保持一定形态的弹性半固体，这种弹性半固体称为凝胶(gel)。形成凝胶的过程称为胶凝(gelation)。人们常吃的豆腐、动物的皮毛、实验室常用的硅胶等都是凝胶。

凝胶和胶凝过程在医学和生物学上具有重要的意义。人体中的肌组织纤维、皮肤、指甲、毛发、软骨等都是凝胶，人体内约占体重 2/3 的水，基本上也是保存在凝胶里面。由于凝胶处于固体和溶液的中间状态，兼有两者的一些性质，一方面它们具有一定的强度和弹性，可以保持一定的形状，另一方面它们又可以让许多物质在其中进行物质交换。因此，没有凝胶就没有生命，生物体就会像液体或石头一样，不能兼有保持一定的形状又能进行物质交换的双重功能。

凝胶是特殊的分散系。凝胶的形成是由于在系统中大量的线形高分子相互接触，它们在很多结合点上相互交联形成立体网状结构，将溶剂包围在网眼之中不能自由移动，形成半固体。由于构成网状结构的高分子化合物仍具有一定的柔顺性，所以整个凝胶也具有一定的弹性。凝胶中包含液体的量可以差别很大，如固体琼脂的含水量仅约 0.2%，而琼脂凝胶的含水量可高达 99.8%。液体含量较高的凝胶称为冻胶，如血块、鱼冻、肉冻等。液体含量较低的凝胶称为干胶，如明胶、半透膜等。

凝胶的形成首先必须要有能够形成网状结构的线形高分子或胶粒，其次凝胶的形成与浓度、温度、时间等有关。浓度越大，温度越低，放置时间的延长都能促进凝胶的形成。

二、凝胶的性质

凝胶的性质介于固体和液体之间。凝胶不同于溶胶和高分子溶液，它的分散相粒子形成网状结构，把液体包在其中，因此不具有溶胶和高分子溶液那样的流动性，反而显现出固体的力学性质，具有一定的强度和弹性；凝胶又不同于真正的固体，它由固、液两相组成，仍属于胶体分散系，其结构强度较低，易于被破坏。

各种凝胶在冻态时，弹性基本相同，但经过干燥后就会有较大的差别。一类凝胶在烘干后体积缩小很多，但仍保持弹性，称为弹性凝胶；另一类凝胶在烘干后体积缩小不多，但失去弹性而具有脆性，称为脆性凝胶。

干燥的弹性凝胶放入适当的溶剂中，会自动吸收液体而膨胀，这个过程称为膨润或溶胀（swelling）。脆性凝胶没有这个性质。膨润分为有限膨润和无限膨润两种。有限膨润是指弹性凝胶在膨润到一定程度后，体积不再增大的现象；无限膨润是指弹性凝胶能无限吸收溶剂，最后形成均匀的溶液的现象。

在生理过程中，膨润具有相当重要的作用。植物的种子只有在膨润后才能发芽生长。有机体越年轻，膨润能力越强，随着有机体的逐渐衰老，膨润能力也逐渐减退。老年人的皱纹就是膨润能力减退的表现。老年人的血管硬化，也与构成血管壁的凝胶膨润能力降低有关。

凝胶制品在医药上有广泛的应用。例如，干硅胶是实验室常用的干燥剂，所有人工或天然的半透膜、皮革等都是凝胶。在生产和科学研究上凝胶常作为支持介质用于电泳和色谱法，如琼脂糖凝胶电泳用于血清蛋白及 DNA 的分离鉴别。

小　结

分散系分为：粗分散系（分散相粒子直径 >100nm）；胶体分散系（分散相粒子直径为 1~100nm）；分子分散系（分散相粒子直径 <1nm）。分子分散系简称溶液。

溶液的组成标度包括：质量分数 ω_B，体积分数 φ_B，质量浓度 ρ_B，物质的量浓度 c_B 以及分子浓度 C_B。

稀溶液具有依数性，即：溶液的蒸气压下降、沸点升高、凝固点降低和渗透压。这些性质仅与溶液中所含溶质离子的浓度成正比，而与溶质的本性无关。这些性质只适用于难挥发的非电解质稀溶液，讨论电解质溶液依数性时须引入渗透浓度 c_{os}。稀溶液依数性的本质是溶液的蒸气压下降。

渗透压在医学上有较多的应用，医学上用渗透浓度来衡量体液渗透压高低。与正常人血浆渗透浓度相等的溶液称为等渗溶液；高于或低于正常人血浆渗透浓度的溶液分别称为高渗或低渗溶液。在人体血浆总渗透压中，由小分子、小离子产生的渗透压称为晶体渗透压；由大分子、大离子产生的渗透压称为胶体渗透压。它们具有不同的生理功能。

溶胶是高度分散的多项体系，具有很大的表面积和很高的表面能，是不稳定体系。因此，溶胶具有多相性、高分散性和不稳定性。由此导致溶胶在光学、动力学和电学等性质方面具有一系列独特的性质，如：丁泽尔现象、布朗运动、电泳现象、沉聚作用等。

高分子溶液是胶体的一种，属于均相分散系。高分子溶液的分散相与分散系亲和力强，但丁泽尔现象不明显，加入少量电解质无影响，加入多时引起盐析。高分子对溶胶的絮凝作用可以显著地增强溶胶的稳定性，对溶胶起保护作用，这种作用在生理过程中很重要。

凝胶是特殊的分散系，凝胶的性质介于固体和液体之间。凝胶和胶凝过程在医学和生物学上具有重要的意义。膨润在生理过程中也具有相当重要的作用。

习　题

1. 在90g质量分数为0.15的NaCl溶液中加入10g水或10g NaCl，分别计算用这两种方法配制的NaCl溶液的质量分数。

2. 20℃时，将70ml乙醇（酒精）与30ml水混合，得到96.8ml乙醇溶液，计算所得乙醇溶液中乙醇的体积分数。

3. 将25g葡萄糖（$C_6H_{12}O_6$）晶体溶于水配成500ml葡萄糖溶液，计算此葡萄糖溶液的质量浓度。

4. 静脉注射用KCl溶液的极限质量浓度是$2.7g \cdot L^{-1}$，若在250ml葡萄糖溶液中加入1安培(10ml) $100g \cdot L^{-1}$KCl溶液。所得混合溶液中KCl的质量浓度是否超过了极限？

5. 100ml正常人血清中含有326mg Na^+和165mg HCO_3^-离子，试计算正常人血清中Na^+和HCO_3^-离子的浓度。

6. 配制某药需用$0.3mol \cdot L^{-1}$硫酸溶液，若想将现有的2000ml $0.10mol \cdot L^{-1}$硫酸利用起来，问需取$3.0 mol \cdot L^{-1}$硫酸溶液多少毫升与其混合，才能配制成$0.3mol \cdot L^{-1}$硫酸溶液？

7. 某患者需补充0.05mol Na^+，应补多少克NaCl？如果用生理盐水（质量浓度为$9g \cdot L^{-1}$）进行补Na^+，须用多少毫升生理盐水？

8. 一种体液的凝固点是$-0.50℃$，求其沸点及此溶液在0℃时的渗透压力（已知水的$K_f = 1.86 K \cdot kg \cdot mol^{-1}$，$K_b = 0.512K \cdot kg \cdot mol^{-1}$）。

9. 按溶液的凝固点由高到低的顺序排列下列溶液：

A. $0.100mol \cdot kg^{-1}$的葡萄糖溶液　　　　B. $0.100mol \cdot kg^{-1}$的NaCl溶液

C. $0.100mol \cdot kg^{-1}$的尿素溶液　　　　　D. $0.100mol \cdot kg^{-1}$的萘的苯溶液

10. 为防止1 L水在$-10℃$时凝固，需要向其中加入多少克甲醛HCHO？

11. 在26.6g氯仿（$CHCl_3$）中溶解0.402g萘$C_{10}H_8$，其沸点比氯仿的沸点高0.455K，求氯仿的沸点升高常数。

12. 101mg胰岛素溶于10.0ml水，该溶液在25.0℃时的渗透压是4.34kPa。求：①胰岛素的摩尔质量；②溶液蒸气压下降Δp（已知在25.0℃时，水的饱和蒸气压是3.17kPa）。

13. 烟草的有害成分尼古丁的实验式是C_5H_7N，今将496mg尼古丁溶于10.0g水，所得溶液在101kPa下的沸点是100.17℃。求尼古丁的分子式。

14. 甲醇和乙醇混合而成的溶液可看作是理想溶液,它们都遵守Raoult定律。所以溶液的蒸气压等于溶剂分压和溶质分压之和。即:溶液蒸气压$p = p_甲 + p_乙 = p_甲^* x_甲 + p_乙^* x_乙$。已知在20℃纯甲醇的蒸气压$p_甲^* = 11.83kPa$,纯乙醇的$p_乙^* = 5.93kPa$,由等质量甲醇和乙醇配制成的溶液在20.0℃的蒸气压是多少?其中甲醇的分压是多少?蒸气中甲醇的摩尔分数是多少?

15. 有某化合物的苯溶液,溶质和溶剂的质量比是15:100;在293K,$1.013 \times 10^5 Pa$下以4 L空气缓慢地通过该溶液时,测知损失了1.185g的苯(假设失去苯以后,溶液的浓度不变),试求①溶质的相对分子质量;②该溶液的沸点和凝固点(已知293K时,苯的蒸汽压为$1 \times 10^4 Pa$;$1.013 \times 10^5 Pa$下,苯的沸点为353.10K,苯的凝固点为278.4K)。

16. 将磷溶于苯配制成饱和溶液,取此饱和溶液3.747g加于15.401g苯中,混合溶液的凝固点是5.155℃。而纯苯的凝固点是5.400℃。已知磷在苯中以P_4分子存在。求磷在苯中的溶解度$(g \cdot 100g^{-1}$苯$)$。

17. 什么叫做渗透现象?产生渗透现象的条件是什么?

18. 蛙肌细胞内液的渗透浓度为$240mmol \cdot L^{-1}$,若把蛙肌细胞分别置于质量浓度分别为$10g \cdot L^{-1}$、$7g \cdot L^{-1}$和$3g \cdot L^{-1}$ NaCl溶液中,将各呈什么状态?

19. 把100ml $9g \cdot L^{-1}$生理盐水和100ml $50 g \cdot L^{-1}$葡萄糖溶液混合,与血浆相比较,此混合液是高渗溶液、低渗溶液或等渗溶液?

20. 在体温37℃时,血浆的渗透压力为770kPa。计算血浆的渗透浓度。

21. 树身内部树汁的上升是由渗透压力差造成的。若树汁为$0.20 mol \cdot L^{-1}$糖溶液,树汁小管外部水溶液的渗透浓度为$0.010 mol \cdot L^{-1}$。已知10.2cm水柱产生的压力为1kPa,试估算20℃时树汁上升的高度。

22. 在水中,某蛋白质饱和溶液含溶质$5.18g \cdot L^{-1}$,293K时其渗透压为413Pa,求此蛋白质的相对分子量。

23. 什么叫丁泽尔现象?为什么溶胶有丁泽尔现象?

24. 溶胶能稳定存在的主要原因是什么?

25. 将NaCl溶液与$AgNO_3$溶液混合制备AgCl溶胶时,或者使NaCl溶液过量,或者使$AgNO_3$溶液过量,试写出这两种情况下所制得AgCl溶胶的胶团结构简式。胶核吸附离子时有何规律?

(叶燕彬)

第二章　化学热力学基础

热力学(thermodynamics)是研究宏观过程中各种形式的能量（如热能、电能、化学能等）及其转化规律的科学。应用热力学原理和方法研究化学反应过程中物质变化和能量变化规律的学科就是化学热力学(chemical thermodynamics)，它主要是在热力学第一定律和热力学第二定律的基础上，研究和解决化学反应中的能量转化规律、化学反应的方向和限度等问题。

第一节　化学反应中的能量变化

一、热力学的一些基本概念

用热力学方法研究问题，首先要确定研究的对象。为此，热力学把被研究的物体与周围其他物体划分开作为研究的对象，这个被研究的范围就称为系统(system)，在系统以外与系统有互相影响的其他部分称为环境(surrounding)。例如，研究 NaOH 和 HCl 在水溶液中的反应，那么这个溶液就是要研究的系统，而盛溶液的烧杯、溶液上方的空气等就是环境。

根据系统与环境之间物质和能量的交换情况，可以将系统分为 3 种类型：

1. 敞开系统(open system)　系统与环境之间既有物质交换，又有能量交换。敞开系统是开放系统。

2. 封闭系统(closed system)　系统与环境之间只有能量交换，没有物质交换。

3. 孤立系统(isolated system)　系统与环境之间既无物质交换，又无能量交换。孤立系统是隔离系统。

例如，把敞口的一杯热水作为研究对象，则该系统为敞开系统，因为杯中的水分子可以逸散到空气中，空气中的物质，如氧气等，也可以进入溶液中，同时系统和环境之间有能量的传递。如果把杯子加盖，不让水分子逸出去，这时杯子内外就只有能量交换而无物质交换，此时，该系统为封闭系统。假如把热水装在密闭的保温瓶里，则可近似地把系统看做是与环境既无物质交换、又无能量交换的一个孤立系统。

在化学热力学中，主要研究封闭系统。

系统的状态是由系统所有的物理性质和化学性质决定的，这些性质都是宏观的物理量，如温度 T、压力 p、体积 V、物质的量 n、密度 ρ、黏度 η 等。当系统的这些性质都具有确定的数值并且不随时间而变化时，系统就处在一定的状态(state)。也可以说，系统的这些宏观性质与系统的状态间有一一对应的函数关系。这些性质中有一个或几个发生变化，系统的状态也就随之发生变化。在热力学中，把这些用来确定系统状态的物理量称为状态函数(state function），系统的状态一定，状态函数的值一定；系统状态改变时，状态函数的改变量只与系统的始态（initial state）和终态（final state）有关，而与变化所经历的具体途径无关；系统经历一系列变化又回到始态，状态函数的改变值为零。前面提到的物理量 T、p、V、n、ρ、η 等都是状态函数。

系统状态所发生的任何变化称为过程（process）。系统由始态变化到终态所经历的过程可以有多种不同的方式，通常把完成某过程的具体方式称为途径（path）。

状态函数可分为两类：一类为具有广度性质（extensive property）的物理量，如体积 V，物质的量 n，质量 m 及后面将介绍的热力学能、焓、熵、自由能等，这类性质具有加合性。例如 50ml 水与 50ml 水相混合其总体积为 100 ml。另一类为具有强度性质（intensive property）的物理量，如温度、压力、密度等，这些性质没有加合性。例如，25℃的水与 25℃的水相混合水的温度仍为 25℃。

系统的状态发生变化并引起系统的能量发生变化，必然导致系统与环境之间发生能量的传递。系统与环境之间的能量传递可以分为热（heat）和功（work）两种方式。

热是系统和环境之间由于温度差而交换的能量形式，用符号 Q 表示。习惯上，规定热由环境传入系统（吸热），Q 值为正（$Q>0$）；热由系统传入环境（放热），Q 值为负（$Q<0$）。

在系统和环境之间除热以外其他各种形式传递的能量都称为功，用符号 W 表示。热力学中常用 W 值的正、负表示功的传递方向，并规定环境对系统做功，W 值为正（$W>0$）；系统对环境做功，W 值为负（$W<0$）。热和功的 SI 单位是 J。

功的种类很多，有体积功、电功、表面功等。体积功也称为膨胀功，常用符号 W_e 表示，$W_e = p\Delta V$。除体积功以外的其他功称为非体积功，用符号 W_f 表示。体积功在化学热力学中具有特殊意义，因为参加化学变化及相变化的系统往往是只受外压作用的系统，它们与环境之间交换能量的方式，除热量的传递以外，其做功的方式一般只能是体积功。

我们不能说系统有多少热和多少功，而只能说系统发生变化时吸收（或放出）多少热，得到（或给出）多少功。热和功的数值与系统所经历的变化过程密切相关。当系统的状态一定而不发生变化时，就不存在系统与环境之间的能量传递，也就没有热和功，因此，热和功不是状态函数。

二、热力学第一定律和热力学能

热力学第一定律就是能量守恒定律的化学表述，即系统热力学能的变化（ΔU）等于体系从环境所吸收的热量（Q）加上环境对系统所做的功（W）。其数学表达式为：

$$\Delta U = Q + W \qquad (2\text{-}1)$$

式中，U 表示热力学能（thermodynamic energy）。热力学能也称内能（internal energy），是系统内所包含的一切能量，它包括系统内分子运动的动能，分子间相互作用的势能和分子内各种粒子（原子、原子核、电子）相互作用的能量。

热力学能是状态函数。当系统处于确定的状态，其热力学能就具有确定的数值，它的改变只与系统的始态和终态有关，而与变化的途径无关。假设 $U_{始}$ 表示系统处于始态的热力学能，$U_终$ 表示系统处于终态的热力学能，则系统由始态变化到终态时，其热力学能的改变可表示为：$\Delta U = U_终 - U_始$。若系统经一循环过程，则热力学能的变化值为零。

对于一个封闭系统，当系统由环境吸收了热量 Q，同时，系统对环境做了功 W，根据热力学第一定律数学关系式(2-1)，就可以计算系统热力学能的变化。

三、等压反应热和焓

在实验室或在生物体内进行的化学反应，一般常在等压下进行。对于等温等压条件下，只做体积功的化学反应，就吸热反应系统来说，如系统吸收了总热量 Q_p（Q_p 表示等压热效应），则其中一部分能量要用于系统对环境做体积功（$-p\Delta V$），而另一部分要用于增加系统的热力学能（ΔU），即：

$$\Delta U = Q_p + W = Q_p - p\Delta V$$
$$Q_p = \Delta U + p\Delta V$$

因为是等压反应，则有 $p = p_1 = p_2$

所以
$$\begin{aligned} Q_p &= (U_2 - U_1) + (p_2 V_2 - p_1 V_1) \\ &= (U_2 + p_2 V_2) - (U_1 + p_1 V_1) \\ &= \Delta(U + pV) \end{aligned}$$

由于 U、p 和 V 都是状态函数，因此，它们的组合 $U + pV$ 也是一个状态函数。这一新的状态函数称为焓(enthalpy)，用符号 H 表示

$$H = U + pV \tag{2-2}$$

由于不能确定系统热力学能的绝对值，所以也不能确定焓的绝对值。但是可以通过测定等压反应热来求得焓的变化值，即

$$Q_p = \Delta H \tag{2-3}$$

式(2-3)表明，在不做非体积功的等压过程中，系统所吸收的热在数值上等于此过程中系统的焓的增加。由于焓是状态函数，其变化（ΔH）只取决于系统的始态和终态，而与变化的途径无关。

第二节　热　化　学

一、热化学方程式

当生成物与反应物的温度相同时，化学反应过程中吸收或放出的热量就是化学反应热效应(heat effect)，简称反应热(heat of reaction)。表示化学反应热效应关系的方程称为热化学方程式(thermochemical equation)。

化学反应的热效应与反应条件（温度、压力等）有关，也与反应物和生成物的状态和数量有关。热力学规定，标准状态(standard state)是指物质在某温度和 100kPa 压力下的状态。同一物质，所处的状态不同，标准状态的含义也不同：

1. 气体　压力为 100kPa 即标准压力。若为混合气体则是指各气体分压为标准压力。

2. 液体或固体　标准压力下的纯液体或纯固体。

3. 溶液中的溶质　溶质的标准状态是指标准压力下，溶质浓度为 $1mol \cdot L^{-1}$ 或 $1mol \cdot kg^{-1}$。

4. 溶剂　标准压力下的纯溶剂。

应当注意的是，标准状态没有指定温度，但 IUPAC 推荐 298.15K 为参考温度。从手册中查到的热力学常数一般是 298.15K 条件下的数据。

书写热化学方程式必须注意以下几点：

1. 注明反应的压力及温度，如反应在标准态下进行，要标上符号"⊖"。

2. 注明反应物和生成物的存在状态。分别用 s、l 和 g 代表固态、液态和气态；用 aq 代表水溶液。如果固体的晶型不同，也要加以注明，如 C（石墨）和 C（金刚石）。

例如：$H_2(g) + I_2(g) = 2HI(g)$　　　　　$\Delta_r H_m^{\ominus} = -51.8kJ \cdot mol^{-1}$

ΔH 表示等压反应热（或焓变），此值为负值表示放热反应(exothermal reaction)，为正值表示吸热反应(endothermal reaction)；"r"表示化学反应；"m"表示 1mol 反应，按照上述热化学方程式，即 1mol $H_2(g)$ 与 1mol $I_2(g)$ 完全反应生成 2mol $HI(g)$。

3. 化学式前的系数是化学计量系数 ν_B，它可以是整数或分数。但是，同一化学反应的化学计量系数不同时，反应热效应的数值也不同。例如：

$$2H_2(g) + O_2 = 2H_2O(g) \qquad \Delta_r H_m^{\ominus} = -483.6kJ \cdot mol^{-1}$$

$$H_2 + \frac{1}{2}O_2(g) = H_2O(g) \qquad \Delta_r H_m^{\ominus} = -241.8kJ \cdot mol^{-1}$$

4. 在相同温度和压力下，正逆反应的 $\Delta_r H_m^{\ominus}$ 数值相等，符号相反。例如：

$$H_2O(g) = H_2 + \frac{1}{2}O_2(g) \qquad \Delta_r H_m^{\ominus} = +241.8kJ \cdot mol^{-1}$$

$$H_2 + \frac{1}{2}O_2(g) = H_2O(g) \qquad \Delta_r H_m^{\ominus} = -241.8kJ \cdot mol^{-1}$$

二、Hess 定律和化学反应热的计算

俄国科学家盖斯(G. H. Hess)根据大量实验事实总结出一条规律：一个化学反应在等压下，不论是一步完成或是分几步完成，其热效应总是相同的。这就是 Hess 定律。实验表明，Hess 定律只是对非体积功为零的条件下的等容反应或等压反应才严格成立。

由于 $\Delta_r H$ 是状态函数的改变量，它只决定于系统的始态和终态，与反应的途径无关。因此，只要化学反应的始态和终态确定了，$\Delta_r H$ 便是定值，即可以确定反应的热效应 Q_p。

Hess 定律的重要意义在于能使热化学方程式像普通代数方程式一样进行运算，从而可

以根据一些已经准确测定的反应热效应来计算另一些很难测定或不能直接用实验进行测定的反应的热效应

例2-1 已知在298.15K下,下列反应的标准摩尔焓变 $\Delta_r H_m^{\ominus}$:

(1) $C(石墨) + O_2(g) = CO_2(g)$ $\Delta_r H_{m1}^{\ominus} = -393.5 \ kJ\cdot mol^{-1}$

(2) $CO(g) + \frac{1}{2}O_2(g) = CO_2(g)$ $\Delta_r H_{m2}^{\ominus} = -282.99 \ kJ\cdot mol^{-1}$

求:(3) $C(石墨) + \frac{1}{2}O_2(g) = CO(g)$ 的 $\Delta_r H_{m3}^{\ominus} = ?$

解: 可以把 $C(石墨) + O_2(g)$ 作为始态,把 $CO_2(g)$ 作为终态。反应可一步完成,也可分两步完成。如下所示

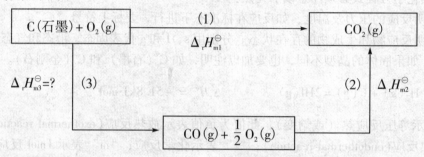

根据 Hess 定律

$$\Delta_r H_{m1}^{\ominus} = \Delta_r H_{m3}^{\ominus} + \Delta_r H_{m2}^{\ominus}$$

$$\Delta_r H_{m3}^{\ominus} = \Delta_r H_{m1}^{\ominus} - \Delta_r H_{m2}^{\ominus}$$

$C(石墨) + O_2(g) = CO_2(g)$ $\Delta_r H_{m1}^{\ominus} = -393.5 kJ\cdot mol^{-1}$

$-CO(g) + \frac{1}{2}O_2(g) = CO_2(g)$ $\Delta_r H_{m2}^{\ominus} = -282.99 kJ\cdot mol^{-1}$

$C(石墨) + \frac{1}{2}O_2(g) = CO(g)$ $\Delta_r H_{m3}^{\ominus} = -110.51 kJ\cdot mol^{-1}$

从例2-1可以看出,Hess定律可以看成是"热化学方程式的代数加减法"。"同类项"(即物质和它的状态均相同)可以合并、消去,移项后要改变相应物质的化学计量系数符号。若运算中反应式要乘以系数,则反应焓变 $\Delta_r H_m^{\ominus}$ 也要乘以相应的系数。

三、由标准摩尔生成焓计算反应热

热力学中规定:在指定温度下,由最稳定单质生成1mol物质B时的焓变称为物质B的摩尔生成焓(molar enthalpy of formation),用符号 $\Delta_f H_m$ 表示,单位为 $kJ\cdot mol^{-1}$。如果生成物质B的反应是在标准状态下进行,这时的生成焓称为物质B的标准摩尔生成焓(standard molar enthalpy of formation),记为 $\Delta_f H_m^{\ominus}$,单位为 $J\cdot mol^{-1}$ 或 $kJ\cdot mol^{-1}$。按照标准摩尔生成焓的定义,热力学实际上规定了最稳定单质的 $\Delta_f H_m^{\ominus}$ 为零。应该注意,碳的最稳定单质是石墨而不是金刚石。附录中列出了一些常见化合物在298.15K时的标准摩尔生成焓。

如果设想化学反应从最稳定单质出发，经不同途径形成产物，如下所示

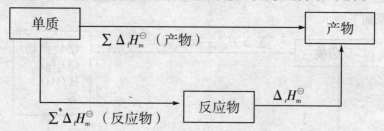

根据 Hess 定律

$$\sum \Delta_f H_m^{\ominus}(产物) = \sum \Delta_f H_m^{\ominus}(反应物) + \Delta_r H_m^{\ominus}$$

$$\Delta_r H_m^{\ominus} = \sum \Delta_f H_m^{\ominus}(产物) - \sum \Delta_f H_m^{\ominus}(反应物) \qquad (2-4)$$

利用书末附录一或其他物理化学手册中各物质 $\Delta_f H_m^{\ominus}$ 数据，根据式（2-4）可求在标准态下各种化学反应的焓变，即反应的焓变等于产物的标准摩尔生成焓之和减去反应物的标准摩尔生成焓之和。

例 2-2　人体内通过葡萄糖的氧化可以获得能量，其反应方程式如下。试计算 298.15K 时葡萄糖氧化反应的 $\Delta_r H_m^{\ominus}$。

$$C_6H_{12}O_6(s) + 6O_2(g) = 6CO_2(g) + 6H_2O(l)$$

解：查得各物质的 $\Delta_f H_m^{\ominus}$，按式（2-4）可得：

$$\Delta_r H_m^{\ominus} = [6\Delta_f H_m^{\ominus}(CO_2,g) + 6\Delta_f H_m^{\ominus}(H_2O,l)] -$$
$$[\Delta_f H_m^{\ominus}(C_6H_{12}O_6,s) + 6\Delta_f H_m^{\ominus}(O_2,g)]$$
$$= [6 \times (-393.5) + 6 \times (-285.8)] - [-1273.3 + 6 \times 0]$$
$$= -2802.5 kJ \cdot mol^{-1}$$

四、由标准摩尔燃烧焓计算反应热

大多数有机物很难从稳定单质直接合成，因此其生成热不易由实验得到。但它们很容易燃烧或氧化，几乎所有的有机化合物都容易燃烧生成 CO_2 和 H_2O，其燃烧焓很容易由实验测定，因此可以利用物质的燃烧焓求反应的热效应就显得十分方便。

在标准状态和指定温度下，1mol 的某物质 B 完全燃烧（或完全氧化）生成指定的稳定产物时的等压热效应称为此温度下该物质的标准摩尔燃烧焓（standard molar enthalpy of combustion）。标准摩尔燃烧焓用符号 $\Delta_c H_m^{\ominus}$ 表示，单位是 $J \cdot mol^{-1}$ 或 $kJ \cdot mol^{-1}$。这里"完全燃烧（或完全氧化）"是指将化合物中的 C、H、S、N 及 X（卤素）等元素分别氧化为 $CO_2(g)$、$H_2O(l)$、$SO_2(g)$、$N_2(g)$ 及 $HX(g)$ 等。由于反应物已"完全燃烧"或"完全氧化"，上述这些指定的稳定产物意味着不能再燃烧，因而热力学上规定这些产物的燃烧焓为零。附录二列出了 298.15K 时一些常见有机物的标准燃烧焓。

利用标准燃烧焓也可以方便地计算出标准态下的化学反应的焓变。反应焓变 $\Delta_r H_m^{\ominus}$ 与燃烧焓 $\Delta_c H_m^{\ominus}$ 关系如下所示

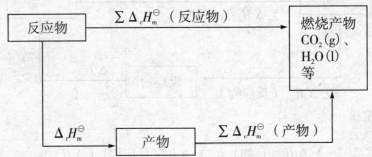

根据 Hess 定律有

$$\sum \Delta_c H_m^{\ominus}(\text{反应物}) = \Delta_r H_m^{\ominus} + \sum \Delta_c H_m^{\ominus}(\text{产物})$$

$$\Delta_r H_m^{\ominus} = \sum \Delta_c H_m^{\ominus}(\text{反应物}) - \sum \Delta_c H_m^{\ominus}(\text{产物}) \qquad (2\text{-}5)$$

即化学反应的焓变等于反应物的标准摩尔燃烧焓之和减去产物的标准摩尔燃烧焓之和。

例 2-3　试由标准摩尔燃烧热计算反应 $3\,C_2H_2(g) = C_6H_6(l)$ 在 100 kPa 和 298.15K 时的 $\Delta_r H_m^{\ominus}$。

解： 查书末附录二得

$$\Delta_c H_m^{\ominus}(C_2H_2, g) = -1301.1 \text{kJ} \cdot \text{mol}^{-1}$$

$$\Delta_c H_m^{\ominus}(C_6H_6, l) = -3267.6 \text{kJ} \cdot \text{mol}^{-1}$$

按式(2-5)得，$\Delta_r H_m^{\ominus} = 3 \times \Delta_c H_m^{\ominus}(C_2H_2, g) - \Delta_c H_m^{\ominus}(C_6H_6, l)$

$$= 3 \times (-1301.1) - (-3267.6) = -635.7 \text{ kJ} \cdot \text{mol}^{-1}$$

第三节　化学反应的方向

一、自发过程和化学反应的推动力

自发过程(spontaneous process)是在一定条件下不需要任何外力推动就能自动进行的过程。例如，热会自动地由高温物体向低温物体传递、锌和硫酸铜溶液置换反应等。

自发过程具有如下共同的特征：

1. 单向性　自发过程只向一个方向进行，即其逆向过程不能自发进行。若使其逆向过程进行，环境必须对系统做功。

2. 具有做功的能力　在一定条件下进行自发过程的系统具有做功的能力。

3. 有一定限度　例如，温度不同的两个物体相接触并进行热传导，当两物体温度相等时热传导就会停止。

早在 19 世纪 70 年代法国化学家 P. E. MBerthelot 和丹麦化学家 J. Thomson 就提出反应的

热效应可作为化学反应自发进行的判据，并认为"只有放热反应才能自发进行"。这种观点是有一定道理的，系统将一部分能量释放给环境，系统的能量降低后，系统会更稳定。事实上，许多放热反应（即 $\Delta H < 0$）都是自发反应。但是有些吸热反应（即 $\Delta H > 0$）也是自发的，例如，碳酸钙的分解反应

$$CaCO_3(s) = CaO(s) + CO_2(g)$$

虽然这是一个吸热反应（即 $\Delta H > 0$），但在高温（大约840℃以上）可以自发进行。

因此，能量（或 ΔH）是推动化学反应自发进行的因素，但不是唯一的因素。观察碳酸钙的分解反应可以发现，反应后系统的混乱度增大（物种数增加且产生了气态物质）。系统由有序变为无序，混乱度增大，这也是自发过程的重要推动力。

二、熵与熵变

热力学用熵（entropy）来量度系统的混乱度，用符号 S 表示。与热力学能和焓一样，熵也是一个状态函数。系统的混乱度越大，熵值就越大。

既然熵 S 与系统的混乱度有关，那么对于纯净物质的完整晶体（质点完全有序排列，无任何缺陷和杂质），在绝对零度时，热运动几乎停止，系统的混乱度最低，热力学规定其熵值为零。"热力学温度0K时，任何纯物质的完整晶体的熵值为零"，这就是热力学第三定律。

纯物质在其他温度的熵值，是以 $T = 0K$ 时，$S = 0$ 为比较标准而求出的，故称为规定熵（conventional entropy）。

1mol 纯物质在标准状态下的规定熵称为该物质的标准摩尔熵（standard molar entropy），用符号 $S_m^{\ominus}$ 表示，其 SI 单位是 $J \cdot mol^{-1} \cdot K^{-1}$。附录一中列出一些物质在 298.15K 时的标准摩尔熵。注意，稳定单质的标准摩尔熵不为零，因为它们不是绝对零度的完整晶体。

标准状态下，由最稳定单质生成1mol某水合离子时的热效应称为该水合离子的标准摩尔生成焓。热力学上规定，在无限稀释的水溶液中，水合氢离子的标准摩尔生成焓为零。由此可求得其他离子的标准摩尔生成焓。

由标准摩尔熵 $S_m^{\ominus}$ 的数值可以计算标准摩尔熵变 $\Delta_r S_m^{\ominus}$

$$\Delta_r S_m^{\ominus} = \sum S_m^{\ominus}(产物) - \sum S_m^{\ominus}(反应物) \tag{2-6}$$

由于熵是广度性质，因此计算时要注意乘以反应式中相应物质的化学计量系数。

影响系统熵值的主要因素有：

1. 物质的聚集状态　不同聚集状态时，同种物质熵的相对大小为 $S_m(g) > S_m(l) > S_m(s)$。例如，$S_m(H_2O, g) > S_m(H_2O, l) > S_m(H_2O, s)$。

2. 分子的组成　对于聚集状态相同的物质，组成分子的原子数越多，其混乱度就越大，相应的熵值也就越大。例如，$S_m(C_2H_6, g) > S_m(C_2H_4, g) > S_m(C_2H_2, g)$。

3. 温度　同种物质的熵值随温度升高而增大。例如，气体 NO 在 300K 规定熵大于其在 200K 的规定熵。

4. 压力　压力增大，混乱度减小，因此其熵值也减小。通常固体和液体的熵值受压力影响很小，可以忽略；而气体的熵值受压力影响较大。

三、自由能

美国著名的科学家 J. W. Gibbs 于 1876 年提出一个新的状态函数 G，称为吉布斯自由能 (Gibbs free energy)，简称自由能。

$$G = H - TS \qquad (2\text{-}7)$$

像焓 H 一样，G 没有直观的物理意义，它的绝对值也无法测得。但是，作为一个状态函数，自由能的改变量 ΔG（自由能变）只与系统的始、终态有关而与过程无关。Gibbs 证明，在等温、等压和不做非体积功的条件下，化学反应的自由能变 ΔG 与其反应方向的关系如下

$$\Delta G < 0，正向反应自发进行$$
$$\Delta G = 0，化学反应达到平衡$$
$$\Delta G > 0，逆向反应自发进行$$

因而可以用 ΔG 作判据，判断在等温等压下化学反应的方向。

四、Gibbs 方程式

根据自由能的定义式(2-7)，在等温等压下有

$$\Delta G = \Delta H - T\Delta S \qquad (2\text{-}8)$$

式(2-8)就是著名的 Gibbs 方程式。此方程式把能量（这里表现为 ΔH）、混乱度（即 ΔS）以及温度这三个因素综合起来考虑它们对化学反应自发性的影响。

恒温、恒压下化学反应自发进行的方向和限度是由焓变 ΔH 和 $T\Delta S$ 的综合效果即 ΔG 决定的。温度对反应方向也会产生影响，讨论如下：

1. $\Delta H < 0$，$\Delta S > 0$，即放热、熵增加的反应，在任何温度下均有 $\Delta G < 0$，即任何温度下反应都可能自发正向进行。

2. $\Delta H > 0$，$\Delta S < 0$，即吸热、熵减小的反应，在任何温度都有 $\Delta G > 0$，此类过程的正方向不可能自发进行。

3. $\Delta H < 0$，$\Delta S < 0$，即放热、熵减小的反应，低温有利于反应自发正向进行。为了使 $\Delta G < 0$，根据式(2-8)，T 必须符合 $T < \dfrac{\Delta H}{\Delta S}$。高温下，反应的逆方向可以自发进行。

4. $\Delta H > 0$，$\Delta S > 0$，即吸热、熵增加的反应，高温有利于反应自发正向进行。此时要使 $\Delta G < 0$，根据式(2-8)，T 必须符合 $T > \dfrac{\Delta H}{\Delta S}$。低温下，反应的逆方向可以自发进行。

从上面的分析可以看出，当 ΔH 和 ΔS 这两个影响反应自发性的因素都有利于正反应自发进行，或都不利于正反应的自发进行时，欲通过调节温度来改变反应自发性的方向是不可能的。只有 ΔH 和 ΔS 这两个因素对自发性的影响相反，即一个有利，另一个不利时，才可

能通过改变温度来改变反应自发进行的方向。而使 $\Delta G = 0$ 时的温度，称为转向温度 $T_{转向} = \frac{\Delta H}{\Delta S}$

五、自由能变的计算

为了计算等温等压化学反应的 Gibbs 自由能变，规定在标准状态下，由最稳定单质生成 1 mol 物质 B 的自由能变称为此温度下 B 物质的标准摩尔生成自由能（standard molar free energy of formation），用符号 $\Delta_f G_m^{\ominus}(B)$ 表示，单位是 $kJ \cdot mol^{-1}$。本书附录一中列出了一些物质在 298.15K 下的标准摩尔生成自由能。

利用标准摩尔生成自由能可以很方便地计算出在 298.15K 下，化学反应的标准摩尔自由能变化。计算公式为

$$\Delta_r G_m^{\ominus} = \sum \Delta_f G_m^{\ominus}(产物) - \sum \Delta_f G_m^{\ominus}(反应物) \tag{2-9}$$

利用 Gibbs 方程，可以计算其他温度下化学反应的标准摩尔自由能变化 $\Delta_r G_{m,T}^{\ominus}$

$$\begin{aligned}\Delta_r G_{m,T}^{\ominus} &= \Delta_r H_{m,T}^{\ominus} - T\Delta_r S_{m,T}^{\ominus} \\ &\approx \Delta_r H_{m,298.15}^{\ominus} - T\Delta_r S_{m,298.15}^{\ominus}\end{aligned} \tag{2-10}$$

例 2-4 $CaCO_3(s)$ 的分解反应如下

$$CaCO_3(s) \longrightarrow CaO(s) + CO_2(g)$$

在 298.15 K 及标准条件下，此反应能否自发进行？若使其在标准条件下进行反应，反应温度应为多少？

解： 由式(2-4)　　$\Delta_r H_m^{\ominus} = [-634.9 + (-393.5) - (-1206.9)] = 178.5 kJ \cdot mol^{-1}$

由式(2-6)　　$\Delta_r S_m^{\ominus} = 38.1 + 213.8 - 92.9 = 159 J \cdot mol^{-1} \cdot K^{-1}$

由式(2-8)　　$\Delta_r G_{m,T}^{\ominus} = \Delta_r H_{m,T}^{\ominus} - T\Delta_r S_{m,T}^{\ominus}$
　　　　　　　　　$= 178.5 - 298.15 \times 159 \times 10^{-3} = 131 kJ \cdot mol^{-1} > 0$

因此，在 298.15 K 下，上述反应不能自发进行。因为是吸热熵增反应，在标准条件下自发进行时，所需的最低温度为

$$T_{转向} = \frac{\Delta H}{\Delta S} = \frac{178.5}{159 \times 10^{-3}} = 1.12 \times 10^3 K \text{（即 847℃）}$$

第四节　热力学在医学上的应用

一、食物的能量含量

一切有生命的机体都需要能量，食物是机体能量的来源。食物所包含的化学能通过体内的生化反应逐步释放出来，提供了人们活动所必需的能量。从分子水平上看，生化反应分为合成和降解两类。食物的降解为合成人体所需物质提供原料和能量。这些反应所产生的能量一部分贮存于体内（如生成高能物 ATP），一部分用于做各种生理功和人们活动的机械功，如维持体内血液循环的心肌做功起到压缩泵作用，维持细胞膜两侧 K^+、Na^+ 离子浓度的不同需要克服渗透压力做功，维持神经讯号传递要做电功，还有劳动和体育活动肌肉必须作机械功。此外，还有一部分能量直接转化为热以维持人的正常体温。用于体内做功的部分能量最终也都转化为热散发在体内。这些热量主要由血液循环带到身体表面，由皮肤通过辐射和传导向外散发，只有一小部分随呼气和排泄物放出。通过水分的蒸发也可以散发，人每天从皮肤和肺蒸发 0.4～0.6 L 水分，相应带走 900～1 500 kJ 的热。

如人食入淀粉后，在体内水解为葡萄糖，最后氧化为 H_2O 和 CO_2，其总能量变化为

$$C_6H_{12}O_6(s) + 6O_2(g) = 6CO_2(g) + 6H_2O(l) \qquad \Delta_r H_m^\ominus = -2800.7 \ kJ \cdot mol^{-1}$$

在体内，这个反应是在酶的催化作用下，分步进行的一系列的降解过程的最终结果。根据 Hess 定律，不管反应是一步完成还是分几步完成，其等压热效应是相同的。因此，要问某食物能量含量有多少，常常是以它在体外的完全燃烧时放出的热量来计算的。

表 2-1　常见食物热量表（每 100g）

食物名称	kJ	kcal	食物名称	kJ	kcal	食物名称	kJ	kcal
猪肉（肥）	3414	816	带鱼	531	127	巧克力	2320	555
猪肉（肥瘦）	1654	395	河虾	351	84	蛋糕	1340	320
猪肉（瘦）	598	143	海鳗	510	122	冰激凌	785	188
羊肉（肥、瘦）	828	198	青鱼	485	116	苹果	218	52
羊肉（瘦）	494	118	鲤鱼	456	109	柑	213	51
牛肉（肥、瘦）	795	190	牛乳	226	54	胡萝卜	180	43
牛肉（瘦）	444	106	豆腐	295	70.6	葡萄	180	43
兔肉	427	102	玉米（白）	1406	336	梨	134	32
鹅	1025	245	馒头（标粉）	975	233	南瓜	92	22
鸭	1004	240	糖	166	40	茄子	88	21
鸡	699	167	马铃薯	318	76	芹菜（茎）	84	20
鸡蛋	577	138	花生	2504	599	黄瓜	63	15

为了保障健康，合理进食，有必要了解各种食物所提供的热量。由于摄入机体的食物在体内完全氧化往往需要多步反应，经过极其复杂的过程才能完成，但是，其总热效应与食物在体外一步反应的热效应完全相同。因此，可以利用有关热化学数据，根据 Hess 定律求算食物的热量。

常见食物的热量见表 2-1。

二、人体与熵

生命体都是由各种细胞按精确规律组成的高度有序机体，人的大脑就是由大约 150 亿个神经细胞组成的一个极精密、极有序的系统，每个细胞中也有非常奇特的有序结构。

在热力学中，熵表示混乱度。熵越大越无序，熵越小越有序。生命的过程是单向的自发的不可逆过程，其熵一定增加。生命体要通过饮食、呼吸、吸收及排泄，与外界进行物质和能量的交换。这些物质和能量给机体带来负熵，结果使整个系统的有序性的增加大于无序性的增加。有机体生成过程就是从外界吸收（蛋白质、淀粉等高度有序化的大分子物质）低熵物质并消耗满足生命活动的需要，同时产生大量的废渣等高熵物质（CO_2、汗、尿、粪便等）排出体外。如果吸收的负熵大于产生的熵（即 $\Delta S \leqslant 0$），生命体就能正常生长。

小　　结

热力学中研究的对象称为系统，系统分为敞开系统、封闭系统和孤立系统。其中，热力学研究的主要是封闭系统。系统的状态可用状态函数来表征，状态函数的特点是：状态一定，状态函数的值一定。状态函数的变化值取决于始态和终态，而与发生变化的途径无关。热力学能(U)、焓(H)、熵(S)和 Gibbs 自由能(G)都是状态函数，是系统的广度性质。热和功是能量传递的两种方式，都不是状态函数，其数值的大小和过程有关。

热力学第一定律就是能量守恒定律，适用于封闭系统的任何过程。其数学表达式为：

$$\Delta U = Q + W$$

恒压，非体积功为零的情况下，系统的焓变即恒压反应热。不管化学反应是一步或分几步完成，化学反应的热效应总是相同的。即总反应的焓变是各分步反应的焓变之和。这就是 Hess 定律。可以用标准摩尔生成焓和标准摩尔燃烧焓计算化学反应的热效应。

熵是反映系统内部混乱度的物理量。热力学第三定律规定，0K 时，任何纯物质完整晶体的熵值为零。

Gibbs 自由能定义式为：$G = H - TS$。等温、等压下，只有体积功的过程发生变化时，其 Gibbs 自由能变为：$\Delta G = \Delta H - T\Delta S$。此式即 Gibbs 方程式。

利用标准摩尔生成自由能可以计算出在 298.15 K 下，化学反应的标准摩尔自由能变化：

$$\Delta_r G_m^{\ominus} = \sum \Delta_f G_m^{\ominus}(产物) - \sum \Delta_f G_m^{\ominus}(反应物)$$

利用 Gibbs 方程式，可以计算其他温度下化学反应的标准摩尔自由能变化 $\Delta_r G_{m,T}^{\ominus}$。

可以用 ΔG 作判据,判断在等温等压下化学反应的方向:

$$\Delta G < 0,\text{正向反应自发进行};$$
$$\Delta G = 0,\text{化学反应达到平衡};$$
$$\Delta G > 0,\text{逆向反应自发进行}。$$

习　题

1. 热力学中如何定义系统与环境? 系统分为几类,每一类的特点是什么?

2. 什么是状态函数? 它具有哪些特性?

3. 孤立系统中发生的一个变化过程,其 U 及 H 是否一定为零?

4. 某系统经一循环过程回到始态,则不一定为零的是(　　)

A. ΔU　　　　　　B. ΔG　　　　　　C. ΔS　　　　　　D. Q

5. 系统接受环境做功为180J,热力学能增加了260J,则系统(　　)

A. 吸收热量80J　　　B. 放出热量80J　　　C. 吸收热量440J　　　D. 放出热量440J

6. 已知下列反应在298K 时的热效应:

(1) C(金刚石) + O$_2$(g) = CO$_2$(g)　　　　　$\Delta_r H_{m,1}^{\ominus} = -395.4\text{kJ}\cdot\text{mol}^{-1}$

(2) C(石墨) + O$_2$(g) = CO$_2$(g)　　　　　　$\Delta_r H_{m,2}^{\ominus} = -393.5\text{kJ}\cdot\text{mol}^{-1}$

计算反应 C(石墨) = C(金刚石)在298K 时的 $\Delta_r H_m^{\ominus}$。

7. 已知298K 时 CH$_4$(g)、CO$_2$(g)、H$_2$O(l)的标准摩尔生成焓分别为 -74.8,-393.5, $-285.8\text{kJ}\cdot\text{mol}^{-1}$,计算298K 时 CH$_4$(g)的标准摩尔燃烧焓。

8. 已知反应① A + B→C + D, $\Delta_r H_{m,1}^{\ominus} = 40.0\text{kJ}\cdot\text{mol}^{-1}$, ② 2C + 2D→E, $\Delta_r H_{m,2}^{\ominus} = 60.0\text{kJ}\cdot\text{mol}^{-1}$, 则反应 ③E→ 2A + 2B 的 $\Delta_r H_{m,3}^{\ominus}$ 等于(　　)

A. $140\text{kJ}\cdot\text{mol}^{-1}$　　　　B. $-140\text{kJ}\cdot\text{mol}^{-1}$　　　　C. $-20\text{kJ}\cdot\text{mol}^{-1}$　　　　D. $20\text{kJ}\cdot\text{mol}^{-1}$

9. 反应 CaO(s) + H$_2$O(l) = Ca(OH)$_2$(s)在298.15 K 和标准状态下是自发的,其逆反应在高温下变为自发进行的反应。那么正反应是(　　)

A. $\Delta_r H_m^{\ominus} > 0$, $\Delta_r S_m^{\ominus} > 0$　　　　　　B. $\Delta_r H_m^{\ominus} < 0$, $\Delta_r S_m^{\ominus} < 0$

C. $\Delta_r H_m^{\ominus} > 0$, $\Delta_r S_m^{\ominus} < 0$　　　　　　D. $\Delta_r H_m^{\ominus} < 0$, $\Delta_r S_m^{\ominus} > 0$

10. 298.15 K 时,下列热力学函数中,数值为零的是(　　)

A. $\Delta_f H_m^{\ominus}$(Br$_2$, l)　　B. $\Delta S_m^{\ominus}$(H$_2$, g)　　C. $\Delta_f G_m^{\ominus}$(O$_3$, g)　　D. $\Delta_f H_m$(CO$_2$, g)

11. 在等温等压下,当反应的 $\Delta_r G_m^{\ominus} = 15\text{ kJ}\cdot\text{mol}^{-1}$ 时,该反应能否进行(　　)

A. 任何条件下均能正向自发进行　　　　　　B. 任何条件下均能逆向自发进行

C. 在标准状态下能逆向自发进行　　　　　　D. 在标准状态下能正向自发进行。

E. 不能判断

12. 在一定温度和压力下,对于一个化学反应,能用以判断其反应方向的是(　　)

A. $\Delta_r G_m^{\ominus}$　　　　　　B. $\Delta_r S_m^{\ominus}$　　　　　　C. $\Delta_f G_m^{\ominus}$　　　　　　D. $\Delta_r H_m^{\ominus}$

13. 某蛋白质由天然折叠态到张开状态的变性过程中,其 $\Delta_r H_m^{\ominus}$ 和 $\Delta_r S_m^{\ominus}$ 分别为

251.04kJ·mol^{-1}和753J·K^{-1}·mol^{-1}，试计算

（1）298K 时蛋白变性过程的 $\Delta_r G_m^{\ominus}$，（2）发生变性过程的最低温度。

（房晨婕）

第三章 化学反应速率和化学平衡

在研究化学反应时，不可避免地会遇到两个重要的问题，一是化学反应速率问题，即化学反应进行的快慢问题；二是化学平衡问题，即化学反应进行的程度问题。

随着医学研究的不断发展，分析、监测手段的不断提高，医学研究的对象已深入到了分子水平。事实上，我们机体内的许多生化过程都是以一定速率进行着的生物化学反应。有时我们希望某些反应进行得快一点。例如，我们常常希望药物进入体内后就能够迅速地与靶细胞发生作用，尽快发挥药效，而且反应进行得越彻底越好。而有时，我们又希望某些反应进行得慢一些。例如，细胞的老化过程若能减慢、延缓，人类就可以延长寿命。目前，许多科学研究已证明，人的衰老源于细胞的老化，而细胞老化又与体内存在的许多过氧化物（$RO_2\cdot$、H_2O_2、$H_2O_2\cdot$ 等）有关。这些过氧化物作用在细胞的膜蛋白上，使之变性进而发生老化。若能减缓过氧化物与细胞膜蛋白的氧化作用，即可延长细胞的寿命，则可望实现人们长寿的愿望。

学习掌握有关化学反应速率和化学平衡的知识，就可以通过改变反应条件、调节反应速率、控制反应进行的程度，使反应按照人们预想的方式进行，使人们有可能从根本上治疗某些疾病。对医学、药学专业的学生，有关化学反应速率和化学平衡的知识越来越重要，同时对今后研究生物化学反应速率、学习药物代谢动力学、分子生物学将有很大的益处。

第一节 化学反应速率

一、化学反应速率的表示法

各种化学反应进行得快慢是有很大差别的，在水溶液中的酸碱中和反应瞬间即可完成；而机体的衰老、食物的变质却是相对缓慢的过程。有时即使是同一个反应，在不同条件下进行时，反应的快慢也可能差别很大。那么如何来描述一个化学反应进行的快慢呢？

当化学反应发生时，伴随着反应的进行，系统内各种物质的浓度都在发生着变化，反应物的浓度不断减少、生成物的浓度不断增加。为了定量描述化学反应的快慢，通常可以用反应系统中某一物质的浓度随时间的变化率表示反应速率（rate of chemical reaction）。简单地说，化学反应速率可以用单位时间内某反应物浓度的减少或某生成物浓度的增加来表示。化学反应速率用符号 v 表示，物质的浓度为物质的量浓度 $mol\cdot L^{-1}$，时间单位则根据反应的快慢，可用秒（s）、分（min）、小时（h）或天（d）等。

例如，对于反应 $A \longrightarrow B$，可以用单位时间内 A 浓度的减少或 B 浓度的增加来描述此反应的速率

$$v = -\frac{c(A)_2 - c(A)_1}{t_2 - t_1} = -\frac{\Delta c(A)}{\Delta t} \qquad (\text{式中的负号是为了保持反应速率 } v \text{ 为正值})$$

$$\text{或 } v = \frac{c(B)_2 - c(B)_1}{t_2 - t_1} = \frac{\Delta c(B)}{\Delta t}$$

例3-1　298K 时，在过氧化氢（H_2O_2）溶液中若含有少量 I^-，H_2O_2 将很快分解，放出氧气

$$H_2O_2(aq) \xrightarrow{I^-} H_2O(l) + \frac{1}{2}O_2(g)$$

由实验测得反应进行到不同时刻溶液中 H_2O_2 的浓度见表3-1。求当反应时间分别为20、40 和 80 min 时，H_2O_2 分解反应速率是多少？

表3-1　不同反应时间氧化氢溶液中 H_2O_2 的浓度

t/min	0	20	40	60	80
$c(H_2O_2)/$ mol·L^{-1}	0.80	0.40	0.20	0.10	0.05

解：$\bar{v} = -\dfrac{\Delta c(H_2O_2)}{\Delta t}$

当 $t = 20$ min 时，$\bar{v}_{20} = -\dfrac{0.4 - 0.8}{20 - 0} = 0.020 \text{mol} \cdot L^{-1} \cdot \text{min}^{-1}$

当 $t = 40$ min 时，$\bar{v}_{40} = -\dfrac{0.2 - 0.4}{40 - 20} = 0.010 \text{mol} \cdot L^{-1} \cdot \text{min}^{-1}$

当 $t = 80$ min 时，$\bar{v}_{80} = -\dfrac{0.05 - 0.1}{80 - 60} = 0.0025 \text{mol} \cdot L^{-1} \cdot \text{min}^{-1}$

在表示反应速率时要注意以下几点：

1. 绝大多数的化学反应都不是等速进行的。也就是说，在反应进行的过程中反应速率是随时间而改变的。

在例3-1 中，在反应的不同时刻，对于每个相同的时间间隔（20min），H_2O_2 浓度的改变量是不同的。所以严格地讲，$\dfrac{\Delta c(H_2O_2)}{\Delta t}$ 是 H_2O_2 在这个时间间隔 Δt 之内该反应的平均速率 $\bar{v}$（average rate）。如果将观察的时间间隔 Δt 无限缩小，平均速率的极限即为该反应在 t 时刻的瞬时速率 v（instantaneous rate）。

$$v = \lim_{\Delta t \to 0} \frac{-\Delta c}{\Delta t}$$

2. 对于反应方程计量系数不相等的化学反应，在反应过程中，不同的物质其浓度随时间的变化率可能是不相等的，但其反应的速率应该是相同的。所以，对于任意化学反应

$$aA + bB \longrightarrow dD + eE$$

其化学反应速率为 $v = -\dfrac{1}{a}\dfrac{\Delta c(A)}{\Delta t} = -\dfrac{1}{b}\dfrac{\Delta c(B)}{\Delta t} = \dfrac{1}{d}\dfrac{\Delta c(D)}{\Delta t} = \dfrac{1}{e}\dfrac{\Delta c(E)}{\Delta t}$

例 3-2 N_2O_5 的分解反应为

$$2N_2O_5(g) \longrightarrow 4NO_2(g) + O_2(g)$$

在 340K 时，将 0.16mol N_2O_5 放在 1L 的密闭容器里，反应 2min 后，测得 N_2O_5、NO_2 和 O_2 的浓度分别为 0.080mol·L^{-1}、0.16mol·L^{-1}、0.040mol·L^{-1}。求各物质在单位时间内浓度的改变量是多少？该分解反应的反应速率是多少？

解： 各物质浓度的变化率为

$$\frac{\Delta c(N_2O_5)}{\Delta t} = \frac{(0.080 - 0.16)}{2} = -4.0 \times 10^{-2} \quad mol \cdot L^{-1} \cdot min^{-1}$$

$$\frac{\Delta c(NO_2)}{\Delta t} = \frac{(0.16 - 0)}{2} = 8.0 \times 10^{-2} mol \cdot L^{-1} \cdot min^{-1}$$

$$\frac{\Delta c(O_2)}{\Delta t} = \frac{(0.04 - 0)}{2} = 2.0 \times 10^{-2} mol \cdot L^{-1} \cdot min^{-1}$$

反应速率 $v = -\dfrac{1}{2}\dfrac{\Delta c(N_2O_5)}{\Delta t} = \dfrac{1}{4}\dfrac{\Delta c(NO_2)}{\Delta t} = \dfrac{\Delta c(O_2)}{\Delta t} = 2.0 \times 10^{-2} mol \cdot L^{-1} \cdot min^{-1}$

由例 3-2 可以看到，0.16mol N_2O_5 分解 2min 后，N_2O_5、NO_2 和 O_2 浓度的变化率是不相同的，但是无论是用哪种物质来表示该反应的反应速率，得到的结果都是一样的。因而在实际工作中通常选择浓度比较容易测定的物质来表示反应速率。

二、化学反应速率理论简介

（一）碰撞理论

早在 1918 年，路易斯（Lewis）运用气体分子运动论的成果，提出了反应速率的碰撞理论（collision theory）。碰撞理论认为，反应物分子间的相互碰撞是反应进行的先决条件。反应物分子碰撞的频率越高，反应速率就越大。然而，事实上并不是每一次碰撞都可以引起反应。碰撞理论认为，只有反应物分子间发生了有效碰撞，反应才能发生。所谓有效碰撞，必须具备两个条件：第一，反应分子必须具有足够的能量。即当反应分子具有的能量超过某一定值时，反应分子间的相互碰撞，才可能使化学反应发生。这是因为只有具有足够能量的分子，才可能克服原子核外层电子云之间的排斥力，使反应分子充分接触，并发生反应。这些具有足够能量的分子称为活化分子。第二，反应分子间相互碰撞时，必须具有合适的方向。也就是说，并非所有的活化分子间的碰撞都可以发生反应，只有当活化分子以适当的方向相互碰撞后，反应才能发生称为有效碰撞（effective collision）。否则，如果取向不对，即使相互发生碰撞也不能发生反应，称为无效碰撞（ineffective collision），也称弹性碰撞（elastic collision)，见图 3-1。

　　例如，反应 $N_2O + NO \longrightarrow N_2 + NO_2$

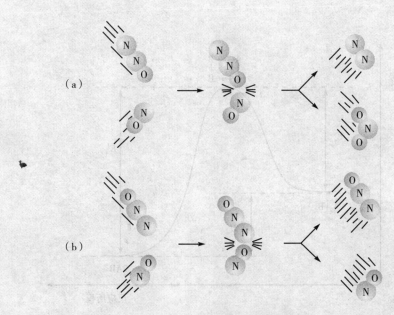

图 3-1　分子间不同取向的碰撞

a. 有效碰撞　　b. 无效碰撞

　　碰撞理论比较直观形象，成功地解释了简单分子间的反应。但是对于反应物分子结构比较复杂的反应，则无法给出圆满的解释。后来，随着人们对原子结构及分子内部结构认识的深入，在 20 世纪 30 年代又提出了化学反应速率的过渡态理论，从分子角度更为深刻地解释了影响化学反应速率的因素。

　　（二）过渡态理论

　　过渡态理论(activated complex theory)认为，在发生化学反应时，当两个具有足够大能量的分子相互接近并发生碰撞时，由于各原子电子云的相互作用，分子中的化学键要发生重排，分子的动能逐渐转变成势能，体系的能量升高，分子的能量重新分配。在反应过程中，要经过一个中间过渡态，即当反应物分子相互靠近到一定程度时，由于电子云的相互影响，原有的化学键被削弱、变长，两反应物分子的电子云可能部分重叠形成活化配合物，然后再转变成生成物。例如

$$A\!-\!A + B\!-\!B \rightleftharpoons \begin{matrix} A\text{---}B \\ \vdots \\ A\text{---}B \end{matrix} \rightleftharpoons A\!-\!B + A\!-\!B$$

反应物　　　　活化配合物　　　生成物

Reactants　　Activated complex　　Products

（中间过渡态 Transition state）

　　在中间过渡态，原有的 A—A 键和 B—B 键部分地断裂，新的 A—B 键部分地形成，反

应分子 A_2 和 B_2 的动能暂时转变为活化配合物 A_2B_2 的势能。所以活化配合物 A_2B_2 的能量很高，很不稳定，它既可以分解成生成物 AB，又可以分解成反应物 A_2 和 B_2。其势能-反应历程图，见图 3-2。

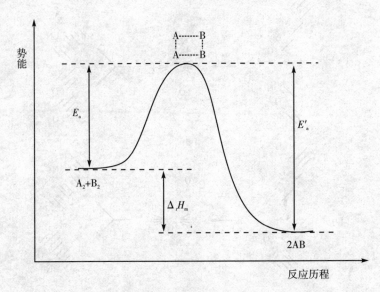

图 3-2　势能-反应历程图

图 3-2 中，E_a 和 E'_a 分别称为正反应的活化能和逆反应的活化能，$\Delta_r H_m$ 为化学反应的热效应。

过渡态理论认为，在发生化学反应的过程中，要经过一个能垒，活化配合物（activated complex）与反应物的平均能量之差称为正反应的活化能 E_a，活化配合物与生成物的平均能量之差称为逆反应的活化能 E'_a。活化能是使反应能够发生所需的最低能量。显然，活化能 E_a 越小，正反应越容易进行。由于不同的反应具有不同的活化能，因此不同的化学反应有不同的反应速率。由此可见，活化能 E_a 是决定化学反应速率的重要因素。正、逆反应的活化能之差就是该反应的热效应，如果正反应是吸热的，则其逆反应就一定是放热的。

过渡态理论将反应分子的微观结构与反应速率结合起来，描述了在化学反应过程中物质的能量变化与反应进程的关系。能够很直观地看出正、逆反应活化能的大小及反应热效应的情况。然而，由于许多反应的活化配合物结构复杂，计算方法过于繁琐，从而限制了这一理论的应用。

第二节　影响化学反应速率的因素

对于给定的化学反应，当外界的条件变化时，化学反应速率也会随之改变。影响化学反应速率的因素除物质的本性以外，主要还有反应物的浓度、反应的温度及催化剂等。

一、浓度对反应速率的影响

大量实验证明，在一定的温度下，化学反应速率与浓度有关，且反应物的浓度增大时，反应速率加快。

这个实验事实可以用碰撞理论来解释。对于任意一个化学反应，当温度一定时，反应物分子中活化分子的百分率是一定的，且活化分子的浓度正比于反应物分子的浓度。当反应物的浓度增加时，活化分子的浓度也相应增加。根据碰撞理论，在单位时间内，反应物分子之间的有效碰撞次数也就增加了。所以，反应速率加快。

例如，从例 3-1 中可以清楚地看到随着 H_2O_2 分解反应的进行，H_2O_2 的浓度不断减小，其反应速率也随之逐渐变小。通过实验可以测得 H_2O_2 浓度分别在 $0.4mol \cdot L^{-1}$、$0.2mol \cdot L^{-1}$ 和 $0.1mol \cdot L^{-1}$ 时，该分解反应的瞬时速率如表 3-2。

表 3-2 不同 H_2O_2 浓度下 H_2O_2 分解反应的瞬时速率

$c(H_2O_2)$ / $mol \cdot L^{-1}$	0.40	0.20	0.10
v / $mol \cdot L^{-1} \cdot min^{-1}$	0.14	0.075	0.038

这些实验数据表明，当 H_2O_2 浓度减小一半时，其反应速率也减小一半。也就是说，该反应速率与反应物的浓度成正比。

理论和实验都可以证明：对于一个一步就可以完成的简单反应称为基元反应(elementary reaction)，在一定温度下，反应速率与各反应物浓度幂（以化学反应方程式中相应的系数为指数）的乘积成正比，这一规律称为质量作用定律(law of mass action)。例如，基元反应 $2NO_2 \longrightarrow 2NO + O_2$，其反应速率为

$$v = kc^2(NO_2)$$

式中，比例系数 k 称为速率常数(rate constant)。速率常数 k 与反应物的本性、温度及催化剂等因素有关，但与物质浓度无关。

特别值得注意的是质量作用定律仅适用于简单的一步就可以完成的反应（基元反应），而对于复杂反应，要通过实验来确定反应速率与浓度的关系。

二、温度对反应速率的影响

温度对反应速率的影响要远大于反应物浓度对反应速率的影响。通常，反应速率随温度的增高而加快。例如，室温下 H_2 与 O_2 的作用十分缓慢，几乎观察不到有 H_2O 的生成。但是，当温度升高到 600℃时，H_2 与 O_2 会立即反应，并发生猛烈的爆炸。

根据碰撞理论，浓度一定时，温度增高，分子运动速率增大，活化分子的百分率增大，有效碰撞的次数增多。因而，反应速率大大地加快了。值得注意的是，无论化学反应是吸热反应还是放热反应，通常反应温度增高时，反应速率都会加快。

（一）Van't Hoff 规则

1884 年，荷兰物理化学家 J. H. Van't Hoff 总结归纳了大量的实验结果，提出了一条经验规则：在反应物浓度恒定时，温度每升高 10K，化学反应速率增加 2~4 倍，这被称为 Van't Hoff 规则。根据 Van't Hoff 规则可以定性地估计温度的改变对化学反应速率的影响程度。不过，Van't Hoff 规则仅仅是一个经验规则，虽然它适用于许多化学反应，但并不是所有的化学反应都符合这个规则。

（二）Arrhenius 方程式

1889 年，瑞典物理化学家阿仑尼乌斯（S. Arrhenius）在总结了大量的实验数据的基础上，指出化学反应速率 k 与温度 T 之间的定量关系为

$$k = Ae^{-\frac{E_a}{RT}} \tag{3-1}$$

用对数表示为

$$\ln k = \ln A - \frac{E_a}{RT} \tag{3-2}$$

式中，k 为速率常数，E_a 为反应的活化能（$kJ \cdot mol^{-1}$），T 为绝对温度，R 为理想气体常数，A 为指前因子，也称为频率因子。

式（3-1）和（3-2）均称为 Arrhenius 方程式。通常认为，在一般温度变化范围内，活化能 E_a 和指前因子 A 均随温度的改变较小，因此可以忽略其变化。

由 Arrhenius 方程式可以得到以下三条推论：

1. 对于给定的化学反应，温度升高，则反应速率常数 k 增大，反应速率加快。

2. 化学反应的活化能越大，则反应速率常数 k 越小，反应速率越慢；反之亦反。

一般地，大多数化学反应的活化能 E_a 为 60~250 $kJ \cdot mol^{-1}$，若 $E_a < 40$ $kJ \cdot mol^{-1}$，则反应速率快得难以测定；若 $E_a > 400$ $kJ \cdot mol^{-1}$，则反应速率慢得难以察觉。

3. 对于给定的化学反应，反应的活化能越大，则反应速率常数 k 随温度 T 的变化率也大。

一般地，若化学反应的温度变化不很大时，E_a 和 A 可以看做是常数。若反应在温度 T_1 时速率常数为 k_1，在温度 T_2 时速率常数为 k_2，则由式 3-2，得

$$\ln k_1 = -\frac{E_a}{RT_1} + \ln A$$

$$\ln k_2 = -\frac{E_a}{RT_2} + \ln A$$

两式相减，得

$$\ln \frac{k_2}{k_1} = \frac{E_a}{R}\left(\frac{1}{T_1} - \frac{1}{T_2}\right) = \frac{E_a}{R}\left(\frac{T_2 - T_1}{T_2 T_1}\right) \tag{3-3}$$

例 3-3 某药物在水中分解。在 25℃ 和 37℃ 时，分别测得该分解反应的速率常数为

$8.0 \times 10^{-4} \, h^{-1}$ 和 $4.0 \times 10^{-3} \, h^{-1}$。试求该反应的活化能 E_a 及在40℃时的速率常数。

解： $T_1 = 25 + 273 = 298K$，$k_1 = 8.0 \times 10^{-4} h^{-1}$；$T_2 = 37 + 273 = 310K$，$k_2 = 4.0 \times 10^{-3} h^{-1}$；$T_3 = 40 + 273 = 313K$，

由式3-3　　$\ln \dfrac{k_2}{k_1} = \dfrac{E_a}{R}\left(\dfrac{T_2 - T_1}{T_2 T_1}\right)$，得

$$E_a = R \frac{T_2 T_1}{T_2 - T_1} \ln \frac{k_2}{k_1}$$

$$= 8.314 \times \frac{310 \times 298}{310 - 298} \ln \frac{4.0 \times 10^{-3}}{8.0 \times 10^{-4}}$$

$$= 103010 J \cdot mol^{-1}$$

$$= 103 kJ \cdot mol^{-1}$$

$$\ln k_3 = \frac{E_a}{R}\left(\frac{T_3 - T_2}{T_3 T_2}\right) + \ln k_2$$

$$= \frac{103010}{3.814} \times \frac{313 - 310}{313 \times 310} + \ln(4.0 \times 10^{-3})$$

$$= -5.14$$

$$k_3 = 5.87 \times 10^{-3} h^{-1}$$

三、催化剂对反应速率的影响

（一）催化剂与催化作用

能够改变化学反应速率，而其自身的质量和化学组成在反应前后保持不变的物质称为催化剂（catalyst）。凡是能加快反应速率的催化剂称为正催化剂；凡是能减慢反应速率的催化剂称为负催化剂。如果没有特别注明，通常所说的催化剂都是指正催化剂。催化剂改变化学反应速率的作用称为催化作用（catalysis）。在催化剂作用下进行的反应，称为催化反应（catalyzed reaction）。

催化剂能够加快反应速率的原因是在催化反应过程中，催化剂参与化学反应，改变了反应的途径，使反应的中间过渡态的能量降低，从而降低了反应的活化能。结果是在不改变温度的情况下，活化分子的百分率增多了，从而使反应速率大大加快。

1. 催化剂的特点

（1）反应前后催化剂自身的质量和化学组成不发生变化。不过，尽管发生催化反应后，催化剂的质量和化学组成不变，但是其某些物理性状会发生变化。所以，在工业生产中，使用催化剂需要经常"再生"或补充。

（2）催化剂只能改变反应速率，不能改变反应的 ΔH、ΔG 等，也不能改变反应的方向。这是因为催化剂的加入，改变了反应途径，从而降低反应的活化能，使反应速率加快的，催化剂仅改变反应的途径，并没有改变反应的始态和终态，所以催化剂不能改变反应 ΔH、ΔG。

（3）在可逆反应中，催化剂能够加速化学反应，使之迅速达到平衡。但不能改变化学平衡常数，也不会使平衡发生移动。这是因为催化剂仅仅是降低了反应中间过渡态的能量，降低了反应的活化能，它加快正反应的同时也加快了逆反应的进行。

（4）催化剂具有一定的选择性。一种催化剂通常只能对一种或少数几种反应有催化作用。

2. 生物催化剂——酶 酶（enzyme，E）是活细胞产生的具有催化作用的蛋白质，它是生物体内特殊的催化剂，在体内的新陈代谢活动中起着重要的作用。生物体内进行的各种复杂的化学反应，几乎都是酶催化反应。由酶催化的反应称为酶促反应（enzyme-catalyzed reaction），被酶催化的对象称为底物（substrate，S），酶与底物作用生成中间配合物（ES），然后，进一步作用转变成产物（P），并重新释放出酶，从而使酶再生。

$$E + S \rightleftharpoons ES \longrightarrow P + E$$

与一般的催化剂相同，酶也是通过改变反应途径降低活化能，使反应速率加快的。大多数的酶其本质都是蛋白质，许多酶已经被分离提纯并制得晶体。酶除了具有一般催化剂的特点外，还具有以下特点：

（1）催化效率高：对同一反应而言，酶的催化效率常常比普通催化剂高 $10^6 \sim 10^{10}$ 倍。如蛋白质的消化水解，在体外用浓的强酸或强碱煮沸相当长的时间才能完成，而消化液中的蛋白酶可以在相当温和的条件下（37℃）很快地将蛋白质消化。

（2）特异性强：酶的催化选择性非常强，这种强选择性也称为特异性。一般地，一种酶只能对一种或某一类反应起催化作用。如脲酶仅能催化尿素的水解，而对与其结构相似的甲基尿素的水解则无催化作用。

（3）反应条件温和：一般化工生产中的化学反应都是在高温高压下或强酸、强碱介质中进行，而酶催化的反应常常是在常温常压下，中性或近中性的介质中就可以进行。如根瘤菌的固氮作用就是在常温常压下，在田间土壤中固定了空气中的氮，使之转化为氨态氮。但是这并不意味着酶在任何条件下都可以催化反应，在高温、高压或强酸碱的环境下，酶蛋白会变性而"失活"——失去其原有的催化活性。

酶催化反应大量地应用于工业生产，尤其是用于生物制药和酿造工业，它可以简化工艺流程、降低能耗、减少污染。随着生命科学、仿生科学的发展，用模拟酶代替普通催化剂已经展现出美好的前景。

第三节 化学平衡

在研究化学反应时，人们不仅关注反应的速率，而且十分关心化学反应可以完成的程度。也就是在给定的条件下，反应物可以转化成生成物的最大限度是多少，这就是化学平衡问题。

一、标准平衡常数

在一定条件下，如果某一个可逆的反应正在进行，那么随着反应的进行，反应物的浓度会不断减少，正反应的速率逐渐减慢；生成物的浓度会不断增大，逆反应的速率逐渐加快。经过一段时间后，正反应的速率与逆反应的速率相等。此时，系统中各反应物和生成物的浓度都不再随时间改变，反应物在此条件下最大限度地转化为生成物。

这种在一定条件下，化学反应的正反应速率与逆反应速率相等、系统中各物质的浓度不再随时间改变而发生变化的状态，称为化学平衡状态，简称化学平衡（chemical equilibrium）。处于化学平衡状态下的各物质的浓度称为平衡浓度，通常用[B]表示。即用[B]表示反应达到平衡时物质 B 的浓度。

热力学中规定，对于任意可逆反应　$aA + bB \rightleftharpoons dD + eE$

如果反应是在溶液中进行的，则标准平衡常数

$$K^{\ominus} = \frac{([D]/c^{\ominus})^{d}([E]/c^{\ominus})^{e}}{([A]/c^{\ominus})^{a}([B]/c^{\ominus})^{b}} \tag{3-4}$$

式中，$c^{\ominus} = 1.0\ \text{mol·L}^{-1}$ 称为标准浓度。

如果是气体反应，则标准平衡常数

$$K^{\ominus} = \frac{(p_{D}/p^{\ominus})^{d}(p_{E}/p^{\ominus})^{e}}{(p_{A}/p^{\ominus})^{a}(p_{B}/p^{\ominus})^{b}} \tag{3-5}$$

式中，p 为各物质的平衡分压，$p^{\ominus} = 100\ \text{kPa}$ 称为标准压力。

式（3-4）和式（3-5）称为标准平衡常数表达式。$K^{\ominus}$ 称为标准平衡常数（standard equilibrium constant），简称平衡常数。$K^{\ominus}$ 与反应物、生成物的物质本性及温度有关，而与物质的浓度及分压无关。

标准平衡常数 $K^{\ominus}$ 可以用来表示可逆反应进行的程度（也称最大限度）。通常在一定温度下，对于同一类型的反应，平衡常数 $K^{\ominus}$ 值越大，表明在平衡系统中，生成物的量越多，说明正反应进行的程度越大，正向反应进行得越完全。

通过实验人们发现，平衡常数与反应温度有关，在不同温度下平衡常数值不同。但在同一温度下，不论反应物的初始浓度如何变化，而平衡常数的值是一定的。例如，室温下二氯乙酸在水中存在解离平衡

$$CHCl_2COOH(aq) \rightleftharpoons CHCl_2COO^-(aq) + H^+(aq)$$

在表3-3 中列出了二氯乙酸在不同初始浓度时，反应达到平衡时各组分的浓度。

表 3-3　二氯乙酸溶液中各组分的浓度(25℃)

序号	初始浓度/ $mol \cdot L^{-1}$			平衡浓度/ $mol \cdot L^{-1}$			$\dfrac{[H^+][A^-]}{[HA]}$
	$c(HA)$	$c(H^+)$	$c(A^-)$	$[HA]$	$[H^+]$	$[A^-]$	
1	0.100	0	0	0.050	0.050	0.050	5.0×10^{-2}
2	1.000	0	0	0.800	0.200	0.200	5.0×10^{-2}
3	0.100	0.05	0	0.063	0.087	0.037	5.1×10^{-2}

注：A^- 表示 $CHCl_2COO^-$

分析表 3-3 的实验数据可以看出，如果反应物采用不同的初始浓度，在达成平衡时，虽然各物质的平衡浓度是不同相的，但其平衡常数是一定值。

二、标准平衡常数表达式

平衡常数是研究化学反应的重要参数，平衡常数表达式反映出系统达成平衡时，反应物与生成物之间的定量关系。凡是可逆反应都可以根据反应方程式直接写出平衡常数表达式。但在书写平衡常数表达式时应注意以下几点：

1. 如果有固体、纯液体或溶剂参与反应时，不应把它们写入表达式中，如

$$CaCO_3(s) \rightleftharpoons CaO(s) + CO_2(g) \qquad K^\ominus = \frac{p_{CO_2}}{p^\ominus}$$

$$HAc(aq) + H_2O(l) \rightleftharpoons H_3O^+(aq) + Ac^-(aq) \qquad K^\ominus = \frac{([H_3O^+]/c^\ominus)([Ac^-]/c^\ominus)}{([HAc]/c^\ominus)}$$

2. 平衡常数表达式及 $K^\ominus$ 的数值与反应方程式的写法有关。平衡常数表达式要与化学反应方程式相对应。反应式中计量系数不同，平衡常数表达式不同，平衡常数值也不等。如

$$N_2O_4(g) \rightleftharpoons 2NO_2(g) \qquad K_1^\ominus = \frac{(p_{NO_2}/p^\ominus)^2}{p_{N_2O_4}/p^\ominus}$$

$$\frac{1}{2}N_2O_4(g) \rightleftharpoons NO_2(g) \qquad K_2^\ominus = \frac{p_{NO_2}/p^\ominus}{(p_{N_2O_4}/p^\ominus)^{\frac{1}{2}}}$$

显然，$K_1^\ominus = (K_2^\ominus)^2$

3. 正反应的平衡常数与逆反应的平衡常数互为倒数。如

$$2A(aq) \underset{K_-}{\overset{K_+}{\rightleftharpoons}} B(aq)$$

$$K_+^\ominus = \frac{[B]/c^\ominus}{([A]/c^\ominus)^2} \qquad K_-^\ominus = \frac{([A]/c^\ominus)^2}{[B]/c^\ominus}$$

显然，$K_+^\ominus \times K_-^\ominus = 1$

注意：对于溶液中进行的反应，由于标准浓度 $c^{\ominus} = 1.0\ mol \cdot L^{-1}$，为简化书写，在 $K^{\ominus}$ 表达式中通常可以省略 $c^{\ominus}$。比如，对于

$$NH_3(aq) + HAc(aq) \Longrightarrow NH_4^+(aq) + Ac^-(aq)$$

$K^{\ominus}$ 表达式可以简写为

$$K^{\ominus} = \frac{[NH_4^+]\ [Ac^-]}{[NH_3]\ [HAc]}$$

三、多重平衡规则

在一定条件下，如果在一个反应系统中，有一个或多个组分同时参与两个或两个以上化学反应，并共同达到化学平衡，这种状态称为多重平衡状态，简称多重平衡(multiple equilibrium)。

例如，在 H_2CO_3 水溶液中，存在着如下平衡

平衡 1：$H_2CO_3(aq) + H_2O(l) \Longrightarrow H_3O^+(aq) + HCO_3^-(aq)$ $K_1^{\ominus} = \dfrac{[H_3O^+]\ [HCO_3^-]}{[H_2CO_3]}$

平衡 2：$HCO_3^-(aq) + H_2O(l) \Longrightarrow H_3O^+(aq) + CO_3^{2-}(aq)$ $K_2^{\ominus} = \dfrac{[H_3O^+]\ [CO_3^{2-}]}{[HCO_3^-]}$

当系统达到平衡状态时，上述两个平衡同时存在于溶液中，组分 HCO_3^- 和 H_3O^+ 同时参与了平衡 1 和平衡 2。在溶液中，HCO_3^- 及 H_3O^+ 的浓度恒定，并分别满足 $K_1^{\ominus}$ 和 $K_2^{\ominus}$，此时 H_2CO_3 溶液处于多重平衡状态。

理论和实验都可以证明：如果几个平衡反应式相加（或相减）得到另一个平衡反应式，则该平衡反应式的平衡常数就等于那几个平衡反应式的乘积（或商）。这种关系称为多重平衡规则。例如，上述"平衡 1"加"平衡 2"得到如下平衡

$$H_2CO_3(aq) + 2H_2O(l) \Longrightarrow 2H_3O^+(aq) + CO_3^{2-}(aq)$$

则它的平衡常数 $K^{\ominus}$ 就等于 $K_1^{\ominus} \times K_2^{\ominus}$，即

$$K^{\ominus} = K_1^{\ominus} \times K_2^{\ominus} = \frac{[H_3O^+][HCO_3^-]}{[H_2CO_3]} \times \frac{[H_3O^+][CO_3^{2-}]}{[HCO_3^-]} = \frac{[H_3O^+]^2[CO_3^{2-}]}{[H_2CO_3]}$$

四、平衡常数的计算

（一）用平衡常数表达式计算 $K^{\ominus}$

在化学反应达到平衡时，可以通过实验测定各组分的平衡浓度或平衡分压，计算该反应的平衡常数。

例 3-4 在 25℃时，将 $0.2\ mol \cdot L^{-1}\ AgNO_3$ 和 $0.2\ mol \cdot L^{-1}\ Fe(NO_3)_2$ 等体积混合，平衡时测得溶液中 Ag^+ 离子的浓度为 $0.081\ mol \cdot L^{-1}$。求下列反应的平衡常数

$$Ag^+ + Fe^{2+} \rightleftharpoons Ag + Fe^{3+}$$

解: 两溶液混合后，起始浓度 $c(Ag^+) = c(Fe^{2+}) = 0.1 \ mol \cdot L^{-1}$，达成平衡时 $[Ag^+] = 0.081 \ mol \cdot L^{-1}$，则 $[Fe^{2+}] = [Ag^+] = 0.081 \ mol \cdot L^{-1}$，$[Fe^{3+}] = 0.1 - [Fe^{2+}] = 0.1 - 0.081 = 0.019 \ mol \cdot L^{-1}$

根据反应方程式 $\qquad\qquad Ag^+ + Fe^{2+} \rightleftharpoons Ag + Fe^{3+}$

代入平衡表达式

$$K^\ominus = \frac{[Fe^{3+}]}{[Ag^+][Fe^{2+}]} = \frac{0.019}{0.081 \times 0.081} = 2.90$$

(二) 利用多重平衡规则计算 $K^\ominus$

如果两个或两个以上个化学反应之间存在有某种关系，那么这些反应的平衡常数之间也必然存在着某种联系。利用这些相互关系，就可以用已知的平衡常数值来计算所需反应的平衡常数。

例 3-5 已知 $H_2(g) + \frac{1}{2}O_2(g) \rightleftharpoons H_2O(g)$ 和 $CO_2(g) \rightleftharpoons CO(g) + \frac{1}{2}O_2(g)$ 的平衡常数分别是 $K_1^\ominus$ 和 $K_2^\ominus$，求反应 $H_2(g) + CO_2(g) \rightleftharpoons CO(g) + H_2O(g)$ 的平衡常数 $K_3^\ominus$。

解: 设下列三个反应的 $K^\ominus$ 如下

$$\text{反应①:} \quad H_2(g) + \frac{1}{2}O_2(g) \rightleftharpoons H_2O(g) \qquad\qquad K_1^\ominus$$

$$\text{反应②:} \quad CO_2(g) \rightleftharpoons CO(g) + \frac{1}{2}O_2(g) \qquad\qquad K_2^\ominus$$

$$\text{反应③:} \quad H_2(g) + CO_2(g) \rightleftharpoons CO(g) + H_2O(g) \qquad K_3^\ominus$$

分析上述 3 个反应，可以发现：反应① + 反应② = 反应③。根据多重平衡规则，如果两个反应式相加得到另一个反应式，则该反应式的平衡常数就等于那两个平衡常数的乘积。故得

$$K_3^\ominus = K_1^\ominus \times K_2^\ominus$$

例 3-6 求 25℃时，反应 $AgCl(s) + 2NH_3(aq) \rightleftharpoons [Ag(NH_3)_2]^+(aq) + Cl^-(aq)$ 的平衡常数 $K^\ominus$。

已知: 反应① $AgCl(s) \rightleftharpoons Ag^+(aq) + Cl^-(aq)$ $\qquad\qquad K_1^\ominus = 1.8 \times 10^{-10}$

反应② $[Ag(NH_3)_2]^+(aq) \rightleftharpoons Ag^+(aq) + 2NH_3(aq)$ $\qquad K_2^\ominus = 9.0 \times 10^{-8}$

解: 分析上述 3 个反应，可以发现用反应①减去反应②可以得到

$$AgCl(s) + 2NH_3(aq) \rightleftharpoons [Ag(NH_3)_2]^+(aq) + Cl^-(aq)$$

故其平衡常数
$$K^{\ominus} = \frac{K_1^{\ominus}}{K_2^{\ominus}} = \frac{1.8 \times 10^{-10}}{9.0 \times 10^{-8}} = 2.0 \times 10^{-3}$$

五、平衡常数与可逆反应的方向

在一定温度下，对于任意可逆反应 $aA + bB \rightleftharpoons dD + eE$，当达到平衡时，有标准平衡常数

$$K^{\ominus} = \frac{[D]^d[E]^e}{[A]^a[B]^b} \qquad (3\text{-}6)$$

假设在某一时刻 A、B、D 和 E 的浓度分别为 $c(A)$、$c(B)$、$c(D)$ 和 $c(E)$，定义反应商

$$J = \frac{c(D)^d c(E)^e}{c(A)^a c(B)^b} \qquad (3\text{-}7)$$

比较式(3-7)和式(3-6)可看到，反应商 J 与平衡常数 $K^{\ominus}$ 表达式形式相似，但它们含义不同。反应商 J 中各物质的浓度是任意状态下的浓度，其值是可变的。也就是说，在反应还未达成平衡时，不同时刻（如反应开始的瞬间、反应进行了 n 分钟的时刻等）反应商 J 的值不同；而平衡常数表达式中各物质的浓度是平衡浓度，在一定温度下，各物质的浓度是平衡浓度恒定不变，平衡常数 $K^{\ominus}$ 的值为常数。

对于一个可逆反应有如下 3 种情况：

如果 $J < K^{\ominus}$，则正反应速率大于逆反应速率，反应将正向进行，直到正、逆反应速率相等，反应达成平衡状态为止。

如果 $J > K^{\ominus}$，则正反应速率小于逆反应速率，反应将逆向进行，直到达成平衡。

如果 $J = K^{\ominus}$，则表明反应已经处于平衡状态。

据此，可以根据 J 与 $K^{\ominus}$ 的相对大小，判断可逆反应在给定条件下进行的方向。换言之，平衡常数 $K^{\ominus}$ 也可以作为判断化学反应是否可以自发进行的依据。如果反应商 J 不等于 $K^{\ominus}$，说明反应系统处于非平衡态，于是此系统就有自发地发生变化使其处于平衡态的趋势。J 值与 $K^{\ominus}$ 相差越大，则反应自发地从非平衡态向平衡态进行的趋势也就越大。

第四节　化学平衡的移动

化学平衡是相对的、有条件的。当外界的条件变化时，化学平衡就会被破坏，系统中各物质的浓度或分压就会改变，直到建立新的平衡。这种由于条件的改变而导致化学平衡变化的过程，称为化学平衡的移动(shift of chemical equilibrium)。对于一个平衡系统，浓度、压力和温度等因素的改变均可以引起平衡的移动，本节重点介绍浓度和温度对化学平衡的影响。

一、浓度对化学平衡的影响

当反应系统达成平衡时，有反应商 $J = K^{\ominus}$。如果改变系统中某一物质的浓度，将使反应

商 $J \neq K^{\ominus}$，也就说这一变化破坏了原有的平衡，使系统处于非平衡态。这样，反应会自发地向正反应方向或是逆反应方向变化，直到达到新的平衡态。如果增加反应物的浓度或减少生成物的浓度，会使得 $J < K^{\ominus}$，则反应将自发地向正反应方向移动，使 J 值逐渐增大，直到 $J = K^{\ominus}$ 达到新的平衡；反之，如果减少反应物的浓度或增加生成物的浓度，会使得 $J > K^{\ominus}$，则反应将自发地向逆反应方向移动。

对于一个平衡体系，凡是能够使参与平衡的组分的浓度发生改变的因素（如使其生成弱电解质、沉淀、配合物等）均可能引起平衡的移动。值得注意的是改变物质的浓度，只是改变了反应商 J，使得 $J \neq K^{\ominus}$，从而导致化学平衡发生移动。但浓度的改变并不会改变反应的平衡常数 $K^{\ominus}$ 值的大小。因为对于给定的化学反应，在一定的温度下，$K^{\ominus}$ 是一个常数，它与浓度无关。

二、温度对化学平衡的影响

温度是影响化学平衡的重要因素。浓度的变化虽可以改变平衡点，但不能改变平衡常数的大小，而温度的变化却可以导致平衡常数值的改变。根据热力学原理，可以推导出平衡常数与温度的定量关系

$$\ln \frac{K_2^{\ominus}}{K_1^{\ominus}} = \frac{\Delta_r H_m^{\ominus}}{R} \left(\frac{T_2 - T_1}{T_2 T_1} \right) \tag{3-8}$$

式中，$\Delta_r H_m^{\ominus}$ 为反应的热效应，T 为反应温度，$K^{\ominus}$ 为平衡常数。

从式(3-8)可以看到温度对化学平衡的影响。

对于吸热的化学反应 $\Delta_r H_m^{\ominus} > 0$，当温度升高 $T_2 > T_1$ 时，由式(3-8)可得 $K_2^{\ominus} > K_1^{\ominus}$，说明平衡常数随温度升高而增大，即升高温度使平衡向正反应方向（吸热反应方向）移动；反之，降温时平衡常数减小，平衡会向逆反应方向（放热反应方向）移动。而对于放热反应，$\Delta_r H_m^{\ominus} < 0$，当 $T_2 > T_1$ 时，则 $K_2^{\ominus} < K_1^{\ominus}$，表明平衡常数随温度升高而减小，即升高温度使平衡向逆反应方向（吸热方向）移动；反之，降温时平衡常数增大，平衡会向正反应方向（放热反应方向）进行。

总而言之，不论是吸热反应还是放热反应，当升高温度时，化学平衡总是向吸热反应方向移动；当降低温度时，化学平衡总是向放热反应方向进行。这个结论与 Le Chatelier 平衡移动原理是一致的。

三、催化剂对化学平衡的影响

在一定温度下，对于给定的化学反应，催化剂不影响化学平衡，也不会使平衡发生移动。这是因为催化剂虽然可以改变反应途径，从而改变反应速率，减少反应达到平衡的时间。但是催化剂不能改变反应的始态和终态，所以催化剂不能改变反应的 $\Delta_r G_m$ 和 $K^{\ominus}$，故催化剂不能使平衡发生移动。

综上所述，浓度和温度的变化均可以改变化学平衡，但浓度是通过改变反应商 J 致使平衡移动的，而温度是通过改变平衡常数 $K^{\ominus}$ 的数值使平衡移动的；催化剂不能改变化学反应

的始终态，故不影响化学平衡。

小 结

为了定量描述化学反应的快慢，通常用单位时间内某反应物浓度的减少或某生成物浓度的增加来表示化学反应速率。

对于任意化学反应 $\quad aA + bB \longrightarrow dD + eE$

其化学反应速率为 $v = -\dfrac{1}{a}\dfrac{\Delta c(A)}{\Delta t} = -\dfrac{1}{b}\dfrac{\Delta c(B)}{\Delta t} = \dfrac{1}{d}\dfrac{\Delta c(D)}{\Delta t} = \dfrac{1}{e}\dfrac{\Delta c(E)}{\Delta t}$

碰撞理论：只有具有足够能量的活化分子以适当的方向相互碰撞才能发生反应。

过渡态理论：在发生化学反应过程中，反应物要先形成能量较高且不稳定的中间产物（活化配合物）经过一个中间过渡态，然后再转变成生成物。

活化配合物与反应物的能量之差称为反应的活化能 E_a。活化能 E_a 越小，正反应越容易进行。

质量作用定律：在一定温度下，基元反应的反应速率与各反应物浓度幂的乘积成正比。即反应速率 $v = k\,c^a\,c^b$。

速率常数 k 与反应物的本性、温度及催化剂等因素有关，但与物质浓度无关。

Arrhenius 方程式：$\ln k = \ln A - \dfrac{E_a}{RT}$。在不同温度下，化学反应速率常数之间有关系

$$\ln \frac{k_2}{k_1} = \frac{E_a}{R}\left(\frac{1}{T_1} - \frac{1}{T_2}\right) = \frac{E_a}{R}\left(\frac{T_2 - T_1}{T_2 T_1}\right)$$

推论：

1. 对于给定的化学反应，温度升高，则反应速率常数 k 增大，反应速率加快。

2. 化学反应的活化能越大，则反应速率常数 k 越小，反应速率越慢。

催化剂能够加快反应速率的原因是催化剂改变了反应的途径，降低了反应活化能。

催化剂的特点：

1. 反应前后催化剂自身的质量和化学组成不发生变化。

2. 催化剂只能改变反应速率，不能改变反应的 ΔH、ΔG 等，也不能改变反应的方向。

3. 催化剂不能改变化学平衡常数，也不会使平衡发生移动。

在溶液中进行的反应，$K^\ominus = \dfrac{([D]/c^\ominus)^d([E]/c^\ominus)^e}{([A]/c^\ominus)^a([B]/c^\ominus)^b}$（通常可省略 $c^\ominus = 1.0\ \text{mol·L}^{-1}$）

对于气体反应，$K^\ominus = \dfrac{(p_D/p^\ominus)^d(p_E/p^\ominus)^e}{(p_A/p^\ominus)^a(P_B/p^\ominus)^b}$（多数情况下，不可省略 $p^\ominus = 100\ \text{kPa}$）

在一定温度下，$K^\ominus$ 值越大，说明正反应进行的程度越大，正向反应进行得越完全。

多重平衡规则：如果几个平衡反应式相加（或相减）得到另一个平衡反应式，则该平衡反应式的平衡常数就等于那几个平衡反应式的乘积（或商）。

用平衡常数判断方向：对于一个可逆反应

如果 $J < K^{\ominus}$，则反应将正向进行。

如果 $J > K^{\ominus}$，则反应将逆向进行。

如果 $J = K^{\ominus}$，则表明反应已经处于平衡状态。

温度可以导致平衡常数值改变，平衡常数与温度的关系 $\ln \dfrac{K_2^{\ominus}}{K_1^{\ominus}} = \dfrac{\Delta_r H_m^{\ominus}}{R}\left(\dfrac{T_2 - T_1}{T_2 T_1}\right)$

对于一个平衡体系，当浓度和温度改变时均可以使化学平衡移动。但改变浓度是通过反应商 J 变化致使平衡移动的，而改变温度是通过使平衡常数 $K^{\ominus}$ 变化而使平衡移动的。催化剂不能改变化学反应的始终态，故不影响化学平衡。

习　题

1. 解释下列名词

(1) 化学反应速率　(2) 化学平衡　(3) 反应速率常数　(4) 平衡常数　(5) 有效碰撞　(6) 活化能

2. 简答下列问题

(1) 有效碰撞的条件是什么？

(2) 活化能的大小对反应速率有什么影响？

(3) 浓度、温度和催化剂分别对速率常数和平衡常数有什么影响？

(4) 温度升高时，可逆反应的正、逆反应速率都加快，为什么化学平衡还会移动？

3. 下列说法是否正确？为什么？

(1) 化学反应的活化能越大，反应速率常数越小。

(2) 正、逆反应的活化能在数值上相等，但符号相反。

(3) 因为加入催化剂后，可以降低反应活化能，所以平衡向正反应方向移动。

(4) 在一定温度下，可逆反应达成平衡时，反应物浓度一定等于生成物的浓度。

(5) 速率常数 k 和平衡常数 $K^{\ominus}$ 均与反应温度及物质本性有关，而与浓度无关。

4. 写出下列反应的标准平衡常数表达式

(1) $2MnO_4^-(aq) + 16Cl^-(aq) + 16H^+(aq) \Longrightarrow 2Mn^{2+}(aq) + 5Cl_2 + 8H_2O(l)$

(2) $CaCO_3(s) \Longrightarrow CaO(s) + CO_2(g)$

(3) $AgCl(s) \Longrightarrow Ag^+(aq) + Cl^-(aq)$

(4) $HAc(aq) + H_2O(l) \Longrightarrow Ac^-(aq) + H_3O^+(aq)$

5. 在 320K 和 340K 时，测得某化合物的分解反应的速率常数分别是 $7.0 \times 10^{-4}\,min^{-1}$ 和 $3.5 \times 10^{-3}\,min^{-1}$，求该反应的活化能。

6. $CO(CH_2COOH)_2$ 在水溶液中的分解反应，10℃ 时 $k_{10} = 1.08 \times 10^{-4}\,s^{-1}$，60℃ 时 $k_{60} = 5.48 \times 10^{-2}\,s^{-1}$，试求反应的活化能及 30℃ 的反应速率常数 k_{30}。

7. 某种酶催化反应的活化能为 $50\,kJ \cdot mol^{-1}$ 当患病发热到 40℃ 时，体内代谢加快，此酶催化反应的速率常数是正常体温 (37℃) 时的多少倍？

8. 在 25℃ 时，实验测得在 $pH = 9.25$ 的 NH_4Cl-NH_3 混合溶液中，NH_4^+ 与 NH_3 的浓度相

等。求反应 $NH_3(aq) + H_2O(l) \Longrightarrow NH_4^+(aq) + OH^-(aq)$ 的平衡常数。

9. 已知25℃时，可逆反应 $Pb^{2+}(aq) + Sn(s) \Longrightarrow Pb(s) + Sn^{2+}(aq)$，标准平衡常数 $K^\ominus = 2.2$，若反应分别从下列情况开始，试判断反应进行的方向。

(1) Pb^{2+} 和 Sn^{2+} 离子的浓度均为 $0.1\ mol \cdot L^{-1}$；

(2) Pb^{2+} 和 Sn^{2+} 离子的浓度分别为 $0.1\ mol \cdot L^{-1}$ 和 $1.0\ mol \cdot L^{-1}$。

10. 计算反应 $4H_2(g) + 2SO_2(g) \Longrightarrow S_2(g) + 4H_2O(g)$ 在1362K时的平衡常数。

已知在1362K时，有 $H_2(g) + \frac{1}{2}S_2(g) \Longrightarrow H_2S(g)$ $K_1^\ominus = 0.80$

$3H_2(g) + SO_2(g) \Longrightarrow H_2S(g) + 2H_2O(g)$ $K_2^\ominus = 1.8 \times 10^4$

11. 已知在800K时，反应 $SO_2(g) + \frac{1}{2}O_2(g) \Longrightarrow SO_3(g)$ 的平衡常数 $K_{800}^\ominus = 30$。求900K时平衡常数 $K_{900}^\ominus$ 是多少？（假设温度对此反应 $\Delta_r H_m^\ominus$ 的影响可以忽略）。

（王 桥）

第四章 电解质溶液

电解质（electrolyte）是指溶于水或熔融状态下能导电的化合物，这些化合物的水溶液称为电解质溶液。人体体液如血浆、胃液、泪水和尿液等含有许多电解质离子，如 Na^+、K^+、Ca^{2+}、Mg^{2+}、Cl^-、HCO_3^-、CO_3^{2-}、HPO_4^{2-}、$H_2PO_4^-$、SO_4^{2-} 等，它们参与体内各种生理和生化过程。它们在体液中的状态及含量，关系到体内的渗透平衡和体液的酸碱度。掌握电解质溶液的基本理论、基本特性和变化规律等知识对深入学习和研究医学科学、指导临床实践具有重要意义。

第一节 酸碱质子理论

酸（acid）和碱（base）是两类重要的电解质。人们在研究酸碱物质的性质、组成及结构等方面，提出了电离理论、质子理论和电子理论等酸碱理论。电离理论已经在中学介绍过，本节将介绍酸碱质子理论。

一、质子理论

（一）酸碱的定义

酸碱质子理论（proton theory of acid and base）认为：凡能给出质子（H^+）的物质都是酸，凡能接受质子的物质都是碱。即酸是质子的供体，碱是质子的受体。酸和碱不是孤立的，酸给出质子后所余下的部分就是碱，碱接受质子后即成为酸。酸与碱的关系可用下面的关系式表示：

$$HAc \rightleftharpoons H^+ + Ac^-$$
$$H_2CO_3 \rightleftharpoons H^+ + HCO_3^-$$
$$HCO_3^- \rightleftharpoons H^+ + CO_3^{2-}$$
$$NH_4^+ \rightleftharpoons H^+ + NH_3$$
$$H_3O^+ \rightleftharpoons H^+ + H_2O$$
$$H_2O \rightleftharpoons H^+ + OH^-$$
$$[Al(H_2O)_6]^{3+} \rightleftharpoons H^+ + [Al(H_2O)_5OH]^{2+}$$
$$酸 \rightleftharpoons 质子 + 碱$$

从上述例子中可以看出，酸给出质子后转变成相应的碱，碱接受质子后就成了相应的酸。这种酸和碱的相互依存关系，称为共轭关系。上述关系式中左边的酸是右边对应碱的共轭酸（conjugate acid），右边的碱则是左边对应酸的共轭碱（conjugate base），相差一个质子的酸和碱称为共轭酸碱对（conjugated pair of acid-base）。上述关系式称为酸碱半反应（half reaction of acid-base）式，左边的物质都是酸，它可以是分子、阳离子或阴离子；右边的物质是碱和 H^+，碱也可以是分子、阳离子或阴离子。

有些物质，如 H_2O 和 HCO_3^- 等，既能给出质子又能接受质子，称为两性物质（amphoteric substance）。

（二）酸碱反应的实质

酸碱半反应式，即

$$酸 \rightleftharpoons H^+ + 碱$$

并不是实际反应的关系式。质子（H^+）非常小，电荷密度非常大，在溶液中不能单独存在；在酸给出质子的瞬间，质子必然迅速与另一个质子受体（碱）结合。例如在 HAc 水溶液中，存在着两个酸碱半反应。

酸碱半反应 1
$$\underset{酸1}{HAc} \rightleftharpoons H^+ + \underset{碱1}{Ac^-}$$

酸碱半反应 2
$$H^+ + \underset{碱2}{H_2O} \rightleftharpoons \underset{酸2}{H_3O^+}$$

两式相加得总反应：

$$\underset{酸1}{HAc} + \underset{碱2}{H_2O} \rightleftharpoons \underset{酸2}{H_3O^+} + \underset{碱1}{Ac^-} \tag{4-1}$$

从以上反应可以看出，一种酸和一种碱（酸 1 和碱 2）的反应，总是导致一种新酸和一种新碱（酸 2 和碱 1）的生成。并且酸 1 和生成的碱 1 是一对共轭酸碱对，碱 2 和生成的酸 2 是另一对共轭酸碱对。这说明酸碱反应的实质是两对共轭酸碱对之间的质子传递反应（protolysis reaction）。酸碱反应的方向及程度取决于酸碱的相对强弱。一般说来，酸碱反应是相对强的酸将质子传递给相对强的碱，生成相对弱的共轭碱和共轭酸。相互作用的酸和碱愈强，反应进行得愈完全。

$$强酸 1 + 强碱 2 \rightleftharpoons 弱酸 2 + 弱碱 1$$

水是一种两性物质，它既可给出质子，又可接受质子。在水分子间也存在质子传递反应，称为水的质子自递反应（proton self-transfer reaction）：

$$\underset{酸1}{H_2O} + \underset{碱2}{H_2O} \rightleftharpoons \underset{碱1}{OH^-} + \underset{酸2}{H_3O^+}$$

一定温度下，达到平衡时，有如下关系：

$$K = \frac{[H_3O^+][OH^-]}{[H_2O][H_2O]}$$

式中，$[H_2O]$ 为常数，将它与 K 合并，得

$$K_w = [H_3O^+][OH^-]$$

为简便起见，也可以用 H^+ 代表水合质子 H_3O^+，

$$K_w = [H^+][OH^-] \qquad (4-2)$$

K_w 称为水的质子自递平衡常数(proton self-transfer constant)，又称为水的离子积(ion product of water)。K_w 与温度有关，25℃时为 1.00×10^{-14}。

$$K_w = [H_3O^+][OH^-] = 1.00 \times 10^{-14}\,mol \cdot L^{-1}$$

在 25℃的纯水中

$$[H_3O^+] = [OH^-] = \sqrt{K_w} = 1.00 \times 10^{-7}\,mol \cdot L^{-1}$$

水的离子积关系不仅适用于纯水，也适用于所有稀的水溶液。由于水溶液中的 H_3O^+ 浓度和 OH^- 浓度的乘积是一个常数，因此，只要知道溶液中的 H_3O^+ 浓度，就可以计算其中的 OH^- 浓度。

二、水溶液的 pH 值

在水溶液中，同时存在 H^+ 和 OH^-，它们的含量不同，溶液的酸碱性也不同。

$$中性溶液\,[H^+] = [OH^-]$$
$$酸性溶液\,[H^+] > [OH^-]$$
$$碱性溶液\,[H^+] < [OH^-]$$

25℃时，由于 $K_w = 1.00 \times 10^{-14}$，

$$中性溶液\,[H^+] = [OH^-] = 1.00 \times 10^{-7}\,mol \cdot L^{-1}$$
$$酸性溶液\,[H^+] > 1.00 \times 10^{-7}\,mol \cdot L^{-1}$$
$$碱性溶液\,[H^+] < 1.00 \times 10^{-7}\,mol \cdot L^{-1}$$

在生产和科学研究中，经常使用一些 H^+ 浓度很小的溶液，如血清中 $[H^+] = 3.98 \times 10^{-3}\,mol \cdot L^{-1}$，书写十分不便，因此常用 pH 表示溶液的酸碱性。在稀溶液中，pH 是氢离子浓度的负对数值：

$$pH = -\lg[H^+]$$

溶液的酸碱性也可以用 pOH 表示，pOH 是 OH⁻ 浓度的负对数值，

$$pOH = -lg[OH^-]$$

在 25℃ 时，水溶液中 $[H^+][OH^-] = 1.00 \times 10^{-14}$，故有

$$pH + pOH = 14$$

当溶液中的 H⁺ 浓度为 $1mol \cdot L^{-1} \sim 10^{-14}\ mol \cdot L^{-1}$ 时，pH 值的范围在 0～14。如果溶液中的 H⁺ 浓度或 OH⁻ 浓度大于 $1mol \cdot L^{-1}$ 时，可直接用 H⁺ 或 OH⁻ 的浓度来表示。

人体中的各种体液都有各自的 pH 范围，生物体中的一些生物化学变化，只能在一定的 pH 范围内才能正常进行，各种生物催化剂——酶也只能在一定的 pH 范围才有活性，否则将会降低或失去其活性。表 4-1 列出了正常人各种体液的 pH 范围。

表 4-1　人体各种体液的 pH

体液	pH	体液	pH
血液	7.35～7.45	大肠液	8.3～8.4
成人胃液	0.9～1.5	乳液	6.0～6.9
婴儿胃液	5.0	泪水	~7.4
唾液	6.35～6.85	尿液	4.8～7.5
小肠液	~7.6	脑脊液	7.35～7.45

第二节　水溶液中的酸碱解离平衡

根据酸碱质子理论，酸或碱的强度是指它们给出或接受质子的能力。在水溶液中，酸的强度取决于酸将质子传递给水的能力，碱的强度取决于碱从水中取得质子的能力。强酸强碱在水溶液中发生完全的质子传递，弱酸和弱碱强度可以用解离平衡常数来衡量。

一、酸和碱的解离平衡常数

在水溶液中，一元弱酸或弱碱与水分子的质子传递反应是可逆的，若用 HB 表示弱酸，用 B⁻ 表示其共轭碱，则有：

$$HB + H_2O \rightleftharpoons B^- + H_3O^+$$

当反应进行到一定程度时就建立平衡，其平衡常数为

$$K = \frac{[H_3O^+][B^-]}{[HB][H_2O]}$$

在稀溶液中，$[H_2O]$可以看成常数，上式可改写为

$$K_a = \frac{[H_3O^+][B^-]}{[HB]} \qquad (4-3)$$

K_a 称为酸解离平衡常数（dissociation constant of acid），简称为酸常数。在一定温度下，其值一定。K_a 值的大小表示弱酸的相对强弱，K_a 值越大，酸越容易给出质子，酸性越强；其值越小，酸性越弱。

一些弱酸的 K_a 值非常小，为使用方便，也常用 pK_a 表示，它是酸解离平衡常数的负对数值：

$$pK_a = -\lg K_a$$

类似地，碱 B^- 水溶液中有下列平衡：

$$B^- + H_2O \rightleftharpoons HB + OH^-$$

其平衡常数为

$$K_b = \frac{[HB][OH^-]}{[B^-]} \qquad (4-4)$$

K_b 称为碱解离平衡常数（dissociation constant of base），简称为碱常数。K_b 是水溶液中碱性强度的量度，表示该碱接受质子能力的大小。K_b 值越大，碱性越强。pK_b 是碱解离平衡常数的负对数。

二、共轭酸及其共轭碱常数之间的关系

酸的解离平衡常数 K_a 与其共轭碱的解离平衡常数 K_b 之间有确定的对应关系。设酸 HB 的质子传递平衡为

$$HB + H_2O \rightleftharpoons B^- + H_3O^+$$

$$K_a = \frac{[H_3O^+][B^-]}{[HB]}$$

而其共轭碱 B^- 的质子传递平衡为

$$B^- + H_2O \rightleftharpoons HB + OH^-$$

$$K_b = \frac{[HB][OH^-]}{[B^-]}$$

把两个解离平衡常数表达式相乘，

$$K_a \times K_b = \frac{[H_3O^+][B^-]}{[HB]} \times \frac{[HB][OH^-]}{[B^-]} = [H^+][OH^-] = K_w$$

即
$$K_a \times K_b = K_w \tag{4-5}$$

式(4-5)表明，K_a 与 K_b 成反比，说明酸越强，其共轭碱越弱；碱越强，其共轭酸越弱。若已知酸的酸常数 K_a，根据公式(4-5)就可求出其共轭碱的碱常数 K_b，反之亦然。

例 4-1 已知，25℃时 NH_3 的 $K_b = 1.79 \times 10^{-5}$，计算 NH_4^+ 的 K_a。

解：NH_4^+ 是 NH_3 的共轭酸，则有

$$K_a = \frac{K_w}{K_b} = \frac{1.00 \times 10^{-14}}{1.79 \times 10^{-5}} = 5.59 \times 10^{-10}$$

三、平衡的移动

质子传递平衡是相对的和有条件的，会受到外界因素的影响而发生移动，这些因素有同离子效应和盐效应等。

（一）同离子效应

在 HAc 溶液中，加入少量含有相同离子的 NaAc，由于 NaAc 是强电解质，在水溶液中全部解离为 Na^+ 和 Ac^-，使溶液中 Ac^- 的浓度增大，HAc 在水中的质子传递平衡向左方向移动，从而降低了 HAc 的解离度。

$$HAc + H_2O \Longrightarrow H_3O^+ + \boxed{\begin{array}{c} Ac^- \\ + \\ Ac^- \end{array}} + Na^+ \longleftarrow NaAc$$

平衡移动方向

同理，在 $NH_3 \cdot H_2O$ 中，若加入少量含有相同离子的强电解质 NH_4Cl（或 NaOH），则弱碱在水中的质子传递平衡将向着生成 $NH_3 \cdot H_2O$ 分子的方向移动，导致 $NH_3 \cdot H_2O$ 的解离程度降低。

$$NH_3 + H_2O \Longrightarrow OH^- + \boxed{\begin{array}{c} NH_4^+ \\ + \\ NH_4^+ \end{array}} + Cl^- \longleftarrow NH_4Cl$$

平衡移动方向

这种在弱酸或弱碱的水溶液中，加入与弱酸或弱碱含有相同离子的易溶性强电解质，使弱酸或弱碱的解离度降低的现象称为同离子效应（common ion effect）。

（二）盐效应

若在 HAc 溶液中加入不含相同离子的强电解质如 NaCl，则因离子强度增大，溶液中离子之间的相互牵制作用增大，使 HAc 解离度略有增大，这种作用称为盐效应（salt effect）。

产生同离子效应时，必然伴随有盐效应，但同离子效应的影响比盐效应要大得多，此时，可以不考虑盐效应的影响。

第三节 酸碱溶液 pH 的计算

一、强酸和强碱溶液 pH 的计算

强酸和强碱在水溶液中是完全解离的。例如

$$HCl \longrightarrow H^+ + Cl^-$$
$$NaOH \longrightarrow Na^+ + OH^-$$

pH 值可以直接由其浓度求得。例如，0.100 $mol \cdot L^{-1}$ HCl 溶液，其 $[H_3O^+]$ 也是 0.100 $mol \cdot L^{-1}$，pH $= 1.00$；0.100 $mol \cdot L^{-1}$ NaOH 溶液，其 $[OH^-]$ 也是 0.100 $mol \cdot L^{-1}$，pH $= 13.00$。

需要指出的是，任何水溶液中都同时存在着水的质子自递反应。一般情况下，溶液中 H^+ 离子和 OH^- 离子除主要来自酸和碱外，还有微小的一部分来自于 H_2O 分子的微弱解离，只要酸或碱的浓度不是太低，就可以忽略水的解离。但当酸的浓度 $\leqslant 10^{-6}$ $mol \cdot L^{-1}$ 时，就要同时考虑水的质子传递反应产生的 $[H^+]$。

二、一元弱酸溶液 pH 值的计算

一元弱酸 HB 在水溶液中，存在着两种质子传递平衡：

$$HB + H_2O \rightleftharpoons H_3O^+ + B^- \qquad K_a = \frac{[H_3O^+][B^-]}{[HB]}$$
$$H_2O + H_2O \rightleftharpoons H_3O^+ + OH^- \qquad K_b = [H_3O^+][OH^-]$$

在平衡系统中，HB、OH^-、B^-、H_3O^+ 这四种粒子的浓度都是未知的，要精确计算 pH 值非常复杂。在误差允许的范围内，采取合理的近似处理，可简化计算过程，所得结果与精确计算值也相当接近。

设酸 HB 的起始浓度为 c_a，当 $K_a \cdot c_a \geqslant 20K_w$ 时，也就是 HB 酸性不太弱（K_a 足够大），浓度不太稀（c_a 足够大）时，溶液中的 H_3O^+ 主要由弱酸提供，可忽略水的解离，

$$HB + H_2O \rightleftharpoons H_3O^+ + B^-$$

因为，$[H_3O^+] \approx [B^-]$，$[HB] \approx c_a - [H_3O^+]$

所以，
$$K_a = \frac{[H_3O^+][B^-]}{[HB]} = \frac{[H_3O^+]^2}{c_a - [H_3O^+]} \qquad (4\text{-}6)$$

如果 HB 酸性不太强（K_a 不太大），浓度不太稀（c_a 足够大），满足 $c_a/K_a \geqslant 500$ 时，溶液中已解离的酸非常少，弱酸产生的 $[H^+] \ll c_a$，故 $[HB] = c_a - [H_3O^+] \approx c_a$，

$$K_a = \frac{[H_3O^+]^2}{c_a - [H_3O^+]} = \frac{[H_3O^+]^2}{c_a}$$

$$[H^+] = \sqrt{K_a \cdot c_a} \tag{4-7}$$

式(4-7)是计算一元弱酸$[H_3O^+]$的最简公式。

例4-2　计算$0.100\ mol \cdot L^{-1}$ HAc 溶液的$[H_3O^+]$和 pH

解：HAc 是一元弱酸，首先检查是否符合最简式两个条件。已知$K_a = 1.74 \times 10^{-5}$，$c_a = 0.100\ mol \cdot L^{-1}$，$K_a \cdot c_a = 1.74 \times 10^{-5} \times 0.100 = 1.74 \times 10^{-6} > 20K_w = 2.00 \times 10^{-13}$，$c_a/K_a = 0.100/(1.74 \times 10^{-5}) = 5.75 \times 10^3 > 500$，可用最简式进行计算。

$$[H_3O^+] = \sqrt{K_a \cdot c_a} = \sqrt{1.74 \times 10^{-5} \times 0.100}\ mol \cdot L^{-1} = 1.32 \times 10^{-3}\ mol \cdot L^{-1}$$
$$pH = -\lg[H_3O^+] = -\lg(1.32 \times 10^{-3}) = 2.88$$

三、一元弱碱溶液 pH 值的计算

与一元弱酸相似，对于一元弱碱溶液，可以推导一元弱碱溶液$[OH^-]$的最简公式

$$[OH^-] = \sqrt{K_b \cdot c_b} \tag{4-8}$$

当$K_b \cdot c_b \geqslant 20K_w$，$c_b/K_b \geqslant 500$，可使用最简式(4-8)。

例4-3　计算$0.100\ mol \cdot L^{-1}$ NaAc 溶液的$[H_3O^+]$和 pH。

解：按质子理论，一些强碱弱酸盐，如 NaAc，其Ac^-为一元弱碱，Na^+的酸性可忽略。手册查不到Ac^-的K_b，但可从其共轭酸 HAc 的K_a求出。

查到 HAc 的$K_a = 1.74 \times 10^{-5}$，因此$Ac^-$的$K_b$为

$K_b = K_w/K_a = 1.00 \times 10^{-14}/(1.74 \times 10^{-5}) = 5.75 \times 10^{-10}$

$K_b \cdot c_b = 5.75 \times 10^{-10} \times 0.100 = 5.75 \times 10^{-11} > 20K_w = 2.00 \times 10^{-13}$，

$c_b/K_b = 0.100/(5.75 \times 10^{-10}) = 1.74 \times 10^9 > 500$，可用最简式计算。

$$[OH^-] = \sqrt{K_b \cdot c_b} = \sqrt{5.75 \times 10^{-10} \times 0.100}\ mol \cdot L^{-1} = 7.58 \times 10^{-6}\ mol \cdot L^{-1}$$
$$[H^+] = K_w/[OH^-] = [1.00 \times 10^{-14}/(7.58 \times 10^{-6})]\ mol \cdot L^{-1}$$
$$= 1.319 \times 10^{-9}\ mol \cdot L^{-1}$$
$$pH = 8.88$$

四、人体的 pH 值与合理饮食

人体各处体液 pH 是不同的，如胃液酸性较强，pH 约为 1.0；肠液 pH 因部位不同而异，pH 为 2.0~6.6；肾内尿液呈酸性，通常 pH 为 4.5~7.0。正常状态下，血液的 pH 值为 7.35~7.45，呈弱碱性。机体 pH 值若长时间低于 7.3 就会形成酸性体质，使身体处于亚健康状态，其主要表现为身体不适、易疲劳、精神不振、体力不足、抵抗力下降等。如果不及时纠正，会引起心脑血管疾病和肿瘤、高血压、糖尿病、肥胖等严重疾患。倘若 pH 值持续低于 7.0 或高于 7.8 而不能及时调整，其结果将会是致命的。

人体对药物的吸收也会受到体内 pH 的影响。如阿司匹林，即乙酰水杨酸，是解热镇痛药中应用最早和最广泛的药物，它是一种弱酸（$pK_a = 3.5$）。口服此药物后，在胃部及小肠上段，由于酸性环境抑制弱酸的分解，绝大部分阿司匹林以分子状态存在，并迅速经胃及小肠上部吸收。若同时服用碳酸氢钠，胃及小肠上部 pH 增高，药物解离增多，吸收减少。

在我们日常所吃的各种食物中，如果该食物在人体内经过分解代谢后，生成的离子以酸性离子为主，如氯、硫、磷等酸根离子，则称为酸性食物。反之，如果生成的离子以碱性离子为主，如钾、钠、镁离子等，则称为碱性食物。谷麦类、肉类、禽类、鱼类、蛋类、花生等属于酸性食物，蔬菜、水果、大豆及其制品、薯类、牛奶、茶等属于碱性食物。还有一些食物，因为不含或者所含的酸根离子和碱性离子的量相等，如精炼的油脂、食糖、淀粉、酒类、食盐等，它们又被称为中性食物。因此，在日常生活中，我们要强调健康饮食，重视酸性食物和碱性食物的科学搭配。

第四节 缓冲溶液

溶液的 pH 值是影响化学反应的重要因素之一。许多反应，包括生命体内的化学反应，需要在一定 pH 条件下才能正常进行。人体血液的 pH 范围为 7.35 ~ 7.45，是变动很窄的弱碱性环境，它为正常的细胞功能提供了一个适宜的环境。若超出这个范围，就会出现不同程度的酸中毒或碱中毒症状，严重可危及生命。正常情况下，尽管机体经常摄入一些酸性或碱性食物，在代谢过程中也会不断的生成酸性或碱性物质，但体液依靠体内缓冲调节功能，可以保持相对恒定的 pH 值范围。如何维持体液或细胞培养液的 pH 相对稳定不变，这在生物医学上有着极其重要的意义。

一、缓冲溶液及缓冲机制

纯水和某些溶液受到外界因素的影响 pH 值会发生很大的变化，不能保持相对的恒定。例如，受到酸雨的侵袭，湖水会被酸化等。与此相反，有些溶液却有抵抗少量来自外界的强酸或强碱、保持其 pH 值基本不变的性能。

例如，在 100 ml pH = 5.00 的 HCl 溶液中分别加入 1 ml 1 mol·L^{-1} 的 HCl（强酸）溶液或 1 ml 1 mol·L^{-1} 的 NaOH（强碱）溶液后，HCl 溶液的 pH 值发生了显著变化（加酸后 pH = 2.00，而加碱后 pH = 12.00）。但 100 ml 浓度均为 1 mol·L^{-1} HAc 和 NaAc 混合溶液其 pH = 5.00，向其中加入同样数量的强酸和强碱，pH 值改变却很小（加酸后 pH = 4.98，而加碱后 pH = 5.02）。如用水稍加稀释时，HAc 和 NaAc 混合溶液的 pH 值改变的幅度也很小。这说明 HAc 和 NaAc 这种由弱酸及其共轭碱组成的混合溶液有抵抗外来少量强酸、强碱或稍加稀释而保持 pH 基本不变的能力，我们把这种溶液称为缓冲溶液（buffer solution）。缓冲溶液对强酸、强碱或稀释的抵抗作用称为缓冲作用（buffer action）。

常用的缓冲溶液是由足够浓度、适当比例的共轭酸碱对的两种物质组成。例如，HAc—NaAc、NH$_3$—NH$_4$Cl、NaH$_2$PO$_4$—Na$_2$HPO$_4$ 等。

组成缓冲溶液的共轭酸碱对被称为缓冲系（buffer system）或缓冲对（buffer pair）。一些常见的缓冲系列在表 4-2 中。

表 4-2 常见的缓冲系

缓冲系	质子转移平衡	$pK_a(25℃)$
HAc – NaAc	$HAc + H_2O \rightleftharpoons Ac^- + H_3O^+$	4.76
H_2CO_3 – $NaHCO_3$	$H_2CO_3 + H_2O \rightleftharpoons HCO_3^- + H_3O^+$	6.35
$H_2C_8H_4O_4$ – $KHC_8H_4O_4$ *	$H_2C_8H_4O_4 + H_2O \rightleftharpoons HC_8H_4O_4^- + H_3O^+$	2.89
Tris·HCl – Tris **	$Tris·H^+ + H_2O \rightleftharpoons Tris + H_3O^+$	8.08
NH_4Cl – NH_3	$NH_4^+ + H_2O \rightleftharpoons NH_3 + H_3O^+$	9.25
$CH_3NH_3^+Cl^-$ – CH_3NH_2 ***	$CH_3NH_3^+ + H_2O \rightleftharpoons CH_3NH_2 + H_3O^+$	10.63
H_3PO_4 – NaH_2PO_4	$H_3PO_4 + H_2O \rightleftharpoons H_2PO_4^- + H_3O^+$	2.16
NaH_2PO_4 – Na_2HPO_4	$H_2PO_4^- + H_2O \rightleftharpoons HPO_4^{2-} + H_3O^+$	7.21
Na_2HPO_4 – Na_3PO_4	$HPO_4^{2-} + H_2O \rightleftharpoons PO_4^{3-} + H_3O^+$	12.32

* 邻苯二甲酸-邻苯二甲酸氢钾；** 三（羟甲基）甲胺盐酸盐-三（羟甲基）甲胺；*** 甲胺盐-甲胺

　　缓冲溶液为什么具有缓冲作用呢？以浓度均为 $0.10 \ mol·L^{-1}$ 的 HAc 和 NaAc 组成的缓冲系为例来说明缓冲溶液的缓冲机制。

　　NaAc 是强电解质，在溶液中几乎完全以 Na^+ 和 Ac^- 离子状态存在；HAc 是弱电解质，在溶液中也几乎完全以分子状态存在于溶液中。所以在 HAc-NaAc 溶液中存在有大量的 HAc 和 Ac^-，且二者是共轭酸碱对。它们之间的质子传递平衡关系可用下式表示

$$HAc + H_2O \rightleftharpoons Ac^- + H_3O^+$$

　　如图 4-1 所示，当在该溶液中加入少量强酸时，共轭碱离子 Ac^- 与 H_3O^+ 结合，Ac^- 浓度略有减少，HAc 浓度略有增加，溶液中的 H_3O^+ 浓度没有明显升高，溶液的 pH 值基本保持不变。缓冲系中的共轭碱发挥抵抗外来强酸的作用，故称为缓冲溶液的抗酸成分。

　　当溶液中加入少量强碱时，OH^- 与溶液中的 H_3O^+ 结合，溶液中的 H_3O^+ 浓度减少，HAc 的质子传递平衡右移，HAc 进一步解离，以补充消耗掉的 H_3O^+。结果只是 HAc 浓度略有减少，Ac^- 浓度略有增加，溶液中的 H_3O^+ 浓度没有明显减少，溶液的 pH 值基本保持不变。缓冲系中的共轭酸发挥了抵抗外来强碱的作用，故称为缓冲溶液的抗碱成分。

　　当溶液稀释时，共轭酸、碱的浓度同等稀释，但二者浓度之比没有变化，所以缓冲溶液的 pH 基本保持不变。

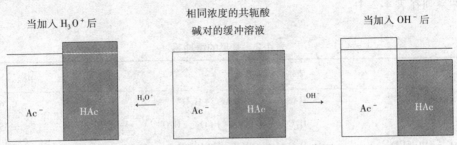

图 4-1　缓冲溶液的缓冲作用原理示意图

可见，缓冲作用是在有足量的抗酸成分和抗碱成分共存的缓冲体系中，通过共轭酸碱对之间的质子转移平衡移动来实现的。

二、缓冲溶液 pH 值的计算公式

以 HB 代表弱酸，NaB 代表弱酸盐，两者组成缓冲溶液。溶液中 HB 与 B⁻ 之间的质子传递平衡

$$HB + H_2O \rightleftharpoons H_3O^+ + B^-$$

有

$$[H_3O^+] = K_a \times \frac{[HB]}{[B^-]}$$

等式两边各取负对数

$$pH = pK_a + \lg\frac{[B^-]}{[HB]} = pK_a + \lg\frac{[共轭碱]}{[共轭酸]} \qquad (4-9)$$

(4-9)式就是计算缓冲溶液 pH 值的亨德森-哈塞尔巴赫(Henderson-Hasselbalch)方程式。式中 pK_a 为弱酸的酸常数的负对数，$[HB]$ 和 $[B^-]$ 均为平衡浓度。$[B^-]$ 与 $[HB]$ 的比值称为缓冲比(buffer-component ratio)，$[B^-]$ 与 $[HB]$ 之和称为缓冲溶液的总浓度。

设 HB 的总浓度为 $c(HB)$，NaB 的总浓度为 $c(NaB)$，因同离子效应，使解离的 HB 很少，则 $[HB]$ 和 $[B^-]$ 可分别用 $c(HB)$ 和 $c(B^-)$ 来表示，所以式(4-9)可表示为

$$pH = pK_a + \lg\frac{[B^-]}{[HB]} = pK_a + \lg\frac{c(B^-)}{c(HB)} \qquad (4-10)$$

因为

$$c(B^-) = \frac{n(B^-)}{V}$$

$$c(HB^-) = \frac{n(HB)}{V}$$

$n(HB)$ 和 $n(B^-)$ 是在同一缓冲溶液中所含共轭酸、碱的物质的量，所以 V 是同一体积，式(4-10)就可改写为

$$pH = pK_a + \lg \frac{n(B^-)/V}{n(HB)/V} = pK_a + \lg \frac{n(B^-)}{n(HB)} \qquad (4-11)$$

式(4-11)是亨德森-哈塞尔巴赫方程式的又一种表示形式。此式在使用不同浓度、不同体积的共轭酸、碱来配制缓冲溶液时，方便快捷。

如使用相同浓度的弱酸及其共轭碱来配制缓冲溶液，即 $c(HB) = c(NaB)$，分别量取 NaB 的体积 $V(B^-)$ 和 HB 的体积 $V(HB)$，混合，则式(4-10)可改写为

$$pH = pK_a + \lg \frac{c(B^-) \times V(B^-)}{c(HB) \times V(HB)} = pK_a + \lg \frac{V(B^-)}{V(HB)} \qquad (4-12)$$

由以上各式可知：

1. 缓冲溶液的 pH 值主要取决于缓冲系中弱酸的酸常数 K_a 值，而 K_a 值又与温度有关，所以温度对缓冲溶液 pH 值也是有影响的。

2. 同一缓冲系的缓冲溶液，pK_a 值一定，其 pH 值随着缓冲比的改变而改变。当缓冲比等于 1 时，缓冲溶液的 pH 值等于 pK_a。

3. 在一定范围内加水稀释时，$n(B^-)$ 与 $n(HB)$ 的比值不变，则由式(4-11)计算的 pH 值也不变，所以缓冲溶液具有抗稀释的能力。

例 4-4 $0.10 mol \cdot L^{-1}$ HAc 溶液与 $0.25 mol \cdot L^{-1}$ NaAc 溶液等体积混合，计算混合溶液的 pH。已知 $K_a(HAc) = 1.8 \times 10^{-5}$。

解：两溶液等体积混合，浓度减半。所以 $c(HAc) = 0.05\ mol \cdot L^{-1}$，$c(Ac^-) = 0.125\ mol \cdot L^{-1}$，

$$pK_a = -\lg K_a = -\lg 1.8 \times 10^{-5} = 4.74$$

将已知数据代入式(4-10)，有

$$pH = pK_a + \lg \frac{c(Ac^-)}{c(HAc)} = 4.74 + \lg \frac{0.125}{0.05} = 5.14$$

例 4-5 在 500ml $0.200 mol \cdot L^{-1}$ $NH_3 \cdot H_2O$ 中，加入 4.78g NH_4Cl 固体，配制 1 升缓冲溶液，此缓冲溶液的 pH 是多少？已知 NH_3 的 $pK_b = 4.75$。

解：NH_3 的 $pK_b = 4.75$，则 NH_4^+ 的 $pK_a = 14.00 - 4.75 = 9.25$

$$c(NH_3) = \frac{0.200 \times 0.5}{1} mol \cdot L^{-1} = 0.100\ mol \cdot L^{-1},$$

$$c(NH_4^+) = \frac{4.78}{53.5 \times 1} = 0.0893\ mol \cdot L^{-1},$$

代入方程

$$pH = pK_a + \lg \frac{c(NH_3)}{c(NH_4^+)} = 9.25 + \lg \frac{0.100}{0.0893} = 9.30$$

三、缓冲容量和缓冲范围

（一）缓冲容量

任何缓冲溶液的缓冲能力都是有一定限度的，当加入的强酸或强碱的量超过某一定量时，缓冲溶液的 pH 将发生较大的变化，从而失去缓冲能力。不同的缓冲溶液，其抗酸抗碱的能力不同。1922 年范斯莱克（V. Slyke）提出用缓冲容量（buffer capacity）β 作为衡量缓冲能力大小的尺度。缓冲容量 β 定义为：单位体积缓冲溶液的 pH 改变 1 （即 $\Delta pH = 1$）时，所需加入一元强酸或一元强碱的物质的量。用微分式定义为

$$\beta = \frac{dn_{a(b)}}{V|dpH|} \tag{4-13}$$

式中，V 是缓冲溶液的体积；$dn_{a(b)}$ 是缓冲溶液中加入微小量的一元强酸（dn_a）或一元强碱（dn_b）的物质的量；$|dpH|$ 为缓冲溶液 pH 的微小改变量。

由式(4-13)可知，β 是正值。在同样的 $dn_{a(b)}$ 和 V 的条件下，pH 改变值 $|dpH|$ 愈小，则 β 值愈大，缓冲溶液的缓冲能力愈强；或在同样的 V 及 $|dpH|$ 情况下，所加入的 $dn_{a(b)}$ 越多，缓冲溶液的缓冲能力愈强。

从式(4-12)可导出缓冲容量与缓冲溶液的总浓度 $c_{总} = c(HB) + c(B^-)$、$c(HB)$ 及 $c(B^-)$ 的关系：

$$\beta = \frac{dn_{a(b)}}{V|dpH|} = 2.303 \times \frac{c(B^-) \times c(HB)}{c(B^-) + c(HB)} \tag{4-14}$$

此式表明对于 pH 在 3 ～ 11，浓度不太小的缓冲溶液，缓冲容量随 $c_{总}$、$c(HB)$ 及 $c(B^-)$ 的改变而改变。由于 $c(B^-)$ 和 $c(HB)$ 决定缓冲比，而缓冲比影响缓冲溶液的 pH，所以缓冲容量随缓冲溶液 pH 的变化而变化。缓冲溶液的总浓度和缓冲比是影响缓冲容量的两个重要因素。

1. 总浓度对 β 的影响　当缓冲比一定时，缓冲容量的大小与缓冲溶液的总浓度有关。总浓度越大，其缓冲容量就越大。反之亦然。

例 4-6　计算下列缓冲溶液的缓冲容量：

（1）$0.10 mol \cdot L^{-1} HAc - 0.10 mol \cdot L^{-1} NaAc$ 溶液

（2）$0.50 mol \cdot L^{-1} HAc - 0.50 mol \cdot L^{-1} NaAc$ 溶液

解：根据式(4-5)

（1）$0.10 mol \cdot L^{-1} HAc - 0.10 mol \cdot L^{-1} NaAc$ 溶液

$$\beta = 2.303 \times \frac{c(B^-) \times c(HB)}{c(B^-) + c(HB)} = 2.303 \times \frac{0.10 \times 0.10}{0.10 + 0.10} = 0.12 mol \cdot L^{-1}$$

（2）$0.50 mol \cdot L^{-1} HAc - 0.50 mol \cdot L^{-1} NaAc$ 溶液

$$\beta = 2.303 \times \frac{c(B^-) \times c(HB)}{c(B^-) + c(HB)} = 2.303 \times \frac{0.50 \times 0.50}{0.50 + 0.50} = 0.58 \text{mol} \cdot L^{-1}$$

2. 缓冲比对 β 的影响　当缓冲溶液的总浓度一定时，缓冲容量与缓冲比有关，缓冲比越接近1，缓冲容量越大；当缓冲比等于1时，缓冲容量最大。

例4-7　计算下列缓冲溶液的缓冲容量：

（1）$0.10 \text{mol} \cdot L^{-1}$ HAc $- 0.10 \text{mol} \cdot L^{-1}$ NaAc 溶液

（2）$0.15 \text{mol} \cdot L^{-1}$ HAc $- 0.05 \text{mol} \cdot L^{-1}$ NaAc 溶液

解：两种缓冲溶液的总浓度均为 $0.20 \text{mol} \cdot L^{-1}$

（1）$\dfrac{c(Ac^-)}{c(HAc)} = \dfrac{0.10}{0.10} = 1$

$$\beta = 2.303 \times \frac{c(B^-) \times c(HB)}{c(B^-) + c(HB)} = 2.303 \times \frac{0.10 \times 0.10}{0.10 + 0.10} = 0.12 \text{mol} \cdot L^{-1}$$

（2）$\dfrac{c(Ac^-)}{c(HAc)} = \dfrac{0.05}{0.15} = \dfrac{1}{3}$

$$\beta = 2.303 \times \frac{c(B^-) \times c(HB)}{c(B^-) + c(HB)} = 2.303 \times \frac{0.05 \times 0.15}{0.05 + 0.15} = 0.086 \text{mol} \cdot L^{-1}$$

（二）缓冲范围

当缓冲比大于10∶1（即 $pH > pK_a + 1$）或小于1∶10（即 $pH < pK_a - 1$）时，可认为缓冲溶液已基本失去缓冲能力。因此，$pH = pK_a \pm 1$ 为缓冲作用的有效区间，称为缓冲溶液的缓冲范围（buffer effective range）。不同缓冲系，因各自弱酸的 pK_a 不同，所以缓冲范围也各不相同。

四、缓冲溶液的配制

在实际工作中，为使一定 pH 的缓冲溶液具有足够的缓冲能力，配制缓冲溶液应按下述原则和步骤进行：

1. 选择合适的缓冲系　选择缓冲系要考虑两个因素。首先，需配制的缓冲溶液的 pH 应在所选缓冲系的缓冲范围（$pK_a \pm 1$）之内，并尽量接近弱酸的 pK_a，以使所配制的缓冲溶液可有较大的缓冲容量。如配制 pH 为 4.50 的缓冲溶液，可选择 HAc-Ac$^-$ 缓冲系，因 HAc 的 $pK_a = 4.75$，与 4.50 接近。其次，所选缓冲系物质必须对主反应无干扰，不产生沉淀、配合等副反应。对医用缓冲系，还应无毒、具有一定的热稳定性，如硼酸-硼酸盐缓冲系有毒，不能用于培养细胞，或用作生物医学上的缓冲溶液。另外，在加温灭菌和储存期内要稳定，如 H_2CO_3-$NaHCO_3$ 缓冲系因碳酸容易分解通常也不采用。

2. 配制的缓冲溶液的总浓度要适当　总浓度太低，缓冲容量过小；总浓度太高，会导致离子强度太大或渗透浓度过高而不适用，而且造成试剂的浪费。实际工作中，一般选用总浓度在 $0.05 \sim 0.2 \text{mol} \cdot L^{-1}$ 范围内。

3. 计算　根据 Henderson-Hasselbalch 方程计算所需缓冲组分的量或体积。为配制方便，常常使用相同浓度的弱酸及其共轭碱。

4. 校正　如果对 pH 要求严格的实验，还需在 pH 酸度计监控下对所配缓冲溶液滴加稀

HCl 或稀 NaOH，对溶液 pH 加以校正。

为了能够准确而又方便地配制所需 pH 的缓冲溶液，科学家们对缓冲溶液的配制进行了精密的系统研究，制订了许多具有准确 pH 的缓冲溶液的配方。例如：在医学上广泛应用的磷酸盐缓冲系及三（羟甲基）甲胺及其盐酸盐(Tris 和 Tris·HCl)缓冲系等配方。这些配方可以通过查表得到。

例 4-8 如何配制 1L pH = 7.40 的缓冲溶液？

解： （1）查附录三，25℃时：$pK_a(H_2PO_4^-) = 7.21$，$pK_a(Tris·HCl) = 8.08$，因而可以选择 $NaH_2PO_4 - Na_2HPO_4$ 或 Tris-TrisHCl 缓冲对

（2）确定总浓度（以 Tris-Tris·HCl 为例说明）。由于一般要求具备中等缓冲能力，并考虑计算方便，可以选用 $0.10mol·L^{-1}$ 的 Tris 和 $0.10mol·L^{-1}$ Tris·HCl 浓度溶液。设需 Tris 溶液体积为 V ml，应用式(4-11)可得

$$pH = pK_a + \lg \frac{n(Tris)}{n(Tris·HCl)}$$

因为使用相同浓度的弱碱及其共轭酸配制缓冲溶液，$n = cV$，可得

$$pH = pK_a + \lg \frac{n(Tris)}{n(Tris·HCl)}$$

$$7.40 = 8.08 + \lg \frac{V(Tris)}{[1000 - V(Tris)]}$$

$$\lg \frac{V(Tris)}{[1000 - V(Tris)]} = -0.68$$

$$\frac{V(Tris)}{[1000 - V(Tris)]} = 0.208$$

则
$$V(Tris) = 172ml,$$
$$V(Tris·HCl) = 1000 - 172 = 828ml$$

即，将 172ml $0.10mol·L^{-1}$ Tris 溶液与 828ml $0.10mol·L^{-1}$ Tris·HCl 溶液混合就可配制 1L pH 为 7.40 的缓冲溶液。

五、血液中的缓冲系

人体内的酸碱性物质来源于食物、机体的代谢和消化液的吸收。如前所述，体内各种体液都有一定的 pH 范围，其中，血浆的 pH 范围最窄，为 7.35 ~ 7.45。血液能保持如此狭窄的 pH 范围，主要是血液中存在可保持 pH 基本恒定的多种缓冲系。

血浆中存在的缓冲系有：H_2CO_3-HCO_3^-，$H_2PO_4^-$-HPO_4^{2-}，和 H_nP^--$H_{n-1}P^-$ （H_nP 代表蛋白质）等。

红细胞中存在的缓冲系有：H_2b-Hb^-（H_2b 代表血红蛋白），H_2bO_2-HbO_2^-（H_2bO_2 代表氧合血红蛋白），HA-KA，$H_2PO_4^-$-HPO_4^{2-} 等。

一般酸碱物质进入血液时，由于有这些缓冲系的作用，对血浆 pH 的影响非常小。

在这些缓冲系中，碳酸缓冲系在血液中浓度最高，缓冲能力最大，在维持血液正常 pH 中发挥的作用最重要。碳酸在溶液中主要是以溶解状态的 CO_2 形式存在，在 CO_2-HCO_3^- 缓冲系中存在如下平衡

$$CO_2(g) \rightleftharpoons CO_2(g) + H_2O \rightleftharpoons H_2CO_3 \xrightarrow{K_{a1}(H_2CO_3)} H^+ + HCO_3^-$$

当体内酸性物质增加时，血液中存在的大量的抗酸成分 HCO_3^- 与 H_3O^+ 结合，上述平衡向左移动，使 $[HCO_3^-]$ 不发生明显变化。当体内碱性物质增加时，HCO_3^- 将质子传给 OH^-，生成 H_2O，上述平衡向右移动，$[HCO_3^-]$ 也不发生明显的变化。

在体内，HCO_3^- 是血浆中含量最多的抗酸成分，所以将血浆中的 HCO_3^- 称为碱储。

通过理论计算，当血液中 HCO_3^--CO_2(aq) 缓冲系的缓冲比等于 20∶1 时，血液的正常 pH 为 7.4。如果缓冲比减小至使血液的 pH 小于 7.35 时，就会发生酸中毒(acidosis)；如果缓冲比增大至使血液的 pH 大于 7.45，则发生碱中毒(baseosis)。如果血液的 pH 小于 6.8 或大于 7.8 就会导致死亡。

虽然碳酸缓冲系的缓冲比为 20∶1，已超出前面讨论的体外缓冲溶液有效缓冲比(即10∶1 ~ 1∶10)的范围，似乎应该是缓冲能力很小，但碳酸缓冲系仍然是血液中的一个重要缓冲系。这是因为在体外的实验系统中，因对抗 H_3O^+ 或 OH^- 而消耗了的 HCO_3^- 或 CO_2(aq) 的浓度得不到补充或调节，抗酸或抗碱成分会被耗尽。而人体是一个"敞开系统"，既有物质的交换又有能量的交换，当缓冲作用发生后，机体内 CO_2(aq) 或 HCO_3^- 浓度的改变，可由肺呼吸作用和肾的生理功能获得补偿或调节，使得血浆中的 HCO_3^- 和 CO_2(aq) 的浓度保持相对稳定。因此，血浆中的碳酸缓冲系总能保持相当强的缓冲能力，特别是抗酸的能力。

此外，血液中其他缓冲系也有助于调控 pH 值。例如，血液对体内代谢所产生的 CO_2 的转运，主要是靠红细胞中的血红蛋白和氧合血红蛋白缓冲系来实现的。总之，血液中多种缓冲系作用和肺、肾的调节作用，使人体血液的 pH 维持在 7.35 ~ 7.45。

第五节　难溶强电解质的多相离子平衡

根据在水中溶解度(solubility)的大小，强电解质可分为易溶强电解质和难溶强电解质。一般将 298.15K 时在水中溶解度小于 0.1g·L^{-1} 的强电解质称为难溶强电解质。例如：AgCl、$CaCO_3$、PbS 等，它们的溶解度很小，但它们在水中溶解的部分是全部电离的。在难溶强电解质的饱和溶液中，存在着难溶电解质（固相）与其解离的离子（液相）之间的平衡，这种平衡称为多相离子平衡，又称为沉淀溶解平衡。

一、溶度积和溶度积规则

一定温度下，把难溶强电解质 AgCl 放入水中，固体表面层的 Ag^+ 离子和 Cl^- 离子脱离固体表面，成为水合离子进入溶液，这一过程称为溶解(dissolution)；另外，溶液中的水合离子在运动中碰到固体表面，又重新回到固体表面上，这个过程称为沉淀(precipitation)。在一定条件下，当 AgCl 沉淀与溶解的速率相等时，便达到了固体难溶电解质与溶液中离子

间的平衡。AgCl 沉淀与溶液中的 Ag^+ 离子和 Cl^- 离子之间的平衡表示为

$$AgCl(s) \underset{沉淀}{\overset{溶解}{\rightleftharpoons}} Ag^+(aq) + Cl^-(aq)$$

平衡时，$K = \dfrac{[Ag^+][Cl^-]}{[AgCl(s)]}$，即 $[Ag^+][Cl^-] = K[AgCl(s)]$

由于 $[AgCl(s)]$ 是常数，可并入常数项，得

$$K_{sp} = [Ag^+][Cl^-]$$

K_{sp} 称为溶度积常数(solubility product constant)，简称溶度积(solubility product)。它反映了难溶电解质在水中的溶解能力。

对于 A_aB_b 型的难溶强电解质，其平衡关系为

$$A_aB_b(s) \rightleftharpoons aA^{n+} + bB^{m-}$$
$$K_{sp}(A_aB_b) = [A^{n+}]^a[B^{m-}]^b \tag{4-15}$$

式中，$an = mb$。上式表明：在一定温度下，难溶强电解质的饱和溶液中离子浓度幂之乘积为一常数。在溶度积表达式中，离子的浓度单位是 $mol \cdot L^{-1}$。一些难溶强电解质的 K_{sp} 值列于附录四中。

溶度积和溶解度都可表示难溶电解质在水中的溶解能力的大小，它们之间有内在联系。在一定条件下，它们之间可以互相换算。

对于 A_aB_b 型难溶电解质，达到沉淀溶解平衡时，设 $A_aB_b(s)$ 的溶解度为 S(单位为 $mol \cdot L^{-1}$)，溶度积为 K_{sp}，有如下关系：

$$A_aB_b(s) \rightleftharpoons aA^{n+} + bB^{m-}$$

平衡时　　　　　　　　　S　　　　aS　　bS

$$K_{sp} = [A^{n+}]^a[B^{m-}]^b$$
$$= (aS)^a \cdot (bS)^b$$
$$S = \sqrt[a+b]{\dfrac{K_{sp}}{a^a \cdot b^b}} \tag{4-16}$$

例 4-9　AgCl 在 298.15K 时的溶解度 S 为 $1.91 \times 10^{-3} g \cdot L^{-1}$，求其溶度积。

解： 已知 AgCl 的摩尔质量 $M(AgCl)$ 为 $143.4 g \cdot mol^{-1}$，则其摩尔溶解度为

$$S = \dfrac{1.91 \times 10^{-3}}{143.4} = 1.33 \times 10^{-5} mol \cdot L^{-1}$$

AgCl 溶于水时，1mol AgCl 溶解产生 1mol Ag^+ 和 1mol Cl^-，故在 AgCl 的饱和溶液中

$$[Ag^+] = [Cl^-] = 1.33 \times 10^{-5} mol \cdot L^{-1}$$

$$K_{sp}(\text{AgCl}) = [\text{Ag}^+][\text{Cl}^-] = S^2 = 1.77 \times 10^{-10}$$

例 4-10 在 298.15K 时 AgI 的 K_{sp} 值为 8.52×10^{-17}，求该温度时 AgI 的溶解度。

解： 设 AgI 的溶解度为 S，在饱和溶液中，

$$\text{AgI(s)} \Longrightarrow \text{Ag}^+ + \text{I}^-$$
$$\qquad\qquad S \qquad S$$

$$K_{sp}(\text{AgI}) = [\text{Ag}^+][\text{I}^-] = S^2 = 8.52 \times 10^{-17}$$

$$S = \sqrt{8.52 \times 10^{-17}} = 9.23 \times 10^{-9}\,\text{mol}\cdot\text{L}^{-1}$$

例 4-11 Ag_2CrO_4 在 298.15K 时的溶解度 S 为 $6.54 \times 10^{-5}\,\text{mol}\cdot\text{L}^{-1}$，计算其溶度积。

解：
$$\text{Ag}_2\text{CrO}_4(\text{s}) \Longrightarrow 2\text{Ag}^+(\text{aq}) + \text{CrO}_4^{2-}(\text{aq})$$
平衡时 $\qquad\qquad\qquad\qquad\quad 2S \qquad\qquad\quad S$

$$K_{sp}(\text{Ag}_2\text{CrO}_4) = [\text{Ag}^+]^2[\text{CrO}_4^{2-}] = [2S]^2[S] = 4S^3 = 4 \times (6.54 \times 10^{-5})^3 = 1.12 \times 10^{-12}$$

对于同类型的难溶电解质，可以直接根据溶度积来比较溶解度的大小，其溶度积 K_{sp} 越大，溶解度 S 越大；K_{sp} 越小，该难溶强电解质越难溶解。例如，$K_{sp}(\text{AgCl}) > K_{sp}(\text{AgI})$，则一定有 $S(\text{AgCl}) > S(\text{AgI})$。对于不同类型的难溶强电解质，不能直接用溶度积来比较它们溶解度的大小，而是要通过计算来比较。例如，AgCl 的溶度积比 Ag_2CrO_4 的大，但 AgCl 的溶解度反而比 Ag_2CrO_4 的小。AgCl、AgI、Ag_2CrO_4 的溶度积和溶解度的关系见表 4-3。

表 4-3 AgCl、AgI、Ag_2CrO_4 的溶度积和溶解度的比较

电解质类型	难溶电解质	溶解度（$\text{mol}\cdot\text{L}^{-1}$）	溶度积
AB	AgCl	1.33×10^{-5}	1.77×10^{-10}
AB	AgI	9.23×10^{-9}	8.52×10^{-17}
A_2B	Ag_2CrO_4	6.54×10^{-5}	1.12×10^{-12}

在任一条件下，难溶电解质的溶液中，溶解的各离子浓度幂的乘积称为离子积（ion product），用符号 I_p 表示。I_p 与 K_{sp} 的表达形式类似，但含义不同。K_{sp} 表示难溶强电解质达到沉淀溶解平衡时，饱和溶液中离子浓度幂的乘积，仅是 I_p 的一个特例。对于某一给定的难溶电解质溶液，I_p 和 K_{sp} 之间可能有下列三种情况：

1. $I_p = K_{sp}$ 表示溶液饱和，这时溶液中的沉淀与溶解达到动态平衡，既无沉淀析出又无沉淀溶解。

2. $I_p < K_{sp}$ 表示溶液不饱和，溶液无沉淀析出，若加入难溶强电解质，则会继续溶解。

3. $I_p > K_{sp}$ 表示溶液过饱和，会有沉淀析出。

以上三点称为溶度积规则（rule of solubility product），它是判断沉淀生成和溶解的依据。

二、沉淀-溶解平衡的移动

（一）沉淀的生成

根据溶度积规则，当溶液中 $I_p > K_{sp}$ 时，就会生成沉淀。

例 4-12 在 $1.0 \times 10^{-5} \, mol \cdot L^{-1}$ 的 $BaCl_2$ 溶液中加入等体积 $1.0 \times 10^{-3} \, mol \cdot L^{-1}$ 的 Na_2SO_4 溶液，是否有沉淀生成？若有沉淀析出，平衡后溶液中 Ba^{2+} 浓度是多少？已知 $K_{sp}(BaSO_4)$ $= 1.08 \times 10^{-10}$

解:（1）溶液等体积混合后，$c(Ba^{2+}) = 5.0 \times 10^{-6} \, mol \cdot L^{-1}$，$c(SO_4^{2-}) = 5.0 \times 10^{-4}$ $mol \cdot L^{-1}$

$$
\begin{aligned}
I_P(BaSO_4) &= c(Ba^{2+}) \times c(SO_4^{2-}) \\
&= (5.0 \times 10^{-6}) \times (5.0 \times 10^{-4}) \\
&= 2.5 \times 10^{-9} > K_{sp}(BaSO_4)
\end{aligned}
$$

因此溶液中有 $BaSO_4$ 沉淀析出。

（2）重新达到平衡后，设 $[Ba^{2+}] = x \, mol \cdot L^{-1}$，

则 $[SO_4^{2-}] = 4.95 \times 10^{-4} + x \, mol \cdot L^{-1} \approx 4.95 \times 10^{-4} \, mol \cdot L^{-1}$

$$BaSO_4(s) \Longrightarrow Ba^{2+} + SO_4^{2-}$$

平衡浓度$(mol \cdot L^{-1})$ x 4.95×10^{-4}

$$[Ba^{2+}] = \frac{K_{sp}}{[SO_4^{2-}]} = \frac{1.08 \times 10^{-10}}{4.95 \times 10^{-4}} = 2.2 \times 10^{-7} \, mol \cdot L^{-1}$$

如果在待沉淀的溶液中加入足量的沉淀剂，可以使沉淀析出。随着加入沉淀剂的量越多，沉淀越完全。由于溶液中存在着沉淀溶解平衡，溶液中总有极少量待沉淀的离子。通常，若溶液中剩余离子浓度不超过 $1.0 \times 10^{-6} \, mol \cdot L^{-1}$，就可以认为该离子沉淀完全。

例 4-13 计算 298.15K 时 Ag_2CrO_4 在 $0.10 \, mol \cdot L^{-1}$ Na_2CrO_4 溶液中的溶解度。已知 K_{sp} $(Ag_2CrO_4) = 1.12 \times 10^{-12}$。

解: 设 Ag_2CrO_4 的溶解度为 S，有 CrO_4^{2-} 离子存在时，

$$Ag_2CrO_4(s) \Longrightarrow 2\,Ag^+ + CrO_4^{2-}$$

平衡时 $2S$ $0.10 + S \approx 0.10$

$$K_{sp}(Ag_2CrO_4) = [Ag^+]^2[CrO_4^{2-}] = (2S)^2 \times (0.10) = 0.40S^2$$

$$S = \sqrt{\frac{K_{sp}}{0.40}} = \sqrt{\frac{1.12 \times 10^{-12}}{0.40}} = 1.7 \times 10^{-6} \, mol \cdot L^{-1}$$

计算表明，Ag_2CrO_4 的溶解度比在纯水中（$6.54 \times 10^{-5} \, mol \cdot L^{-1}$）降低了几十倍。在 Ag_2CrO_4 的沉淀平衡系统中，若加入含有共同离子 CrO_4^{2-} 的试剂后，就会有更多的 Ag_2CrO_4 沉淀生成，其溶解沉淀平衡将发生移动，致使难溶强电解质 Ag_2CrO_4 的溶解度大大地下降。这种因加入含有共同离子的其他强电解质，而使难溶强电解质的溶解度降低的效应称为沉淀 - 溶解平衡中的同离子效应。利用同离子效应，可使沉淀更加完全。

在难溶强电解质饱和溶液中，若加入一定量的不含相同离子的强电解质时，沉淀物的溶解度都比在纯水中的溶解度要大。这种因加入强电解质增大了离子强度而使沉淀溶解度略微增大的效应称为盐效应。

同离子效应与盐效应的效果相反，但前者比后者显著得多。当有两种效应时，可忽略盐效应的影响。

（二）分步沉淀

如果在溶液中有两种或两种以上的离子可与同一试剂反应产生沉淀，首先析出的是离子积最先达到溶度积的化合物。这种按先后顺序沉淀的现象，叫做分步沉淀（fractional precipitation）。例如，在含有相同浓度的 I^- 和 Cl^- 的溶液中，逐滴加入 $AgNO_3$ 溶液，由于 AgI 的溶度积比 $AgCl$ 小很多，所以，最先看到的是淡黄色的 AgI 沉淀，至加到一定量 $AgNO_3$ 溶液后，才生成白色的 $AgCl$ 沉淀。利用分步沉淀可以进行离子的分离。

（三）沉淀的转化

根据溶度积规则，要使处于沉淀溶解平衡状态的难溶强电解质向着溶解方向转化，就必须降低该难溶强电解质饱和溶液中某一离子的浓度，使 $I_p < K_{sp}$。减少离子浓度的方法有以下几种：

1. 生成弱电解质　难溶强电解质由于生成了难解离的水、弱酸、弱碱等弱电解质而使沉淀溶解。例如，在 $Mg(OH)_2$ 中加入 HCl 后，生成 H_2O，$[OH^-]$ 降低，$I_p(Mg(OH)_2) < K_{sp}(Mg(OH)_2)$，于是沉淀溶解。

2. 生成难解离的配合物离子　有些沉淀由于形成难解离的配合物离子，而使难溶强电解质的沉淀溶解。例如，$AgCl$ 沉淀可溶于氨水，由于 Ag^+ 可以和氨水中的 NH_3 结合成难解离的配离子 $[Ag(NH_3)_2]^+$，使溶液中 $[Ag^+]$ 降低，导致 $AgCl$ 沉淀溶解。

3. 利用氧化还原反应使沉淀溶解　例如，$CuS(K_{sp} = 1.27 \times 10^{-36})$ 可溶于 HNO_3，总反应式为：$3CuS + 8HNO_3 = 3Cu(NO_3)_2 + 3S\downarrow + 2NO\uparrow + 4H_2O$，即 S^{2-} 被 HNO_3 氧化为单质硫，因而降低了 $[S^{2-}]$，导致 CuS 沉淀的溶解。

三、多相平衡在医学中的应用

多相离子平衡在医学中的应用实例很多。如钡餐、骨骼的形成、尿结石的形成与龋齿的产生等都涉及一些与沉淀-溶解平衡有关的原理。

胃肠钡餐造影，是指用硫酸钡作为造影剂，在 X 线照射下显示消化道有无病变的一种检查方法。由于 X-射线不能透过钡原子，因此临床上用钡盐作 X 线造影剂，诊断肠胃道疾病。然而 Ba^{2+} 对人体有毒害，所以可溶性钡盐如 $BaCl_2$、$Ba(NO_3)_2$ 等不能用作造影剂。$BaCO_3$ 虽然难溶于水，但可溶解在胃酸中，因此也不能用作造影剂。$BaSO_4$ 既难溶于水，也难溶于酸，是一种较为理想的造影剂。

羟磷灰石（calcium hydroxyapatite，HA）是骨骼、牙齿的主要矿盐。骨骼中含有 55% ~ 75% 的羟磷灰石，骨骼中这种成分的形成是通过沉淀的生成、转化而形成的。

人类口腔最常见的疾病龋齿是牙齿在酸性物质作用下，导致的牙齿硬组织进行性病损。若人们用餐后不注意口腔卫生，食物长期滞留在牙缝处，滋生细菌，细菌代谢产生有机酸类物质，这类酸性物质与牙釉质长期接触，致使牙釉质中的羟磷灰石开始溶解，长时间发展下去，则产生龋齿。含氟牙膏能降低龋齿发病率，含氟牙膏中的氟离子和牙釉质中的羟磷灰石的氢氧离子交换成为氟磷灰石。上述反应是通过多相平衡的沉淀转移反应来实现的。与羟磷灰石相比，氟磷灰石光质坚硬，耐酸耐磨，因而具有良好的防龋作用。

尿结石是一种常见的泌尿系疾病，其主要种类有尿酸结石、磷钙结石和草酸钙结石。大多数的结石都是含钙结石，其成分多为草酸钙和尿酸钙，是尿液中常见的晶体。这些晶体正常时在尿液内呈溶解状态，而在过量时则易沉积形成结石。由此可见，尿中草酸和尿酸的含量多少，是结石形成的重要指标。预防尿结石症最主要的方法是大量饮水。如果每天饮水达2500ml 以上，就可增加尿量，使尿中的草酸、尿酸得以稀释，对已形成的小结石也可及早除掉，从而使结石形成或复发的机会大大减少。

小   结

按照酸碱质子理论，酸和碱通过质子的授受相互依存、相互转化。酸是能给出质子的物质，碱则接受质子。酸失去一个质子余下的是它的共轭碱，而碱接受质子一个质子生成它的共轭酸。酸碱反应的实质是两对共轭酸碱对之间的质子传递反应。

水分子之间存在着质子自递反应，其平衡常数为水的离子积，298K 时 $K_w = 1.00 \times 10^{-14}$。任何水溶液中都有 H^+ 和 OH^- 离子共存，而且有如下关系：

$$K_w = [H^+][OH^-]$$

一元弱酸和一元弱碱在水中存在质子传递平衡，平衡常数 K_a 或 K_b 说明了酸和碱的强度，弱酸或弱碱溶液 pH 值可以用质子传递平衡来计算。

对于一元弱酸（碱）溶液有近似计算公式：

$$[H^+] = \sqrt{K_a \cdot c_a}$$
$$[OH^-] = \sqrt{K_b \cdot c_b}$$

共轭酸碱的 $K_a \times K_b = K_w$

能够抵抗加入少量强酸或强碱带来的 pH 变化的溶液称为缓冲溶液。缓冲溶液是由共轭酸碱对组成，其中共轭酸为抗碱成分，共轭碱为抗酸成分。缓冲溶液的 pH 可以由亨德森-哈塞尔巴赫（Henderson-Hasselbalch）方程式求得，

$$pH = pKa + \lg \frac{[B^-]}{[HB]} = pKa + \lg \frac{[共轭碱]}{[共轭酸]}$$

缓冲溶液的 pH 值取决于两个因素：共轭酸碱对中弱酸成分的 K_a 值、共轭酸碱对的缓冲比。

缓冲容量是衡量缓冲能力大小的尺度，取决于缓冲溶液的总浓度和缓冲比。缓冲组分浓度大的缓冲溶液具有大的缓冲容量。当缓冲溶液的 pH 等于酸组分的 pK_a，且缓冲比为 1 时，

缓冲溶液具有最大的缓冲容量，缓冲范围是 $pK_a \pm 1$。

制备缓冲溶液时应该：①选择缓冲对；②计算缓冲比；③确定缓冲浓度；④在 pH 计的校准下，通过加入强酸或强碱调节最后溶液的 pH 为符合要求的值。

难溶强电解质和它的离子在溶液中的平衡可以用溶度积常数 K_{sp} 来表达，K_{sp} 和摩尔溶解度 S 有如下关系：

$$K_{sp}(A_aB_b) = [A^{n+}]^a[B^{m-}]^b, \quad S = \sqrt[a+b]{\frac{K_{sp}}{a^a \cdot b^b}}$$

相同类型的难溶强电解质，其 S 大小可直接比较 K_{sp}，K_{sp} 值越大，物质的溶解度 S 越大。不同类型时，难溶强电解质的 S 值不可直接根据比较 K_{sp} 得出。

离子积(I_p)是难溶强电解质的任意溶液中离子浓度的乘积。利用溶度积规则，比较 I_p 和 K_{sp} 可以判断沉淀的生成和溶解：

$I_p = K_{sp}$，难溶强电解质溶液饱和，没有沉淀产生；

$I_p < K_{sp}$，难溶强电解质溶液不饱和，没有沉淀产生；

$I_p > K_{sp}$，难溶强电解质溶液过饱和，有沉淀产生直至饱和。

习　　题

1. 酸碱质子理论的基本要点是什么？什么称做共轭酸碱对？

2. 指出下列各酸的共轭碱。

H_2O、H_3O^+、H_2CO_3、HCO_3^-、NH_4^+、$NH_3^+CH_2COO^-$、H_2S、HS^-。

3. 指出下列各碱的共轭酸。

H_2O、NH_3、HPO_4^{2-}、NH_2^-、$[Al(H_2O)_5OH]^{2+}$、CO_3^{2-}、$NH_3^+—CH_2—COO^-$。

4. 写出下列两性物质水溶液中的质子传递方程式：H_2O、HCO_3^-、HSO_4^-、$H_2PO_4^-$。

5. 试述在 NH_3 溶液中分别加入 NH_4Cl、H_2O 和 $NaOH$，对氨水的解离常数及溶液的 pH 有何影响？

6. 什么是缓冲溶液？试以 HAc-NaAc 缓冲系为例，说明缓冲作用的原理。

7. 什么是缓冲容量？影响缓冲容量的主要因素各有哪些？

8. 溶度积常数与温度和离子浓度有关吗？

9. 难溶强电解质的溶度积越大，其溶解度也越大吗？为什么？

10. 实验测得某氨水的 pH 值为 11.26，已知 NH_3 的 $K_b = 1.78 \times 10^{-5}$，求氨水的浓度。

11. 在浓度为 $0.05 \ mol \cdot L^{-1}$ HCN 溶液中，若 $[CN^-] = 5.0 \times 10^{-6}$，则 HCN 的解离常数为（　　）

A. 5.0×10^{-8} 　　　B. 5.0×10^{-6} 　　　C. 5.0×10^{-10} 　　　D. 2.5×10^{-7}

12. $0.20 \ mol \cdot L^{-1} \ NH_3$ 和 $0.10 \ mol \cdot L^{-1} \ NH_4Cl$ 组成的缓冲溶液的 pH 为多少？ $pK_b = 4.75$

13. 下列哪对不属于共轭酸碱对？

A. $HNO_2—NO_2^-$ 　　B. $H_3O^+—OH^-$ 　　C. $HS^-—S^{2-}$ 　　D. $CH_3NH_3^+—CH_3NH_2$

14. 计算下列 NH_3 和 NH_4Cl 组成的不同 pH 值的缓冲溶液的 NH_3/NH_4^+ 缓冲比。

(1) pH = 9.00   (2) pH = 8.80   (3) pH = 10.0   (4) pH = 9.60

15. 已知 NH_3 的 $K_b = 1.8 \times 10^{-5}$，柠檬酸的 $K_a = 7.1 \times 10^{-4}$，以下化合物的同浓度水溶液，pH 值最大的为（ ）

A. 柠檬酸   B. NH_3 C. NH_4Cl D. 柠檬酸钠

16. 已知下列弱酸 pK_a，试求与 NaOH 配制的缓冲溶液的缓冲范围

(1) 磷酸二氢钠（NaH_2PO_4）的 $pK_a(H_2PO_4^-) = 7.21$

(2) 丙酸（CH_3CH_2COOH）的 $pK_a = 4.89$

17. 用 $0.055 \, mol \cdot L^{-1} KH_2PO_4$ 和 $0.055 \, mol \cdot L^{-1} Na_2HPO_4$ 两种溶液配成 pH 值为 7.40 的缓冲溶液 1L，问需取上述溶液体积各为多少？$pK_a(H_2PO_4^-) = 7.21(25℃)$。

18. 配制 pH = 7.40 的缓冲溶液 1500 ml。

(1) 今有缓冲系 HAc—NaAc、KH_2PO_4—Na_2HPO_4、NH_4Cl—NH_3，问选用何种缓冲系最好？

(2) 如选用的缓冲系的总浓度为 $0.200 \, mol \cdot L^{-1}$，需要固体共轭酸和固体共轭碱物质的量为多少（假设不考虑体积的变化）？

19. 如何配制 500ml pH 值为 5.00 的缓冲溶液？若要求溶液中 HAc 浓度为 $0.050 mol \cdot L^{-1}$，需要加入 $NaAc \cdot 3H_2O$ 多少质量？已知 25℃时 $pK_a(HAc) = 4.75$。

20. 单纯性酸碱失衡主要靠血气分析诊断，根据 pH 的变化可判断酸中毒还是碱中毒。临床检验测得三人血浆中 HCO_3^- 和溶解的 CO_2 的浓度如下

(1) $[HCO_3^-] = 21.6 \, mmol \cdot L^{-1}$、$[CO_2(aq)] = 1.34 \, mmol \cdot L^{-1}$

(2) $[HCO_3^-] = 24.0 \, mmol \cdot L^{-1}$、$[CO_2(aq)] = 1.20 \, mmol \cdot L^{-1}$

(3) $[HCO_3^-] = 56.0 \, mmol \cdot L^{-1}$、$[CO_2(aq)] = 1.40 \, mmol \cdot L^{-1}$

试计算三人血浆的 pH 值，并判断何人属正常，何人属酸中毒(pH < 7.35)，何人属碱中毒(pH > 7.45)。设 $pK_{a1}[H_2CO_3] = 6.10(37℃)$

21. 在烧杯中盛放 20.00ml, $0.100 \, mol \cdot L^{-1} NH_3$ 的水溶液，逐步加入 $0.100 \, mol \cdot L^{-1} HCl$ 溶液。试计算：

(1) 当加入 10.00mlHCl 后，混合液的 pH 值；

(2) 当加入 20.00mlHCl 后，混合液的 pH 值。

22. 取 $0.10 \, mol \cdot L^{-1} HB$ 溶液 50.00ml，与 $0.10 \, mol \cdot L^{-1} KOH$ 溶液 20.00ml 混合，将混合溶液加水稀释至 100.0ml，测得其 pH 为 5.25，试求此弱酸(HB)的解离平衡常数。

23. 用溶度积规则解释 $Mg(OH)_2$ 可溶于 HCl，也可以溶解于 NH_4Cl 溶液中。

24. $Al(OH)_3$ 溶解度(S)与溶度积(K_{sp})之间的关系是

A. $S = (K_{sp})^{1/2}$ B. $S = (1/4K_{sp})^{1/2}$ C. $S = (K_{sp})^{1/3}$ D. $S = (1/27K_{sp})^{1/4}$

25. 已知某难溶强电解质 A_2B $(M = 80g \cdot mol^{-1})$，常温下在水中溶解度为 $2.4 \times 10^{-3} g \cdot L^{-1}$，则 A_2B 的溶度积 K_{sp} 为（ ）

A. 1.1×10^{-13} B. 2.7×10^{-14} C. 1.8×10^{-9} D. 9.0×10^{-10}

26. 计算难溶强电解质不同溶液中的溶解度。已知 $K_{sp}(BaSO_4) = 1.08 \times 10^{-10}$，分别计

算 $BaSO_4$ 在下列不同情况的溶解度:

(1) 在纯水中; (2) 在 $0.10\ mol\cdot L^{-1}BaCl_2$ 溶液中; (3) 在 $0.10\ mol\cdot L^{-1}Na_2SO_4$ 溶液中。

27. 溶液 pH 值往往影响沉淀的溶解度。试计算使 $0.01\ mol\cdot L^{-1}Fe^{3+}$ 离子开始沉淀和沉淀完全时的 pH 值,已知 $K_{sp}[Fe(OH)_3] = 2.79\times10^{-39}$。

28. PbI_2 和 $PbSO_4$ 的 K_{sp} 值非常接近,两者饱和溶液中的溶解度是否也非常接近,通过计算说明。$[K_{sp}(PbI_2) = 9.8\times10^{-9}, K_{sp}(PbSO_4) = 2.53\times10^{-8}]$

29. 已知 $K_{sp}[Mg(OH)_2] = 5.6\times10^{-12}$,把 $0.01mol$ 的 $MgCl_2$ 固体加入 1L pH = 5 的酸性溶液中,试通过计算说明有无 $Mg(OH)_2$ 沉淀生成。

(邵建群)

第五章　氧化还原反应与电极电势

反应物之间有电子转移的化学反应称为氧化还原反应。氧化还原反应广泛存在于自然界，是化学反应中一类重要的化学反应。它不仅在工农业生产中具有重要的意义，而且也是生物体内营养物质供应能量的主要手段。例如，植物通过光合作用把 CO_2 转变为 O_2，人体生命活动所需的能量来源于食物中的能量物质，如糖、脂肪和蛋白质。本章在主要介绍氧化还原基本概念的基础上，重点介绍电极电势的产生及其应用。

第一节　基本概念

一、氧化值

氧化值（oxidation number）是为了便于描述氧化还原反应而人为规定的数值，用来表示元素在化合物中的化合状态。氧化值是指某元素一个原子的电荷数，该电荷数是假设把每个化学键中的电子指定给电负性较大的原子而求得。

元素氧化值的计算规则如下：

1. 在单质中，元素的氧化值为零。例如，氧分子 O_2 中 O 的氧化值为 0。

2. 在单原子离子中，元素的氧化值等于离子所带的电荷数。例如，K^+ 中 K 的氧化值为 +1。

3. 在化合物中，通常规定氢的氧化值为 +1，但在离子型金属氢化物（如 LiH）中氢的氧化值为 −1。

4. 在化合物中，通常规定氧的氧化值为 −2。但在过氧化物（如 H_2O_2）中氧的氧化值是 −1；超氧化物（如 KO_2）中为 −1/2；氟氧化物（如 OF_2）中是 +2。

5. 各元素原子氧化值的代数和等于离子的总电荷数；在中性分子中所有氧化值总和等于零。

根据以上规则，可以求算化合物中元素的氧化值。

例5-1　求 $K_2Cr_2O_7$ 中 Cr 的氧化值。

解：设 $K_2Cr_2O_7$ 中 Cr 的氧化值为 x。由于氧的氧化值为 −2，钾的氧化值为 +1，

$$1 \times 2 + 2x + 7 \times (-2) = 0$$

$$x = +6，即 Cr 的氧化值为 +6。$$

二、氧化剂和还原剂

在氧化还原反应中，若某反应物的组成元素的氧化值升高，则称该物质为还原剂（reductant）。反之，若反应物的组成元素的氧化值降低，则称该物质为氧化剂（oxidant）。还原剂失去电子、氧化值升高的过程称为氧化（oxidation）；氧化剂得到电子、氧化值降低的过程称为还原（reduction）。例如，氧化还原反应

$$Cu^{2+} + Zn \rightleftharpoons Cu + Zn^{2+}$$

在这个反应中，Zn 失去两个电子、氧化值升高，Zn 被氧化成 Zn^{2+}，Zn 是还原剂，Zn^{2+} 是 Zn 的氧化产物。而 Cu^{2+} 得到两个电子、氧化值降低，Cu^{2+} 被还原成 Cu，Cu^{2+} 是氧化剂，Cu 是 Cu^{2+} 的还原产物。

例 5-2　判断下列反应中的氧化剂和还原剂。

$$2Fe^{3+} + 2I^- === 2Fe^{2+} + I_2$$

解：在反应中得失电子的过程可分别表示为

$$Fe^{3+} + e^- \longrightarrow Fe^{2+}$$
$$2I^- - 2e^- \longrightarrow I_2$$

在反应中，Fe^{3+} 得到电子、被还原成 Fe^{2+}，其氧化值由 +3 降低到 +2，所以 Fe^{3+} 是氧化剂；I^- 离子失去电子、被氧化成 I_2，其氧化值由 -1 升高到 0，所以 I^- 离子是还原剂。

三、氧化还原电对

分析上述 Zn 还原 Cu^{2+} 的反应不难发现，一个氧化还原反应可以分解成两个半反应

$$Zn - 2e^- \longrightarrow Zn^{2+}$$
$$Cu^{2+} + 2e^- \longrightarrow Cu$$

即还原剂与其氧化产物及氧化剂与其还原产物构成了两个共轭的氧化还原体系，称为氧化还原电对（redox couple）。在氧化还原电对中，氧化值高的物质称为氧化型，氧化值低的物质称为还原型，氧化还原电对可以表示为"氧化型/还原型"。例如，在电对 Zn^{2+}/Zn 中，Zn^{2+} 是氧化型，Zn 是还原型；在电对 Cu^{2+}/Cu 中，Cu^{2+} 是氧化型，Cu 是还原型。

事实上，在不同的条件下，氧化还原电对的氧化型与还原型是可以相互转化的。例如，Fe^{3+}/Fe^{2+} 电对。在下列反应中

$$2Fe^{3+} + 2I^- === 2Fe^{2+} + I_2$$
$$5Fe^{2+} + MnO_4^- + 8H^+ === 5Fe^{3+} + Mn^{2+} + 4H_2O$$

当与强还原剂 I^- 作用时，电对中的氧化型 Fe^{3+} 被还原成还原型 Fe^{2+}

$$Fe^{3+} + e^- \longrightarrow Fe^{2+}$$

而与强氧化剂 MnO_4^- 作用时，电对中的还原型 Fe^{2+} 被氧化成氧化型 Fe^{3+}

$$Fe^{2+} - e^- \longrightarrow Fe^{3+}$$

第二节　原电池与电极电势

一、原电池

（一）原电池的组成

原电池是利用氧化还原反应产生电流的装置。氧化还原反应的本质是在氧化剂和还原剂之间发生了电子转移。例如，把金属锌片放在硫酸铜溶液中，可以看到硫酸铜溶液的蓝色逐渐变浅。同时，在锌片上不断析出金属铜。这表明在 Zn 与 $CuSO_4$ 之间发生了氧化还原反应

$$Cu^{2+} + Zn \Longrightarrow Cu + Zn^{2+}$$

在这个反应中，金属 Zn 把电子传递给 Cu^{2+} 离子，Zn 与 Cu^{2+} 之间发生了电子转移。在溶液中，这种电子的转移是非定向的。假如能让这种元素间转移的电子定向运动，就能够产生电流，把化学能转变成电能。为此，可以设计如图 5-1 所示的原电池装置，在盛有 $ZnSO_4$ 溶液的烧杯中插入 Zn 片，在盛有 $CuSO_4$ 溶液的烧杯中插入 Cu 片，两个烧杯之间用一个倒置的 U 型管（称为盐桥，其中装满含饱和 KCl 溶液的琼脂凝胶）相连，将 Zn 片和 Cu 片用导线连接，中间串联一个检流计。

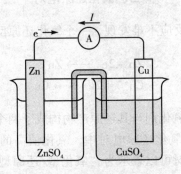

图 5-1　铜锌原电池

当电路接通后，可以看到检流计的指针发生偏转，这表明导线中有电流通过。这种能够把化学能转变成电能的装置就称为原电池（primary cell），简称电池。在这个电池中，金属 Zn 和 $ZnSO_4$ 溶液组成一个电极（electrode），称为锌电极；金属 Cu 和 $CuSO_4$ 溶液组成另一个电极，称为铜电极。这个电池称为铜锌原电池。由指针偏转方向可知，电流从 Cu 电极流向 Zn 电极，即在铜锌原电池中 Cu 电极为正极，Zn 电极为负极。

进一步观察这个电池的反应可以看到，在 Zn 电极，Zn 在不断地溶解，而 Cu 电极的 Cu 上有 Cu 沉积。这表明在电池的两极分别发生如下反应

$$\text{Zn 极（负极，氧化反应）} \quad Zn - 2e^- \longrightarrow Zn^{2+}$$

$$Cu\ 极(正极,还原反应)\quad Cu^{2+} + 2e^- \longrightarrow Cu$$

即在电池的负极发生了氧化反应,正极发生了还原反应,电池的总反应为两极发生的反应之和

$$Zn + Cu^{2+} \longrightarrow Zn^{2+} + Cu$$

由此可见,在铜锌原电池中发生的氧化还原反应,与 Zn 与 Cu^{2+} 在溶液中直接接触所发生的氧化还原反应,其本质是一样的,只是反应方式不同而已。这样,采用原电池这种特殊的装置,使氧化反应和还原反应分别在电池负极和正极进行,使还原剂与氧化剂之间转移的电子沿导线定向移动,从而形成电流,将化学能转变成电能。

(二)原电池的表示方法

原电池的组成可以用电池符号方便地表示。书写规则如下:

1. 将负极写在左侧,正极写在右侧,电极的极性在括号内用"+"、"-"号标注。

2. 用"‖"表示盐桥;用"│"或","表示两相的界面;用","区分同一相中不同的组分。

3. 写出电极的化学组成,溶液要注明浓度,气体要注明分压(单位为 kPa)。

4. 若电对中没有金属单质作电极,必须外加惰性电极(如不活泼金属 Pt 或石墨)作电极。

5. 溶液紧靠盐桥,电极板远离盐桥。

根据上述规则,铜锌原电池可用电池符号表示为

$$(-)Zn \mid ZnSO_4(c_1) \parallel CuSO_4(c_2) \mid Cu(+)$$

例 5-3 将氧化还原反应

$$Sn^{2+} + 2Fe^{3+} =\!\!=\!\!= Sn^{4+} + 2Fe^{2+}$$

设计成电池,并写出该原电池的符号。

解: 先将氧化还原反应分解成两个半反应

$$氧化反应\quad Sn^{2+} - 2e^- \longrightarrow Sn^{4+}$$
$$还原反应\quad Fe^{3+} + e^- \longrightarrow Fe^{2+}$$

在组成原电池时,发生氧化反应的电极为负极,故 Sn^{4+}/Sn^{2+} 电对作负极;发生还原反应的电极为正极,故 Fe^{3+}/Fe^{2+} 电对作正极,其原电池的符号为

$$(-)Pt \mid Sn^{2+}(c_1), Sn^{4+}(c_2) \parallel Fe^{3+}(c_3), Fe^{2+}(c_4) \mid Pt(+)$$

(三)常用电极的类型

1. 金属-金属离子电极　金属作电极板浸入到该金属的盐溶液中构成的电极,即金属与其离子组成的电极。如 Zn^{2+}/Zn 电极

$$电极反应\quad Zn^{2+} + 2e^- \rightleftharpoons Zn$$

电极组成式　$Zn(s) \mid Zn^{2+}(c)$。

2. 金属-金属难溶盐电极（或氧化物）电极　将金属表面覆盖一薄层该金属的一种难溶盐（或氧化物），然后浸入该难溶物负离子的溶液中所构成的电极。

金属-金属难溶盐电极，如氯化银电极，它是将 Ag 丝的表面电镀上一层薄的 AgCl，然后浸入一定浓度的 Cl^- 溶液中而构成。

电极反应　$AgCl + e^- \Longrightarrow Ag + Cl^-$

电极组成式　$Ag \mid AgCl(s) \mid Cl^-(c)$。

金属-金属难溶氧化物电极，如汞-氧化汞电极

电极反应　$HgO + H_2O + e^- \Longrightarrow Hg + 2OH^-$

电极组成式　$Hg(I) \mid HgO(s) \mid OH^-(c)$。

3. 气体电极　由于构成这种电极的物质不能导电，因此必须用惰性导体（如铂、金或石墨等）作极板，将气体物质通入含有相应离子的溶液中，构成气体电极。如氢电极

电极反应　$2H^+ + 2e^- \Longrightarrow H_2$

电极组成式　$Pt(s), H_2(p) \mid H^+(c)$。

4. 氧化还原电极　将惰性导体（如 Pt）浸入离子型氧化还原电对的溶液中所构成的电极。惰性电极本身只起传导电流的作用，氧化还原电极是指两种不同氧化型的离子之间的相互转化。如将 Pt 浸入含有 Fe^{2+}、Fe^{3+} 的溶液，构成 Fe^{3+}/Fe^{2+} 电极

电极反应　$Fe^{3+} + e^- \Longrightarrow Fe^{2+}$

电极组成式　$Pt \mid Fe^{2+}(c_1), Fe^{3+}(c_2)$。

二、电极电势的产生及原电池的电动势

（一）电极电势的产生

在铜锌原电池中，导线中有电流通过，说明在原电池中，两个电极之间存在电势差；电流由 Cu 极流向 Zn 极，这表明 Cu 极（正极）的电势比 Zn 极（负极）的电势高。电极电势是怎样产生的？为什么这两个电极的电势不相等？电极电势的高低又是由什么因素决定的？1889 年能斯特(W. Nernst)提出的双电层理论阐述了电极电势(potential)产生的原因。

以金属及其盐溶液电极为例，当把金属浸入它的盐溶液时，在金属与溶液接触面上就会存在两种不同的倾向：一种是金属表面的阳离子受极性溶剂水分子的吸引而发生溶解进入溶液，这一过程相当于金属的氧化；另一种是在溶液中，溶剂化的金属阳离子由于接触到金属表面，受到自由电子的吸引而沉积于金属表面，这一过程相当于金属离子的还原。这两种对立的倾向在一定条件下建立起一个动态平衡

$$M(s) - ne^- \Longrightarrow M^{n+}(aq)$$

若金属很活泼或溶液中金属离子浓度很小，则金属溶解的趋势大于溶液中金属离子沉积到金属表面的趋势，平衡时金属表面带负电，靠近金属附近溶液带正电，如图 5-2a 双电层结构示意图所示。反之，如果金属不活泼或溶液中金属离子浓度很大，则金属溶解趋势小于金属离子沉积的趋势，则平衡时，金属表面带正电荷，而溶液带负电荷，如图

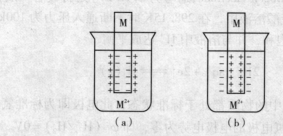

图 5-2　双电层结构示意图

5-2b 所示。这样，在金属和盐溶液之间产生了电势差，这种产生在金属和它的盐溶液之间的电势差称为该金属的平衡电极电势（简称电极电势），通常可以用符号 $\varphi(M^{n+}/M)$ 表示。电极反应式为

$$氧化型 + ne^- \rightleftharpoons 还原型$$

或

$$M^{n+} + ne^- \rightleftharpoons M$$

显然，金属越活泼，溶解倾向越大，达到平衡时金属表面电子密度越大，该金属电极电势越低；反之，金属越不活泼，溶解倾向越小，而沉积倾向越大，则电极电势越高。因此，电极电势主要取决于金属本性，即金属的活泼性。因此，不同的电极具有不同的电势。

从电极电势的产生不难得出这样的推论，如果金属越活泼，越容易给出电子，还原性越强，则其电极电势越低。

（二）原电池的电动势

由于不同电极所产生的电极电势不同，如果将两个不同的电极组成原电池时，原电池就可以产生电流。在没有电流通过的情况下，正、负两极的电极电势之差称为原电池的电动势，用符号 E 表示。

$$E = \varphi_+ - \varphi_- \qquad (5-1)$$

式中，φ_+ 为正极的电极电势，φ_- 为负极的电极电势。

在标准状态下，标准电极电势之差称为标准电动势，用 $E^{\ominus}$ 表示。即

$$E^{\ominus} = \varphi_+^{\ominus} - \varphi_-^{\ominus} \qquad (5-2)$$

三、标准氢电极和标准电极电势

单个电极的电极电势无法直接测定，但可以测量其相对值，即选定某一电极作为参比电极（reference electrode），其他电极的电极电势通过与这个参比电极组成原电池来确定。国际纯粹与应用化学联合会（IUPAC）规定，以标准氢电极为参照，并规定它的电极电势为零。

（一）标准氢电极

标准氢电极(standard hydrogen electrode,缩写为 S. H. E.)是将镀有一层铂黑的铂片，浸入 H^+ 浓度为 $1.0mol \cdot L^{-1}$ 的硫酸溶液中，在 298.15K 时不断通入压力为 100kPa 的纯氢气流，使铂黑电极上吸附氢气达到饱和，并与溶液中 H^+ 达成平衡

$$2H^+(aq) + 2e^- \rightleftharpoons H_2(g)$$

在此条件下 H^+/H_2 电对中的物质都处于标准状态，此电极即为标准氢电极（图 5-3）。并规定在 298.15K 时，标准氢电极的电极电势为零，即 $\varphi^\ominus(H^+/H_2) = 0V$。

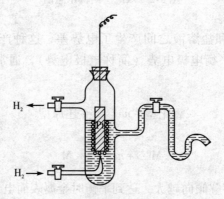

图 5-3　标准氢电极

（二）标准电极电势 $\varphi^\ominus$

在一定温度下，处于标准状态（组成电对的有关物质的浓度为 $1.0mol \cdot L^{-1}$，有关气体的分压为 100kPa）下，某电极的电极电势称为该电极的标准电极电势(standard electrode potential)，用符号 $\varphi^\ominus$ 表示。测量某电极的电极电势时，可将待测电极与标准氢电极组成一个原电池，标准氢电极为负极，待测电极为正极，即

（ -)标准氢电极 ‖ 待测电极(+)

由于规定 $\varphi^\ominus(H^+/H_2) = 0V$，故此时测得的原电池的电动势即为待测电极的标准电极电势 $\varphi^\ominus_{待测}$。

$$E = \varphi^\ominus_{待测} - \varphi^\ominus(H^+/H_2) = \varphi^\ominus_{待测} \tag{5-3}$$

例如，测量 Cu^{2+}/Cu 电对的标准电极电势 $\varphi^\ominus$（Cu^{2+}/Cu），于是先将 Cu 电极做成标准 Cu 电极 $[c(Cu^{2+}) = 1mol \cdot L^{-1}]$，再将其与标准氢电极组成原电池

（ -)Pt｜H_2(100kPa)，H^+(1.0mol·L^{-1}) ‖ Cu^{2+}(1.0mol·L^{-1})｜Cu(+)

实验测得　　　　　$E = 0.337V$

因为　　　　　$E = \varphi^\ominus(Cu^{2+}/Cu) - \varphi^\ominus(H^+/H_2) = 0.337V$

所以　　　　　$\varphi^\ominus(Cu^{2+}/Cu) = +0.337V$

即电对 Cu^{2+}/Cu 的标准电极电势 $\varphi^\ominus(Cu^{2+}/Cu)$ 为 +0.337V。

利用同样的方法，可以测量其他电极的标准电极电势 $\varphi^{\ominus}$。附录五中列出了一些常用电极在 298.15K 时的标准电极电势。

生物化学中，常以 pH = 7.0 时的电极电势作为氧化还原电对的标准电势，称作次标准氧化还原电势(subsidiary standard oxidation reduction potential)，记为 $\varphi^{\ominus}{}'$。不同温度下，它与标准电极电势的关系为：

25℃时， $\varphi^{\ominus}{}' = \varphi^{\ominus} - 0.059\mathrm{pH}$ 　　　　　　　　　　　　　　　　　(5-4)

37℃时， $\varphi^{\ominus}{}' = \varphi^{\ominus} - 0.061\mathrm{pH}$ 　　　　　　　　　　　　　　　　　(5-5)

第三节　能斯特方程及影响电极电势的因素

标准电极电势是在标准态下测得的，它只能在标准态下应用。而绝大多数氧化还原反应都是在非标准态下进行的。电极电势的大小，不仅取决于电对本身的性质，还与温度、溶液中相关离子的浓度、气体的分压等因素有关。

一、能斯特方程

德国科学家能斯特从理论上推导出电极电势与反应温度、浓度等因素的关系。对于任意一个氧化还原电对，其电极反应式为

$$氧化型 + ne^- \rightleftharpoons 还原型$$

则有

$$\varphi = \varphi^{\ominus} - \frac{RT}{nF}\ln\frac{c(还原型)}{c(氧化型)} \tag{5-6}$$

这个关系式称为能斯特方程式(Nernst equation)。式中 φ 为电对在非标准态下的电极电势；$\varphi^{\ominus}$ 为电对的标准电极电势；T 为热力学温度；F 为法拉第(Fraday)常数($96485\ \mathrm{J \cdot V^{-1} \cdot mol^{-1}}$)；$R$ 为摩尔气体常数($8.314\mathrm{J \cdot K^{-1} \cdot mol^{-1}}$)；$n$ 为电极反应式中所转移的电子数；$c(氧化型)$、$c(还原型)$ 分别表示电极反应中在氧化型、还原型一侧各组分浓度(或分压)幂的乘积。

在 $T = 298.15\mathrm{K}$ 时，将各常数代入式(5-6)，并将自然对数转换为常用对数，则式(5-6)可变换为

$$\varphi = \varphi^{\ominus} - \frac{0.05916}{n}\lg\frac{c(还原型)}{c(氧化型)} \tag{5-7}$$

从能斯特方程式可看出，当温度一定时，电极电势主要与标准电极电势 $\varphi^{\ominus}$ 有关，另外还与 $\dfrac{c(还原型)}{c(氧化型)}$ 有关。

例5-4　已知电极反应 $\mathrm{Fe^{3+}(aq)} + e^- \rightleftharpoons \mathrm{Fe^{2+}(aq)}$；当 $c(\mathrm{Fe^{3+}}) = 1.0 \times 10^{-3}\ \mathrm{mol \cdot L^{-1}}$，$c$

$(Fe^{2+}) = 0.10 mol \cdot L^{-1}$ 时，计算298K 时，$\varphi(Fe^{3+}/Fe^{2+})$ 为多少？

解： 已知电极反应 $Fe^{3+}(aq) + e^- \rightleftharpoons Fe^{2+}(aq)$ $\varphi^\ominus(Fe^{3+}/Fe^{2+}) = 0.771 V$

$$\varphi(Fe^{3+}/Fe^{2+}) = \varphi^\ominus(Fe^{3+}/Fe^{2+}) - \frac{0.05916}{n} \lg \frac{c(Fe^{2+})}{c(Fe^{3+})}$$

$$= 0.771 - 0.05916 \lg \frac{0.10}{1.0 \times 10^{-3}}$$

$$= 0.653 V$$

例 5-5 在 298K 时，将 Pt 片浸入 $c(Cr_2O_7^{2-}) = c(Cr^{3+}) = 1.0 mol \cdot L^{-1}$，$c(H^+) = 10.0$ $mol \cdot L^{-1}$ 溶液中，计算 $\varphi(Cr_2O_7^{2-}/Cr^{3+})$ 值。

解： 电极反应为 $Cr_2O_7^{2-} + 14H^+ + 6e^- \rightleftharpoons 2Cr^{3+} + 7H_2O$

$$\varphi(Cr_2O_7^{2-}/Cr^{3+}) = \varphi^\ominus(Cr_2O_7^{2-}/Cr^{3+}) - \frac{0.05916}{n} \lg \frac{c^2(Cr^{3+})}{c(Cr_2O_7^{2-}) \times c^{14}(H^+)}$$

$$= +1.23 + \frac{0.05916}{6} \lg \frac{(1.0) \times (10.0)^{14}}{(1.0)^2}$$

$$= +1.37 V$$

计算结果表明，含氧酸盐在酸性介质中电极电势增大。

二、影响电极电势的因素

在一定温度下，对于给定的电极，其电极电势的大小，主要取决于电对本身的性质（即 $\varphi^\ominus$ 的大小），同时还与溶液中相关离子的浓度、气体的分压有关。凡是参与电极反应的组分（如 H^+ 或 OH^-），不论其是否发生电子转移，其离子浓度对电极电势都有影响（如例 5-5 中的 H^+）。通常溶液的酸度对其电极电势影响较大。此外，生成沉淀、弱电解质和配离子等对电极电势也会有较大的影响。

（一）改变氧化型或还原型的浓度对电极电势的影响

从能斯特方程可知，如果电对的氧化型或是还原型的浓度发生变化时，电极电势都会发生改变。例如，对于电对 Fe^{3+}/Fe^{2+}，在标准状态下，其电极电势 $\varphi^\ominus(Fe^{3+}/Fe^{2+}) = 0.771V$。但是如果改变 Fe^{3+} 或 Fe^{2+} 的浓度，其电极电势则随之改变。

例 5-6 在 298K，标准状态下 $\varphi^\ominus(Fe^{3+}/Fe^{2+}) = 0.771V$。如果使 Fe^{3+} 离子的浓度降低为 $1 \times 10^{-5} mol \cdot L^{-1}$，而 Fe^{2+} 离子的浓度不变，问电极电势 $\varphi(Fe^{3+}/Fe^{2+})$ 将如何变化？

解： 已知 $c(Fe^{2+}) = 1.0 mol \cdot L^{-1}$，$c(Fe^{3+}) = 1 \times 10^{-5} mol \cdot L^{-1}$

电极反应 $Fe^{3+} + e^- \rightleftharpoons Fe^{2+}$ $\varphi^\ominus(Fe^{3+}/Fe^{2+}) = 0.771V$

$$\varphi(Fe^{3+}/Fe^{2+}) = \varphi^\ominus(Fe^{3+}/Fe^{2+}) - \frac{0.05916}{n} \lg \frac{c(Fe^{2+})}{c(Fe^{3+})}$$

$$= 0.771 - 0.05916 \lg \frac{1.0}{1 \times 10^{-5}}$$

$$= 0.771 - 0.296$$
$$= 0.475V$$

计算表明，Fe^{3+} 的浓度降低使电极电势减小。事实上，从能斯特方程不难看出，如果电对还原型浓度增大、氧化型浓度减小，电极电势就降低；如果电对还原型浓度减小、氧化型浓度增大，电极电势就升高。

（二）生成沉淀对电极电势的影响

例 5-7 在 298K，标准状态下，$Ag^+ + e^- \rightleftharpoons Ag$ $\varphi^{\ominus}(Ag^+/Ag) = 0.799V$

若向银溶液中加入 NaCl 溶液，使其达到平衡后溶液中 $[Cl^-] = 1.0 mol \cdot L^{-1}$，计算 φ (Ag^+/Ag) 值。

解： 当加入 NaCl 溶液后，溶液中 Ag^+ 离子会与 Cl^- 离子生成 AgCl 沉淀，使溶液中 Ag^+ 离子浓度降低

$$Ag^+ + Cl^- \longrightarrow AgCl \downarrow$$

平衡时
$$[Ag^+] = \frac{K_{sp}^{\ominus}(AgCl)}{[Cl^-]}$$

当 $[Cl^-] = 1.00 \ mol \cdot L^{-1}$ 时，$[Ag^+] = \dfrac{1.77 \times 10^{-10}}{1.0} = 1.77 \times 10^{-10} mol \cdot L^{-1}$

将 $[Ag^+]$ 值代入能斯特方程

$$\varphi(Ag^+/Ag) = \varphi^{\ominus}(Ag^+/Ag) - \frac{0.05916}{1} \lg \frac{1}{[Ag^+]}$$
$$= 0.799 + 0.05916 \lg(1.77 \times 10^{-10})$$
$$= 0.222V$$

比较 $\varphi(Ag^+/Ag)$ 与 $\varphi^{\ominus}(Ag^+/Ag)$ 可以看到，加入 NaCl 溶液使电极电势降低。这是由于 AgCl 沉淀的生成，使得 Ag^+ 平衡浓度减小，电对的电极电势下降了 0.577V，使 Ag^+ 的氧化能力降低。

第四节 电极电势的应用

一、比较氧化剂、还原剂的相对强弱

电极电势的大小可以反映电对中氧化型物质得电子能力和还原型物质失电子能力的相对强弱，也就是物质氧化还原性的相对强弱。如果电极电势的代数值小，则表明该电对中还原型物质容易失去电子，其还原性强；电极电势的代数值大，则表明该电对中氧化型物质容易得到电子，其氧化性强。

例 5-8 在下列电对中找出最强的氧化剂和最强的还原剂，并列出标准状态下，各氧化型物质的氧化能力和还原型物质的还原能力强弱的顺序。

电对：MnO_4^- / Mn^{2+}，Cu^{2+}/Cu，Fe^{3+}/Fe^{2+}，I^-/I_2，Cl^-/Cl_2，Sn^{4+}/Sn^{2+}

解：查书末附录五，得各电对的标准电极电势如下

$$MnO_4^- + 8H^+ + 5e^- \rightleftharpoons Mn^{2+} + 4H_2O \qquad \varphi^\ominus = 1.51V$$

$$Cu^{2+} + 2e^- \rightleftharpoons Cu \qquad \varphi^\ominus = 0.337V$$

$$Fe^{3+} + e^- \rightleftharpoons Fe^{2+} \qquad \varphi^\ominus = 0.771V$$

$$I_2 + 2e^- \rightleftharpoons 2I^- \qquad \varphi^\ominus = 0.535V$$

$$Cl_2 + 2e^- \rightleftharpoons 2Cl^- \qquad \varphi^\ominus = 1.36V$$

$$Sn^{4+} + 2e^- \rightleftharpoons Sn^{2+} \qquad \varphi^\ominus = 0.154V$$

电对 MnO_4^-/Mn 的 $\varphi^\ominus$ 值最大，所以在标准状态下，其氧化型 MnO_4^- 是最强的氧化剂；电对 Sn^{4+}/Sn^{2+} 的 $\varphi^\ominus$ 值最小，所以在标准状态下，其还原型 Sn^{2+} 是最强的还原剂。

在标准状态下，各物质氧化能力由强到弱的顺序为

$$MnO_4^- > Cl_2 > Fe^{3+} > I_2 > Cu^{2+} > Sn^{4+}$$

在标准状态下，各物质还原能力由强到弱的顺序为

$$Sn^{2+} > Cu > I^- > Fe^{2+} > Cl^- > Mn^{2+}$$

二、计算电池电动势

对于任意一个电池，可以根据能斯特方程分别计算出两个电极的电极电势，然后即可计算其电池的电动势

$$E = \varphi_+ - \varphi_-$$

式中，φ_+ 为正极的电极电势，φ_- 为负极的电极电势

例5-9　已知 $\varphi^\ominus(Ag^+/Ag) = 0.80V$，$\varphi^\ominus(Hg^{2+}/Hg) = 0.85V$。在298K时，有电池$(-)Ag(s) \mid Ag^+(1.0 \; mol \cdot L^{-1}) \parallel Hg^{2+}(0.1 \; mol \cdot L^{-1}) \mid Hg(+)$，求该电池的电动势。

解：在正极发生还原反应 $Hg^{2+} + 2e^- \longrightarrow Hg$

$$\varphi_+ = \varphi(Hg^{2+}/Hg) = \varphi^\ominus(Hg^{2+}/Hg) - \frac{0.05916}{n} lg \frac{1}{c(Hg^{2+})}$$

$$= 0.85 - \frac{0.05916}{2} lg \frac{1}{0.1} = 0.82V$$

在负极发生氧化反应 $Ag - e^- \longrightarrow Ag^+$，
由于在该电池中，Ag 极是标准电极，即 $c(Ag^+) = 1.0 \; mol \cdot L^{-1}$，

所以　　　　　　$\varphi_- = \varphi(Ag^+/Ag) = \varphi^\ominus(Ag^+/Ag) = 0.80V$
故　　　　　　　$E = \varphi_+ - \varphi_- = 0.82 - 0.80 = 0.02V$

三、判断氧化还原反应的方向

对于一个可以自发正向进行的氧化还原反应，其氧化剂具有较强的氧化性，电极电势较高；而还原剂具有较强的还原性，电极电势较低。所以，将该反应组成电池时，必然是由电极电势较高的氧化剂所对应的电对做电池的正极；而由电极电势较低的还原剂所对应的电对做电池的负极。其电池电动势必然大于 0，即 $E = \varphi_+ - \varphi_- > 0$。

原则上，任何一个氧化还原反应都可以设计成电池，并且可以计算其电池电动势 E。根据电动势 E，就可以判断该氧化还原反应的方向。由热力学定律可以证明：

如果 $E > 0$，则氧化还原反应正向进行；

如果 $E < 0$，则氧化还原反应逆向进行；

如果 $E = 0$，则氧化还原反应处于平衡状态。

用电动势 E 判断某一氧化还原反应的方向时，可以首先假定该反应可以正向进行，然后令氧化剂所对应的电对做电池的正极、还原剂所对应的电对做电池的负极，计算出电池电动势 E。最后，根据电动势 E 来判断该氧化还原反应的方向。

例 5-10　在 298K 时，有反应

$$Ce^{4+}(1\,mol \cdot L^{-1}) + Fe^{2+}(0.5\,mol \cdot L^{-1}) \longrightarrow Ce^{3+}(0.01\,mol \cdot L^{-1}) + Fe^{3+}(0.05\,mol \cdot L^{-1})$$

已知 $\varphi^{\ominus}(Ce^{4+}/Ce^{3+}) = 1.72$ V，$\varphi^{\ominus}(Fe^{3+}/Fe^{2+}) = 0.77$ V。如果将该反应设计成电池，求该电池的电动势，并判断其氧化还原反应的方向。

解： 假设该反应可以正向进行。

在反应式中，Ce^{4+} 是氧化剂，　　　$Ce^{4+} + e^- \longrightarrow Ce^{3+}$

$$\varphi_+ = \varphi(Ce^{4+}/Ce^{3+}) = \varphi^{\ominus}(Ce^{4+}/Ce^{3+}) - \frac{0.05916}{n}\lg\frac{c(Ce^{3+})}{c(Ce^{4+})}$$

$$= 1.72 - 0.05916\lg 0.01 = 1.84V$$

Fe^{2+} 是还原剂，　　　$Fe^{2+} - e^- \longrightarrow Fe^{3+}$

$$\varphi_- = \varphi(Fe^{3+}/Fe^{2+}) = \varphi^{\ominus}(Fe^{3+}/Fe^{2+}) - \frac{0.05916}{n}\lg\frac{c(Fe^{2+})}{c(Fe^{3+})}$$

$$= 0.77 - 0.05916\lg\frac{0.5}{0.05} = 0.71V$$

$$E = \varphi_+ - \varphi_- = 1.84 - 0.71 = 1.13 > 0$$

故该氧化还原反应正向进行。

例 5-11　判断在 298K 时，下列反应是否可以正向进行。

$$Sn(s) + Pb^{2+}(0.01\,mol \cdot L^{-1}) \longrightarrow Sn^{2+}(1.0\,mol \cdot L^{-1}) + Pb(s)$$

已知 $\varphi^{\ominus}(Sn^{2+}/Sn) = -0.14V$，$\varphi^{\ominus}(Pb^{2+}/Pb) = -0.13V$。

解： 假设该反应可以正向进行。在反应式中，Pb^{2+} 是氧化剂，Sn 是还原剂。

$$\varphi_+ = \varphi(Pb^{2+}/Pb) = \varphi^{\ominus}(Pb^{2+}/Pb) - \frac{0.05916}{2}\lg\frac{1}{c(Pb^{2+})}$$

$$= -0.13 - \frac{0.05916}{2}\lg\frac{1}{0.01} = -0.19V$$

$$\varphi_- = \varphi(Sn^{2+}/Sn) = \varphi^{\ominus}(Sn^{2+}/Sn) - \frac{0.05916}{2}\lg\frac{1}{c(Sn^{2+})}$$

$$= \varphi^{\ominus}(Sn^{2+}/Sn) = -0.14V$$

$$E = \varphi_+ - \varphi_- = -0.19 - (-0.14) = -0.05 < 0$$

故该氧化还原反应不能正向进行，反应可以逆向进行。

若原电池的标准电动势 $E^{\ominus}$ 较大（通常，$E^{\ominus} \geqslant 0.3V$）时，可以直接用 $E^{\ominus}$ 来判断氧化还原反应的方向。

第五节　生物电化学传感器

一、传感器概述

传感技术是现代信息技术的重要组成部分。化学传感器（chemical sensor）是指对各种化学物质敏感并将其浓度转换为电信号或光信号的器件。化学传感器必须具有对待测化学物质的形状或分子结构选择性俘获的功能（接受器功能）和将俘获的化学量有效转换为电信号或光信号的功能（转换器功能）。

生物电化学传感器（bioelectrochemical sensor）是一类重要的化学传感器。一些研究成果已在生物技术、食品工业、临床检测、医药工业、生物医学、环境分析等领域获得实际应用。它是指由生物材料作为敏感元件，电极（固体电极、离子选择性电极、气敏电极等）作为转换元件，以电势或电流为特征检测信号的传感器。由于使用生物材料作为传感器的敏感元件，所以电化学生物传感器具有高度选择性，是快速、直接获取复杂体系组成信息的理想分析工具。

二、传感器应用举例

根据敏感元件所用生物材料的不同，生物电化学传感器分为酶电极传感器、微生物电极传感器、电化学免疫传感器、组织电极与细胞器电极传感器、电化学 DNA 传感器等。

（一）酶电极

酶是具有催化能力的蛋白质，具有很强的分子识别和选择催化功能，通过酶的作用使被测物变化为适宜电极测定的物质。为此酶电极又被称为生物传感器，它在生物组分体系的测定中有重要意义。酶电极是将酶固定在载体上，再覆盖于一般的离子电极（基础电极）敏感膜外而制成。例如，基于酶电极表面发生的生化反应组成的酶-电位型葡萄糖传感器。

$$葡萄糖 + O_2 \xrightarrow{\text{葡萄糖氧化酶}} 葡萄糖酸 + H_2O_2$$

利用酶电极测得 H_2O_2 的生成量或 O_2 的消耗量，从而可得出样品中葡萄糖的含量，式中酶为葡萄糖氧化酶。此方法已广泛应用于临床检验，测定体液中葡萄糖（尿糖、血糖）的含量，可在 30s 内得到结果。

（二）电化学免疫传感器

抗原与抗体的特异性识别是该传感器的基本原理。电化学免疫传感器从结构上可分为直接型和间接型两类。直接型的特点是在抗体与其相应抗原识别结合的同时将其免疫反应的信息直接转变成电信号。间接型的特点是将抗原和抗体结合的信息转变成另一种中间信息，然后再把这个中间信息转变成电信号。诊断早期妊娠的 HCG 免疫传感器；诊断原发性肝癌的甲胎蛋白（AFP）免疫传感器；测定人血清蛋白（HSA）免疫传感器；还有 IgG 免疫传感器、胰岛素免疫传感器等均属于电化学免疫传感器。

（三）组织电极与细胞器电极传感器

组织电极传感器是采用动植物组织薄片作为敏感元件的电化学传感器，具有制备简单，材料易于获取，使用寿命长等优点。但在选择性、灵敏度、响应时间等方面还存在不足。

动物组织电极主要包括肝组织电极、肾组织电极、肌肉组织电极、肠组织电极、胸腺组织电极等。植物组织电极制备比动物组织电极更简单，成本更低并易于保存。植物组织电极敏感元件的选材范围很广，包括不同植物的根、茎、叶、花、果等。

细胞器电极传感器是利用动植物细胞器（如线粒体、微粒体、溶酶体、过氧化氢体、叶绿体、氢化酶颗粒、磁粒体等）作为敏感元件的传感器。

（四）电化学 DNA 传感器

电化学 DNA 传感器用途是检测基因及一些能与 DNA 发生特殊相互作用的物质。工作原理是利用固定在电极表面的某一特定序列的 ssDNA 与溶液中的同源序列的特异识别作用（分子杂交）形成双链 DNA（dsDNA）（电极表面性质改变），并借助杂交指示剂的电流响应信号的改变来达到检测基因的目的。

小 结

氧化值是指某元素一个原子的电荷数，该电荷数是假设把每个化学键中的电子指定给电负性较大的原子而求得。反应物之间有电子转移的化学反应称为氧化还原反应，氧化值升高的称为还原剂，氧化值降低的称为氧化剂。还原剂与其氧化产物及氧化剂与其还原产物构成了氧化还原电对。

原电池是通过氧化还原反应使化学能转变为电能的装置。原电池的正极发生还原反应，负极发生氧化反应。在表示原电池的组成时，负极写在左侧，正极写在右侧；用"｜"表示两相的接触界面，用"‖"表示盐桥。常用电极金属-金属离子电极、金属-金属难溶盐电极（或氧化物）电极、气体电极及氧化还原电极。

电极电势是指产生在金属和它的盐溶液之间的电势差，IUPAC 规定标准氢电极的电极电势为零，其他电极的标准电极电势可以据此求出。原电池的电动势 $E = \varphi_+ - \varphi_-$。绝大多数氧化还原反应都是在非标准态下进行的。非标准态下电对的电极电势可以利用能斯特方程计算。

$$\varphi = \varphi^{\ominus} - \frac{0.05916}{n} \lg \frac{c(还原型)}{c(氧化型)}$$

电极电势不仅取决于电对本身的性质，还与温度、溶液中相关离子的浓度、气体的分压等因素有关。

利用电极电势，可以比较氧化剂和还原剂的相对强弱。如果电极电势越大，则表明该电对中氧化型物质容易得到电子，其氧化性强；电极电势越小，则表明该电对中还原型物质容易失去电子，其还原性就强。

利用电极电势可以判断氧化还原反应的方向，如果 $E > 0$，则氧化还原反应正向进行；如果 $E < 0$，则氧化还原反应逆向进行。

生物电化学传感器是一类重要的化学传感器。主要分为酶电极传感器、微生物电极传感器、电化学免疫传感器、组织电极与细胞器电极传感器、电化学 DNA 传感器。

习　　题

1. 判断下列反应式中的氧化剂和还原剂

(1)　$MnO_4^- + H_2O_2 + H^+ \longrightarrow Mn^{2+} + O_2 + H_2O$

(2)　$Cr_2O_7^{2-} + SO_3^{2-} + H^+ \longrightarrow Cr^{3+} + SO_4^{2-} + H_2O$

(3)　$As_2S_3 + ClO_3^- + H^+ \longrightarrow Cl^- + H_2AsO_4 + SO_4^{2-}$

2. 根据标准电极电势排列下列化合物的顺序

(1)　将 Sn^{2+}、$Cr_2O_7^{2-}$、MnO_4^-、I_2、Cl_2、Fe^{3+}、Zn^{2+} 按氧化能力减弱顺序排列；

(2)　将 I^-、Ag、Cu^+、Fe^{2+}、Pb、Cl^-、Li、H_2 按还原能力减弱顺序排列。

3. 下述电极反应中的四种物质，哪种是最强的氧化剂，哪种是最强的还原剂？

$$I_2 + 2e^- \rightleftharpoons 2I^- \qquad \varphi^{\ominus} = 0.535V$$

$$S_2O_8^{2-} + 2e^- \rightleftharpoons 2SO_4^{2-} \qquad \varphi^{\ominus} = 2.01V$$

4. 在 298K，标准状态下，判断下列反应方向

(1)　$2Fe^{2+} + 2H^+ \rightleftharpoons 2Fe^{3+} + H_2$

(2)　$MnO_4^- + 5Fe^{2+} + 8H^+ \rightleftharpoons Mn^{2+} + 5Fe^{3+} + 4H_2O$

(3)　$2Al^{3+} + 3Mg \rightleftharpoons 2Al + 3Mg^{2+}$

(4)　$Zn^{2+} + 2Ag \rightleftharpoons Zn + 2Ag^+$

5. 计算下列电极的电极电势（298K）

(1)　$Zn^{2+}(0.1\ mol \cdot L^{-1}) + 2e^- \rightleftharpoons Zn$

(2)　$AgCl + e^- \rightleftharpoons Ag + Cl^-(1 \times 10^{-5} mol \cdot L^{-1})$

6. 写出电池反应式，并计算电池的电动势（298 K）

$(-)Pt, H_2(100\ kPa) \mid H^+(1.0 mol \cdot L^{-1}) \parallel Sn^{4+}(0.70 mol \cdot L^{-1}), Sn^{2+}(0.050 mol \cdot L^{-1}) \mid Pt$

（+）

7. 在 298 K 时，下列反应是否可以正向进行。
$$2Fe^{3+}(1.0mol \cdot L^{-1}) + Cu \longrightarrow 2Fe^{2+}(0.1mol \cdot L^{-1}) + Cu^{2+}(0.1mol \cdot L^{-1})$$

8. 判断下列反应的方向，并计算其组成原电池的电动势。
$$2Cr^{3+}(0.1 \ mol \cdot L^{-1}) + 2Br^{-}(0.1 \ mol \cdot L^{-1}) = 2Cr^{2+}(1.0 \ mol \cdot L^{-1}) + Br_2(l)$$

9. 根据标准电极电势，计算 $Cr_2O_7^{2-} + 6Fe^{2+} + 14H^+ \longrightarrow 2Cr^{3+} + 6Fe^{3+} + 7H_2O$ 反应的标准电动势 $E^{\ominus}$，并判断反应在标准状态下是否自发进行。

10. 在 298K，标准状态下，将 Zn^{2+}/Zn 和 Ag^+/Ag 电对组成电池，写出电池反应和电池符号，计算电池的电动势；若向银溶液中加入 NaCl 溶液，使其达到平衡后溶液中 $[Cl^-]$ = 1.0 mol·L^{-1}，计算此时电池的电动势。

11. 高锰酸钾与浓盐酸作用制取氯气的反应如下
$$2KMnO_4 + 16HCl =\!=\!= 2KCl + 2MnCl_2 + 5Cl_2 + 8H_2O$$

将此反应设计为原电池，写出正、负极的反应、电池符号并计算标准状态下电池的电动势（298K）。

12. 在 298K，标准状态下，将 Ni^{2+}/Ni 和 Pb^{2+}/Pb 电对组成电池，写出电池反应和电池符号，并计算电池的电动势。

（赵文华）

第六章　原子结构与分子结构

人类赖以生存的基础是物质。自然界的物质种类繁多，性质各异，但它们都是由 100 多种元素组成的，这些元素的原子以不同的种类、数目和键合方式形成了我们周围形形色色的物质世界。显然，学习原子结构和分子结构的有关知识，是了解物质结构和性质的基础。

原子是由原子核和核外电子组成的。在化学变化过程中，一般只涉及原子核外电子运动状态的改变，而不涉及原子核的变化。因此，研究原子核外电子的运动状态是研究原子结构的主要内容。分子是由原子组成的，它是保持物质基本性质的最小微粒。分子中原子是如何结合在一起的，结合的强度又如何；分子中各原子的连接顺序和空间排布即分子构型问题是如何决定分子的形状以及分子的物理和化学性质等。这些问题要依靠分子结构的有关理论来解决。

现代量子理论揭示了原子核外电子运动的规律，是研究原子和分子结构和性质的重要工具。本章运用现代量子理论的有关观点讨论原子结构的特点，通过揭示核外电子排布的规律，阐明元素周期性质变化的结构本质。

第一节　原子核外电子的运动状态及排布

一、核外电子运动的量子化

1911 年，英国物理学家 E. Rutherford 在他的实验室用一束平行的 α 射线射向金箔，发现绝大多数 α 粒子几乎毫无阻碍地穿过且不改变行进方向，但有极少数的 α 粒子发生偏转甚至反射（图 6-1）。据此 Rutherford 提出了原子模型：原子像一个行星系，其中心有一个带正电荷的原子核，绝大部分的原子质量集中在核上，而带负电荷的电子质量极小且在核周围高速旋转，原子中绝大部分是空的。

（一）氢原子光谱和玻尔模型

近代原子结构理论的建立是从研究光谱开始的，一束白光通过三棱镜折射后，可以观察到带状的连续光谱。但实验发现，原子受激发后的发射光谱都是不连续的线状光谱，见图 6-2。这说明原子中电子的能量是不连续的，即能量是量子化的。不同的原子都有自己的特征线状光谱。

1913 年，丹麦年轻的物理学家 N. Bohr 将自己的研究与 Rutherford 的原子行星模型、Planck 关于热辐射的量子理论和 Einstein 的光子学说相结合，建立了新的原子结构模型。Bohr

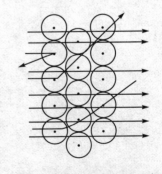

图 6-1　α 粒子散射实验示意

400nm
500
600
700
太阳光谱
Na
H
Hg
Ne
400nm
500
600
700
波长

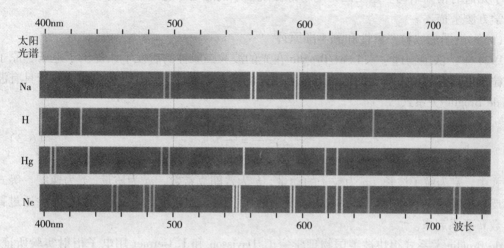

图 6-2　太阳光谱和原子光谱

理论的要点如下：

1. 原子中的电子沿着固定轨道绕核运动，如同行星绕太阳旋转。电子在这些轨道上运动时，不吸收也不辐射能量，称为定态（stationary state）。轨道上运动的电子有特定的能量值，是由 n 决定的不连续的数值。这种量子化的能量状态为能级（energy level）。因此原子只能具有一定值的总能量。核外电子能量为

$$E = -\frac{R_H}{n^2}, n = 1,2,3,4 \qquad (6\text{-}1)$$

式中，R_H 是常量，值为 2.18×10^{-18} J。$n = 1$ 时能量最低，称为原子的基态（ground state），其他能量较高的状态都称为激发态（excited state）。图 6-3 给出了氢原子的部分能级。

吸收能量
辐射能量
n=4 n=3 n=2 n=1
E=−R_H
E=−0.25R_H
E=−0.11R_H
E=−0.062R_H

图 6-3　氢原子能级图

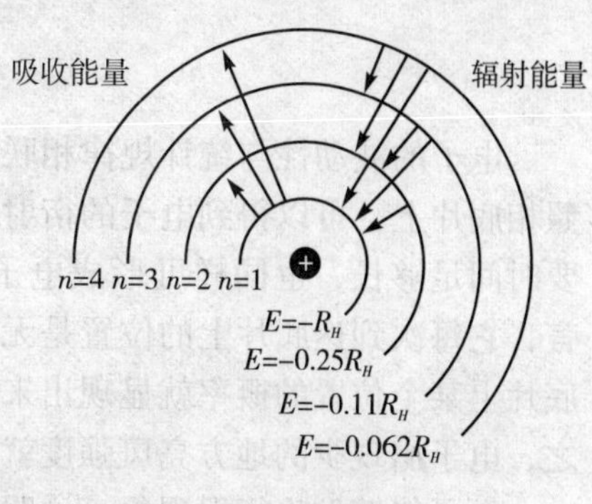

2. 电子由一个能级进入到另一个能级的过程称为跃迁（transition）。电子跃迁所吸收或辐射光子的能量等于电子跃迁后的能级（E_2）与跃迁前的能级（E_1）的能量差：

$$h\nu = E_2 - E_1 \qquad (6\text{-}2)$$

式中，ν 是光子的频率，h 为普朗克常数（Planck constant），等于 6.626×10^{-34} J·s。

Bohr 运用量子化观点，成功地解释了氢原子稳定存在的事实和氢原子的不连续光谱，其计算值与实验数据极为接近。Bohr 的理论冲破了经典力学中能量连续变化的束缚，用能量量子化观点解释了经典力学无法解释的氢原子光谱，为原子结构的发展做出了重大的贡献。但 Bohr 理论没有认识到电子运动的波动性，不能解释多电子原子光谱，甚至不能说明

氢原子光谱的精细结构。这是因为电子等微观粒子的运动不遵守经典物理学规律，必须用量子力学方法来描述。

（二）电子的波粒二象性和测不准原理

1924 年，法国物理学家 L. de Broglie 在光的波粒二象性的启发下，提出了电子、原子等微观粒子也具有波粒二象性的假说。他类比光的波粒二象性关系式，提出微观粒子具有波动性的 de Broglie 关系式

$$\lambda = \frac{h}{p} = \frac{h}{mv} \tag{6-3}$$

式中，λ 为粒子波长，p 为粒子的动量，h 为普朗克常数，m 为质量，v 为速度。等式的左边反映出粒子的波动性特征，右边表明它的粒子性，微观粒子的波动性和粒子性通过普朗克常数 h 联系起来。

de Broglie 关系式很快被美国物理学家 C. Davisson 和 L. Germer 用电子衍射实验所证实。他们用电子束代替 X 射线，用镍单晶作为光栅进行衍射实验，得到与 X 射线衍射类似的衍射图像，如图 6-4c。

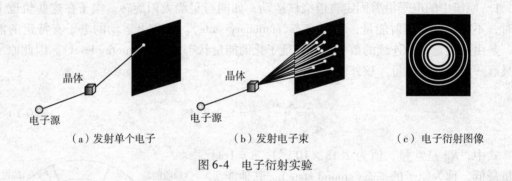

（a）发射单个电子　　　　　　（b）发射电子束　　　　　　（c）电子衍射图像

图 6-4　电子衍射实验

电子的波动性与统计规律相联系。以电子衍射为例，让一束强的电子流穿越晶体投射到照相底片上，可以得到电子的衍射图像。如果电子流很微弱，或者让电子一个一个射出，只要时间足够长，也同样可形成电子的衍射图像，如图 6-4a、b。也就是说，就单个电子而言，它每次到达底片上的位置是无法准确测定的，是随机的，但无数次重复之后，电子到达底片上某个位置的概率就显现出来。衍射图像上，亮斑强度大的地方电子出现的概率大；反之，电子出现少的地方亮斑强度就弱。

电子能够发生衍射现象，说明电子运动与光相似，具有波动性。根据衍射图计算出来的电子波波长，与 de Broglie 关系式计算得到的相一致，因此 de Broglie 的假设得到证实。

宏观物体的位置和动量可以同时准确地测定，因而可预测其运动轨迹。但具有波粒二象性的微观粒子则有着完全不同的运动特点。1927 年，德国科学家 W. Heisenberg 提出著名的测不准原理(uncertainty principle)：无法同时准确地确定微观粒子的位置和动量，它的位置越准确，动量就越不准确。反之，它的动量越准确，位置就越不准确。其数学关系式为

$$\Delta x \cdot \Delta p_x \geqslant h/4\pi \tag{6-4}$$

式中，Δx 为粒子在 x 方向的位置误差，Δp_x 为动量在 x 方向的误差。由于普朗克常量 h 是一个极小的量，所以 Δx 越小，Δp_x 越大，反之亦然。

根据测不准原理，要看到电子的轮廓，电子至少应定位在 1×10^{-12} m 范围内，亦即位置的不确定程度 $\Delta x \sim 1\times10^{-12}$ m，电子的静止质量是 9.1×10^{-31} kg，则原子中动量的不确定程度

$$\Delta P_x = h/(4\pi\Delta\cdot x)$$
$$\Delta P_x = \Delta(mv_x) = m\Delta v_x$$

将电子质量 $m=9.1\times10^{-31}$ kg 代入，得

$$\Delta v_x = \frac{h}{m\times4\pi\times\Delta x} = \frac{6.626\times10^{-34}}{9.1\times10^{-31}\times4\times3.14\times1\times10^{-12}}$$
$$= 5.8\times10^8 \ \text{m}\cdot\text{s}^{-1}$$

电子的速度不确定程度既然如此之大，就意味着电子运动轨道不复存在。

测不准原理进一步说明了微观粒子无确定轨迹的道理，不遵守经典力学规律，是粒子波动性的必然结果。但是，微观粒子的运动规律可以用量子力学来描述。

二、核外电子运动状态的描述

（一）波函数和薛定谔方程

电子具有波粒二象性，其运动规律必须用量子力学来描述。1926 年，奥地利物理学家薛定谔（E. Schrödinger）从电子的波粒二象性出发，借助光的波动方程推导出了著名的电子波动方程——薛定谔方程（Schrödinger equation）。

$$\frac{\partial^2\psi}{\partial x^2} + \frac{\partial^2\psi}{\partial y^2} + \frac{\partial^2\psi}{\partial z^2} + \frac{8\pi^2 m}{h^2}(E-V)\psi = 0$$

式中，ψ 为波函数（wave function）；E 是体系中电子的总能量，等于势能与动能之和；V 是体系的总势能，表示原子核对电子的吸引能；m 是电子的质量。

薛定谔方程是一个关于电子在空间坐标的二阶线性偏微分方程，这个方程的求解比较复杂，我们只需了解方程的一些重要结论。

由薛定谔方程可以解得一系列的函数，用希腊字母 ψ 表示，称为波函数。量子力学用波函数 ψ 来描述核外电子的运动状态，并称之为原子轨道（atomic orbital）。原子轨道与波函数是同义词，但与前面的玻尔轨道及宏观物体运动轨道有着本质的区别。

波函数本身的物理意义并不明确，但是波函数绝对值的平方却有明确的物理意义。$|\psi|^2$ 表示在原子核外空间某点 $P(r,\theta,\varphi)$ 处电子出现的概率密度（probability density），即在该点处单位体积中电子出现的概率。

薛定谔方程的解不止一个，是一组合理的波函数，可以描述核外电子不同的运动状态。

每一个运动状态都有其确定的能量，为定态。每一波函数都对应一定的能量值（或能级）。电子能量最低的状态称为基态，否则称为激发态。量子力学处理得到的氢原子的能级与Bohr理论的结果完全相同。

综上所述，电子等微观粒子具有如下特征：

1. 电子具有波粒二象性，电子的波动性与其运动的统计规律相联系，电子波是概率波。

2. 微观粒子不能同时确定它的位置和动量，原子中电子的运动状态体现为在核外空间出现的概率的大小。

3. 电子的运动状态可用波函数来描述，波函数 ψ 是薛定谔方程的合理解，$|\psi|^2$ 表示核外电子在空间某处出现的概率密度。

4. 解薛定谔方程可得到一系列波函数 ψ 和对应的能量值，称为定态。电子的能量具有量子化的特征，是不连续的。处于基态的电子能量最低，比基态能量高的定态称为激发态。

（二）四个量子数

薛定谔方程在数学上有许多个解，但并非每个解都是能用来描述电子运动状态的合理波函数。合理波函数是必须满足一些特定条件、具有特定物理意义的解。因此在求解薛定谔方程时，引入了三个取值受到一定限制的常数即量子数（quantum number）：主量子数（principal quantum number）n、角量子数（azimuthal quantum number）l 和磁量子数（magnetic quantum number）m。量子数是一些不连续的、分立的数值，它的增减只能是 1 的整数倍，体现了某些物理量的不连续变化。

n、l 和 m 这三个量子数的取值一定时，就确定了一个波函数 $\psi_{n,l,m}$ (r, θ, φ)。因此，运用一组量子数的组合就可以方便地了解原子轨道。

1. 主量子数 n　决定电子在核外空间出现概率最大的区域离核的远近，n 是决定能量的主要因素。可以取任意非零正整数值，即 1，2，3，…n。主量子数 n 越大，表示电子出现概率最大的区域离核越远，能量越高；主量子数 n 越小，能量越低，$n = 1$ 时能量最低。具有相同量子数 n 的轨道属于同一电子层（shell）。常把 n 值相同的电子称为同一层电子，它们在距核相近的空间范围内运动。当 $n = 1$、2、3…时，分别成为第一、二、三…电子层，相应用下列符号表示：

电子层符号　　K　　L　　M　　N…

主量子数 n　　1　　2　　3　　4…

氢原子或类氢离子中，核外只有一个电子，电子的能量完全由主量子数 n 决定。多电子原子由于存在电子间的静电排斥，电子的能量在一定程度上还取决于角量子数 l。

2. 角量子数 l　决定原子轨道的形状，并在多电子原子中与主量子数共同决定原子轨道的能量。它的取值受主量子数限制，只能取小于 n 的正整数和零，即 0、1、2、3 … $(n-1)$，共可取 n 个数值，给出 n 种不同形状的轨道。

在多电子原子中，角量子数还决定电子能量高低。当 n 确定时，在同一电子层中，l 越大，原子轨道能量越高。所以 l 又称为电子亚层（subshell）或能级。按光谱学习惯，电子亚层用下列符号表示

$$能级符号 \quad s \quad p \quad d \quad f$$
$$角量子数\, l \quad 0 \quad 1 \quad 2 \quad 3$$

某电子层中的亚层或能级，可以用主量子数和亚层符号表示。如 $2p$ 是指 $n=2$，$l=1$ 的电子亚层或能级。

3. 磁量子数 m　决定原子轨道在空间的伸展方向。它的取值受角量子数的限制，取值范围为 $-l$ 到 $+l$，即 0、± 1、± 2，$\cdots \pm l$。所以，l 亚层共有 $2l+1$ 个不同空间伸展方向的原子轨道。例如 $l=1$ 时，磁量子数可以有 3 个取值，即 $m=0$、$+1$ 和 -1，表明 p 轨道有 3 种不同的空间伸展方向。或者说这个亚层有 3 个 p 轨道，即 p_x、p_y 和 p_z 轨道。

磁量子数与电子能量无关，n 和 l 相同但 m 不同的各原子轨道的能量相等，只是空间伸展方向不同。在量子力学中，把能量相等的轨道称为简并轨道（degenerate orbital）或等价轨道（equivalent orbital）。

4. 自旋量子数 m_s　自旋量子数（spin angular momentum quantum number）决定电子自旋的方向。只可以取 $+1/2$ 和 $-1/2$ 两个值，分别代表两种不同的电子自旋方向，在图示中常用箭头符号↑和↓表示。两个电子的自旋方向相同称为平行自旋，方向相反称为反平行自旋。

综上所述，原子中任何一个电子的运动状态，都要用四个量子数来确定，四者缺一不可。量子数 n、l、m 的合理组合，可以确定一个电子在核外空间运动状态，即确定一个原子轨道。确定 n、l、m、m_s 四个量子数，就可以确定一个电子的运动状态。表 6-1 列出了电子层、电子亚层、原子轨道与量子数之间的关系。每个电子层的轨道总数应为 n^2，由于一个原子轨道最多容纳自旋相反的两个电子，每电子层最多容纳的电子总数应为 $2n^2$。

表 6-1　电子层、电子亚层、原子轨道与量子数之间的关系

主量子数 n	电子层	角量子数 l	磁量子数 m	波函数 ψ	同一电子层的轨道数（n^2）	同一电子层最多容纳电子数（$2n^2$）
1	K	0	0	ψ_{1s}	1	2
2	L	0	0	ψ_{2s}	4	8
		1	0	ψ_{2p_z}		
			± 1	ψ_{2p_x}, ψ_{2p_y}		
3	M	0	0	ψ_{3s}	9	18
		1	0	ψ_{3p_z}		
			± 1	ψ_{3p_x}, ψ_{3p_y}		
		2	0	$\psi_{3d_{z^2}}$		
			± 1	$\psi_{3d_{xz}}, \psi_{3d_{yz}}$		
			± 2	$\psi_{3d_{xy}}, \psi_{3d_{x^2-y^2}}$		

（三）波函数和电子云的图形

波函数 $\psi_{n,l,m}(r,\theta,\varphi)$ 是由 n、l 和 m 三个量子数确定的包含 r、θ、φ 三个自变量的函数，直接描绘它的图像很困难。但是 $\psi_{n,l,m}(r,\theta,\varphi)$ 可以分解成径向部分和角度部分两部分，写成函数 $R_{n,l}(r)$ 和 $Y_{l,m}(\theta,\varphi)$ 的乘积

$$\psi_{n,l,m}(r,\theta,\varphi) = R_{n,l}(r) \cdot Y_{l,m}(\theta,\varphi) \tag{6-5}$$

式中，$R_{n,l}(r)$ 称为径向波函数（radial wave function），它是电子离核距离 r 的函数，只与 n 和 l 两个量子数有关，表示电子出现的概率随半径的变化情况。$Y_{l,m}(\theta,\varphi)$ 称为角度波函数（angular wave function），它只与 l 和 m 两个量子数有关，是方位角 θ 和 φ 的函数。这两个函数可以分别从径向和角度两个侧面描述电子的运动状态。

1. 原子轨道的角度分布图形　原子轨道的角度分布图是角度波函数的图形，它描绘 $Y_{l,m}(\theta,\varphi)$ 值随方位角改变而变化的情况。氢原子的 s、p、d 轨道的角度分布图形如图 6-5 所示。

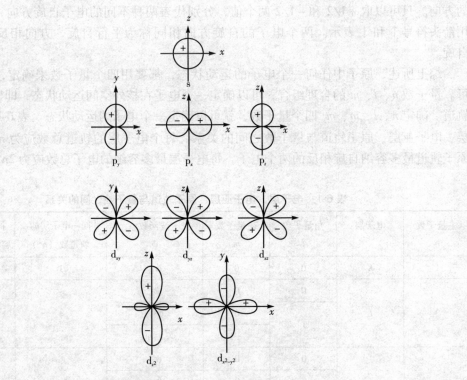

图 6-5　氢原子的 s、p、d 轨道的角度分布图

原子轨道的角度分布函数只与 l 和 m 两个量子数有关，只是表示波函数随方位角的变化情况，反映不出电子离核远近的情况。若原子轨道的 l、m 相同，则它们的角度分布图就完全相同，如 $1s$、$2s$、$3s$ 的角度分布图相同。

同一亚层中原子轨道角度分布图形相同，但伸展方向不同（m 不同），如 p 轨道 $l=1$，$m=0$ 和 ±1，有三种伸展方向，分别记为 p_x、p_y、p_z；d 轨道则有五种空间伸展方向，分别

记为 d_{xy}、d_{xz}、d_{yz}、$d_{x^2-y^2}$ 和 d_{z^2}。

　　角度分布图中的正、负号反映了波函数的正与负，体现了电子的波动性，类似于经典波的波峰与波谷，这一点在讨论化学键的形成时很有意义。

　　2. 电子云图　波函数绝对值的平方 $|\psi|^2$ 代表电子在核外空间某处单位体积内出现的概率，即电子在空间出现的概率密度。将空间各处电子出现概率 $|\psi|^2$ 的大小用疏密程度不同的小黑点来表示，这种单位体积内黑点数与 $|\psi|^2$ 成正比的图，称为电子云（electron cloud），见图 6-6a。

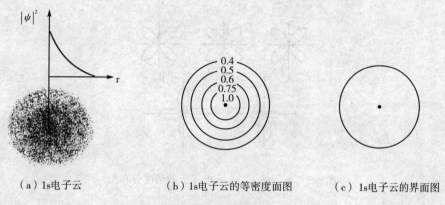

（a）1s电子云　　　　　　（b）1s电子云的等密度面图　　　　（c）1s电子云的界面图

图 6-6　基态氢原子 1s 的电子云示意图

　　图中黑色深的地方表示电子的概率密度大，浅的地方代表概率密度小。注意小黑点不是代表电子，电子云是电子出现概率密度的形象表现。从图可见，氢原子 1s 电子云呈球形对称分布，且电子的概率密度随电子与核距离的增大而减小，即电子在单位体积内出现概率以接近原子核处为最大，电子云上方的坐标是表示电子概率密度随离核半径变化的关系。图 6-6b 是电子云的剖面图，把电子云密度相同的各点联成一个曲面，称为等密度面图。如果将核外电子在空间出现的总概率密度的 90% 以上包括在内的区域做一等密度面，就称为电子云界面图，如图 6-6c。

　　3. 电子云的角度分布图　电子出现的概率密度与方位角的关系图称为电子云的角度分布图。图 6-7 是氢原子 s、p、d 轨道的电子云角度分布图，它表示电子在空间出现的概率密度随角度 θ、φ 的变化情况，从角度的侧面反映电子概率密度分布的方向性。

　　从图 6-7 可以看出，s 电子云的角度分布呈球形对称，表示 s 电子在核外空间半径相同的各个角度出现的概率密度是相同的；p 电子云的角度分布沿坐标轴呈对称分布。氢原子的电子云角度分布图与氢原子的原子轨道的角度分布图图形相似，只是图形略"瘦"一些，且无正负号之分。

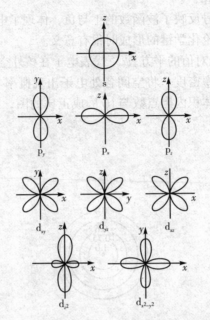

图 6-7　原子的 s、p、d 电子云的角度分布图

三、原子核外电子的排布

在氢原子和类氢离子（如 He^+）的核外由于仅有 1 个电子，它只受到原子核的吸引作用，原子轨道（即电子）的能量也就只取决于主量子数 n，与角量子数 l 无关。而在多电子原子中，电子的能量除了与距原子核的平均距离有关外，还必须考虑电子之间的相互排斥作用，因而角量子数 l 也影响着电子能量的高低。多电子原子的精确波函数迄今未能解出，只能近似处理，将氢原子结构的结论近似地用到多电子原子中。

（一）Pauling 的轨道近似能级图

美国化学家鲍林(L. Pauling)根据大量的光谱数据，总结出多电子原子的原子轨道的近似能级图，如图 6-8 所示。图中的纵坐标表示能量，每一个小圆圈代表一个原子轨道，小圆圈所在位置的高低表示轨道能量的相对高低。虚线相连的为主量子数相同的原子轨道，框内表示能量相近的原子轨道称为一个能级组。从图 6-8 可以看出

1. 当 n 相同时，l 越大，原子轨道的能量越高，如 $E_{ns} < E_{np} < E_{nd} < E_{nf} < \cdots$。

2. 当 l 相同时，n 越大，原子轨道的能量越高，如 $E_{1s} < E_{2s} < E_{3s} < \cdots$；$E_{2p} < E_{3p} < E_{4p} < \cdots$。

3. 当 n、l 都不同时，一般 n 大的轨道能级高。但有时会出现反常现象，如 3d 和 4s，$E_{4s} < E_{3d}$，这称为能级交错。

4. 当 n、l 都相同时，原子轨道能量相同，称为简并轨道。如 $E_{2p_x} = E_{2p_y} = E_{2p_z}$。

（二）核外电子的排布规律

基态原子的电子在核外的排布遵守下面三条原则：

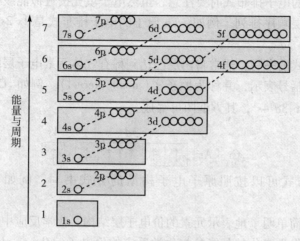

图 6-8　原子轨道的近似能级图

1. **Pauli 不相容原理**　奥地利物理学家 W. Pauli 指出：在同一原子中，不可能存在四个量子数完全相同的电子，即在一个原子轨道中，最多容纳两个自旋相反的电子。这称为 Pauli 不相容原理(Pauli exclusion principle)。由前述可知，n、l、m 三个量子数确定一个原子轨道，如果在一个原子中不存在四个量子数完全相同的 2 个电子，那么在同一轨道中，自旋角动量量子数 ms 必然相反。可以推知，在一个原子轨道中不可能存在自旋相同的两个电子，最多只能容纳两个自旋方向相反的电子。据此可以得到，一个电子层有 n^2 个原子轨道，最多可以容纳 $2n^2$ 个电子。

2. **能量最低原理**　在遵守 Pauli 不相容原理的前提下，原子核外电子的排布遵循能量最低原理。即电子排布时，总是先占据能量最低的轨道，当低能量轨道占满后，才依次排入高能量的轨道，以使整个原子能量最低，这就是能量最低原理。轨道能量的高低依据近似能级顺序。

3. **Hund 规则**　Hund 规则(Hund rule)指出：电子在能量相同的轨道（简并轨道）上排布时，总是尽可能以自旋相同的方向，分占简并轨道，因为这样的排布方式总能量最低。例如氮原子核外电子的电子排布式是 $1s^2 2s^2 2p^3$，核外电子的运动状态用原子轨道方框图表示为

$$_7\text{N} \quad \boxed{\uparrow\downarrow} \quad \boxed{\uparrow\downarrow} \quad \boxed{\uparrow|\uparrow|\uparrow} \;;$$

碳原子的电子状态表示为

$$_6\text{C} \quad \boxed{\uparrow\downarrow} \quad \boxed{\uparrow\downarrow} \quad \boxed{\uparrow|\uparrow|\;} \; 。$$

光谱实验结果还指出，简并轨道在全充满（如 p^6、d^{10}、f^{14}），半充满（如 p^3、d^5、f^7）或全空（如 p^0、d^0、f^0）的状态是能量较低的稳定状态。这个规律称为 Hund 规则的补充规定。例如$_{29}$Cu 的电子排布式（也称电子层结构或电子构型）是 $1s^2 2s^2 2p^6 3s^2 3p^6 3d^{10} 4s^1$，而不是 $1s^2 2s^2 2p^6 3s^2 3p^6 3d^9 4s^2$。

在书写基态原子的电子排布式时要注意，虽然电子填充按近似能级顺序进行，但书写电子排布式必须按电子层顺序排列。例如，Fe 原子的电子排布式是 $1s^22s^22p^63s^23p^63d^64s^2$，而不是 $1s^22s^22p^63s^23p^64s^23d^6$。

为简化电子排布式的书写，通常将内层已达到稀有气体元素电子层结构的部分，用稀有气体的元素符号加方括号表示，并称为原子实(atomic kernel)。例如$_{24}$Cr 的电子排布式用原子实方式可表示为$[Ar]3d^54s^1$，其方框图可写成

$$_{24}\mathrm{Cr}\ [\mathrm{Ar}]\quad \overset{3d}{\boxed{\uparrow}\,\boxed{\uparrow}\,\boxed{\uparrow}\,\boxed{\uparrow}\,\boxed{\uparrow}}\quad \overset{4s}{\boxed{\uparrow}}$$

离子的电子排布式可以按照原子电子构型的方式书写，例如 Fe^{3+} 的电子构型为 $[Ar]3d^5$。

原子实的书写可简单明了地表示元素的价电子层结构。化学反应中原子实部分的电子结构通常不改变，结构发生变化的是能参与化学反应的价电子(valence electron)，价电子所处的电子层称为价电子层或价层(valence shell)。例如 Fe 原子的价层电子组态是 $3d^64s^2$，Ag 原子的价层电子组态是 $4d^{10}5s^1$。

第二节　元素周期表和元素周期律

根据原子核外电子排布原则和原子光谱实验数据，可以得到各原子的电子构型，表 6-2 列出了 109 种元素原子的电子层结构。

表6-2　元素基态原子的电子层结构

原子序数	元素	K 1	L 2		M 3			N 4				O 5				P 6				Q 7			
		s	s	p	s	p	d	s	p	d	f	s	p	d	f	s	p	d	f	s	p	d	f
1	H	1																					
2	He	2																					
3	Li	2	1																				
4	Be	2	2																				
5	B	2	2	1																			
6	C	2	2	2																			
7	N	2	2	3																			
8	O	2	2	4																			
9	F	2	2	5																			
10	Ne	2	2	6																			

续 表

原子序数	元素	K 1	L 2		M 3			N 4				O 5				P 6				Q 7			
		s	s	p	s	p	d	s	p	d	f	s	p	d	f	s	p	d	f	s	p	d	f
11	Na	2	2	6	1																		
12	Mg	2	2	6	2																		
13	Al	2	2	6	2	1																	
14	Si	2	2	6	2	2																	
15	P	2	2	6	2	3																	
16	S	2	2	6	2	4																	
17	Cl	2	2	6	2	5																	
18	Ar	2	2	6	2	6																	
19	K	2	2	6	2	6		1															
20	Ca	2	2	6	2	6		2															
21	Sc	2	2	6	2	6	1	2															
22	Ti	2	2	6	2	6	2	2															
23	V	2	2	6	2	6	3	1															
24	Cr	2	2	6	2	6	5	1															
25	Mn	2	2	6	2	6	5	2															
26	Fe	2	2	6	2	6	6	2															
27	Co	2	2	6	2	6	7	2															
28	Ni	2	2	6	2	6	8	2															
29	Cu	2	2	6	2	6	10	1															
30	Zn	2	2	6	2	6	10	2															
31	Ga	2	2	6	2	6	10	2	1														
32	Ge	2	2	6	2	6	10	2	2														
33	As	2	2	6	2	6	10	2	3														
34	Se	2	2	6	2	6	10	2	4														
35	Br	2	2	6	2	6	10	2	5														
36	Kr	2	2	6	2	6	10	2	6														
37	Rb	2	2	6	2	6	10	2	6			1											
38	Sr	2	2	6	2	6	10	2	6			2											
39	Y	2	2	6	2	6	10	2	6	1		2											
40	Zr	2	2	6	2	6	10	2	6	2		2											
41	Nb	2	2	6	2	6	10	2	6	4		1											
42	Mo	2	2	6	2	6	10	2	6	5		1											
43	Tc	2	2	6	2	6	10	2	6	5		2											
44	Ru	2	2	6	2	6	10	2	6	7		1											
45	Rh	2	2	6	2	6	10	2	6	8		1											
46	Pd	2	2	6	2	6	10	2	6	10													

续　表

原子序数	元素	K 1	L 2		M 3			N 4				O 5				P 6				Q 7			
		s	s	p	s	p	d	s	p	d	f	s	p	d	f	s	p	d	f	s	p	d	f
47	Ag	2	2	6	2	6	10	2	6	10		1											
48	Cd	2	2	6	2	6	10	2	6	10		2											
49	In	2	2	6	2	6	10	2	6	10		2	1										
50	Sn	2	2	6	2	6	10	2	6	10		2	2										
51	Sb	2	2	6	2	6	10	2	6	10		2	3										
52	Te	2	2	6	2	6	10	2	6	10		2	4										
53	I	2	2	6	2	6	10	2	6	10		2	5										
54	Xe	2	2	6	2	6	10	2	6	10		2	6										
55	Cs	2	2	6	2	6	10	2	6	10		2	6			1							
56	Ba	2	2	6	2	6	10	2	6	10		2	6			2							
57	La	2	2	6	2	6	10	2	6	10		2	6	1		2							
58	Ce	2	2	6	2	6	10	2	6	10	1	2	6	1		2							
59	Pr	2	2	6	2	6	10	2	6	10	3	2	6			2							
60	Nd	2	2	6	2	6	10	2	6	10	4	2	6			2							
61	Pm	2	2	6	2	6	10	2	6	10	5	2	6			2							
62	Sm	2	2	6	2	6	10	2	6	10	6	2	6			2							
63	Eu	2	2	6	2	6	10	2	6	10	7	2	6			2							
64	Gd	2	2	6	2	6	10	2	6	10	7	2	6	1		2							
65	Tb	2	2	6	2	6	10	2	6	10	9	2	6			2							
66	Dy	2	2	6	2	6	10	2	6	10	10	2	6			2							
67	Ho	2	2	6	2	6	10	2	6	10	11	2	6			2							
68	Er	2	2	6	2	6	10	2	6	10	12	2	6			2							
69	Tm	2	2	6	2	6	10	2	6	10	13	2	6			2							
70	Yb	2	2	6	2	6	10	2	6	10	14	2	6			2							
71	Lu	2	2	6	2	6	10	2	6	10	14	2	6	1		2							
72	Hf	2	2	6	2	6	10	2	6	10	14	2	6	2		2							
73	Ta	2	2	6	2	6	10	2	6	10	14	2	6	3		2							
74	W	2	2	6	2	6	10	2	6	10	14	2	6	4		2							
75	Re	2	2	6	2	6	10	2	6	10	14	2	6	5		2							
76	Os	2	2	6	2	6	10	2	6	10	14	2	6	6		2							
77	Ir	2	2	6	2	6	10	2	6	10	14	2	6	7		2							
78	Pt	2	2	6	2	6	10	2	6	10	14	2	6	9		1							
79	Au	2	2	6	2	6	10	2	6	10	14	2	6	10		1							
80	Hg	2	2	6	2	6	10	2	6	10	14	2	6	10		2							
81	Tl	2	2	6	2	6	10	2	6	10	14	2	6	10		2	1						
82	Pb	2	2	6	2	6	10	2	6	10	14	2	6	10		2	2						

续 表

原子序数	元素	K	L		M			N				O				P				Q			
		1	2		3			4				5				6				7			
		s	s	p	s	p	d	s	p	d	f	s	p	d	f	s	p	d	f	s	p	d	f
83	Bi	2	2	6	2	6	10	2	6	10	14	2	6	10		2	3						
84	Po	2	2	6	2	6	10	2	6	10	14	2	6	10		2	4						
85	At	2	2	6	2	6	10	2	6	10	14	2	6	10		2	5						
86	Rn	2	2	6	2	6	10	2	6	10	14	2	6	10		2	6						
87	Fr	2	2	6	2	6	10	2	6	10	14	2	6	10		2	6			1			
88	Ra	2	2	6	2	6	10	2	6	10	14	2	6	10		2	6			2			
89	Ac	2	2	6	2	6	10	2	6	10	14	2	6	10		2	6	1		2			
90	Th	2	2	6	2	6	10	2	6	10	14	2	6	10		2	6	2		2			
91	Pa	2	2	6	2	6	10	2	6	10	14	2	6	10	2	2	6	1		2			
92	U	2	2	6	2	6	10	2	6	10	14	2	6	10	3	2	6	1		2			
93	Np	2	2	6	2	6	10	2	6	10	14	2	6	10	4	2	6	1		2			
94	Pu	2	2	6	2	6	10	2	6	10	14	2	6	10	6	2	6			2			
95	Am	2	2	6	2	6	10	2	6	10	14	2	6	10	7	2	6			2			
96	Cm	2	2	6	2	6	10	2	6	10	14	2	6	10	7	2	6	1		2			
97	Bk	2	2	6	2	6	10	2	6	10	14	2	6	10	9	2	6			2			
98	Cf	2	2	6	2	6	10	2	6	10	14	2	6	10	10	2	6			2			
99	Es	2	2	6	2	6	10	2	6	10	14	2	6	10	11	2	6			2			
100	Fm	2	2	6	2	6	10	2	6	10	14	2	6	10	12	2	6			2			
101	Md	2	2	6	2	6	10	2	6	10	14	2	6	10	13	2	6			2			
102	No	2	2	6	2	6	10	2	6	10	14	2	6	10	14	2	6			2			
103	Lr	2	2	6	2	6	10	2	6	10	14	2	6	10	14	2	6	1		2			
104	Rf	2	2	6	2	6	10	2	6	10	14	2	6	10	14	2	6	2		2			
105	Ha	2	2	6	2	6	10	2	6	10	14	2	6	10	14	2	6	3		2			
106	Sg	2	2	6	2	6	10	2	6	10	14	2	6	10	14	2	6	4		2			
107	Bh	2	2	6	2	6	10	2	6	10	14	2	6	10	14	2	6	5		2			
108	Hs	2	2	6	2	6	10	2	6	10	14	2	6	10	14	2	6	6		2			
109	Mt	2	2	6	2	6	10	2	6	10	14	2	6	10	14	2	6	7		2			

　　从表 6-2 可见，元素原子的电子层结构呈周期性的变化，这种周期性变化必然导致元素的性质也呈现周期性的变化。元素性质周期性变化的规律称元素周期律，反映元素周期律的元素排布表称为元素周期表。现将周期表中的周期、族以及区的划分及其与电子构型之间的关系做一介绍。

一、原子的电子结构和元素周期律

(一) 周期

元素周期表中横行称为周期，共有七个周期，每个周期对应一个能级组，见表 6-3。

表 6-3　各周期中元素的数目与能级组的关系

周期	能级组	能级组中的原子轨道	元素数目
1	1	$1s$	2
2	2	$2s2p$	8
3	3	$3s3p$	8
4	4	$4s3d4p$	18
5	5	$5s4d5p$	18
6	6	$6s4f5d6p$	32
7	7	$7s5f6d$（未完）	（尚未布满）

第一周期只有两个元素，称特短周期；第二、三周期是短周期，以后是长周期，第七周期未完成。除第一和第七周期外，其余每一周期元素的最外层电子的构型都是从 ns^1 开始到 np^6 结束，呈现明显的周期型变化。每一周期的开始都出现一个新的电子层，所以元素原子的电子层数就等于该元素在周期表所处的周期数，即元素在周期表中所属的周期数等于该元素原子最外层的主量子数 n。各周期元素的数目与能级组最多能容纳的电子数目一致，按 2、8、8、18、18、32 的顺序增加，第七周期尚未布满。

由此可见，周期表中的周期是原子中电子能级组的反映，周期的本质是按能级组对元素进行分类。

例 6-1　第 6 和 7 周期完成时，每周期共有 32 个元素，为什么？

解：按照原子轨道的近似能级图和电子排布的规则，第 6 周期应当从 $6s$ 能级开始填充电子，然后依次是 $4f$、$5d$、$6p$，则第 6 周期总的原子轨道包括 1 个 $6s$、7 个 $4f$、5 个 $5d$ 和 3 个 $6p$ 轨道，总轨道数是 16，最多能容纳的电子总数为 $2 \times 16 = 32$ 个，所以第 6 周期完成时共有 32 个元素。同理，第 7 周期应从 $7s$ 能级开始填充电子，然后依次是 $5f$、$6d$、$7p$，则第 7 周期总的原子轨道包括 1 个 $7s$、7 个 $5f$、5 个 $6d$ 和 3 个 $7p$ 轨道，总轨道数是 16，最多能容纳的电子总数为 $2 \times 16 = 32$ 个，所以第 7 周期完成时共有 32 个元素。

（二）族和区

周期表中的纵列称为族，一共有 18 个纵列，除铁、钴、镍 3 个纵列合为一族称第ⅧB族外，其余每一纵列为一族。所以，周期表中共有 7 个主族（A 族），1 个 0 族，8 个副族（B族），见书后所附周期表。同族元素原子的价层电子构型相似，因而具有相似的化学性质，可见价电子构型是周期表中元素分族的基础。

根据价层电子构型的特征，可将周期表中的元素分为 5 个区，见图 6-9。

1. **s 区元素**　包括ⅠA 和ⅡA 族元素，外层电子构型为 $ns^{1\sim2}$。除氢原子以外，其他都是活泼金属。

2. **p 区元素**　包括ⅢA～ⅦA 族和 0 族元素，外层电子构型为 $ns^2np^{1\sim6}$（He 为 $1s^2$）。它们大部分是非金属元素，0 族是稀有气体元素。

3. **d 区元素**　包括ⅢB～ⅧB 族，价层电子构型一般为 $(n-1)d^{1\sim9}ns^{1\sim2}$。它们都是金属元素，也称过渡元素（transition element）。

4. *ds* 区元素　包括 I B 和 II B 族，价层电子构型为 $(n-1)d^{10}ns^{1\sim2}$。不同于 *d* 区元素，它们次外层 $(n-1)d$ 轨道是充满的。它们都是金属元素，也称过渡元素，一般有可变氧化值。

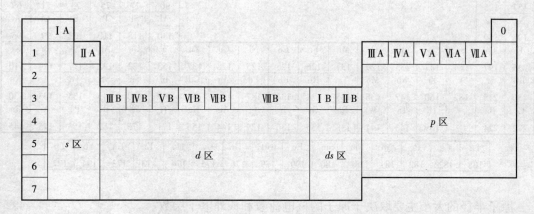

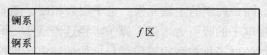

图 6-9　周期表中元素的分区

5. *f* 区元素　包括镧系和锕系元素，价层电子构型为 $(n-2)f^{0\sim14}(n-1)d^{0\sim1}ns^{2}$。它们的最外层电子数目、次外层电子数目大都相同，只有 $(n-2)$ 层电子数目不同，所以又称内过渡元素。*f* 区内各元素的化学性质极为相似，它们都是金属，也有可变氧化值。

二、元素性质的周期性变化

元素的性质是原子内部结构的反映。由于原子的电子层结构的周期性，元素的一些基本性质，如原子半径、元素电负性等也随之呈现周期性的变化。

（一）原子半径

由于电子云没有确定的边界，因而原子半径的概念较为模糊，通常是将最外层电子出现概率最大的球壳层半径近似看作是自由原子半径，如基态氢原子的半径为 52.9pm。

通常所说的原子半径（atomic radius）是指分子或晶体中相邻同种原子的核间距离的一半。根据原子间作用力的性质不同，原子半径又分为共价半径 r_c（covalent radius）和 van der Waals 半径 r_v（van der Waals radius）。共价半径是指以共价单键结合的两原子核间距离的一半（图 6-10 中实线所示）；van der Waals 半径是指单质分子晶体中相邻分子间两个非键合原子核间距离的一半（图 6-10 中虚线所示），显然共价半径小于 van der Waals 半径。第一至第六周期元素原子的共价半径列于表 6-4。

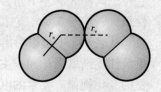

图 6-10　原子示意图
r_c：共价半径和
r_v：van der Waals 半径

表6-4　原子半径/pm

H 37																	He 32
Li 157	Be 125											B 90	C 77	N 75	O 73	F 71	Ne 69
Na 191	Mg 160											Al 140	Si 118	P 110	S 102	Cl 99	Ar 95
K 235	Ca 197	Sc 164	Ti 147	V 135	Cr 129	Mn 137	Fe 126	Co 125	Ni 125	Cu 128	Zn 137	a 153	Ge 122	As 122	Se 117	Br 114	Kr 110
Rb 250	Sr 215	Y 182	Zr 160	Nb 147	Mo 136	Tc 135	Ru 134	Rh 134	Pd 137	Ag 144	Cd 152	In 167	Sn 140	Sb 143	Te 135	I 133	Xe 130
Cs 272	Ba 224		Hf 159	Ta 143	W 141	Re 138	Os 135	Ir 136	Pt 139	Au 144	Hg 155	Tl 171	Pb 175	Bi 182	Po 153	At 145	Rn 145

La 188	Ce 182	Pr 182	Nd 181	Pm 181	Sm 180	Eu 199	Gd 179	Tb 176	Dy 175	Ho 174	Er 173	Tm 173	Yb 194	Lu 172

原子半径的大小主要取决于原子的核电荷数和核外电子层数。

从表6-4可以看出，同一周期的主族元素，电子层数相同，随着原子序数的递增，核电荷数增加，原子核对外层电子的吸引力增强，原子半径逐渐减小。同一周期的副族元素，随着原子序数的递增，增加的电子排布在次外层，与增加的核电荷可抵消掉一部分，造成原子半径的减小缓慢，原子半径略有减小。

同一主族元素，从上而下原子半径一般是增大的。因为同一主族的原子由上而下电子层数增多，虽然核电荷也是增加的，相比之下电子层数增多使原子半径增大。同一副族元素的原子半径的变化与主族元素的变化趋势相同，但由于增加的电子排布在次外层$(n-1)d$轨道或内层$(n-2)f$轨道，使得原子半径增大的幅度减小。

（二）元素的电负性

元素的电负性（electronegativity）是指元素的原子在分子中吸引成键电子对的能力，用符号 X 表示。表6-5列出了各元素的电负性。

元素的电负性值越大，表明原子在分子中吸引电子的能力就越强，元素的非金属性也就越强；元素的电负性越小，原子在分子中吸引电子的能力就越弱，元素的金属性也就越强。因此，元素的电负性可以综合地反映元素的原子得失电子的能力的大小，可以较全面地反映元素金属性和非金属性的相对强弱。金属元素的电负性一般小于2。Fr的电负性最小为0.7，它位于同期表的左下角，是金属性最强的元素。非金属元素的电负性一般大于2。F的电负性最大，等于3.98，它位于周期表的右上角，是非金属性最强的元素。

从表6-5中可以看出，元素的电负性呈现明显的周期性变化。同一周期元素，从左到右电负性逐渐增强；同一主族中，从上到下元素的电负性逐渐减小。副族元素的电负性没有明显的变化规律。元素的电负性应用广泛，除比较元素金属性和非金属性的相对强弱外，还可以帮助理解化学键的性质，解释或预测物质的某些理化学性质等。

表 6-5　元素电负性

H 2.18																	He
Li 0.98	Be 1.57											B 2.04	C 2.55	N 3.04	O 3.44	F 3.98	Ne
Na 0.93	Mg 1.31											Al 1.61	Si 1.90	P 2.19	S 2.58	Cl 3.16	Ar
K 0.82	Ca 1.00	Sc 1.36	Ti 1.54	V 1.63	Cr 1.66	Mn 1.55	Fe 1.80	Co 1.88	Ni 1.91	Cu 1.90	Zn 1.65	a 1.81	Ge 2.01	As 2.18	Se 2.55	Br 2.96	Kr
Rb 0.82	Sr 0.95	Y 1.22	Zr 1.33	Nb 1.60	Mo 2.16	Tc 1.90	Ru 2.28	Ru 2.20	Pd 2.20	Ag 1.93	Cd 1.69	In 1.73	Sn 1.96	Sb 2.05	Te 2.10	I 2.66	Xe
Cs 0.79	Ba 0.89	La 1.10	Hf 1.30	Ta 1.50	W 2.36	Re 1.90	Os 2.20	Ir 2.20	Pt 2.28	Au 2.54	Hg 2.00	Tl 2.04	Pb 2.33	Bi 2.02	Po 2.00	At 2.20	

第三节　生命元素与人体健康

一、人体必需元素

在自然界的 90 多种元素中，人体约含有 60 余种。按元素在人体内含量多少划分，占人体质量 0.05% 以上的称为常量元素，有 11 种，主要集中在周期表中前 20 个元素内；含量低于 0.05% 称为微量元素，多属于长周期的元素。按元素对人体正常生命的作用又分为必需元素和非必需元素。必需元素包括常量元素和 10 余种微量元素。见表 6-6 和表 6-7，必需元素在周期表中的位置，见表 6-8。

表 6-6　人体必需元素

常量元素	占体重比例（%）	微量元素	占体重比例（%）（10^4）
O	65.9	Fe	40
C	18.0	F	37
H	10.0	Zn	33
N	3.0	Cu	1.0
Ca	2.0	V	0.3
P	1.0	Cr	0.2
S	0.25	Se	0.2
K	0.35	Mn	0.2
Na	0.15	I	0.2
Cl	0.15	Mo	0.1
Mg	0.05	Ni	0.1
		Co	0.05
总计	99.95%		0.05%

表6-7   人体微量元素的分类

类别	元素
必需微量元素	Fe、Zn、Cu、I、Mn、Se、Co、Mo、Cr、F、Ni、V、Sn、Si
有害微量元素	Pb、Hg、Cd、Ti、As

表6-8   必需元素在周期表中的位置（☐常量元素，☐微量元素）

	I	II	ⅢB	ⅣB	ⅤB	ⅥB	ⅦB		ⅧB		ⅠB	ⅡB	Ⅲ	Ⅳ	Ⅴ	Ⅵ	Ⅻ
1	H																
2													B	C	N	O	F
3	Na	Mg											Si	P	S	Cl	
4	K	Ca		V	Cr	Mn	Fe	Co	Ni	Cu	Zn			As	Se	Br	
5		Sr		Mo									Sn			I	

必需微量元素为人体特殊生理功能所需要，非必需微量元素对人体无明显特异作用。上述分类是相对的，随着对生理功能认识的不断深入和检测手段及诊断方法的进步，现在认为是非必需的某些微量元素，也可能会列入必需微量元素。如砷，过去一直认为是有害元素，1975年才认识到它的必需性。

二、必需元素的生物功能简介

（一）必需常量元素

必需常量元素在体内以不同的形式存在，是组成人体的最主要成分。这些生命元素各具有一定的化合态和功能。如C、H、O、N等主要以有机物形式存在，金属元素大多以与生物配体形成金属配合物的形式存在。

生命元素的生物功能涉及生命活动的各个方面。首先，氢、氧、碳、氮、硫、磷是生物高分子蛋白质、核酸、糖、脂肪的主要构成元素，是构成人体组织的最主要成分，是生命活动的基础。钙、磷、镁是骨骼、牙齿的重要成分。其次，这些元素还在维持体液的渗透压、保持机体的酸碱平衡、维持核酸的正常代谢以及维持神经和肌肉的应激性中起着重要作用。生命元素及其生物功能见表6-9。

表6-9 生命元素及其生物功能

元素	组织分布与生物功能
O	水和有机化合物的组成成分
C	有机化合物的组成成分
H	水和有机化合物的组成成分
N	有机化合物的组成成分
Ca	骨骼、牙齿的主要成分，神经传导和肌肉收缩所必需
P	磷脂、磷蛋白的重要组成成分，为生物合成与能量代谢所必需
S	各种蛋白质的组成成分
K	细胞内液中，维持渗透平衡和酸碱平衡
Na	细胞外液中，维持渗透平衡和酸碱平衡
Cl	细胞外液阴离子，作用同钾、钠
Mg	骨骼的成分，参加酶的激活

（二）必需微量元素

虽然必需微量元素在人体内含量很低，但它们有着重要的生理功能，与人体健康关系极大。研究微量元素在生命过程中的作用以及它们与疾病关系，是生命科学较活跃的领域。

1. 铁　铁是人类认识最早的微量元素，约占人体重的 0.005% ～ 0.008%。铁是血红蛋白、肌红蛋白和细胞色素的组成成分，在体内参与氧的运输和贮存及氧的利用。铁还是很多酶的活性中心。当肌体中铁长期不足或吸收利用不良时，可引起缺铁性贫血、免疫力低下、氧化还原代谢紊乱等。

2. 锌　锌在人体内的含量仅低于铁，分布在人体的各个组织，视觉神经中含量最高。它是许多种酶的活性中心，生物体内含锌酶超过 100 多种，参与体内大部分的新陈代谢过程。缺锌使许多酶活性下降，引起代谢紊乱、营养不良、发育和生长受阻，影响生殖和视力。临床上许多疾病都与锌的代谢有关。

3. 氟　适量的氟元素对哺乳动物的生长发育和繁殖是十分必要的。在适当的 pH 下，氟有助于钙、磷形成羟基磷灰石，促进成骨过程，具有防龋齿、保护牙齿的作用。

4. 碘　碘是合成甲状腺素的重要成分，甲状腺素是一种重要激素，能促进新陈代谢和人体发育。缺碘会出现甲状腺肿和克汀病（呆小病），造成智力低下及全身无力、肌肉痉挛、神经系统紊乱、糖尿病、心脏病等一系列病症。

5. 硒　硒是保护细胞膜的一种酶——谷胱甘肽过氧化物酶的必要组成成分，可以保护细胞不受损害、阻断自由基的生成，是体内一种预防性的、抗衰老抗氧化剂，它还可抑制癌的生长和发展。由于缺硒可引发克山病、大骨节病、白内障等。我国有一种地方病叫克山病或大骨节病，就是由缺硒引起的。

6. 铜　铜大部分以金属蛋白和金属酶的形式存在于肌肉、骨骼、肝和血液中，参与造血过程，加速血红蛋白的合成，影响铁的运输和代谢。它催化氧化 Fe^{2+} 成 Fe^{3+}，从而将铁运到骨髓。缺铜会引起缺铜性贫血、白化病等病。铜还是体内一种重要的抗氧化剂超氧化物歧化酶(SOD)的组成部分。

7. 锰　锰主要以金属酶的形式存在于体内,是多种酶的激活剂。锰对碳水化合物的新陈代谢具有重要作用,维持与呼吸有关的酶的活性。缺锰会影响骨骼的正常发育,还会使胰腺产生胰岛素的能力降低,同时还会引起智力低下、性功能障碍等疾病。

8. 钴　钴通过形成维生素 B_{12} 而发挥作用,具有激活生血的功能,参与造血过程,治疗多种贫血症。钴还参与蛋白质的合成、叶酸的储存,并有解毒功能。钴缺乏可引起巨幼红细胞贫血,过量可引起心衰、酸中毒及甲状腺肿大等。

以上简单介绍了几种必需微量元素的生物功能,生命活动是一系列活性物质参与的各种化学反应的总结果,这些反应在特定部位、按照特定程序进行,相互关联,相互制约。

三、环境污染中对人体有害的元素

社会物质文明和工业的迅速发展,在带给我们社会进步的同时也给人类生存的环境带来污染,尤其是重金属的污染来源十分广泛,这一问题已日益引起人们的普遍重视。重金属在工厂、矿山生产过程中随废水排出,进入水体后不能被微生物降解,经食物链的富集作用,能逐级在较高级生物体内千百倍地富集,最终进入人体,使人类的健康受到严重损害。这些有害元素主要有铅、镉、汞、铊等,砷由于有相似的性质也常与重金属列在一起。

1. 铅　由于工业和交通业的迅猛发展,工业化和城市化导致环境铅污染日益严重。例如含铅汽油的废气污染、蓄电池制造、金属冶炼、机械制造、印刷及煤炭开采等工业污染是铅中毒的主要原因。特别是儿童,由于代谢和发育方面的原因,对铅毒性特别敏感。目前我国儿童铅中毒的流行率明显超过美国儿童,平均血铅水平比美国儿童高出 70~90 微克/升。

铅是一种具有神经毒性的重金属元素。铅通过呼吸道和消化道吸收进入人体后,除沉积于骨骼作为贮存池外,其余的随血流分布到全身各器官和组织,产生毒性作用。主要表现有多动、注意力不集中、腹痛、便秘、腹泻、恶心、呕吐、贫血等。无症状性铅中毒主要影响儿童的智能行为发育和体格生长。

2. 汞　污染水的重金属主要有汞、镉、铅、铬、钒、钴、钡等,其中汞的毒性最大。20 世纪 50 年代日本水俣市一家化工厂排出的废水中含有甲基汞,废水排入港湾,经食物链富集到鱼、贝体内,人食鱼、贝而中毒引发水俣病。水俣病患者语言不清,走路不稳,四肢麻木,严重的眼睛失明,吞咽困难,甚至死亡。汞及其大部分化合物都有毒,有机汞的毒性大于无机汞。

3. 镉　镉是一种银白色金属,富有延展性、抗腐蚀和耐磨,属于稀有金属,广泛应用于电镀、汽车及航空、颜料、油漆、印刷等行业。长期食用受镉污染的水和食物,可导致骨痛病,即使低水平镉接触也可增加肾衰竭危险。镉进入人体后,引起骨质软化骨骼变形,严重时形成自然骨折,以致死亡。二次大战后,日本富山县神通川流域发生的骨痛病是镉造成的,患者 258 人,死亡 128 例,患者全身关节、骨骼痛不可忍。死者骨中镉比正常人高出159 倍。

4. 砷　属于类金属,元素砷不溶于水和酸,几乎没有毒性。若暴露于空气中,极易被氧化成剧毒的三氧化二砷（砒霜）。常见的含砷化合物有砒霜、二硫化二砷（雄黄）、三硫化二砷（雌黄）。由砷污染引起的急、慢性砷中毒事件屡见不鲜，其中砷污染食物占很大比例。砷的毒性与药性有一定的辩证关系，三氧化二砷(As_2O_3)治疗维 A 酸耐药的急性早幼粒细胞白血病(APL)疗效是肯定的。

第四节　共价键理论与分子结构

分子是保持物质性质的最小微粒，是参与化学反应的基本单元。分子的性质既取决于分子的化学组成，又取决于分子的空间结构。因此研究分子结构，对于了解物质的性质和化学反应规律，具有重要的意义。分子中直接相邻的两原子或离子间的强烈相互作用力称为化学键，键能约为几十到几百千焦每摩。化学键按性质的不同，可分为离子键、共价键（包括配位键）和金属键三种基本类型，其中通过共用电子对所形成的化学键称为共价键(covalent bond)。在分子间还存在一种较弱的作用力，其作用能比化学键约小一、二个数量级，称之为 van der Waals 力。研究分子中的化学键及分子间的作用力对于了解物质的性质和变化规律具有重要意义。本节主要介绍共价键理论、共价分子的空间构型以及分子间作用力。

一、共价键理论

美国化学家 G. N. Lewis 于 1916 年提出了共价学说，建立了经典的共价键理论。他认为共价键是由成键原子双方各自提供一个外层单电子组成共用电子对而形成的。形成共价键后，成键原子一般都达到稀有气体原子的外层电子构型，因此稳定。

Lewis 的经典共价键理论成功揭示了共价键与离子键的区别，但他把电子看成是静止不动的负电荷，因而无法解释为什么两个带负电荷的电子不互相排斥反而互相配对，也未能解释共价键的本质和特性，不能解释八偶规则之外仍然存在相当稳定的一些共价分子（如 BF_3、PCl_5 等）。

1927 年德国化学家 W. Heitler 和 F. London 应用量子力学的方法研究 H_2 分子的形成，揭示了共价键的本质。

（一）共价键本质

1. 氢分子的形成　Heitle 和 London 用量子力学方法处理氢原子形成氢分子的过程，得到氢分子的能量与核间距的关系曲线，见图6-11。假设电子自旋方向相反的两个氢原子相互接近时，随着核间距的减小，两个 $1s$ 原子轨道发生重叠，波函数 ψ 相加。按照波的叠加原理，在核间形成一个电子密度较大的区域，两个氢原子核被电子密度大的区域吸引，系统能量降低。当核间距降到 74 pm（理论值87pm）时，系统能量处于最低值，两个氢原子间形成了稳定的共价键，这种状态称为基态。当核间距进一步缩小时，原子核之间斥力增大，系统能量迅速升高，排斥作用将氢原子推回基态位置。

假设电子自旋方向相同的两个氢原子相互接近时，两个 $1s$ 轨道重叠部分的波函数 ψ 相减，互相抵消，核间电子的概率密度几乎为零，从而增大了两核间的排斥力，随着核间距减小，系统能量越高、越不稳定，两个氢原子不能成键，这种不稳定的状态称为氢分子的排斥

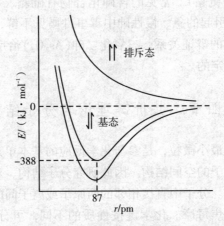

图 6-11　H_2 的能量与核间距关系曲线

态（repellent state）。

由此可见，氢分子的形成是两个氢原子 $1s$ 轨道重叠的结果，这种结合力是两核间的电子云密集区对两核的吸引，成键的这对电子围绕两个原子核运动，且在两核之间出现的概率最大，因而共价键的本质还是电性的。

2. 价键理论的基本要点

（1）两个原子相互接近时，只有自旋方向相反的单电子可以相互配对（两原子轨道重叠），形成稳定的共价键。

（2）自旋方向相反的单电子配对形成共价键后，就不能再和其他原子的单电子配对。因此一个原子所能形成共价键的数目取决于该原子中单电子数。

（3）成键的两原子轨道重叠越多，两核间电子云密度越大，形成的共价键就越牢固。因此两个原子轨道总是采取原子轨道最大重叠的方向成键，这称为原子轨道最大重叠原理。

（二）共价键的特征

1. 共价键的饱和性　共价键是由原子间轨道重叠、共用电子对形成的。由于每种元素的原子所能提供未成对电子数是一定的，所以每个原子能够形成共价键的数目也就一定，这就是共价键的饱和性。

若 A、B 两个原子各有一个未成对电子，则可形成共价单键；若 A、B 两个原子各有两个或三个未成对电子，则可形成共价双键或叁键；若 A 原子有两个、B 原子有一个未成对电子，则可形成 AB_2 型分子。

2. 共价键的方向性　根据原子轨道最大重叠原理，在形成共价键时，原子间一定采取轨道重叠最大的方向成键，这就是共价键的方向性。

原子轨道在空间是有一定取向的，除 s 轨道呈球形对称外，其他的 p、d 轨道在空间都有一定的伸展方向。因此，除 s 轨道与 s 轨道成键没有方向的限制外，其他的原子轨道只有沿着一定的方向才能进行最大程度的重叠。例如 HCl 分子是由 H 原子的 $1s$ 轨道和 Cl 原子的 $3p_x$ 轨道重叠成键的。$1s$ 轨道与 $3p_x$ 轨道可以有许多种重叠方式（图 6-12）。其中只有 $1s$ 轨

道沿 $3p_x$ 轨道的对称轴（x 轴）方向进行靠近，才能实现它们之间的最大程度重叠，形成稳定的共价键（图 6-12a）。而其他的重叠方式（图 6-12b 和 c），均不能有效地重叠，不能形成稳定的共价键。

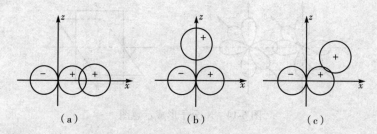

图 6-12　HCl 分子的 p_x-s 轨道重叠示意图

由此可见，共价键具有方向性是原子轨道最大重叠的必然结果。在分子结构中，共价键的方向性具有重要作用，它不仅决定分子的空间构型，还影响分子的极性。

（三）共价键的类型

1. σ 键　两个成键原子轨道沿键轴（即两原子核间连线，设为 x 轴）方向，以"头碰头"方式进行重叠，轨道的重叠部分沿键轴呈圆柱形对称分布，这样形成的共价键称为 σ 键。x 轴为圆柱形的轴心。对于只含有 s 单电子和 p 单电子的原子，它们可以通过 s-s、s-p_x 或 p_x-p_x 轨道沿 x 轴进行重叠形成 σ 共价键。如图 6-13a 所示。

2. π 键　两个成键原子轨道沿键轴方向以"肩并肩"方式进行重叠，轨道的重叠部分垂直于键轴并呈镜面反对称分布（原子轨道在镜面两边波瓣的符号相反），这种重叠方式形成的共价键称为 π 键。可以发生这种重叠的原子轨道有 p_y-p_y、p_z-p_z，如图 6-13b 所示。

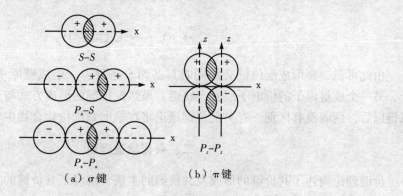

图 6-13　σ 键和 π 键形成示意图

两个原子形成共价双键时，有一个是 σ 键，另外一个通常是 π 键。共价叁键中有一个 σ 键和两个 π 键。例如，N 原子有三个单电子，分别占据三个互相垂直的 $2p$ 轨道。当两个 N 原子结合成 N_2 分子时，各以 $2p_x$ 轨道沿键轴以"头碰头"方式重叠形成一个 σ 键后，其余的两个 $2p$ 轨道（$2p_y$ 和 $2p_z$）只能分别以"肩并肩"方式进行重叠，形成两个相互垂直的 π

键，如图 6-14 所示。所以，两个 N 原子以共价叁键形成 N_2 分子，分子中有一个 σ 键和两个 π 键，其分子结构式可用 N≡N 表示。

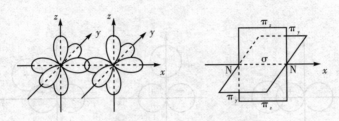

图 6-14　N_2 分子形成示意图

由于形成 σ 键时轨道重叠程度比形成 π 键时轨道重叠程度大，因而 σ 键的稳定性比 π 键高。σ 键构成分子的骨架，可单独存在于两原子间。π 键比 σ 键活泼，较易断开，π 键不能单独存在，只能与 σ 键共存于双键或叁键中。通常，共价单键是 σ 键，而双键中有一个 σ 键和一个 π 键，叁键中有一个 σ 键和两个 π 键。

3. 配位键　通常，共价键是由两个成键原子各提供一个未成对电子所组成的。此外，还有一类共价键，其共用电子对是完全由一个成键原子单独提供的。这种由一个原子单独提供共用电子对而形成的共价键称为配位共价键（coordinate covalent bond），简称配位键（coordination bond）。形成配位键时，提供电子对的原子称为电子对的给予体（donor），接受电子对的原子称为电子对的接受体（acceptor）。配位键常用"→"表示（箭头方向由电子对给予体指向电子对接受体）以区别于正常共价键。例如，在 CO 分子中，O 原子除了以两个 $2p$ 单电子与 C 原子的两个 $2p$ 单电子形成一个 σ 键和一个 π 键外，O 原子还有一对孤对电子（lone pair electron）可与 C 原子的一个 $2p$ 空轨道形成一个配位键。CO 分子的形成可表示为

$$:\overset{\cdot}{\underset{\cdot}{C}}\cdot \ + \ \cdot\overset{\cdot\cdot}{\underset{\cdot\cdot}{O}}: \longrightarrow :C \Longleftarrow O:$$

由此可见，要形成配位键必须同时具备两个条件：一个成键原子的价电子层有孤对电子，另一个成键原子的价电子层有空轨道。虽然配位键的形成方式与正常共价键不同，但在成键以后，两者没有区别。有关配位键理论将在第七章配位化合物中作进一步介绍。

二、杂化轨道理论

价键理论阐述了共价键的形成及共价键的本质，解释了共价键的方向性和饱和性，但在解释多原子分子的空间构型时却遇到了困难。例如，根据价键理论，H_2O 分子中的两个 O—H 键的键角应为 90°；CH_4 分子的 4 个 C—H 键的性质也不完全相同。而事实上，H_2O 分子的键角为 104°45′；CH_4 分子的 4 个 C—H 共价键的性质完全相同，且 CH_4 的空间构型为正四面体。为了更好地解释分子的空间构型，1931 年 L. Pauling 等人在价键理论的基础上提出了杂化轨道理论（hybrid orbital theory）。

（一）杂化轨道理论的要点

1. 在成键过程中，由于原子间的相互影响，同一原子中参加成键的几个能量相近的不同类型的原子轨道可以重新进行组合，组成几个数目相等、能量相同的杂化轨道，这种原子轨道重新组合的过程称为杂化（hybridization），杂化后形成的新轨道称为杂化轨道（hybrid orbital）。

2. 原子轨道经杂化后成键能力增强。这是因为原子轨道在杂化前后的形状发生很大变化，电子云分布变得更为集中，有利于原子轨道间的最大重叠，因而杂化轨道的成键能力增强。

3. 中心原子采取的杂化类型决定杂化轨道的空间伸展方向以及成键后分子的空间构型。原子轨道在杂化时，杂化轨道之间力图在空间取最大夹角分布，使相互间的排斥能最小，这样形成的键更稳定。由于不同类型的杂化轨道之间的夹角不同，所以成键后所形成的分子就具有不同的空间构型。

（二）轨道杂化与分子空间构型

能量相近的 ns 轨道和 np 轨道可以进行杂化，按参与杂化的 s 轨道、p 轨道数目，这种杂化可分为 sp、sp^2、sp^3 三种杂化类型。

1. sp 杂化　由一个 ns 轨道和一个 np 轨道组合而形成两个 sp 杂化轨道，称为 sp 杂化。每个 sp 杂化轨道均含有 $1/2$ 的 s 轨道和 $1/2$ 的 p 轨道成分，sp 杂化轨道间的夹角为 $180°$，呈直线形。因此，当两个 sp 杂化轨道与其他原子轨道重叠成键后，分子的空间构型就为直线形。例如气态 $BeCl_2$ 分子的形成，Be 原子的价层电子构型为 $2s^2$，在形成 $BeCl_2$ 分子的过程中，Be 原子的一个 $2s$ 电子经激发后进入到 $2p$ 空轨道，这两个 $2s$ 和 $2p_x$ 轨道进行 sp 杂化，组成夹角为 $180°$ 的两个能量相同的 sp 杂化轨道。Be 原子通过这两个 sp 杂化轨道与两个 Cl 原子的 $3p$ 轨道重叠，形成两个 sp-p σ 键，从而形成空间构型为直线形的 $BeCl_2$ 分子（图 6-15）。实验结果也证实，$BeCl_2$ 分子中有两个完全等同的 Be-Cl 键，键角为 $180°$，分子的空间构型为直线形。

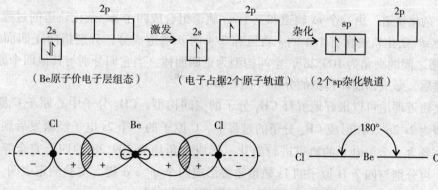

图 6-15　$BeCl_2$ sp 杂化轨道的形成示意图及分子的空间构型

2. sp^2 杂化　由一个 ns 轨道与两个 np 轨道组合成三个 sp^2 杂化轨道的过程称为 sp^2 杂化。每个 sp^2 杂化轨道含有 $1/3$ 的 s 轨道和 $2/3$ 的 p 轨道成分，三个 sp^2 杂化轨道呈平面三角形分布，夹角为 $120°$。当三个 sp^2 杂化轨道分别与其他三个原子的轨道重叠成键后，就形成平面三角形构型的分子。

例6-2　试解释 BF_3 分子的空间构型。

解：实验结果表明，BF_3 分子中有 3 个完全等同的 B-F 键，键角为 $120°$，分子的空间构型为正三角形。

BF_3 分子的中心原子是 B，其价层电子构型为 $2s^2 2p_x^1$。在形成 BF_3 分子的过程中，B 原子的 $2s$ 轨道上的一个电子被激发到 $2p$ 空轨道，一个 $2s$ 轨道和两个 $2p$ 轨道进行 sp^2 杂化，形成夹角均为 $120°$ 的三个能量完全等同的 sp^2 杂化轨道。当它们各与一个 F 原子的 $2p$ 轨道重叠时，就形成三个 sp^2-p σ 键。故 BF_3 分子的空间构型是正三角形，见图 6-16。

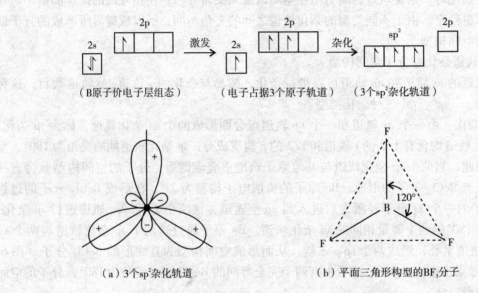

图 6-16　BF_3 杂化轨道的形成示意图及分子的空间构型

3. **sp^3 杂化轨道**　由一个 ns 轨道和三个 np 轨道组合成四个 sp^3 杂化轨道的过程称为 sp^3 杂化。每个 sp^3 杂化轨道含有 $1/4$ 的 s 轨道和 $3/4$ 的 p 轨道成分，分别指向正四面体顶角。sp^3 杂化轨道之间的夹角为 $109°28'$，空间构型为正四面体。当它们分别与其他四个原子的轨道重叠成键后，形成四面体构型的分子（图 6-17）。

用杂化轨道理论可以很好地解释 CH_4 分子的空间构型。CH_4 分子中心原子 C 原子的价层电子构型为 $2s^2 2p^2$，在形成 CH_4 分子的过程中，C 原子的一个 $2s$ 电子经激发后到 $2p$ 空轨道，这四个各含一个单电子的轨道进行杂化，形成夹角均为 $109°28'$ 的四个完全等同的 sp^3 杂化轨道，再分别与四个 H 原子的 $1s$ 轨道重叠形成四个 sp^3-s σ 键。实验测定表明，CH_4 分子的空间构型为正四面体，其形成过程及空间构型见图 6-17。

4. **不等性杂化**　原子轨道在进行杂化时，按杂化后形成的几个杂化轨道的能量是否相同，原子轨道的杂化可分为等性杂化和不等性杂化。如果轨道杂化后所形成的几个杂化轨道所含原来轨道成分的比例相等、能量相同，这种杂化称为等性杂化（equivalent hybridization）。反之，如果杂化后所形成的几个杂化轨道所含原来轨道成分的比例不相等且能量也

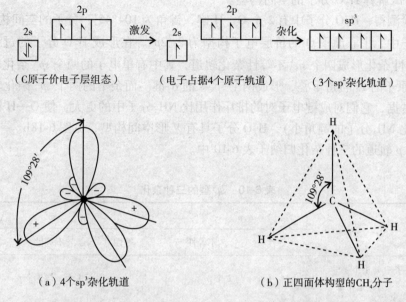

（a）4个sp^3杂化轨道　　　　　　　　（b）正四面体构型的CH_4分子

图 6-17　CH_4杂化轨道的形成示意图及分子的空间构型

不完全相同，则称为不等性杂化（unequivalent hybridization）。通常，若参与杂化的原子轨道都含有单电子或都是空轨道，其杂化是等性的。但若参与杂化的原子轨道中有被孤对电子占据的轨道，其杂化就是不等性的。比如，NH_3、H_2O 等的中心原子在成键时均采用 sp^3 不等性杂化。

NH_3 分子的中心原子是 N 原子，其价层电子构型为 $2s^2 2p^3$。在形成 NH_3 分子的过程中，N 原子轨道进行 sp^3 杂化。但是由于 N 原子的 $2s$ 轨道被孤电子对占据，形成的四个 sp^3 杂化轨道所含的 s、p 成分不完全相同，其中有一个 sp^3 杂化轨道含有较多的 s 轨道成分，并且被孤电子对占据，故不再参与成键。其余的三个 sp^3 杂化轨道各有一个单电子，分别与三个 H 原子的 $1s$ 轨道重叠形成三个 sp^3-s σ 键。由于孤对电子的电子云较密集于 N 原子周围，它对成键电子对产生排斥作用，使 N—H 键的夹角被压缩至 $107°$（小于 $109°28'$），所以，NH_3 分子的空间构型呈三角锥形，见图 6-18a。

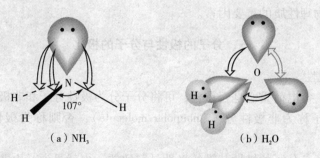

（a）NH_3　　　　　　　（b）H_2O

图 6-18　NH_3 和 H_2O 分子的杂化与空间构型

例6-3 试解释 H_2O 分子的空间构型。

解：实验测得，H_2O 分子中有 2 个 O—H 键，键角为 104°45′，分子的空间构型为 V 形。H_2O 分子中，中心原子 O 的价层电子构型为 $2s^2 2p^4$。在形成 H_2O 分子的过程中，O 原子以 sp^3 不等性杂化形成四个 sp^3 不等性杂化轨道，其中有单电子的两个 sp^3 杂化轨道，它们各与一个 H 原子的 $1s$ 轨道重叠，形成两个 sp^3-s 的 σ 键。而余下的两个 sp^3 杂化轨道各被一对孤对电子占据，它们对成键电子对的排斥作用比 NH_3 分子中的更大，使 O—H 键夹角压缩至 104°45′（比 NH_3 分子的键角小），H_2O 分子具有 V 形空间构型，见图6-18b。

s 轨道和 p 轨道的三种杂化归纳于表6-10中。

表6-10 sp 型的三种杂化

杂化类型	sp	sp^2		sp^3		
		等性	不等性	等性	不等性	不等性
参与杂化的原子轨道	1个 s 与 1个 p	1个 s 与 2个 p		1个 s 与 3个 p		
杂化轨道间夹角	180°	120°	<120°	109°28′	107°18′	104°45′
分子空间构型	直线型	平面三角形	角形	正四面体	三角锥	V 形
实 例	$BeCl_2$ C_2H_2 $HgCl_2$	BF_3 SO_3 C_2H_4	SO_2 NO_2	CH_4 SiF_4 NH_4^+	NH_3 PCl_3	H_2O OF_2

第五节 分子间作用力

实验表明，氯气在常压下冷却到 −34.6℃可变成黄绿色油状液体，若继续降温甚至可凝结成固体，这说明分子与分子之间存在着相互作用。这种分子与分子之间的作用力称为分子间作用力（intermolecular interaction），它包括 van der Waals 力和氢键两种类型。分子间作用力的大小只有化学键的 1/100 ~ 1/10，是一种弱相互作用，它是决定物质的熔点、沸点、汽化热和表面张力等物理性质的重要因素。

一、分子的极性与分子的极化

（一）分子的极性

根据分子中正、负电荷重心是否重合，可将分子分为极性分子和非极性分子。正、负电荷重心相重合的分子称为非极性分子（nonpolar molecule），否则称为极性分子（polar molecule）。

对于双原子分子，分子的极性与键的极性是一致的。也就是说，由非极性共价键构成的分子一定是非极性分子（如 H_2、F_2 和 O_2 等），即同核双原子分子一定是非极性分子。而由极性共价键构成的分子一定是极性分子（如 HCl、HF 等），即异核双原子分子一定是极性分子。

对于多原子分子，分子是否有极性不仅取决于键的极性，而且还与分子的空间构型有关。通常，具有对称结构且键的极性又能互相抵消的分子为非极性分子，否则为极性分子。例如，在 CO_2、BF_3、CH_4 分子中，虽然都含有极性键，但它们的空间构型分别为直线形、平面正三角形和正四面体，由于分子结构对称，键的极性相互抵消，整个分子中正、负电荷重心重合，因此它们都是非极性分子。而在 V 字形的 H_2O 分子和三角锥形的 NH_3 分子中，键的极性不能抵消，它们是极性分子。

分子极性的大小可用电偶极矩 μ（electric dipole moment）来量度。分子的电偶极矩等于正、负电荷重心距离（d）和正电荷重心或负电荷重心上的电量（q）的乘积

$$\vec{\mu} = q \cdot d$$

单位为 10^{-30} C·m。电偶极矩是一个矢量，化学上规定其方向是从正电荷重心指向负电荷重心。电偶极矩为零的分子是非极性分子，电偶极矩越大，表示分子的极性越强。

极性分子所具有的偶极矩称为永久偶极矩（permanent dipole moment）。显然，永久偶极矩越大，分子的极性越大。一些分子的电偶极矩和分子空间构型见表 6-11。

表 6-11　一些分子的电偶极矩和分子空间构型

分子	μ	空间构型	分子	μ	空间构型
H_2	0	直线形	CO	0.33	直线形
Cl_2	0	直线形	HCl	3.43	直线形
CO_2	0	直线形	HBr	2.63	直线形
CH_4	0	正四面体	HI	1.27	直线形
BF_3	0	平面三角形	$CHCl_3$	3.63	四面体
SO_2	5.33	角形	O_3	1.67	角形
H_2O	6.16	角形	H_2S	3.63	角形

（二）分子的极化

在外电场作用下，无论分子有无极性，它们的正、负电荷重心都将发生变化（见图 6-19），其变化的结果是非极性分子产生偶极矩，而极性分子的偶极矩增大，这种现象称为分子的极化（polarization），这种在外电场作用下产生的偶极矩称为诱导偶极矩（induced dipole moment）。

显然，外电场越强，分子产生的诱导偶极矩越大；外电场消失，则诱导偶极也随之消失。值得注意的是无论是离子还是极性分子，它们产生的电场均可使其周围的分子发生不同程度的极化，产生诱导偶极。也就是说，分子的极化不仅在外电场的作用下产生，分子间也可发生相互极化，这也是分子间存在相互作用力的重要原因。

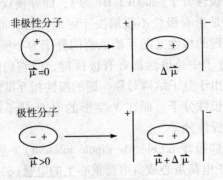

图 6-19   外电场对分子极性影响示意图

二、van der Waals 力

荷兰物理学家 van der Waals 在研究理想气体状态方程式时首先提出分子间存在着相互的作用力，故称其为 van der Waals 力。按作用力产生的原因和特性，van der Waals 力分为取向力、诱导力和色散力。

（一）取向力

取向力发生在极性分子之间。当两个极性分子相互接近时，由于它们具有永久偶极，同极相斥、异极相吸，分子将发生相对转动，使一个分子的正极紧接着另一个分子的负极，做有秩序的排列（图 6-20）。极性分子的这种运动称为取向，由永久偶极产生的分子间作用力称为取向力（orientation force）。

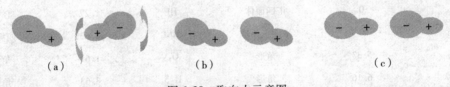

图 6-20   取向力示意图

（二）诱导力

诱导力发生在极性分子与非极性分子以及极性分子之间。当极性分子与非极性分子接近时，由于极性分子的永久偶极相当于一个外电场，可诱导非极性分子极化而产生诱导偶极，如图 6-21 所示。同样，当两个极性分子互相靠近时，在彼此的永久偶极的影响下，相互极化产生诱导偶极。由极性分子的永久偶极与非极性分子或另一极性分子所产生的诱导偶极之间的相互作用力称为诱导力（induction force）。

（三）色散力

不论是极性分子还是非极性分子，其分子内部的电子都在不断地运动，各原子核也在不断地振动，因而使整个分子的正、负电荷重心不断发生瞬间相对位移从而产生瞬间偶极。瞬间偶极又可诱导相邻分子极化产生瞬间诱导偶极（图 6-22），这种由瞬间偶极所产生的分子

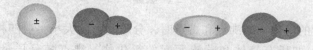

图 6-21　诱导力示意图

间作用力称为色散力(dispersion force)。显然，非极性分子与非极性分子之间、非极性分子与极性分子之间或极性分子与极性分子之间都可以产生色散力。换言之，色散力存在于各种分子之间，并且在 van der Waals 力中占有相当大的比重。虽然瞬间偶极存在的时间很短，但是它不断地重复发生，又不断地相互诱导和吸引，因此色散力始终存在。

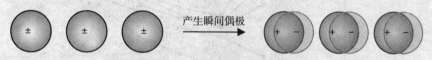

图 6-22　色散力示意图

综上所述，在非极性分子之间只有色散力；在极性分子和非极性分子之间，既有诱导力也有色散力；而在极性分子之间，取向力、诱导力和色散力都存在。表 6-12 列出了上述三种作用力在一些分子间的分配情况。

表 6-12　分子间力的分配情况 （单位：kJ·mol^{-1}）

分子	取向力	诱导力	色散力	总能量
Ar	0.000	0.000	8.49	8.49
CO	0.003	0.008	8.74	8.75
HI	0.025	0.113	25.86	26.00
HBr	0.686	0.502	21.92	23.11
HCl	3.305	1.004	16.82	21.13
NH$_3$	13.31	1.548	14.94	29.80
H$_2$O	36.38	1.929	8.996	47.31

van der Waals 力是一种分子间的作用力，它不属于化学键范畴。它有下列一些特点：它的本质是静电引力，其作用能只有几到几十千焦每摩尔，比化学键小 1~2 个数量级；它的作用范围只有几十到几百皮米；它不具有方向性和饱和性；对于大多数分子，色散力是主要的。只有极性大的分子，取向力才比较显著，诱导力通常都很小。

物质的沸点、熔点及凝聚态等物理性质与分子间的作用力有关，一般说来分子间力小的物质，其沸点和熔点较低。如 HCl、HBr、HI 的 van der Waals 力依次增大，其沸点和熔点依次递增。因而在常温下，氯是气体，溴是液体，碘是固体。

三、氢键

在讨论同族元素的氢化物的沸点和熔点时，分子间力的大小一般随相对分子质量的增大而增高，见图 6-23。如稀有气体和碳族元素的氢化物，沸点随分子量的增加而升高。但 H_2O、HF 和 NH_3 的沸点却比同族其他元素的氢化物高。这表明在这些分子之间除存在 van der Waals 力外，还存在另一种作用力，这就是氢键。

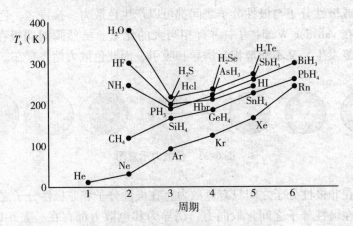

图 6-23　同族化合物沸点变化的规律

当 H 原子与电负性很大、半径很小的原子 X（如 F、O、N、等）形成共价键 X—H 时，由于 X 的强烈地吸引两核间的共用电子对，使 H 原子几乎成为裸露的质子，因此这个 H 原子还能与另一个电负性大、半径小并在外层有孤对电子的 Y 原子（如 F、O、N 等）产生定向的吸引作用，形成 X—H⋯Y 结构。在这一结构中，H 原子与 Y 原子间的静电吸引作用（虚线所示）称为氢键(hydrogen bond)。X、Y 可以是同种元素的原子，如 O—H⋯O，F—H⋯F；也可以是不同元素的原子，如 N—H⋯O。

氢键的强弱与 X、Y 原子的电负性及半径大小有关。X、Y 原子的电负性愈大、半径愈小，形成的氢键愈强。常见氢键的强弱顺序是：

$$F-H \cdots F > O-H \cdots O > O-H \cdots N > N-H \cdots N > O-H \cdots Cl$$

上述序列中，Cl 的电负性虽然比 N 略大，但半径比 N 大，只能形成较弱的氢键。

氢键的键能比化学键弱得多，与 van der Waals 力在一个数量级，但比 van der Waals 力强。氢键与 van der Waals 力不同之处是氢键具有饱和性和方向性。氢键的饱和性是指当 H 原子通常只能形成一个氢键。这是因为 H 原子比 X、Y 原子小得多，当形成氢键后，第二个 Y 原子再靠近 H 原子时，将会受到已形成氢键的 X 原子电子云的强烈排斥。氢键的方向性是指以 H 原子为中心的三个原子 X—H⋯Y 尽可能在一条直线上，这样 X 原子与 Y 原子间的距离较远，斥力较小，形成的氢键稳定。

氢键不仅在分子间形成，如氟化氢、氨水（图 6-24），也可以在同一分子内形成，如硝酸、邻-硝基苯酚（图 6-25）。

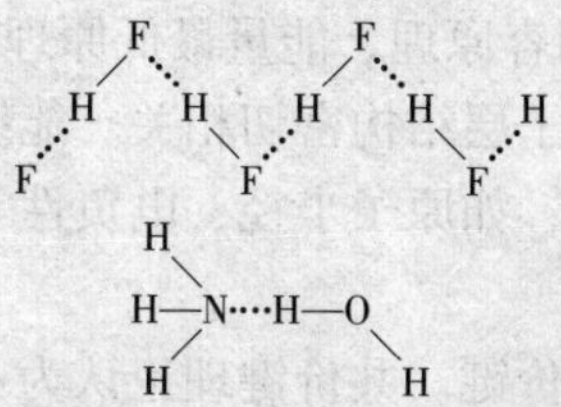

图 6-24　氟化氢、氨水中的分子间氢键

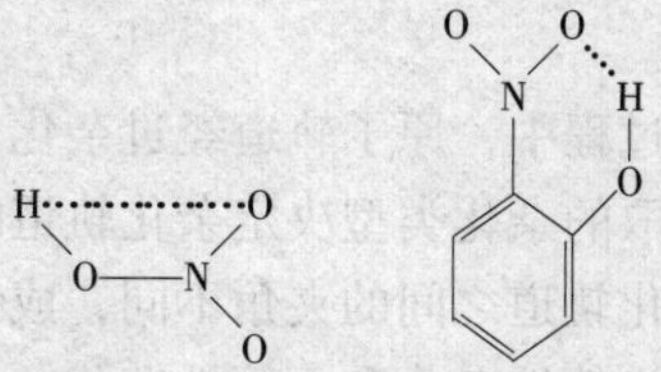

图 6-25　硝酸、邻-硝基苯酚中的分子内氢键

　　氢键存在于许多化合物中，它的形成对物质的性质有一定影响。因为破坏氢键需要能量，所以在同类化合物中能形成分子间氢键的物质，其沸点、熔点比不能形成分子间氢键的高。如 VA ~ VIIA 元素的氢化物中，NH_3、H_2O 和 HF 的沸点比同族其他相对分子质量较大的氢化物的沸点高，这种反常行为是由于它们形成了分子间氢键。分子内形成氢键，一般会使化合物的沸点和熔点降低。氢键的形成也会影响物质的溶解度，若溶质与溶剂间形成氢键，可使溶解度增大；若溶质在分子内形成氢键，通常会使溶质分子极性减小，则其在极性溶剂中溶解度减小，而在非极性溶剂中溶解度增大。比如，邻-硝基苯酚可形成分子内氢键，而对-硝基苯酚因硝基与羟基相距较远不能形成分子内氢键，但它能与水分子形成分子间氢键，所以邻-硝基苯酚在水中的溶解度比对-硝基苯酚的小。

　　一些生物大分子（如蛋白质、核酸等）中均有分子内氢键，它是保持大分子稳定性的关键因素。在脱氧核糖核酸（DNA）分子中，两条多核苷酸链靠碱基之间形成氢键来维系 DNA 的双螺旋结构。一旦氢键被破坏，DNA 会解链变性，生物功能就会丧失。

小　结

　　原子、电子和分子等微观粒子的运动不遵守经典力学规律，只能用量子力学来描述其运动规律，微观粒子运动的基本特征是具有波粒二象性、某些物理量的量子化、服从不确定原理。氢原子光谱是最简单的原子光谱，Bohr 理论解释了氢原子光谱的不连续性，但不能解释氢原子光谱的精细结构及多电子原子的光谱结构。

　　描述微观粒子运动状态的基本方程是 Schrodinger 方程，其解为波函数 ψ，又称为原子轨道。可以用一套量子数，即主量子数 n、角量子数 l、磁量子数 m 来描述一个原子轨道。自旋量子数 m_s 用以表述电子的自旋方向。波函数的平方 $|\psi|^2$ 代表电子在核外空间某处单位体积内出现的概率，电子云是电子在原子核外空间某点出现的概率密度大小的形象描述。

　　多电子原子核外原子轨道的能级产生能级分裂，根据光谱实验和量子力学原理，核外电子排布应遵循三个原则：Pauli 不相容原理、能量最低原理及 Hund 规则。

　　元素周期表中元素的排列与电子层结构密切相关。能级组的形成是元素划为周期的根本原因。元素周期律是指元素的性质，如原子半径、电负性等随着核电荷的递增而呈现周期性变化。

　　原子间通过共用电子对形成共价键。共价键理论认为：自旋相反的未成对电子通过原子轨道的重叠形成共价键，原子轨道应尽可能达到最大程度的重叠。共价键具有方向性和饱和性。共价键可分为 σ 键和 π 键，σ 键以"头碰头"方式重叠，重叠程度较大；π 键以"肩并肩"方式重叠，重叠程度较小。

　　杂化轨道理论认为：在成键过程中，原子轨道经过杂化，形成杂化轨道，原子轨道经杂化后成键能力增强。中心原子采取的杂化类型决定杂化轨道的空间伸展方向以及成键后分子的空间构型。由于不同类型的杂化轨道之间的夹角不同，成键后所形成的分子就具有不同的空间构型。原子轨道的杂化又分为等性杂化和不等性杂化。

　　分子间作用力是指分子之间的弱相互作用。按作用力产生的原因和特性，van der Waals 力分为取向力、诱导力和色散力。氢键键能与 van der Waals 力在一个数量级，但比 van der Waals 力强。氢键具有饱和性和方向性。氢键的形成会影响物质的熔点、沸点及溶解性等性质。

习　　题

1. 如何理解电子的波动性？电子波与电磁波有什么不同？

2. 下列说法是否正确，为什么？

(1) $1s$ 电子在球形轨道上运动，$2p$ 电子在 8 字形轨道上运动。

(2) 在氢原子的 $1s$ 电子云图中，小黑点越密的地方电子越多。

(3) 主量子数为 2 时，其角量子数只能取一个数，即 $l=1$。

3. 为什么一个原子轨道只能容纳 2 个电子？

4. 写出下列各电子亚层或原子轨道的名称

(1) $n=2$，$l=1$　　　(2) $n=3$，$l=2$　　　(3) $n=5$，$l=3$

(4) $n=2$，$l=1$，$m=0$　　　(5) $n=4$，$l=0$，$m=0$

5. 氮的价层电子排布是 $2s^2 2p^3$，试用 4 个量子数分别表明每个电子的运动状态。

6. 以下各"亚层"哪些可能存在？各包含多少轨道？

(1) $2s$　　　(2) $3f$　　　(3) $4p$　　　(4) $5d$

7. 举例说明核外电子排布的三个原理及特例。

8. 写出下列离子的电子排布式：Ag^+、Zn^{2+}、Fe^{3+}、Cu^+。

9. 请列出硫的四个 $3p$ 电子所有可能的各组量子数。

10. 根据下列元素的价层电子构型，指出其在周期表中所处的位置：

(1) $3s^1$　　(2) $4s^2 4p^3$　　(3) $3d^2 4s^2$

(4) $3d^5 4s^1$　　(5) $4d^{10} 5s^1$　　(6) $4s^2 4p^6$

11. 基态原子价层电子排布满足下列条件之一的是哪一类或哪一个元素?

(1) 具有 2 个 p 电子;

(2) 有 2 个量子数为 $n=4$，$l=0$ 的电子，有 6 个量子数为 $n=3$ 和 $l=2$ 的电子;

(3) $3d$ 为全充满，$4s$ 只有一个电子的元素。

12. 区别下列名词:

(1) σ 键和 π 键　　　　　　　(2) 共价键和配位键

(3) 等性杂化和不等性杂化　　(4) van der Waals 力和氢键

13. 如何理解共价键的饱和性和方向性?

14. 试用杂化轨道理论说明下列分子或离子的中心原子可能采取的杂化类型及其空间构型。

(1) PH_3　　(2) $HgCl_2$　　(3) $SnCl_4$

(4) CH_3CH_3　(5) H_3O^+　　(6) CH_2CH_2

15. BF_3 的空间构型为正三角形而 NF_3 却是三角锥形，试用杂化轨道理论予以说明。

16. 下列物质中哪些是极性分子，哪些是非极性分子?

CCl_4，$CHCl_3$，CO_2，CO，SO_2，SO_3，H_2O，PH_3

17. 将下列两组物质按沸点由低到高的顺序排列并说明理由。

(1) HBr，HI，HCl，HF

(2) CCl_4，CF_4，CBr_4，CCl_4

18. 试说明常温下 F_2 和 Cl_2 为气体，Br_2 为液体，而 I_2 为固体。

19. 指出下列说法的错误。

(1) 色散力仅存在于非极性分子之间。

(2) 凡是含有氢的分子都能形成分子间氢键。

(3) 氢键的方向性即形成分子间氢键的三个原子在一条直线上

20. 为什么乙醇(C_2H_5OH)和二甲醚(CH_3OCH_3)组成相同，但乙醇的沸点比二甲醚的沸点高?

21. 判断下列各组分子间存在着哪种分子间作用力。

(1) 苯和四氯化碳　　(2) 乙醇和水　　(3) 苯和乙醇　　(4) 液氨

（房晨婕）

第七章　配位化合物

在化学发展的过程中，人们在研究无机化合物时，发现了一种组成复杂的"分子加合物"。这些"分子加合物"通常是以一个过渡金属离子为中心与多个负离子或中性分子组成，且这些"分子加合物"在水中不能解离成简单离子。按照现代价键理论，这些"分子加合物"是由配位键组成的，因此将这类含有配位键的化合物称为配位化合物（coordination compound），简称配合物。过去，曾因它的组成复杂而称其为络合物（complex compound）。

配合物是一类复杂而又广泛存在的化合物，特别是在生物和医学领域更具有特殊的重要性。例如，在生物体内的各种金属离子多是以配合物的形式存在的，它们参与并调控体内的多种生物化学反应。研究金属离子与生物配体之间的相互作用，对于了解生命运动、疾病治疗及控制疾病有着极其重要的意义。

第一节　配合物的基本概念

一、配合物的组成

一般大多数配合物是由内界（inner sphere）和外界（outer sphere）两部分组成，配合物的内界是由中心原子（或离子）及与其紧密结合的中性分子或离子组成。在表示配合物的组成时，通常用方括号[　]将配合物的内界括起来，方括号以外的部分称为外界。

例如，在 $CuSO_4$ 的水溶液中加入过量的氨水，可以生成深蓝色的 $[Cu(NH_3)_4]SO_4$

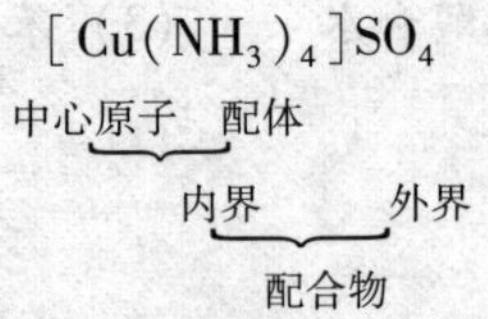

$$[Cu(NH_3)_4]SO_4$$

中心原子　配体

内界　　外界

配合物

图 7-1　配合物的组成

$[Cu(NH_3)_4]SO_4$ 就是一种配合物。其中 $[Cu(NH_3)_4]^{2+}$ 称为配合物的内界，$Cu(Ⅱ)$ 称为中心原子（central atom）；NH_3 称为配位体（ligand），简称配体；方括号外的 SO_4^{2-} 称为配合物的外界（图7-1）。若将 $[Cu(NH_3)_4]SO_4$ 结晶溶于水时，$[Cu(NH_3)_4]SO_4$ 可以解离。此时，如果向该溶液中滴加 $BaCl_2$ 溶液，会看到有白色的 $BaSO_4$ 沉淀生成，说明溶液中存在游离的 SO_4^{2-}。

在配体 NH_3 分子中，N 原子含有孤电子对，N 原子与 Cu^{2+} 键合形成配位键，所以 N 原子称为配位原子（donor atom）。在配合物中，与中心原子结合的配位原子的数目称为配位数（coordination number）。

也有些配合物不存在外界，如 $[CoCl_3(NH_3)_3]$、$[PtCl_2(NH_3)_2]$ 等。另外，还有些配合物是由氧化数为 0 的中心原子与配体构成，如 $[Fe(CO)_5]$、$[Ni(CO)_4]$ 等。

如果一个配体中只含有一个配位原子，则称该配体称为单齿配体（monodentate ligand），若含有两个或两个以上个配位原子，则称为多齿配体（multidentate ligand）。

如配体 NH_3、H_2O、CN^-、X^-（卤离子）等为单齿配体，其配位原子分别为 N、O、C（或 N）、X 原子，其配位原子中的一对孤电子对与中心原子形成一个配位键；而常见的乙二胺（$H_2N—CH_2—CH_2—NH_2$，简写为 en）和乙二胺四乙酸根（可用符号 Y^{4-} 表示，简写为 EDTA）等为多齿配体。如在配合物 $[Cu(en)_2]Cl_2$ 中，配体 en 中的两个 N 原子为配位原子，en 称为双齿配体；在配离子 $[Ca(EDTA)]^{2-}$ 中，EDTA 中两个 N 原子和每个羧基中的一个氧为配位原子，所以 EDTA 称为六齿配体（图 7-2）。

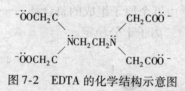

图 7-2　EDTA 的化学结构示意图

二、　配合物的命名

配合物的种类繁多，有些配合物的组成复杂，常用俗名或商品名来表示。对于简单的配合物，通常可以按《无机化合物的一般命名原则》命名。比如，若配合物的外界是简单的阴离子（如 Cl^-、OH^- 等），则称为某化某；若配合物的外界是复杂阴离子（如 SO_4^{2-}、SCN^- 等），则称为某酸某；若外界为 H^+ 离子，则在配位阴离子的名称之后用"酸"字结尾。

配合物的内界，按如下顺序命名：

配体数　配体名　合　中心原子名称（中心原子氧化值）

中心原子的氧化值用罗马数字表示。如

$[Ag(NH_3)_2]Cl$　　　　　氯化二氨合银（Ⅰ）

$K_3[Fe(CN)_6]$　　　　　六氰合铁（Ⅲ）酸钾

$H_2[PtCl_6]$　　　　　　六氯合铂（Ⅳ）酸

如果配合物内界含有多种配体时，则不同种类配体之间用"·"分开。命名时按阴离子在前，中性分子在后的顺序依次命名。其中，阴离子配体的顺序为：简单离子—复杂离子—有机酸根；中性分子配体的顺序是为：NH_3—H_2O—有机分子。例如

$[CoCl(SCN)(en)_2]Cl$　　　氯化一氯·一硫氰酸根·二（乙二胺）合钴（Ⅲ）

$[CoCl_2(NH_3)_3H_2O]SCN$　　硫氰酸二氯·三氨·一水合钴（Ⅲ）

$K[PtCl_3NH_3]$　　　　三氯·一氨合铂（Ⅱ）酸钾

$[PtCl_2(NH_3)_2]$　　　二氯·二氨合铂（Ⅱ）

三、配合物的类型

配合物的种类极其广泛，如果按配体是单齿配体还是多齿配体来分类，可以将配合物分为简单配合物和螯合物两种类型。

1. 简单配合物　由单齿配体与中心原子直接配位而形成的配合物称为简单配合物。如 $[Ag(NH_3)_2]Cl$，$K_2[PtCl_6]$ 和 $K_4[Fe(CN)_6]$ 等。

2. 螯合物　由多齿配体中两个或两个以上个配位原子与一个中心原子形成具有环状结构的配合物称为螯合物（chelate）。其中配体就像螃蟹的螯一样钳住中心原子，因而将其形象地称为螯合物。能够与中心原子形成螯合物的配体称为螯合剂（chelating agent），多齿配体与中心原子形成的环状结构称为螯合环（chelating ring）。如果螯合剂与中心原子形成的螯合环是由五个或六个原子组成，则称为五元环或六元环。此时环的张力较小，螯合物稳定性高。例如，在三（乙二胺）合钴（Ⅲ）离子中，每个配体乙二胺中的两个配位原子 N 与中心原子钴以配位键结合形成一个由五个原子组成的螯合环——五元环，共形成了三个五元螯合环（图7-3），因而 $[Co(en)_3]^{3+}$ 离子十分稳定。

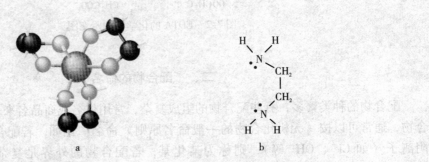

图7-3　三（乙二胺）合钴（Ⅲ）离子的结构示意图

a. $[Co(en)_3]^{3+}$ 离子　　b. 乙二胺（en）

通常，与具有相同配位原子数的简单配合物相比，螯合物具有特殊的稳定性，这种由于生成螯合物而使配合物的稳定性大大增加的作用称为螯合效应（chelating effect）。一般地说，配体与中心原子形成的螯合环越多，螯合物就越稳定。例如，EDTA（乙二胺四乙酸二钠盐）可以与许多金属离子形成 1∶1 的螯合物，其中最多可以形成有五个螯合环的稳定螯合物（图7-4），因而 EDTA 可以与许多金属离子形成十分稳定的螯合物。如 EDTA 可以与 Ca^{2+}、Mg^{2+} 等金属离子形成稳定的螯合物，利用这一性质可以测定水中的 Ca^{2+}、Mg^{2+} 等离子的含量，也可以去除水中的 Ca^{2+}、Mg^{2+} 离子，使水软化。

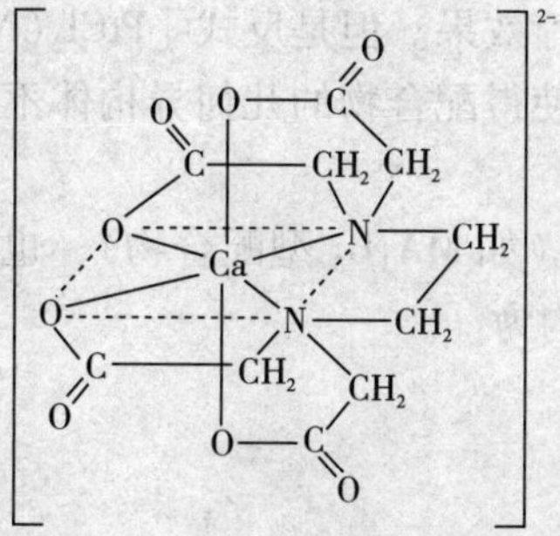

图 7-4 乙二胺四乙酸合钙（Ⅱ）离子的结构示意图

四、 配合物的异构现象

在实际工作中，人们发现有些化学式相同的配合物，在物理性质及化学性质方面都呈现出很大差异。进一步的研究表明，这些化合物虽然化学组成相同，但是由于分子中原子的排列方式不同，因而其理化性质表现出不同。具有相同的化学式，但分子内原子的排列方式不同的化合物，称为异构体（isomer）。

配合物中的异构现象是相当普遍的，通过对配合物晶体的 X 光晶体衍射实验发现：在配合物中，配体在中心原子的周围并不是随意堆积的，而是按照一定的方式排列，从而形成特定的空间结构。这种由于配体在中心原子周围的空间排布方式不同而产生的异构现象，称为几何异构（geometric isomer），也称为顺反异构。它主要发生在配位数为四的平面正方形配合物或配位数为六的八面体配合物中。如果同种配体处于中心原子的同一侧称为顺式结构（图 7-5 a）；如果同种配体处于不同侧时，称为反式结构（图 7-5 b）。

例如 $[PtCl_2(NH_3)_2]$ 的空间构型为平面四边形，它具有顺式和反式两种异构体（图 7-5）。

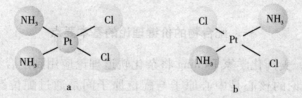

图 7-5 $[PtCl_2(NH_3)_2]$ 的顺反异构体

a. 顺-$[PtCl_2(NH_3)_2]$ b. 反-$[PtCl_2(NH_3)_2]$

这两种异构体具有不同的理化性质，顺式-$[PtCl_2(NH_3)_2]$［cis-dichlorodiamineplatinum（Ⅱ），cis-DDP］呈橙黄色，因其结构不对称，偶极矩大于零，是极性分子，较易溶解于水；而反式-$[PtCl_2(NH_3)_2]$［trans-dichlorodiamineplatinum（Ⅱ）］呈淡黄色，其结构对称，是非极性分子，难溶解于水。顺式-$[PtCl_2(NH_3)_2]$ 在临床上简称为顺铂（cis-platinum），由于它能迅速而牢固地与脱氧核糖核酸(DNA)结合，阻碍细胞的分裂，抑制 DNA 的复制，抑制癌细胞的再生，因而对癌症有较好的治疗效果。但是反式-$[PtCl_2(NH_3)_2]$则无此性质。这种现象表明，由于配体的空间排列不同，使得配合物的几何异构体不仅理化性质不同，且其生理活性及药理性质也常常不尽相同。

配位数为六的八面体配合物（如 MA_3B_3 型配合物），也具有两种顺反异构体。如$[CrBr_3(NH_3)_3]$两种异构体的结构为

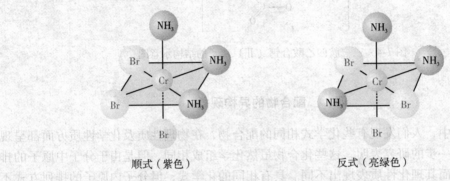

顺式（紫色）　　　　　　　　　　反式（亮绿色）

图 7-6　$[CrBr_3(NH_3)_3]$的顺反异构体

配合物几何异构体的数目与配体的种类、配体数及配合物的空间构型等因素有关。通常配体的种类越多，所能形成的异构体也越多。

第二节　配合物的价键理论

配合物的化学键理论是指中心原子与配体之间的成键理论，是为了阐明配合物的中心原子与配体之间化学键的本质，解释配合物的配位数、空间构型、分子磁性、颜色和稳定性等性质而提出的。目前，主要有价键理论、晶体场理论、分子轨道理论和配位场理论四种，本节只介绍价键理论。

一、配合物的价键理论的基本要点

20 世纪 30 年代，美国化学家 Pauling 将杂化轨道理论应用到配合物中，提出了配合物的价键理论。价键理论的核心是中心原子与配位原子间是通过配位键而结合的，其要点如下：

1. 中心原子与配体之间以配位键结合，即配体中的配位原子提供孤对电子对，填充到中心原子价电子层的空轨道中，从而形成配位键，配位键本质是共价键。

2. 为了增加成键能力，在成键时，中心原子的空轨道经杂化形成数目相同、能量相等并具有一定空间伸展方向的杂化轨道。

3. 配合物的空间构型取决于其杂化轨道的类型。

二、配合物的空间构型

配合物离子（简称配离子）的空间构型是指配体在中心原子周围的排列方式，它与中心原子所提供的杂化轨道类型密切相关。根据价键理论的基本要点，可以判断一些常见配离子的杂化轨道类型和空间构型。本节简单地介绍配位数是 2、4、6 的配离子。

1. 配位数为 2 的配离子　这类配离子有很多，最典型的是 $[Ag(NH_3)_2]^+$。在 $[Ag(NH_3)_2]^+$ 离子中，$Ag^+(4d^{10})$ 的价电子层结构为

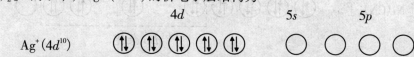

当 Ag^+ 与两个 NH_3 形成 $[Ag(NH_3)_2]^+$ 配离子时，Ag^+ 外层的一个 $5s$ 空轨道和一个 $5p$ 空轨道采取 sp 杂化，形成两个 sp 空杂化轨道。两个 NH_3 分子中 N 原子上的孤对电子，分别进入 Ag^+ 的两个等价的空 sp 杂化轨道，形成两个 σ 配位键，结合为稳定的 $[Ag(NH_3)_2]^+$ 配离子。其价电子层结构如下

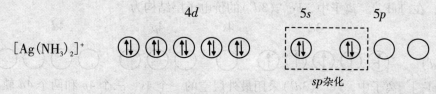

由于两个 sp 杂化轨道之间的夹角是 $180°$，故 $[Ag(NH_3)_2]^+$ 离子的空间构型是直线型。

2. 配位数为 4 的配离子　其中心原子通常采取 sp^3 或 dsp^2 两种类型的杂化方式。通过 sp^3 杂化形成的配离子，其空间构型是四面体结构；而 dsp^2 杂化的配离子，其构型则是平面正方形。

例如，在 $[Ni(NH_3)_4]^{2+}$ 离子中，$Ni^{2+}(3d^8)$ 的价电子层结构为

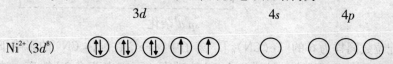

在 Ni^{2+} 与 NH_3 形成配离子时，Ni^{2+} 外层的一个 $4s$ 空轨道和三个 $4p$ 空轨道进行 sp^3 杂化，形成四个 sp^3 空杂化轨道。四个 NH_3 分子中 N 原子上的孤对电子分别进入 Ni^{2+} 的四个等价的空 sp^3 杂化轨道，形成四个 σ 配位键，结合为稳定的 $[Ni(NH_3)_4]^{2+}$ 离子。其价电子层结构如下

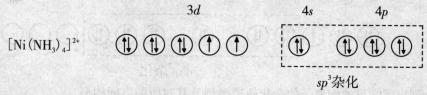

由于四个 sp^3 杂化轨道之间的夹角是 $109°28'$，故 $[Ni(NH_3)_4]^{2+}$ 离子的空间构型是正四面体型。

但是在配位数为 4 的 $[Ni(CN)_4]^{2-}$ 离子中，$[Ni(CN)_4]^{2-}$ 的空间构型并非是正四面体，

而是平面正方形。这是因为在 $[Ni(CN)_4]^{2-}$ 离子中，配体 CN^- 离子对中心原子的影响较大，使得 Ni^{2+} 外层电子发生重排。其结果使 Ni^{2+} 离子 $3d$ 轨道中的两个单电子在同一个 $3d$ 轨道中配对，而空出一个 $3d$ 轨道。这个 $3d$ 空轨道与一个 $4s$ 空轨道、两个 $4p$ 轨道共同杂化组成四个等价的 dsp^2 杂化空轨道。四个 CN^- 中 C 原子上的孤对电子分别进入 Ni^{2+} 的 dsp^2 空轨道中，形成四个 σ 配位键，而形成稳定的 $[Ni(CN)_4]^{2-}$ 离子。其价电子层结构为

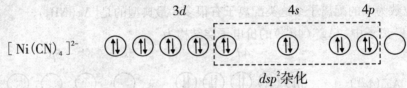

dsp^2 杂化

由于四个 dsp^2 杂化轨道处于同一平面内，且每个轨道之间的夹角是 90°，所以 $[Ni(CN)_4]^{2-}$ 离子的空间构型是平面正方形。

3. 配位数为 6 的配离子　其中心原子通常采取 sp^3d^2 和 d^2sp^3 两种杂化类型，空间构型通常都是八面体构型。

例如，在 $[FeF_6]^{3-}$ 离子中，$Fe^{3+}(3d^5)$ 的价电子层结构为

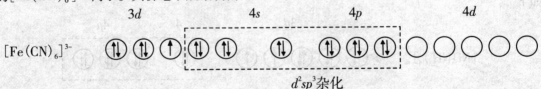

在 $[FeF_6]^{3-}$ 离子中，$Fe^{3+}(3d^5)$ 采用最外层空的一个 $4s$、三个 $4p$ 和两个 $4d$ 轨道杂化组成六个等价的 sp^3d^2 杂化空轨道。六个 F^- 离子中的孤电子对分别进入 Fe^{3+} 的 sp^3d^2 空轨道中，形成六个 σ 配位键，结合成稳定的八面体 $[FeF_6]^{3-}$ 离子。其价电子层结构为

$3d$ ⬆ ⬆ ⬆ ⬆ ⬆　$4s$ ⬆⬇　$4p$ ⬆⬇ ⬆⬇ ⬆⬇　$4d$ ⬆⬇ ⬆⬇ ○ ○ ○

[FeF₆]³⁻

sp^3d^2 杂化

但是在配位数同样为 6 的 $[Fe(CN)_6]^{3-}$ 离子中，Fe^{3+} 在配体 CN^- 的影响下，其 $3d$ 轨道中的五个单电子发生重新排布，挤进三个 $3d$ 轨道中，而空出两个 $3d$ 轨道，这两个 $3d$ 空轨道与外层一个 $4s$ 空轨道、三个 $4p$ 轨道杂化形成六个等价的 d^2sp^3 杂化空轨道。六个 CN^- 中 C 原子上的孤电子对分别进入 Fe^{3+} 的 d^2sp^3 杂化空轨道中，形成六个 σ 配位键，而形成稳定的 $[Fe(CN)_6]^{3-}$ 离子。其价电子层结构为

[Fe(CN)₆]³⁻

d^2sp^3 杂化

表 7-1 列出了常见的配离子的杂化轨道类型及其对应的空间构型。

表 7-1　轨道杂化类型与配合物的几何构型

配位数	杂化类型	几何构型	实例
2	sp	直线型	$[Ag(CN)_2]^-$、$[Ag(NH_3)_2]^+$
4	sp^3	正四面体	$[Ni(NH_3)_4]^{2+}$、$[Zn(NH_3)_4]^{2+}$、$[Ni(CO)_4]^{2+}$、$[HgI_4]^{2-}$、$[CoCl_4]^{2-}$
	dsp^2	正方形	$[Cu(NH_3)_4]^{2+}$、$[Ni(CN)_4]^{2-}$、$[PtCl_4]^{2-}$、$[Cu(CN)_4]^{2-}$、$[PtCl_2(NH_3)_2]$
6	sp^3d^2	正八面体	$[FeF_6]^{3-}$、$[CoF_6]^{3-}$、$[Fe(H_2O)_6]^{3+}$
	d^2sp^3		$[Fe(CN)_6]^{4-}$、$[Fe(CN)_6]^{3-}$、$[Co(NH_3)_6]^{3+}$、$[PtCl_6]^{2-}$

三、配合物的类型与磁性

根据中心原子在轨道杂化时采用外层或内层 $(n-1)d$ 轨道的不同，可以将配合物分为外轨型配合物（outer-orbital coordination compound）和内轨型配合物（inner-orbital coordination compound）两种类型。中心原子以最外层的 ns、np 或 ns、np、nd 空轨道进行杂化形成的配合物称为外轨型配合物〔如 $[Ag(NH_3)_2]^+$、$[Ni(NH_3)_4]^{2+}$、$[FeF_6]^{3-}$ 等〕。中心原子以 $(n-1)d$、ns、np 空轨道进行杂化形成的配合物称为内轨型配合物〔如 $[Ni(CN)_4]^{3-}$、$[Fe(CN)_6]^{3-}$ 等〕。

中心原子与配体结合究竟形成内轨型配合物还是外轨型配合物，主要取决于中心原子与配体的性质。当中心原子的次外层 $(n-1)d$ 电子较少（为 $d^1 \sim d^3$）时，由于其次外层有足够多的空 d 轨道，不需要重排就可以用次外层 $(n-1)d$ 轨道（即内层 d 轨道）参与杂化。因而通常只形成内轨型配合物，不形成外轨型配合物；当次外层 $(n-1)d$ 电子较多（为 $d^9 \sim d^{10}$）时，不可能再发生重排，所以也只能生成外轨型配合物。而对于次外层 $(n-1)d$ 电子数为 $d^4 \sim d^8$ 的中心原子，则既可以形成的内轨型配合物也可能形成外轨型配合物。当这类 $(n-1)d$ 电子数为 $d^4 \sim d^8$ 的中心原子与不同的配体形成配位键时，如果中心原子与较弱的配体（如 F^-、H_2O 等）作用时，则中心原子次外层 $(n-1)d$ 电子不会发生重排，因而形成高自旋的外轨型配合物；如果中心原子与很强的配体（如 CN^- 等）作用时，则在配体的作用下，中心原子会发生次外层 $(n-1)d$ 电子重排，形成低自旋的内轨型配合物。显然，只有 $(n-1)d$ 电子数为 $d^4 \sim d^8$ 的中心原子在与不同的配体结合时，才可能形成内轨型或外轨型两种不同类型的配合物。

在形成内轨型配合物时，在配体的作用下，中心原子价电子层 $(n\text{-}1)d$ 电子发生重排，使得其价电子层单电子数减少或不再有单电子，如 $[Ni(CN)_4]^{3-}$ 等，从而导致该配合物由单电子自旋产生的磁矩变小或磁矩为零。所以，内轨型配合物也称为低自旋(low-spin)配合物；在形成外轨型配合物时，中心原子仅用最外层的空轨道进行杂化，中心原子的价电子不发生重排，与其形成的内轨型配合物相比，单电子数较多，具有较高自旋磁矩。因此，外轨型配合物也常称为高自旋(high-spin)配合物。

对于同一中心原子，由于其形成内轨型配合物与形成外轨型配合物的单电子数不同，因此可以通过测定其磁矩来间接地推测该配合物是内轨型还是外轨型配合物。

第三节 配位平衡

在研究配合物的性质时，首先要考虑它的稳定性问题。"稳定性"在不同的情况下，有不同的含意。有时它是指配合物的热稳定性，即加热时，配合物是否容易分解；有时是指配合物的氧化还原稳定性，即当有氧化剂或还原剂存在时，配合物是否容易被破坏；但通常配合物的稳定性是指配合物在溶液中的稳定性，即配合物在溶液中是否容易解离为简单离子和配体，越不容易解离的配合物越稳定。

一、配位平衡常数

在 $CuSO_4$ 溶液中加入过量的氨水，会生成 $[Cu(NH_3)_4]^{2+}$ 离子

$$Cu^{2+} + 4NH_3 \longrightarrow [Cu(NH_3)_4]^{2+}$$

该反应称为配位反应。

由于溶液中的游离的 Cu^{2+} 离子与 NH_3 结合转化成 $[Cu(NH_3)_4]^{2+}$ 离子，所以当向溶液中加入稀 NaOH 时，不会有 $Cu(OH)_2$ 沉淀生成；但若加入 Na_2S 溶液，仍会有黑色 CuS 沉淀生成。这表明在 $[Cu(NH_3)_4]^{2+}$ 溶液中，还有少量的 Cu^{2+} 离子存在，即 $[Cu(NH_3)_4]^{2+}$ 离子可以发生解离

$$[Cu(NH_3)_4]^{2+} \longrightarrow Cu^{2+} + 4NH_3$$

这称为配合物的解离反应。

在一定的温度下，当配位反应与解离反应速率相等时，体系达到动态平衡。可表示为

$$Cu^{2+} + 4NH_3 \rightleftharpoons [Cu(NH_3)_4]^{2+}$$

根据平衡原理，有

$$K_s^{\ominus} = \frac{[Cu(NH_3)_4^{2+}]}{[Cu^{2+}][NH_3]^4}$$

$K_s^{\ominus}$ 为配离子的配位平衡常数。显然，$K_s^{\ominus}$ 值越大，表明配离子的解离倾向越小，配离子在溶液中越稳定。因此通常称 $K_s^{\ominus}$ 是配合物的稳定常数(stability constant)。一些常见配离子的稳定常数值见表 7-2。

表 7-2　常见配离子的稳定常数 (298K)

配离子	$K_s^{\ominus}$	配离子	$K_s^{\ominus}$
$[Ag(CN)_2]^-$	1.26×10^{21}	$[Fe(CN)_6]^{4-}$	1.0×10^{35}
$[Ag(NH_3)_2]^+$	1.12×10^7	$[Fe(CN)_6]^{3-}$	1.0×10^{42}
$[AlF_6]^{3-}$	6.9×10^{19}	$[FeF_6]^{3-}$	2.04×10^{14}
$[Ca(edta)]^{2-}$	1.0×10^{11}	$[Mg(edta)]^{2-}$	4.37×10^8
$[Co(NH_3)_6]^{2+}$	1.29×10^5	$[Ni(CN)_4]^{2-}$	1.99×10^{31}
$[Co(NH_3)_6]^{3+}$	1.58×10^{35}	$[Ni(NH_3)_6]^{2+}$	5.50×10^8
$[Cu(en)_2]^{2+}$	1.0×10^{20}	$[Zn(CN)_4]^{2-}$	5.01×10^{16}
$[Cu(NH_3)_4]^{2+}$	2.09×10^{13}	$[Zn(NH_3)_4]^{2+}$	2.88×10^9

在一定温度下，对于配体数相同的配离子，稳定常数 $K_s^{\ominus}$ 越大，表明配离子越稳定。从表 7-2 中可知，$K_s^{\ominus}[Ag(CN)_2]^-$ 的值大于 $K_s^{\ominus}[Ag(NH_3)_2]^+$，所以 $[Ag(CN)_2]^-$ 离子的稳定性大于 $[Ag(NH_3)_2]^+$ 离子。同理 $[Cu(NH_3)_4]^{2+}$ 离子的稳定性大于 $[Zn(NH_3)_4]^{2+}$ 离子。但 $[Ag(NH_3)_2]^+$ 和 $[Cu(NH_3)_4]^{2+}$ 的配体数目不同，就不能直接用 $K_s^{\ominus}$ 来比较它们的稳定性。

除了用配合物的稳定性常数 $K_s^{\ominus}$ 来表示配离子的稳定性外，也常用不稳定常数 $K_d^{\ominus}$ 表示配离子的稳定性，配合物的不稳定常数 $K_d^{\ominus}$ 就是配离子的解离平衡常数。例如 $[Cu(NH_3)_4]^{2+}$ 离子在溶液中存在解离平衡

$$[Cu(NH_3)_4]^{2+} \Longrightarrow Cu^{2+} + 4NH_3$$

其平衡常数称为 $[Cu(NH_3)_4]^{2+}$ 离子的不稳定常数 $K_d^{\ominus}$，其表达式为

$$K_d^{\ominus} = \frac{[Cu^{2+}][NH_3]^4}{[Cu(NH_3)_4^{2+}]}$$

显然，配离子的不稳定常数 $K_d^{\ominus}$ 越大，配离子就越不稳定。

例 7-1　将 $0.1\ mol \cdot L^{-1}$ $CuSO_4$ 溶液与 $6\ mol \cdot L^{-1}$ 氨水等体积混合，求混合溶液中 Cu^{2+}、NH_3 和 $[Cu(NH_3)_4]^{2+}$ 离子的浓度($K_s^{\ominus} = 2.1 \times 10^{13}$)。

解: 由于 NH_3 是过量的，为了计算方便，可以假设两溶液混合后溶液中的 Cu^{2+} 全部生成了 $[Cu(NH_3)_4]^{2+}$，即设初始时，$c\{[Cu(NH_3)_4]^{2+}\} = \dfrac{0.1}{2} = 0.05\ mol \cdot L^{-1}$

那么，消耗 NH_3 的浓度为 $4 \times 0.05 = 0.2\ mol \cdot L^{-1}$。

设达成平衡时，由 $[Cu(NH_3)_4]^{2+}$ 解离出的 Cu^{2+} 离子浓度为 x mol·L^{-1}。

根据平衡　　　　　　　$Cu^{2+} + 4\ NH_3 \Longrightarrow [Cu(NH_3)_4]^{2+}$

初始浓度／mol·L^{-1}　　　0　　　　$\dfrac{6.0}{2} - 0.2 = 2.8$　　　0.05

平衡浓度／mol·L^{-1}　　　x　　　　$2.8 + 4x$　　　　　0.05 $- x$

$$K_s^{\ominus} = \frac{[Cu(NH_3)_4^{2+}]}{[Cu^{2+}][NH_3]^4} = \frac{0.05 - x}{x(2.8 + 4x)^4} = 2.1 \times 10^{13}$$

由于 $K_s^{\ominus}$ 值很大，且 NH_3 又过量，所以解离的 Cu^{2+} 离子浓度很小，与 NH_3 和 $[Cu(NH_3)_4]^{2+}$ 的浓度相比可忽略不计，即 $0.05 - x \approx 0.05$ mol·L^{-1}，$2.8 + 4x \approx 2.8$ mol·L^{-1}。

于是有　　　　$K_s^{\ominus} = \dfrac{0.05}{x(2.8)^4} \approx 2.1 \times 10^{13}$

解得　$x = [Cu^{2+}] = 3.9 \times 10^{-17}$ mol·L

　　　$[Cu(NH_3)_4]^{2+} = 0.05 - 3.9 \times 10^{-17} \approx 0.05$ mol·L^{-1}

　　　$[NH_3] = 2.8 + 4 \times 3.9 \times 10^{-17} \approx 2.8$ mol·L^{-1}

例 7-2　在 1 升 1 mol·L^{-1} 的氨水溶液中，溶解 0.02 mol AgNO$_3$（设体积不变），求平衡时溶液中 Ag$^+$ 离子和 NH$_3$ 的浓度。已知 $[Ag(NH_3)_2]^+$ 的 $K_s^{\ominus} = 1.1 \times 10^7$。

解：设平衡时 Ag$^+$ 离子浓度为 x mol·L^{-1}。

根据平衡原理，有

$$Ag^+ \quad + \quad 2\ NH_3 \quad \Longrightarrow \quad [Ag(NH_3)_2]^+$$

初始浓度／mol·L^{-1}　　　0　　　$1 - 0.02 \times 2$　　　0.02

平衡浓度／mol·L^{-1}　　　x　　　$0.96 + 2x \approx 0.96$　　　$0.02 - x \approx 0.02$

$$K_s^{\ominus} = \frac{[Ag(NH_3)_2^+]}{[Ag^+][NH_3]^2} = \frac{0.02}{x(0.96)^2} = 1.1 \times 10^7$$

$$x = [Ag^+] = \frac{0.02}{0.96^2 \times 1.1 \times 10^7} = 2.0 \times 10^{-9} \text{ mol·L}^{-1}$$

$$[NH_3] = 0.96 + 2x \approx 0.96 \text{ mol·L}^{-1}$$

二、配位平衡的移动

与其他化学平衡一样，配位平衡是在一定条件下建立的动态平衡。当条件变化时，平衡就会发生移动。凡是能够影响中心离子或配体浓度的因素均可以使配位平衡发生移动。如溶液的酸度变化、加入沉淀剂、氧化剂或还原剂以及其他配体，均有可能导致配位平衡移动，甚至为其他平衡所取代。

1. 配位平衡与酸碱平衡　根据酸碱质子理论，许多配体（如 F$^-$、Cl$^-$、CN$^-$、OH$^-$、NH$_3$ 等）都是质子碱，可接受质子。如果在这些配体形成的配离子溶液中加酸，配体会与

H^+ 结合生成难解离的共轭弱酸，从而降低了溶液中配体的浓度，导致配离子解离。例如

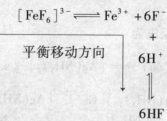

$$[FeF_6]^{3-} \rightleftharpoons Fe^{3+} + 6F^-$$

Fe^{3+} 与 F^- 可以形成比较稳定的 $[FeF_6]^{3-}$，但若酸度过大（如 $[H^+] > 0.05 \text{ mol·L}^{-1}$），则 F^- 与 H^+ 结合生成弱酸 HF，使 $[FeF_6]^{3-}$ 的配位平衡向 $[FeF_6]^{3-}$ 解离的方向移动。这种因溶液酸度增大而导致配离子解离的作用称为酸效应。显然，溶液的酸度越大，配离子越不稳定。显然，当溶液的酸度一定时，配体的碱性越强，配离子越不稳定。

另一方面，配离子的中心离子在水溶液中往往容易发生水解，导致中心离子浓度降低，使配位平衡向配离子解离的方向移动。例如

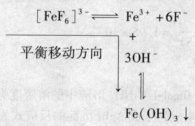

$$[FeF_6]^{3-} \rightleftharpoons Fe^{3+} + 6F^-$$

这种因中心离子与溶液中的 OH^- 结合而导致配离子解离的作用称为水解效应。显然，中心离子越容易水解或溶液的碱性越强，越有利于中心离子的水解反应进行，配离子越不稳定。

酸效应和水解效应均可以降低配离子的稳定性，所以溶液的酸度要适当才能使配离子稳定地存在于溶液中。通常的做法是在保证不生成氢氧化物沉淀的前提下，适当提高溶液 pH 值，以保证配离子的稳定性。

2. 配位平衡与沉淀平衡　若在达成配位平衡的体系中加入沉淀剂，中心离子可以与其生成沉淀，使得配位平衡向配离子解离方向移动。反之，若在沉淀上加入能与金属离子形成配离子的配位剂，则沉淀可以转化为配离子而溶解。

比如，在 AgCl 沉淀中加入大量氨水，可使白色 AgCl 沉淀溶解生成无色的 $[Ag(NH_3)_2]^+$ 离子。反之，若再向该溶液中加入 NaBr 溶液，立即出现淡黄色 AgBr 沉淀。反应如下

$$AgCl\ (s) \rightleftharpoons Ag^+ + Cl^- \qquad [Ag(NH_3)_2]^+ \rightleftharpoons Ag^+ + 2NH_3$$

例 7-3　计算 298K 时，AgCl 在 6 mol·L^{-1} NH$_3$ 溶液中的溶解度。在 1L 此溶液中加入

NaBr 固体使 Br⁻ 浓度为 0.1mol·L⁻¹（忽略因加入 NaBr 所引起的体积变化），问有无 AgBr 沉淀生成？

解： AgCl 溶于 NH₃ 溶液中的反应为

$$AgCl(s) + 2NH_3(aq) \rightleftharpoons [Ag(NH_3)_2]^+(aq) + Cl^-(aq)$$

其平衡常数为
$$K^\ominus = \frac{[Ag(NH_3)_2^+][Cl^-]}{[NH_3]^2} = \frac{[Ag(NH_3)_2^+][Cl^-]}{[NH_3]^2} \cdot \frac{[Ag^+]}{[Ag^+]}$$
$$= K_s^\ominus[Ag(NH_3)_2^+] \times K_{sp}^\ominus(AgCl) = 1.1 \times 10^7 \times 1.8 \times 10^{-10}$$
$$= 1.95 \times 10^{-3}$$

设 AgCl 在 6.0mol·L⁻¹ NH₃ 溶液中的溶解度为 S mol·L⁻¹，

由反应式可知：$[Ag(NH_3)_2^+] = [Cl^-] = S$ mol·L⁻¹，$[NH_3] = (6.0 - 2S)$ mol·L⁻¹，将平衡浓度代入平衡常数表达式中，得

$$K^\ominus = \frac{S^2}{(6.0 - 2S)^2} = 1.95 \times 10^{-3}$$
$$S = 0.26 \text{ mol·L}^{-1}$$

即 298K 时，AgCl 在 1 升 6.0mol·L⁻¹ NH₃ 溶液中的溶解度为 0.26mol·L⁻¹。

在上述溶液中，如有 AgBr 生成，生成 AgBr 沉淀的反应式为

$$[Ag(NH_3)_2]^+(aq) + Br^-(aq) \rightleftharpoons 2NH_3(aq) + AgBr(s)$$

反应的平衡常数为
$$K^\ominus = \frac{[NH_3]^2}{[Br^-][Ag(NH_3)_2^+]} = \frac{1}{K_s^\ominus[Ag(NH_3)_2^+] \cdot K_{sp}^\ominus(AgBr)}$$
$$= \frac{1}{1.1 \times 10^7 \times 5.35 \times 10^{-13}} = \frac{1}{5.89 \times 10^{-6}} = 1.70 \times 10^5$$

该反应的反应商为
$$J = \frac{c(NH_3)^2}{c([Ag(NH_3)_2^+]) \cdot c(Br^-)} = \frac{(6.0 - 2 \times 0.26)^2}{0.26 \times 0.10} = 1155$$

由于 $J < K^\ominus$，$[Ag(NH_3)_2]^+$ 和 Br⁻ 反应向生成 AgBr 沉淀方向进行，因此有 AgBr 沉淀生成。

3. 配位平衡与氧化还原平衡　如果在配离子溶液中加入能与中心离子或配体起作用的氧化剂或还原剂，使中心离子或配体的浓度降低，则会导致配位平衡向配离子解离的方向移动。例如，I⁻ 可将 $[FeCl_4]^-$ 配离子中的 Fe^{3+} 还原成 Fe^{2+}，使配离子 $[FeCl_4]^-$ 解离

$$[FeCl_4]^- \rightleftharpoons Fe^{3+} + 4Cl^-$$

平衡移动方向 $\downarrow$ I^- $\Uparrow$ Fe^{2+} $+$ $\frac{1}{2}I_2$

反之，配位平衡也可以影响氧化还原平衡，使原来不可能发生的氧化还原反应在配体存在下发生。例如，在 Fe^{3+} 溶液中加入 I^-，可以析出 I_2。但如果在此溶液中加入 NaF，则 I_2 消失。

$$2Fe^{3+} + 2I^- \rightleftharpoons 2Fe^{2+} + I_2$$

$+$
$12F^-$ 平衡移动方向 $\downarrow$
$\Uparrow$
$2[FeF_6]^{3-}$

这是因为 F^- 与 Fe^{3+} 生成配离子使溶液中 Fe^{3+} 浓度降低，Fe^{3+}/Fe^{2+} 电对的电极电势降低，使得 Fe^{3+} 的氧化能力小于 I_2，所以发生了 I_2 氧化 Fe^{2+} 的反应。

4. 配位平衡之间的转化 在某一配离子溶液中，加入另一种能与该中心离子形成更稳定配离子的配位剂时，则前一种配离子可以转化为后一种配离子，这是两种配体同时竞争一种中心离子的问题。如果溶液中有两种配体都可以与同一种中心离子形成配离子，则平衡总是向着生成 $K_s^{\ominus}$ 大的配离子的方向移动。

例如，在 $AgNO_3$ 溶液中加入浓度相等的 NH_3 和 CN^-，则溶液中存在两种平衡

$$Ag^+ + 2CN^- \rightleftharpoons [Ag(CN)_2]^- \qquad K_{s1}^{\ominus} = 1.3 \times 10^{21}$$

$$Ag^+ + 2NH_3 \rightleftharpoons [Ag(NH_3)_2]^+ \qquad K_{s2}^{\ominus} = 1.1 \times 10^7$$

由于 $K_{s1}^{\ominus}$ 远远大于 $K_{s2}^{\ominus}$，说明 $[Ag(CN)_2]^-$ 比 $[Ag(NH_3)_2]^+$ 更稳定，故溶液中 Ag^+ 主要以 $[Ag(CN)_2]^-$ 的形式存在。通过计算也可以说明这一点，将上述两个反应相减，得

$$[Ag(NH_3)_2]^+ + 2CN^- \rightleftharpoons [Ag(CN)_2]^- + 2NH_3$$

根据多重平衡规则，该反应的平衡常数 $K^{\ominus} = K_{s1}^{\ominus}/K_{s2}^{\ominus} = 1.2 \times 10^{14}$

$K^{\ominus}$ 值很大，说明平衡大大偏向生成产物的方向，即在溶液中 $[Ag(CN)_2]^-$ 是主要成分。也就是说，如果向 $[Ag(NH_3)_2]^+$ 溶液中加入 CN^-，$[Ag(NH_3)_2]^+$ 就会解离，转化为更稳定的配离子 $[Ag(CN)_2]^-$。由此可见，如果溶液中有两种配体都可以与同一种中心离子形成配离子时，反应总是向生成 $K_s^{\ominus}$ 值大的配离子方向进行。据此，我们只需比较反应方程式两侧

配离子的 $K_s^\ominus$ 值就可以判断配位反应进行的方向。

第四节　配合物在医学中的应用

在自然界中的许多化合物都是以配合物的形式存在的，配合物在医学中具有极其重要的作用。在医学领域中研究的配合物可以简单地分为两类，一类是生物体内的配合物，它们多是由生物大分子与金属离子结合形成的螯合物；另一类是配合物药物。

一、生物体内的配合物

1. 血红素的生理作用　血红素是 Fe^{2+} 离子的卟啉类螯合物（图7-7）。血红素与各种不同的蛋白质结合，就形成了血红蛋白、肌血红蛋白、细胞色素、过氧化氢酶和过氧化物酶等，它们在体内都有重要的生理功能。其中血红蛋白存在于红细胞中，具有输送 O_2 的作用；肌血红蛋白存在于肌肉组织细胞中，能贮存并运送氧气穿过细胞膜；细胞色素中的 Fe^{2+} 和 Fe^{3+} 间的互变具有输送电子的作用；过氧化氢酶和过氧化物酶则可以消除生物代谢中产生的过氧化物自由基，以保证细胞免受损害。

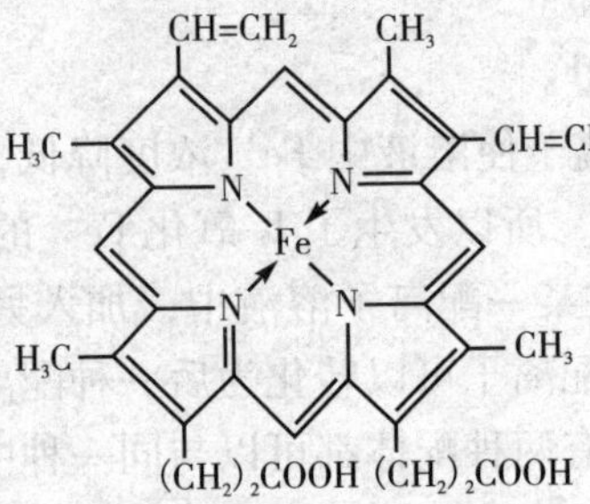

图 7-7　血红素的结构

2. 金属酶的催化作用　目前已知的 1000 多种生物酶中，约有1/3 是金属配合物。这些酶在维持体内正常代谢活动中起着非常重要作用。例如，许多酶都是 Zn^{2+} 离子的配合物，目前从各类生物体中分离出来的锌酶已超过 200 种。锌酶的主要生理功能是广泛地参与生物体内的新陈代谢和免疫调节。比如，羧肽酶能催化蛋白质羧基端肽键的水解，Zn^{2+} 离子起路易斯碱的作用，极化肽键的羰基，使羰基碳显正电性，易接受 OH^- 的进攻。而肽键上的 N 原子则接受 H^+ 离子，从而完成肽键的水解。当人体缺锌时，许多酶的活性降低，将造成代谢紊乱、人体发育和生长受阻而引起疾病。

3. 硒酶的抗衰老作用　硒是机体内谷胱甘肽过氧化物酶的组成部分，谷胱甘肽过氧化物酶可以催化谷胱甘肽将过氧化脂质还原，从而避免了过氧化脂质对细胞膜的损害，减缓不饱和脂肪酸的过氧化作用，具有抗衰老作用。

二、配合物药物

配合物在医药上的应用非常广泛，许多药物本身就是配合物，可以用于治疗各种疾病。

例如，治疗缺铁性贫血的柠檬酸铁铵是铁的配合物；治疗糖尿病的胰岛素是锌配合物；抗恶性贫血的维生素 B_{12} 是钴配合物等，而铂配合物（顺铂、碳铂等）可以抑制细胞分裂，是一类具有较强抗肿瘤作用的广谱抗癌药。

顺铂具有抑制细胞分裂的作用是美国生物物理化学教授罗森伯格（Barnett Rosenberg）在测量电流对细菌生长作用的实验时偶然发现。在实验中，他们发现惰性铂电极上产生的一种化合物使大肠杆菌不能正常分裂，后来发现这种化合物就是顺铂。顺铂可抑制细菌分裂的功效的发现，促使罗森伯格小组测试了它对癌细胞的效果。1965 年，他们报道了顺铂对老鼠癌细胞具有较强抑制作用。在顺铂的研究过程中，先后有微生物、无机化学、分子生物学、生物化学、生物物理、病理学和药学的专家参与研究，正是这么多学科的研究人员的共同努力使得罗森伯格的偶然发现成为人类抗癌史上的重大成功。1978 年顺铂被美国食品药物管理局批准上市。在临床上，顺铂对卵巢癌、前列腺癌、睾丸癌、肺癌、胃癌有较好的疗效。对鼻咽癌、食管癌、恶性淋巴瘤、乳腺癌、头颈部鳞癌、甲状腺癌及成骨肉瘤等多种实体肿瘤均能显示疗效。

目前顺铂抗癌作用的机制还没有被完全搞清楚。通常认为顺铂是通过和癌细胞的 DNA 结合干扰了细胞修复功能而杀死癌细胞。当顺铂进入细胞体内后，经过水解，一个氯缓慢被水分子取代，形成了高度活泼的铂配离子 $[PtCl(H_2O)(NH_3)_2]^+$，其中的水分子很容易脱离，从而铂与 DNA 碱基一个位点（鸟嘌呤或者腺嘌呤碱基的 N_7 原子）发生配位。然后进一步水解掉另一个氯原子，使铂与 DNA 的另一条单链内两点或双链发生交叉联结。顺铂和 DNA 的结合物然后被结构域蛋白基团（HMG）发生紧密连接，导致 DNA 链纠缠，无法修复，最后使细胞发生凋亡。从而破坏了癌细胞 DNA 的复制功能，阻止了癌细胞的分裂，进而抑制了癌细胞的生长，达到了抑制肿瘤的目的。

顺铂作为广谱抗癌药从 1978 年开始正式应用于临床以来，取得良好的疗效。在顺铂结构模式的启发下，人们广泛展开了研制金属配合物抗癌药的探索工作，为寻找抗癌活性药物开辟了一条新的途径。目前，已发现有机锡化合物、金属茂类化合物均具有较高的抗癌活性，其中有些已应用于临床。

三、配位剂的解毒作用

利用许多配体可以与重金属形成稳定配合物的性质，可以制备重金属解毒剂。其原理是作为解毒剂的配体与体内有毒的重金属离子生成可溶性的配合物排出体外。如重金属 Pb、Hg、Cd 等，它们能与蛋白质中的-SH 基结合，抑制机体内酶的活性；某些含汞化合物进入人体后会迅速通过脑屏障，导致对细胞的毒害等。利用配体生成无毒的配合物可以除去这些有毒金属。临床上已广泛应用了这类金属的解毒剂，如用枸橼酸钠治疗铅中毒，使铅转变为稳定的、无毒的、可溶性的配离子从肾排出体外；EDTA 的钙盐是排除体内 U、Th、Pu、Sr 等放射性元素的高效解毒剂；二巯基丙醇是治疗 As、Hg 中毒的首选药物等。

小　结

中心原子与配体中的配位原子以配位键结合形成配合物。配合物的组成如下：

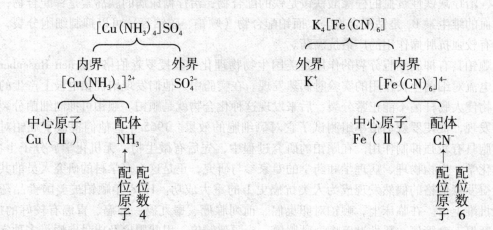

也有些配合物不存在外界，还有些配合物是由氧化数为 0 的中心原子与配体构成。

在螯合物中，多齿配体与中心原子形成螯合环使其稳定性大大增加，通常形成的螯合环越多，螯合物就越稳定。

配合物中存在异构现象，配合物异构体的数目与配体的个数、配体的种类及配合物的空间构型等因素有关。通常配体的种类越多，所能形成的异构体也越多。由于配体的空间排列不同，使得配合物的几何异构体不仅理化性质不同，且其生理活性及药理性质也不尽相同。

配合物价键理论的基本要点如下：

1．中心原子与配体以配位键结合，配体中的配位原子提供孤对电子对，填充到中心原子价电子层的空轨道中从而形成配位键，配位键本质是共价键。

2．在成键时，中心原子的空轨道经杂化形成数目相同、能量相等并具有一定空间伸展方向的杂化轨道。

表 7-3　常见轨道杂化类型与配合物的空间构型

配位数	杂化类型	空间构型
2	sp	直线型
4	sp^3	正四面体
	dsp^2	正方形
6	sp^3d^2 和 d^2sp^3	正八面体

3．配合物的空间构型取决于其杂化轨道类型。

配合物的空间构型是指配体在中心原子周围的排列方式，它与中心原子的杂化轨道类型密切相关，常见配合物的杂化轨道类型和空间构型如表 7-3。

根据中心原子在轨道杂化时采用外层或内层 $(n\text{-}1)d$ 轨道的不同，可以将配合物分为外轨型配合物和内轨型配合物两种类型。只有次外层 $(n\text{-}1)d$ 电子数为 $d^4 \sim d^8$ 的中心原子在与不同的配体结合时，才可能形成内轨型或外轨型两种不同类型的配合物。对于同一中心原子，由于形成内轨型配合物与形成外轨型配合物的单电子数不同，因此可以通过测定配合物的磁矩来推测该配合物是内轨型还是外轨型配合物。

可以用配合物的稳定常数 $K_s^{\ominus}$ 或不稳定常数 $K_d^{\ominus}$ 比较配合物的稳定性。在一定温度下，对于配体数相同的配离子，稳定常数 $K_s^{\ominus}$ 越大，表明配离子越稳定；不稳定常数 $K_d^{\ominus}$ 越大，表明配离子越不稳定。

凡是能够影响中心离子或配体浓度的因素均可以使配位平衡发生移动。如溶液的酸度变化、沉淀剂、氧化剂或还原剂以及其他配体的存在等，均可能导致配位平衡移动，甚至为其他平衡所取代。

习　题

1. 举例说明下列名词的含义

(1) 配合物　　　(2) 配离子　　　(3) 配体　　　(4) 中心离（原）子

(5) 配位原子　　(6) 配位数　　　(7) 螯合物　　(8) 单（多）齿配体

(9) 螯合效应　　(10) 内（外）轨配合物　　　(11) 高（低）自旋配合物

2. 什么是螯合物？螯合物有何特点？螯合物的稳定性与什么因素有关？

3. 下列说法是否正确？为什么？

(1) 配合物都是由配离子和其外界离子组成的。

(2) 配位数就是与中心离子结合的配体数。

(3) 配合物的稳定性与配位数无关，稳定常数越大的配离子越稳定。

4. 命名下列配合物，并指出中心离子、配体、配位原子和配位数

(1) $[Cu(NH_3)_4]SO_4$ 　　　　　(2) $K_4[Fe(CN)_6]$

(3) $Na[CoCl_4(NH_3)_2]$ 　　　　(4) $[CrCl_2(en)]Cl$

(5) $[Ag(NH_3)_2]OH$ 　　　　　(6) $H_2[PtCl_6]$

5. 写出下列配合物的化学式

(1) 六氰合铁（Ⅲ）酸钾　　　　　(2) 五氨·水合钴（Ⅲ）离子

(3) 四氯·二氨合钴（Ⅲ）酸钠　　(4) 三氯化三（乙二胺）合铁（Ⅲ）

6. 解释下列实验现象

(1) AgCl 沉淀不能溶解在 NH_4Cl 中，却能溶解在 $NH_3 \cdot H_2O$ 中。

(2) 在 $[Cu(NH_3)_4]^{2+}$ 溶液中加入 H_2SO_4，溶液的颜色由深蓝色变为浅蓝色。

(3) 螯合剂 EDTA 常作为重金属元素的解毒剂，为什么？

7. 根据平衡常数判断在下列反应中 $[Ag(NH_3)_2]^+$ 是否可能转化为 $[Ag(CN)_2]^-$。

$$[Ag(NH_3)_2]^+ + 2CN^- \rightleftharpoons [Ag(CN)_2]^- + 2NH_3$$

8. 在溶液中，若 $1.0 \times 10^{-3}\,mol \cdot L^{-1}\,[Cu(NH_3)_4]^{2+}$ 与 $1.0\,mol \cdot L^{-1}\,NH_3$ 处于平衡状态，计算溶液中游离 Cu^{2+} 的浓度。

9. 将 $0.20\,mol \cdot L^{-1}\,AgNO_3$ 溶液 10.0ml 与 $1.0\,mol \cdot L^{-1}\,NH_3H_2O$ 溶液 10.0ml 混合，计算溶

液中 Ag^+ 浓度。

10. 在 25℃，溶液中 $1.0 \times 10^{-3} mol \cdot L^{-1} [Cu(NH_3)_4]^{2+}$ 和 $1.0 mol \cdot L^{-1} NH_3$ 处于平衡状态，计算溶液中游离 Cu^{2+} 的浓度。若在 1.0L 此溶液中加入 0.0010mol NaOH，有无 $Cu(OH)_2$ 沉淀生成？若加入 0.0010mol Na_2S，有无 CuS 沉淀生成？（设溶液体积不变）

11. 计算 298 K 时，AgCl 在 1 升 $6 mol \cdot L^{-1} NH_3$ 溶液中的溶解度。

12. 在 1 升氨溶液中，欲使 0.01mol $Cu(OH)_2$ 或 0.01mol CuS 溶解，所需 NH_3 的最低浓度分别是多少？氨水是否可以溶解 $Cu(OH)_2$ 和 CuS？（已知 $Cu(OH)_2$ 的 $K_{sp} = 1.6 \times 10^{-19}$）

（王　桥）

第八章 滴定分析

分析化学是获取物质化学信息，研究物质的组成、状态和结构的一门独立的化学信息科学。分析化学的主要任务是鉴定物质的化学组成、确定物质的化学结构及测定有关组分的含量，它们分属于定性分析、结构分析及定量分析的内容。分析化学不仅对于化学本身的发展起着重大的作用，而且在生物学、药学和医学等学科中发挥着重要的作用，药品鉴定、新药研究、体内药物分析、病因调查、临床检验、环境分析及三废处理等，无不需要应用分析化学的理论、知识与技术。

定量分析一般分为仪器分析和化学分析两大类。仪器分析法是根据待测物质的某些物理性质或物理化学性质借助仪器测定待测组分含量的方法。化学分析是以物质的化学反应为基础的分析方法，主要有滴定分析法和重量分析法。本章只讨论滴定分析法，重点介绍酸碱滴定法、氧化还原滴定法和配位滴定法。

第一节 滴定分析法概论

一、滴定分析法

滴定分析法（titrimetric analysis）是定量化学分析中最重要的分析方法之一，它具有简单、快速、准确的特点，广泛应用于常量组分的测定。滴定分析法是将一种已知准确浓度的试剂溶液加入到被测物质溶液中，使二者按反应式化学计量关系恰好完全反应，根据二者的用量和浓度，计算被测组分含量的方法。因这类方法以测量溶液的容积为基础，也称"容量分析法"。

滴定分析中，与被测组分发生反应的已知准确浓度的试剂溶液叫做标准溶液（standard solution）（或滴定剂 titrant）。当加入的标准溶液的量（物质的量）与被测物质的量正好符合化学反应式的计量关系时，称为反应到达了化学计量点（stoichiometric point），简称计量点。通常化学计量点没有明显的外部变化，需在溶液中加入试剂指示计量点的到达，这种试剂叫指示剂（indicator）。滴定时，指示剂改变颜色的那一点称为滴定终点（end point of titration）。由于滴定终点和计量点的不一致造成的误差叫做终点误差（end point error）。终点误差是滴定分析误差的主要来源之一，其大小取决于反应的完全程度和选择的指示剂是否恰当。

滴定分析法通常适用于常量组分的分析，即分析组分的含量一般大于1%或取试样质量大于0.1g，体积大于10ml，有时也可以用于测定微量组分。滴定分析法使用的仪器设备简单，操作方便，易于掌握。该法的分析结果准确度较高，一般情况下，测定的相对误差不超

过 ±0.2%。因而滴定分析法在生产实践和科学研究中具有很大的实用价值。

各种类型的化学反应很多，但并不都能用于滴定分析，适用于滴定分析的化学反应，必须具备下列三个条件：

1. 反应必须定量完成，即待测物质与标准溶液之间的反应要按化学计量关系进行，无副反应发生，反应定量完成的程度要达到99.9%以上，这是定量计算的基础。

2. 反应必须迅速完成。对于速度较慢的反应，应采取适当措施如加热或加催化剂等来提高反应速度。

3. 有简便可靠的方法确定滴定终点。

二、滴定方式

根据滴定方式，可将滴定分析法分为直接滴定法、返滴定法和置换滴定法。

（一）直接滴定法

用标准溶液直接滴定待测溶液的滴定方式称为直接滴定（direct titration）。凡是滴定剂与待测物之间的反应能满足滴定分析法对化学反应的要求，都可以采用直接滴定法进行滴定。如用 HCl 标准溶液滴定 NaOH。

直接滴定法是滴定分析中最常用和最基本的滴定方法。

（二）返滴定法

返滴定法（back titration）又称剩余滴定法或回滴定法。此法用于反应速度较慢或反应物是固体，加入滴定剂后不能立即定量完成或没有适当的指示剂的那些滴定反应。此时可先加一定量的过量滴定剂，待反应定量完成后用另一种标准溶液滴定剩余的滴定剂。如固体碳酸钙的测定可先加入一定量的过量盐酸标准溶液至试样中，加热使样品完全溶解，冷却后再用氢氧化钠标准溶液返滴定剩余的盐酸。

（三）置换滴定法

对于不按化学计量关系定量进行（伴有副反应）反应的物质，可不直接滴定待测物质，而是先用适当试剂与待测物质发生置换反应，再用标准溶液滴定被置换出来的物质，这种滴定方式称置换滴定（replacement titration）。如硫代硫酸钠不能直接滴定重铬酸钾或其他强氧化剂，因为强氧化剂能将 $S_2O_3^{2-}$ 氧化成 $S_4O_6^{2-}$ 和 SO_4^{2-} 的混合物，化学计量关系不确定，故无法采用直接滴定法测定。若在酸性重铬酸钾溶液中加入过量 KI，使重铬酸钾与 I^- 定量反应生成 I_2，再用 $Na_2S_2O_3$ 标准溶液直接滴定生成的 I_2，达到定量测定重铬酸钾或其他强氧化剂的目的。

（四）间接滴定法

当待测物质不能与滴定剂直接反应时，有时可通过其他反应，以间接方式测定待测物质的含量，这种滴定方式称为间接滴定法（indirect titration）。如 Ca^{2+} 没有还原性，不能直接用 $KMnO_4$ 标准溶液滴定 Ca^{2+}。可先使 Ca^{2+} 与 $C_2O_4^{2-}$ 反应，定量地沉淀为 CaC_2O_4，将过滤洗净的沉淀溶于 H_2SO_4 溶液中，再用 $KMnO_4$ 标准溶液滴定生成的 $H_2C_2O_4$，间接求出 Ca^{2+} 的质量分数。

三、基准物质和标准溶液的配制

（一）基准物质

用以直接配制标准溶液的物质称为基准物质（primary standard substance）。基准物质应符合下述要求：

1. 物质的组成应与它的化学式完全符合。若含结晶水，结晶水的含量也与化学式符合。

2. 物质的纯度高，一般要求纯度在 99.9% 以上。

3. 性质稳定，加热干燥时不分解，称量时不吸湿，不吸收空气中的 CO_2，不被空气氧化等。

4. 物质最好有较大的摩尔质量，这样可以减少称量误差。

常用的基准物质有重铬酸钾、氯化钠、碳酸钠、邻苯二甲酸氢钾、$H_2C_2O_4 \cdot H_2O$ 等。

（二）标准溶液的配制

标准溶液就是已知准确浓度的溶液。配制标准溶液的方法有直接配制法和间接配制法两种。

1. 直接配制法　用分析天平准确称取一定质量的基准物质，溶解后定量转移到容量瓶中，稀释至一定体积，根据称取试剂的质量和容量瓶的体积，即可计算出该标准溶液的准确浓度。这种使用试剂直接配制标准溶液的方法称为直接配制法。

2. 间接配制法　许多物质不符合基准物质的标准，不能用直接配制法配制其标准溶液。对这类物质，要先配成接近所需浓度的溶液，再用基准物质或另一种标准溶液来测定它的准确浓度。利用基准物质或已知准确浓度的溶液确定标准溶液浓度的操作过程称为"标定"（standardization），这种配制标准溶液的方法称为间接配制法，也称标定法。用基准物质确定标准溶液浓度的称为直接标定，用已知准确浓度的溶液确定标准溶液浓度的称为间接标定。

标准溶液要妥善保存。注意：①由于蒸发，瓶内壁有水滴凝聚，为了使浓度不变化，每次使用前应将溶液摇匀；②见光易分解的 $AgNO_3$、$KMnO_4$ 标准溶液应贮存于棕色瓶中，并放置于暗处；③吸收 CO_2 并腐蚀玻璃的强碱溶液，最好装在塑料瓶中；④对不稳定的溶液，要定期标定。

四、滴定分析的计算

在滴定分析中用标准溶液（滴定剂 A）去滴定待测物质（B）溶液，按照化学计量关系相互作用的原理，在化学计量点，待测物质与标准溶液的物质的量必定相等。例如，

$$aA + bB \xrightarrow{\hspace{1.5cm}} dD + eE$$

当滴定达到化学计量点时，a mol A 恰好与 b mol B 完全作用，生成 d mol D 与 e mol E。此时，滴定剂 A 与待测物质 B 的物质的量的计量关系为

$$\frac{n_A}{a} = \frac{n_B}{b} \qquad\qquad (8\text{-}1)$$

若待测物质是溶液，其浓度为 c_B、体积为 V_B，在计量点时用去浓度为 c_A 的滴定剂的体积为 V_A，则式（8-1）变为

$$\frac{1}{a}c_A \times V_A = \frac{1}{b}c_B \times V_B \tag{8-2}$$

若计算待测物质 B 的质量分数 ω_B，根据式（8-1）、式（8-2）可得

$$\omega_B = \frac{m_B}{m_S} = \frac{n_B M_B}{m_S} = \frac{b}{a} \times \frac{c_A V_A M_B}{m_S} \tag{8-3}$$

式中，m_B 为滴定过程中发生反应的物质 B 的质量；m_S 为滴定时所称取的待测物质 B 的质量；M_B 为物质 B 的摩尔质量。

式（8-1）、（8-2）、（8-3）是滴定分析计算的三个基本公式。

例 8-1　用浓度为 0.09904 $mol \cdot L^{-1}$ 的 H_2SO_4 标准溶液滴定 20.00 ml NaOH 溶液时，用去 H_2SO_4 标准溶液 22.40 ml，计算该 NaOH 溶液的浓度。

解： 反应的化学方程式为 $H_2SO_4 + 2NaOH \Longrightarrow Na_2SO_4 + 2H_2O$

根据公式（8-1）、（8-2）：　　　$n_{NaOH} = 2n_{H_2SO_4}$

$$
\begin{aligned}
c_{NaOH} &= \frac{2}{1} \times \frac{c_{H_2SO_4} \times V_{H_2SO_4}}{V_{NaOH}} \\
&= \frac{2}{1} \times \frac{0.09904 \times 22.40}{20.00} = 0.2218 mol \cdot L^{-1}
\end{aligned}
$$

五、误差和偏差

（一）准确度与误差

准确度（accuracy）表示分析结果与真实值接近的程度。测量值(x)与真实值(x_T)越接近，准确度就越高。准确度的大小用误差表示，误差（error）是测量值与真实值之间的差值，差值越小，准确度就越高。误差分为绝对误差 E（absolute error）和相对误差 E_r（relative error）。

绝对误差(E)是指测量值(x)与真实值(x_T)之差

$$E = x - x_T \tag{8-4}$$

相对误差(E_r)是指绝对误差(E)在真实值(x_T)中占的百分率

$$E_r = \frac{x - x_T}{x_T} \times 100\% \tag{8-5}$$

相对误差能反映出误差在真实值中所占的比例，这对于比较在各种情况下测定结果的准确度更为方便。因此，通常用相对误差表示分析结果的准确度。

绝对误差和相对误差都有正、负值。误差为正值时，表示测量值比真实值偏高；误差为负值时，表示测量值比真实值偏低。

滴定分析中最常见的误差有系统误差(systematic error)和偶然误差(random error)。

1. 系统误差　系统误差是由某些必然的或经常的原因造成的。其来源有方法误差，仪器、试剂误差及操作误差等。系统误差对分析结果的影响有一定的规律性，在重复测量时误差的大小常常比较接近，并且会反复出现。与理论值相比，实验值要么都提高，要么都偏低。系统误差常用作空白试验和对照实验的方法消除或克服。

在不加试样的情况下，按照样品分析步骤和条件进行分析试验称为空白试验，所得结果称为空白值。从试样测定结果中扣除空白值，便可以消除因试剂、蒸馏水及实验仪器等因素引起的系统误差。

将组分含量已知的标准样品和待测样品在相同条件下进行分析测定。用标准样品的测定值与其真实值的差值来校正其他测量结果，这种方法称为对照试验。

除此之外，还可以通过校准仪器来消除仪器误差，通过制订正确的操作规程克服操作误差。

2. 偶然误差　偶然误差是由一系列微小变化的偶然原因造成的。例如，称量同一物体时，室温或湿度如有微小变动都会引起偶然误差，使得称量结果不一致。这种误差大小不定，时正时负，往往找不出确定的原因，因此很难控制、校正和测定。但偶然误差符合统计规律，表现为正负误差出现的概率相等，小误差出现的机会多而大误差出现的机会少。因此，在消除了系统误差的前提下，可以通过增加测定次数取平均值的办法克服偶然误差。

（二）精密度与偏差

在实际测量中，通常是用精密度(precision)来判断测量结果的可靠性。精密度是指平行测量的各测量值之间相互接近的程度，它描述了测量结果的再现性。精密度的高低用偏差来衡量。偏差(deviation)是指个别测量值 (x_i) 与平均值 ($\bar{x}$) 之差，偏差越小，精密度就越高，测量结果的再现性就越好。偏差又可分为绝对偏差(absolute deviation, d)和相对偏差(relative deviation, d_T)。

绝对偏差(d)是指个别测量值(x_i)与平均值($\bar{x}$)之差

$$d = x_i - \bar{x} \tag{8-6}$$

相对偏差(d_r)是指绝对偏差(d)在平均值($\bar{x}$)中占的百分率

$$d_r = \frac{x_i - \bar{x}}{\bar{x}} \times 100\% \tag{8-7}$$

利用绝对偏差和相对偏差表示精密度比较简单，对一些大偏差得不到应有的反映。在用数理统计方法处理数据时，常用标准偏差(standard deviation, S)和相对标准偏差(relative standard deviation, S_r)表示分析结果的精密度。标准偏差和相对标准偏差分别定义为

标准偏差(S)　$$S = \sqrt{\frac{\sum d_i^2}{n-1}} = \sqrt{\frac{\sum (x_i - \bar{x})^2}{n-1}} \tag{8-8}$$

相对标准偏差(S_r)　$$S_r = \frac{S}{\bar{x}} \times 100\% \tag{8-9}$$

例 8-2　四次标定某溶液的浓度，结果为 0.2041 mol·L^{-1}、0.2049 mol·L^{-1}、0.2039 mol·L^{-1} 和 0.2043 mol·L^{-1}。计算测定的平均值、标准偏差以及相对标准偏差。

解： 测量结果的平均值为：

$$\bar{x} = \frac{0.2041 + 0.2049 + 0.2039 + 0.2043}{4} = 0.2043\,\text{mol·L}^{-1}$$

测量结果的标准偏差为：

$$S = \sqrt{\frac{\sum(x_i - \bar{x})^2}{n-1}} = \sqrt{\frac{(-0.0002)^2 + (0.0006)^2 + (-0.0004)^2 + 0^2}{4-1}} = 0.0004\,\text{mol·L}^{-1}$$

测量结果的相对标准偏差为：

$$S_r = \frac{S}{\bar{x}} \times 100\% = \frac{0.0004}{0.2043} \times 100\% = 0.2\%$$

计算标准偏差时，把单次测定值的偏差平方后再求和，不仅能避免单次测定偏差相加时正负抵消，更重要的是大偏差能显著地反映出来。因此，标准偏差能更好地反映出一组平行测定数据的精密度。

（三）准确度与精密度

准确度表示分析结果与真实值接近的程度，准确度的大小用误差表示。精密度是指平行测量的各测量值之间相互接近的程度，精密度的高低用偏差来衡量。精密度是保证准确度的前提条件，没有好的精密度就不可能有好的准确度。因为准确度是在一定的精密度下，多次测量的平均值与真值相符合的程度。准确度与精密度的关系可用图 8-1 进行说明。

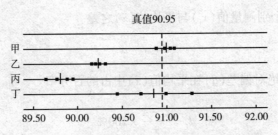

图 8-1　准确度与精密度的关系示意图

图 8-1 表示甲、乙、丙、丁四人测定同一试样中乙酰水杨酸（阿司匹林）质量分数的测量结果。从每人的四次测量结果看，甲的测量结果精确度和准确度都很好，数据可信度高；乙的测量结果精密度很高，但平均值与真实值相差太大，准确度较低，说明测量中存在较大的系统误差；丙的测量结果精确度与准确度都很差，数据可信度低；丁的测量结果精密度较差，而平均值却非常接近真实值，但这样的数据并不可靠。丁的测量结果的平均值接近真实值只是由于较大的正、负误差恰好相互抵消的结果，是一种巧合，不能说明其准确度高。如果丁多做一次或少做一次测定，数据的平均值就会与真实值相差很大，所以并不可取。

综上所述，高精密度是获得高准确度的必要条件，准确度高一定要求精密度高。但是精密度高却不能保证准确度也高，精密度只反映了数据的随机误差小、重现性好。若精密度低，说明测量结果不可靠，其准确度也就不可能高。

<h3 align="center">六、有效数字及其运算规则</h3>

（一）有效数字

有效数字（significant digits）是指实际能测量到的数字。有效数字的位数包括所有的准确数字和最后一位的可疑数字（有 ±1 的绝对误差）。有效数字是测量结果的大小及精度的真实记录，所以测量结果必须用有效数字来表示。

例如，万分之一的分析天平能准确称至 ±0.0001g；托盘天平能准确称至 ±0.1g。若用分析天平和托盘天平分别称量 1g 物质，则应分别记为 1.0000g 和 1.0g。数据 1.0000 中除了最后一位的"0"不确定外，其余四位数字都是准确的；而数据 1.0 中小数点后第一位数字"0"是不确定的，因此不能在其后面加"0"。可见，按有效数字的定义，即不能把分析天平称量的质量 1.0000g 记为 1.0g，也不能把托盘天平称量的质量 1.0g 记为 1.0000g。

又例如，用 50ml 量筒量取 25ml 溶液，由于该量筒只能准确到 1ml，因此只能记两位有效数字 25ml，末位的 5 有可能存在 ±1ml 的误差；若用 25ml 移液管量取 25ml 溶液，由于移液管可准确到 0.01ml，有效数字是四位，则应记成 25.00ml，即末位可能有 ±0.01ml 的误差。

所以，有效数字体现出实际的测量精度及其所使用的测量工具。

在判断数据的有效数字位数时，要注意以下几点：

1. 数字中的"0"是否为有效数字，取决于它在数据中所处的位置。数字前面的"0"只起定位作用，不是有效数字，如数据 0.0982，前面的两个"0"都不是有效数字，只起定位作用，该数据只包含三位有效数字；数字中间和数字最后一位的"0"都是有效数字，如数据 1.02、10.1、1.10 都有三位有效数字；整数末尾的"0"，既可以表示定位又可表示其测量精度，如数据 1100，最后两位的"0"即可定位作用又可是有效数字，所以数据的有效数字可能是四位、三位或两位。为了准确反映数据的有效数字，应根据测量精度将数据用科学计数法表示为 1.100×10^3（四位有效数字），1.10×10^3（三位有效数字）或 1.1×10^3（两位有效数字）。

2. 在变换单位时，有效数字位数不变。如 10.00ml 可写成 0.01000L 或 1.000×10^{-2}L；10.5L 可写成 1.05×10^4ml。

3. 对于 pH、$pK_a^{\ominus}$、$\lg K^{\ominus}$ 等对数值，有效数字的位数只取决于小数点后数字的位数，与整数部分无关。整数部分只起定位作用，不是有效数字。如 pH = 11.02，是两位有效数字，它表示的是 $[H^+] = 9.6 \times 10^{-12} mol \cdot L^{-1}$。pH 值中的整数部分的 11 只表示 $[H^+]$ 的乘幂是 10 的负 11 次方，只起定位作用。

4. 对于一些非测量值，如倍数、分数等，可看作是有无限多的有效数字。

（二）有效数字的修约

在处理数据时，涉及到各测量值的有效数字可能不同，因此需要确定各测量值的有效数字的位数。测量值的有效数字的位数确定之后，就要将它们后面多余的数字舍弃，这一过程称为数字修约。修约通常采用"四舍六入五成双"的基本规则。当被修约的数小于或等于4时，则舍去；当被修约的数大于或等于6时，则进位；当被修约的数等于5且后面没有数字或有数字"0"时，若5前面是偶数则舍去，如是奇数则进位；当被修约的数等于5且后面有不为"0"的数字时，总比5大，则进位。例如，下列多位数修约为三位有效数字时分别为：4.135修约为4.14，4.125修约为4.12，4.105修约为4.10，4.1251修约为4.13，4.1349修约为4.13。

需要注意的是，只允许对原测量值一次修约到所需位数，不能分次修约。例如，4.1349修约为三位，只能修约为4.13，不能先修约为4.135，再修约为4.14。

（三）有效数值的运算规则

在计算分析结果时，每个测量值的误差都会传递到结果中去，必须按照一定规则进行运算，才能使计算结果真正符合实际测量的准确度和精密度。

1. 加减法运算   做加减法是各数值绝对误差的传递，当几个数相加减时，它们的和或差的有效数字的保留，应以小数点后位数最少的数据为准。例如：

$$0.0141 + 36.32 + 1.05087 = 37.38$$

上述运算的三个数中，36.32的小数点后位数最少，只有两位，所以三个数字之和的小数点后位数也应为两位。

2. 乘除法运算   做乘除法运算是各数相对误差的传递，所以结果的相对误差必须与各数中相对误差最大的那个相当。当几个数相乘除时，它们的积或商的有效数字的位数应与参加运算的数字中有效数字的位数最少的那个数字相同。例如：

$$0.13 \times 9.7862 = 1.3$$

上述运算中，有效数字最少的是0.13，只有两位，所以计算结果的有效数字也应为两位。

在运算过程中，若某一数据的首位是8或9时，则有效数字的位数可以多算一位。例如，9.48有三位有效数字，但已接近10.00，故可认为它是4位有效数字。使用计算器处理数据时，不必对每一步的计算结果进行修约，只要按照上述规则正确保留最后计算结果的有效数字位数即可。

第二节   酸碱滴定法

酸碱滴定法是以酸碱反应为基础的滴定分析方法。一般酸、碱以及能与酸碱直接或间接发生质子转移反应的物质几乎都可以用酸碱滴定法测定。酸碱滴定法是分析化学的基本内容之一。

在酸碱滴定中，选择合适的酸碱指示剂来确定滴定反应的化学计量点是获得准确结果的关键。

一、酸碱指示剂

酸碱指示剂一般是有机弱酸或有机弱碱，它们的共轭酸碱对具有不同的结构，因而呈现不同颜色。改变溶液的 pH 值，指示剂失去或得到质子，结构发生变化，引起颜色变化。例如，酚酞是一种有机弱酸，它在水溶液中存在下列解离平衡和颜色变化

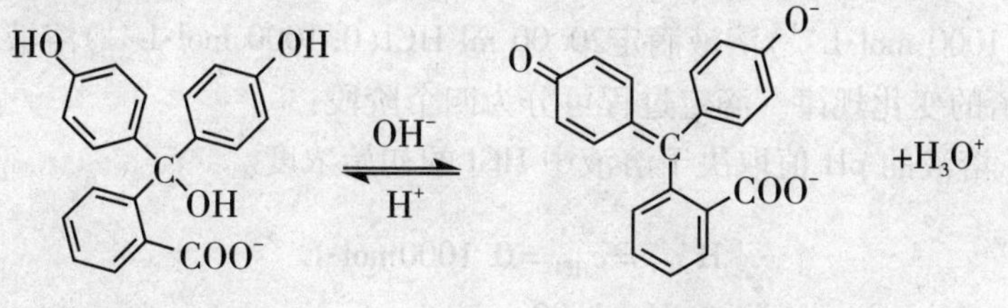

无色（酸式）　　　　　　　　　　　红色（碱式）

当溶液的 pH 值减小时，解离平衡向左移动，酚酞主要以无色的酸式存在；当溶液的 pH 值增大时，解离平衡向右移动，酚酞主要以红色的碱式存在。当溶液的 pH 值等于酚酞的 $pK_a^\ominus$ 时，弱酸与其共轭碱的浓度相等，溶液呈浅红色，此时的 pH 值称为指示剂的变色点。一般酸碱指示剂发生颜色转变的 pH 值范围大约是 $pK_a^\ominus \pm 1$，称为指示剂的变色范围。在实际工作中，酸碱指示剂的变色范围是依靠人眼观察出来的，表 8-1 列出了一些常用酸碱指示剂的变色范围。

表 8-1　常用酸碱指示剂的变色范围

指示剂	变色范围	酸色	过渡色	碱色	变色点
百里酚蓝	1.2 ~ 2.8	红色	橙色	黄色	1.7
甲基橙	3.1 ~ 4.4	红色	橙色	黄色	3.7
溴酚蓝	3.1 ~ 4.6	黄色	蓝紫	紫色	4.1
溴甲酚绿	3.8 ~ 5.4	黄色	绿色	蓝色	4.9
甲基红	4.4 ~ 6.2	红色	橙色	黄色	5.0
中性红	6.8 ~ 8.0	红色	橙色	黄色	7.4
溴百里酚蓝	6.0 ~ 7.6	黄色	绿色	蓝色	7.3
酚酞	8.0 ~ 9.6	无色	粉色	红色	9.1
百里酚酞	9.4 ~ 10.6	无色	淡蓝	蓝色	10.0

二、酸碱滴定曲线与指示剂的选择

在酸碱滴定中，应该选择适宜的指示剂，使滴定终点与计量点尽量吻合，以减少滴定误差。为此，应当了解滴定过程中溶液 pH 值的变化情况，尤其是在计量点前后滴加少量酸或碱标准溶液所引起溶液 pH 值的变化。以滴定过程中所加入的酸或碱标准溶液的量为横坐标，以所得混合溶液的 pH 值为纵坐标，所得的曲线称为酸碱滴定曲线。通过酸碱滴定曲线可以看到在整个滴定过程中溶液 pH 值的变化情况，酸碱滴定曲线是选择指示剂的依据。下

面重点讨论强酸强碱的滴定曲线和指示剂的选择原则。

（一）强碱强酸的滴定

强碱滴定强酸的基本反应为：

$$OH^- + H_3O^+ === 2H_2O$$

以 NaOH(0.1000 mol·L^{-1})溶液滴定20.00 ml HCl(0.1000 mol·L^{-1})溶液为例，讨论滴定过程中溶液 pH 值的变化规律。滴定过程可分为四个阶段：

1. 滴定前，溶液的 pH 值取决于溶液中 HCl 的初始浓度。

$$[H^+] = c_{HCl} = 0.1000 mol·L^{-1}$$
$$pH = 1.00$$

2. 滴定开始至化学计量点前，溶液的 pH 值取决于溶液中剩余 HCl 的浓度，H$^+$ 离子浓度的计算公式为：

$$[H^+] = \frac{c_{HCl}·V_{HCl} - c_{NaOH}·V_{NaOH}}{V_{HCl} + V_{NaOH}}$$

当加入 19.98ml NaOH 溶液（相对误差为 -0.1%）时，溶液中 H$^+$ 离子浓度和 pH 值分别为

$$[H^+] = \frac{0.1000 × 0.20}{20.00 + 19.80}$$
$$= 5.00 × 10^{-5} mol·L^{-1}$$
$$pH = -lg(5.00 × 10^{-5}) = 4.30$$

3. 化学计量点时，即加入 20.00ml NaOH 溶液时，NaOH 与 HCl 恰好完全反应，溶液呈中性，pH 值为7。

4. 化学计量点后，溶液的 pH 值由过量的 NaOH 浓度决定，溶液中 OH$^-$ 离子浓度的计算公式为：

$$[OH^-] = \frac{c_{NaOH} × V_{NaOH} - c_{HCl} × V_{HCl}}{V_{NaOH} + V_{HCl}}$$

当加入 20.02 ml NaOH 溶液（相对误差为 +0.1%）时，溶液的 OH$^-$ 离子浓度和 pH 值分别为

$$[OH^-] = \frac{0.1000 × 0.02}{20.00 + 20.02}$$
$$= 5.00 × 10^{-5} mol·L^{-1}$$
$$pH = 14.00 + lg(5.00 × 10^{-5}) = 9.70$$

用上述方法可计算出滴定过程中各个点的 pH 值，计算结果列于表8-2 中。

表8-2　用 NaOH($0.1000\ \text{mol·L}^{-1}$)溶液滴定20.00 ml HCl($0.1000\ \text{mol·L}^{-1}$)溶液的 pH 值

加入 NaOH 溶液的体积(ml)	剩余 HCl 溶液的体积(ml)	过量 NaOH 溶液的体积(ml)	pH
0.00	20.00		1.00
18.00	2.00		2.28
19.80	0.20		3.30
19.98	0.02		4.30
20.00	0.00	0.00	7.00
20.02		0.02	9.70
20.20		0.20	10.70
22.00		2.00	11.70
40.00		20.00	12.50

若以滴加的 NaOH 标准溶液的体积为横坐标，以被滴定溶液的 pH 值为纵坐标作图，可得到图 8-2 所示的滴定曲线。

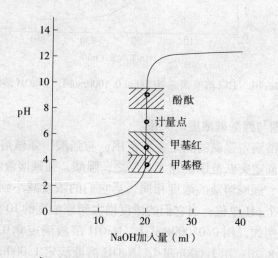

图 8-2　$0.1000\ \text{mol·L}^{-1}$ NaOH 溶液滴定 20.00 ml $0.1000\ \text{mol·L}^{-1}$ HCl 溶液的滴定曲线

由表8-2 和图 8-2 可以看到，从滴定开始到加入 NaOH 溶液 19.98ml，溶液的 pH 值仅改变了 3.30 个 pH 单位。但在化学计量点附近从 19.98～20.02ml，仅加入 0.04ml NaOH 溶液（滴定的相对误差为 -0.1%～$+0.1\%$），就使溶液的 pH 值由 4.30 急剧改变为 9.70，改变了 5.4 个 pH 单位，溶液由酸性突变到碱性。此后过量的 NaOH 溶液所引起的溶液 pH 值的变化越来越小。

在酸碱滴定法中，把化学计量点附近相对误差在 -0.1%～$+0.1\%$ 范围内溶液 pH 值的急剧变化称为滴定突跃(titration break)，滴定突跃所在的 pH 值范围称为滴定突跃范围。而滴定突跃范围就是选择指示剂的依据。选择指示剂的原则是：指示剂的变色范围应全部或部分落在滴定突跃范围内。在上述滴定中，滴定突跃范围为 4.30～9.70，甲基红(4.4～6.2)、甲基橙(3.1～4.4)和酚酞(8.1～9.6)均可选用。理想的指示剂应恰好在化学计量点变色，但实际上这样的指示剂是很难找到的。虽然使用甲基红、甲基橙或酚酞作指示剂，其确定的滴定终点与化学计量点并非十分吻合，但由此引起的滴定误差不超过 ±0.1%。

如果改用 HCl(0.1000mol·L^{-1})溶液滴定 20.00ml NaOH(0.1000mol·L^{-1})溶液，可以得到一条与上述滴定曲线的形状类似，但位置对称的滴定曲线（图8-3）。滴定的 pH 值突跃范围为 4.30～9.70，可选用酚酞、甲基红或甲基橙作指示剂。

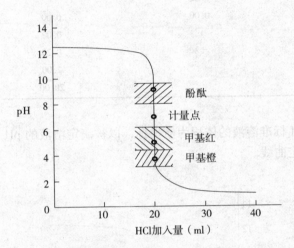

图 8-3　0.1000mol·L^{-1} HCl 溶液滴定 20.00ml 0.1000mol·L^{-1} NaOH 溶液的滴定曲线

（二）滴定突跃范围与强酸碱浓度的关系

强碱滴定强酸或强酸滴定强碱的滴定突跃范围，与强酸、强碱溶液的浓度有关。强酸、强碱溶液的浓度越大，滴定突跃范围就越大；反之，强酸、强碱溶液的浓度越小，滴定突跃范围就越小；如果强酸、强碱溶液的浓度相同，当它们的浓度减小到原浓度的 1/10 时，则滴定突跃范围就缩小 2 个 pH 单位；当它们的浓度增大到原浓度的 10 倍时，则滴定突跃范围就增加 2 个 pH 单位。例如，用 0.01000mol·L^{-1} NaOH 溶液滴定 0.01000mol·L^{-1} HCl 溶液，滴定突跃范围为 5.30～8.70；用 1.000mol·L^{-1} NaOH 溶液滴定 1.000mol·L^{-1} HCl 溶液，滴定突跃范围为 3.30～10.70。三种不同浓度 NaOH 溶液的滴定曲线见图8-4。

由此可见，溶液越浓，滴定突跃范围就越大，可供选择的指示剂就越多；溶液越稀，滴定突跃范围就越小，可供选择的指示剂就越少。因此，在一般测定中，不宜使用浓度太小的标准溶液，待测试样也不制成太稀的溶液，就是这个道理。但溶液浓度太大，滴定误差会增大。因而在实际工作中，常用的溶液浓度为 0.1～0.5mol·L^{-1}。

三、酸碱标准溶液的配制和标定

酸碱滴定中最常用的标准溶液是 HCl 和 NaOH，浓度一般在 0.01～1mol·L^{-1}，最常用的浓度为 0.1mol·L^{-1}。

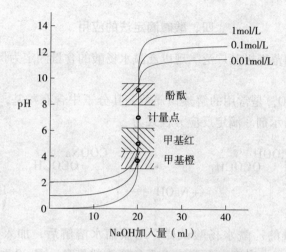

图 8-4 不同浓度的强碱滴定强酸的滴定曲线

（一）HCl 标准溶液

由于 HCl 具有挥发性，不能作基准物质，因而一般采用间接法配制 HCl 标准溶液。即先配成近似浓度后，再用基准物质标定。标定时常用的基准物质有无水碳酸钠和硼砂等。

1. 无水碳酸钠（Na_2CO_3）易制得纯品，价格便宜，但吸湿性强，用前应在 220~300℃ 电炉内烘烤 1 小时，然后置于干燥器内备用。标定 HCl 溶液时，选用甲基红为指示剂，滴定接近终点时应将溶液煮沸，以消除 CO_2 的影响。碳酸钠标定 HCl 溶液的反应方程式为

$$Na_2CO_3 + 2HCl \Longrightarrow 2NaCl + CO_2 \uparrow + H_2O$$

2. 硼砂（$Na_2B_4O_7 \cdot 10H_2O$）易制得纯品，不吸收水分，但当空气相对湿度小于 39% 时易风化失去部分结晶水，常保存在相对湿度为 60% 的恒湿器中备用。硼砂标定 HCl 溶液的反应方程式为

$$Na_2B_4O_7 \cdot 10H_2O + 2HCl \Longrightarrow 4H_3BO_3 + 2NaCl + 5H_2O$$

化学计量点的 pH 值为 5.1，可选甲基红作指示剂。

（二）NaOH 标准溶液

NaOH 易吸收空气中的水分及二氧化碳，而且还含有少量的硫酸盐、硅酸盐和氯化物等杂质，只能用间接法配制标准溶液。标定时常用基准物质是邻苯二甲酸氢钾。邻苯二甲酸氢钾性质稳定、易于保存，且摩尔质量大，其标定 NaOH 溶液的反应方程式为

可选用酚酞为指示剂。

四、酸碱滴定法的应用

酸碱滴定法的应用范围极其广泛。现以乙酰水杨酸的含量测定为例，说明酸碱滴定法的测定原理和计算方法。

乙酰水杨酸（$C_9H_8O_4$）是常用的解热镇痛药，其分子中含有羧基，可用 NaOH 标准溶液直接滴定，以酚酞为指示剂。滴定反应方程式为

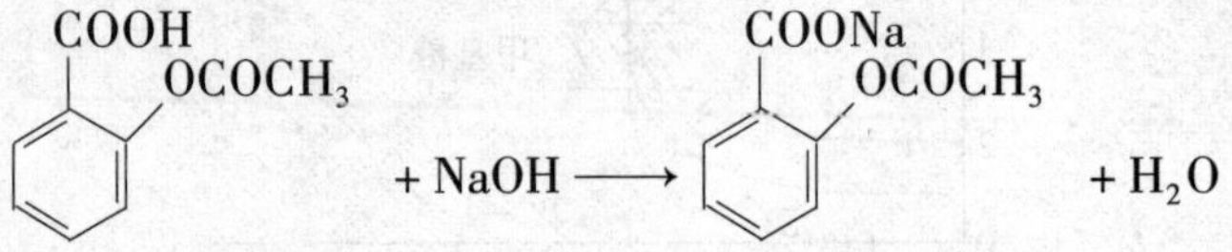

$$\text{（化学反应式）} + NaOH \longrightarrow \text{（化学反应式）} + H_2O$$

准确称量一定质量的乙酰水杨酸试样，用蒸馏水溶解后，加入 2 滴酚酞指示剂，用 NaOH 标准溶液进行滴定。当滴定至溶液由无色变为粉红色，且 30 秒不褪色时，即到达滴定终点。根据所称取试样的质量、NaOH 标准溶液的浓度和滴定所消耗 NaOH 标准溶液的体积，可按下式计算出乙酰水杨酸的质量分数

$$\omega_{C_9H_8O_4} = \frac{c_{NaOH} \times V_{NaOH} \times M_{C_9H_8O_4}}{m_S}$$

乙酰水杨酸分子含有酯键（—$OCOCH_3$），易发生水解

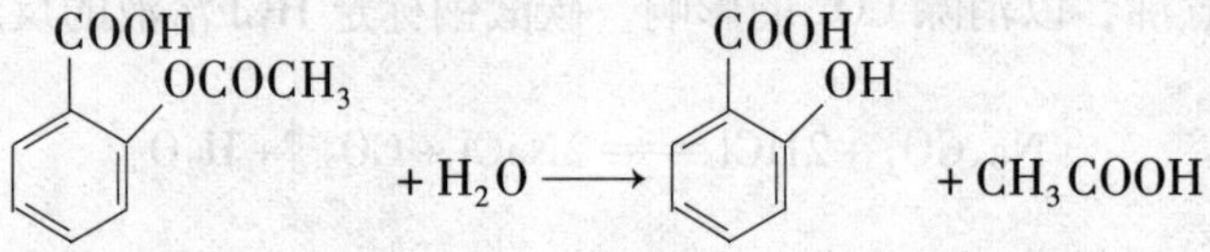

$$\text{（化学反应式）} + H_2O \longrightarrow \text{（化学反应式）} + CH_3COOH$$

为防止酯在滴定时水解而使结果偏高，滴定时应控制两个条件：一是应在中性乙醇溶液中滴定；二是应保持滴定温度在 10℃ 以下。

例 8-3　称取 0.4122g 乙酰水杨酸（$C_9H_8O_4$）试样，加 20ml 乙醇溶液后，加 2 滴酚酞指示剂，在不超过 10℃ 的温度下，用 0.1032$mol \cdot L^{-1}$ NaOH 标准溶液进行滴定，滴定至终点时消耗 NaOH 标准溶液 21.28ml。计算该试样中乙酰水杨酸的质量分数。

解：滴定反应的化学方程式为

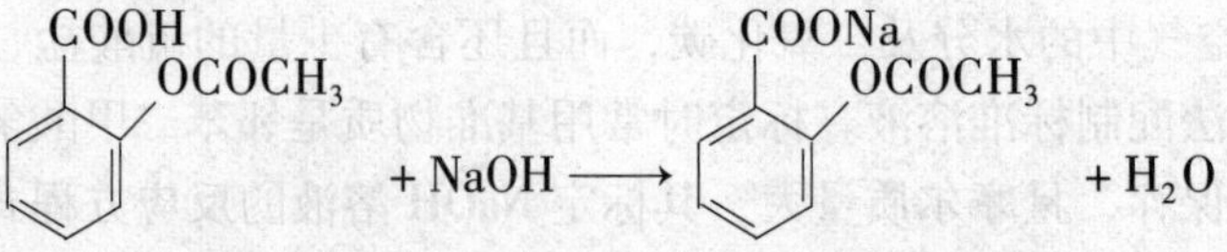

$$\text{（化学反应式）} + NaOH \longrightarrow \text{（化学反应式）} + H_2O$$

试样中乙酰水杨酸的质量分数为

$$\omega_{C_9H_8O_4} = \frac{c_{NaOH} \times V_{NaOH} \times M_{C_9H_8O_4}}{m_S}$$

$$= \frac{0.1032 \times 21.28 \times 180.2}{0.4122} \times 10^{-3}$$

$$= 0.9601$$

第三节 氧化还原滴定法

氧化还原滴定法是以氧化还原反应为基础的一种滴定方法。氧化还原滴定法应用很广，不仅可直接测定具有氧化性或还原性的物质，还可间接测定本身不具有氧化还原性但能与氧化剂或还原剂定量反应的物质。

根据滴定时所用氧化剂或还原剂的不同，氧化还原滴定法又可分为高锰酸钾法、重铬酸钾法、碘量法、溴酸钾法等。本节只介绍高锰酸钾法。

一、高锰酸钾法简介

高锰酸钾法是以高锰酸钾为标准溶液的氧化还原滴定法。高锰酸钾是强氧化剂，在不同酸性条件下，高锰酸钾的氧化能力和还原产物不同。

在酸性溶液中，MnO_4^- 离子是很强的氧化剂，与还原剂作用时能被还原为 Mn^{2+} 离子

$$MnO_4^- + 8H^+ + 5e^- \Longleftrightarrow Mn^{2+} + 4H_2O \qquad \varphi^\ominus = 1.51V$$

在弱酸性、中性或弱碱性溶液中，MnO_4^- 离子的氧化能力降低，与强还原剂作用时被还原为褐色的 MnO_2

$$MnO_4^- + 2H_2O + 3e^- \Longleftrightarrow Mn_2O + 4OH^- \qquad \varphi^\ominus = 0.595V$$

在强碱性溶液中，MnO_4^- 离子的氧化能力降低，与强还原剂作用时被还原为绿色的 MnO_4^{2-} 离子

$$MnO_4^- + e^- \Longleftrightarrow MnO_4^{2-} \qquad \varphi^\ominus = 0.558V$$

利用 $KMnO_4$ 标准溶液进行滴定时，一般是在强酸性溶液中进行，溶液的酸度控制在 $1 \sim 2mol \cdot L^{-1}$ 为宜。酸度过高会导致 $KMnO_4$ 分解，酸度过低会产生 MnO_2 沉淀。调节溶液酸度通常用 H_2SO_4，而不使用 HNO_3 或 HCl。这是因为 HNO_3 本身也是一种强氧化剂，它也会氧化待测的还原性物质，使测量结果偏低；而 HCl 中的 Cl^- 离子具有还原性，也能被 $KMnO_4$ 氧化，使测量结果偏高。$KMnO_4$ 的水溶液呈紫红色，而其还原产物 Mn^{2+} 离子几乎无色，因此用 $KMnO_4$ 标准溶液进行滴定时，过量一滴既可使溶液呈现淡红色，所以不需另加指示剂。

二、高锰酸钾标准溶液的配制和标定

$KMnO_4$ 试剂在制备和存储过程中常含有少量 MnO_2 和其他杂质，蒸馏水中也会含有微量

还原性物质，因此 $KMnO_4$ 不能作基准物质用于直接配制标准溶液。配制 $KMnO_4$ 溶液时，可称取稍多于理论量的 $KMnO_4$ 固体，配制成接近所需浓度的溶液，加热至沸，并保持微沸约 1 小时，冷却后放置暗处 2～3 天，用过滤除去 MnO_2 沉淀后，再进行标定。

标定 $KMnO_4$ 溶液的基准物质有很多，其中 $Na_2C_2O_4$ 因不含结晶水，不易吸湿，热稳定性高，易于纯制而最为常用。标定反应方程式为：

$$2MnO_4^- + 5C_2O_4^{2-} + 16H^+ = 2Mn^{2+} + 10CO_2 \uparrow + 8H_2O$$

在室温下，该反应的反应速率较慢，为了加速反应常将溶液预先加热至 70～85℃，并在滴定过程中保持溶液的温度不低于 60℃。但温度也不宜过高，否则会引起部分 $H_2C_2O_4$ 分解，使标定结果偏高。

为使标定反应正常进行，溶液应保持足够的酸度。滴定开始时，一般控制 H^+ 离子浓度为 0.5～1 $mol \cdot L^{-1}$。若酸度不足，易产生 MnO_2 沉淀；而酸度过高，又会使 $H_2C_2O_4$ 分解。

滴定反应开始时反应速率较慢，滴定的速度不能过快，否则 MnO_4^- 离子还来不及与 $C_2O_4^{2-}$ 离子反应，就会在热的酸性溶液中分解。随着滴定反应的进行，溶液中还原产物 Mn^{2+} 离子逐渐增多，由于生成的 Mn^{2+} 离子具有自身催化作用，使反应速率加快，滴定速率也可随之加快。当滴至溶液由无色变为粉红色且 30 秒不褪色时，即为滴定终点。根据所称取 $Na_2C_2O_4$ 的质量和滴定所消耗 $KMnO_4$ 溶液的体积，按标定反应式的化学计量关系即可计算出 $KMnO_4$ 溶液的准确浓度。

三、高锰酸钾法的应用

用 $KMnO_4$ 做滴定剂，在酸性溶液中可直接滴定许多还原性质，如过氧化物、亚铁盐、亚硝酸盐及草酸盐等。对一些不能直接用 $KMnO_4$ 溶液进行滴定的氧化性物质，还可采用返滴定法进行滴定。例如，在待测的氧化性物质的溶液中加入过量的还原剂（$Na_2C_2O_4$ 或 $FeSO_4$），当待测氧化性物质与还原剂作用完全后，再用 $KMnO_4$ 标准溶液滴定剩余的还原剂，从而测出氧化性物质的含量。可用此法测定的氧化性物质有 MnO_4^-、MnO_2、PbO_2、CrO_4^{2-}、$S_2O_8^{2-}$、ClO_3^-、BrO_3^- 及 IO_3^- 等。此外，对含有 Ca^{2+}、Ba^{2+}、Zn^{2+}、Cd^{2+} 等离子的盐类，可先使之与 $C_2O_4^{2-}$ 形成沉淀，再将沉淀溶于 H_2SO_4，然后用 $KMnO_4$ 标准溶液滴定置换出的 $C_2O_4^{2-}$，从而测出这些盐类的含量。

药用 H_2O_2 溶液是消毒防腐药，常用于清洗化脓性伤口等。H_2O_2 可用 $KMnO_4$ 标准溶液在酸性条件下进行直接滴定，反应方程式为：

$$2 MnO_4^- + 5H_2O_2 + 6H^+ = 2Mn^{2+} + 5O_2 \uparrow + 8H_2O$$

此滴定反应在 H_2SO_4 溶液中进行。滴定反应开始时反应速率较慢，待 Mn^{2+} 离子生成后，由于 Mn^{2+} 离子具有自身催化作用，使反应速率加快。当滴至溶液由无色变为粉红色且 30 秒不褪色时，即为滴定终点。根据 $KMnO_4$ 标准溶液的浓度及所消耗的 $KMnO_4$ 溶液的体积，可计算出 H_2O_2 的含量。

例 8-4　准确量取 1.00ml 双氧水试样溶液，称得重量为 1.1309g，置于 100ml 容量瓶中，加水稀释至刻度，摇匀，再精密量取 10.00 ml 稀释液，加 H_2SO_4 溶液酸化后，用 0.02121 $mol \cdot L^{-1}$ $KMnO_4$ 标准溶液滴定。滴定至终点时，消耗 $KMnO_4$ 溶液 15.30ml。试计算溶液中 H_2O_2 的质量分数。

解： 滴定反应的化学方程式为

$$2KMnO_4 + 5H_2O_2 + 3H_2SO_4 \!=\!=\!= 2MnSO_4 + 5O_2 \uparrow + 8H_2O + K_2SO_4$$

由反应式可知 H_2O_2 与 $KMnO_4$ 的计量关系为

$$\frac{1}{5}n_{H_2O_2} = \frac{1}{2}n_{KMnO_4}$$

即

$$n_{H_2O_2} = \frac{5}{2}n_{KMnO_4} = \frac{5}{2}c_{KMnO_4} \times V_{KMnO_4}$$

双氧水溶液中 H_2O_2 的质量分数为

$$\omega_{H_2O_2} = \frac{5c_{KMnO_4} \times V_{KMnO_4} \times M_{H_2O_2}}{2m_{溶液}}$$

$$= \frac{5 \times 0.02121 \times 0.01530 \times 34.02}{2 \times 1.1309 \times \dfrac{10.00}{100.0}} = 0.2440$$

第四节　配位滴定法

配位滴定法是以配位反应为基础的滴定分析方法，主要用于测定各种金属离子。配位反应具有极大的普遍性，但只有具备下列条件的配位反应才能用于滴定分析。

1. 反应进行完全，生成的配合物足够稳定。
2. 配合反应必须按一定的反应式进行。
3. 反应速度快。
4. 有适当的方法指示滴定终点。
5. 滴定过程中生成的配合物最好是可溶于水的。

用于配位滴定的配体可分为无机配体和有机配体两大类。无机配体与金属离子所形成的配合物虽然很多，但大多数无机配体仅含有一个配位原子，不能形成环状结构，只能生成简单配合物，稳定性不高，并存在逐级配位现象，溶液中常有多种配离子共存，不符合滴定分析的要求，因此无机配体很少用于滴定分析。

有机配体大多是多齿配体，能与金属离子形成具有环状结构的螯合物，稳定性高，因而有机配体在配位滴定分析中得到了广泛的应用。目前使用最多的有机配体是氨羧配体，这类配体中都含有氨基 N 和羧基 O 两种配位原子，能与金属原子形成稳定的可溶性配位个体。氨羧配体中最重要同时应用最广的是乙二胺四乙酸（EDTA）及其二钠盐（EDTA-2Na），统称为 EDTA。以 EDTA 为滴定剂的配位滴定法称为 EDTA 滴定法。

一、EDTA 滴定法概述

EDTA 分子是四元酸，通常用 H_4Y 表示其分子式。H_4Y 在水中溶解度较小，故配制标准溶液时常用它的二钠盐 Na_2H_2Y。它们的结构如下：

$$HOOC—CH_2 \qquad\qquad\qquad CH_2—COOH$$
$$N—CH_2—CH_2—N$$
$$HOOC—CH_2 \qquad\qquad\qquad CH_2—COOH$$

乙二胺四乙酸（简式 H_4Y）

$$NaOOC—CH_2 \qquad\qquad\qquad CH_2—COOH$$
$$N—CH_2—CH_2—N \qquad\qquad\qquad ·2H_2O$$
$$HOOC—CH_2 \qquad\qquad\qquad CH_2—COONa$$

乙二胺四乙酸二钠（简式 Na_2H_2Y）

EDTA 的分子或离子中含有 2 个氨基氮和 4 个羧基氧，共 6 个配位原子可与金属离子配合，生成具有 5 个五元环的稳定性很高的螯合物，见图 8-5。

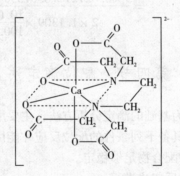

图 8-5　CaY^{2-} 的结构

EDTA 与金属离子的配位作用具有以下特点：

1. EDTA 的配位能力很强，几乎能与所有的金属离子配位形成稳定的螯合物，且反应速率较快。

2. EDTA 具有简单的配位比。通常 EDTA 与金属离子的配位比均为 1∶1。

3. EDTA 与金属离子形成的螯合物大多带有电荷，因此易溶于水。

4. EDTA 与无色金属离子配合生成无色螯合物，有利于用指示剂确定滴定终点。EDTA 与有色金属离子配合生成颜色更深的螯合物，因而测定有色金属离子时，试剂浓度不宜过大，以免影响指示剂对滴定终点的确定。

由于 EDTA 与金属离子反应具有上述特点，因此在分析化学中，常用 EDTA 测定金属离子的含量。

在 EDTA 滴定中，可以用许多方法指示滴定终点，其中最简便、最常用的是金属指示剂。金属指示剂是一类水溶性有机染料，它能与金属离子形成与游离指示剂颜色不同的有色配合物，因而能指示出滴定过程中金属离子的浓度变化。现以铬黑 T 为例说明金属指示剂的变色原理。

铬黑 T 为弱酸性偶氮染料，能随溶液 pH 值的变化而显示不同的颜色。如用 NaH_2In 表示铬黑 T，它在溶液中存在下列解离平衡

$$H_2In^- \underset{+H^+}{\overset{-H^+}{\rightleftharpoons}} HIn^{2-} \underset{+H^+}{\overset{-H^+}{\rightleftharpoons}} In^{3-}$$

$$\text{紫红色} \qquad \text{蓝色} \qquad \text{橙色}$$
$$pH \quad <6.3 \qquad 6.3 \sim 11.6 \qquad >11.6$$

由于 EDTA 与金属离子形成的配合物多呈红色，为使终点颜色变化明显，使用铬黑 T 的最佳 pH 为 $6.3 \sim 11.6$。一般用 NH_3-NH_4Cl 缓冲溶液，控制溶液的 pH 值在 10 左右进行滴定。如在 pH = 10 的条件下，用 EDTA 标准溶液滴定 Mg^{2+} 离子时，滴定前在滴定溶液中加入少量铬黑 T 指示剂，它与部分 Mg^{2+} 离子配位形成 MgIn-使溶液呈现红色

$$Mg^{2+} + HIn^{2-} \rightleftharpoons MgIn^- + H^+$$
$$\text{蓝色} \qquad \text{红色}$$

当滴入 EDTA 溶液时，大量游离的 Mg^{2+} 离子与 EDTA 配位形成 MgY^{2-}。在接近化学计量点时，稍过量的 EDTA 夺取 $MgIn^-$ 中的 Mg^{2+} 离子，释放出铬黑 T，发生如下反应

$$MgIn^- + H_2Y^{2-} \rightleftharpoons MgY^{2-} + HIn^{2-} + H^+$$

溶液的颜色由红色转变为蓝色，到达滴定终点。根据 EDTA 标准溶液的浓度、滴定时消耗 EDTA 溶液的体积及被测试样溶液的体积，就可以计算出被测金属离子的浓度。

二、EDTA 标准溶液的配制和标定

EDTA 标准溶液一般采用间接法进行配制，先配制成接近所需浓度的溶液，再用基准物质进行标定。EDTA 标准溶液常用的浓度为 $0.01 \sim 0.05 mol \cdot L^{-1}$。

标定 EDTA 溶液的基准物质有 Zn、ZnO、CaO、$CaCO_3$、$MgSO_4 \cdot 7H_2O$ 等。标定时，准确称取一定质量的基准物质，在 pH = 10 的 $NH_3 - NH_4Cl$ 缓冲溶液中以铬黑 T 为指示剂，用 EDTA标准溶液滴定至溶液由红色变为纯蓝色即为终点。根据称取基准物质的质量和滴定所消耗的 EDTA 标准溶液的体积，可计算出 EDTA 标准溶液的准确浓度。

三、EDTA 滴定法的应用

用 EDTA 标准溶液可直接滴定许多种金属离子，在生产和科研中常会用到 EDTA 滴定法。如 EDTA 滴定法在环保监测中用于水的硬度（含 Ca^{2+}、Mg^{2+} 离子的总量）的测定，在医药分析中用于对钙盐、镁盐、铝盐或铋盐等药物含量的测定。

在药典中多采用 EDTA 法测定钙盐药物（如氯化钙、乳酸钙、葡萄糖酸钙等）的含量，现以葡萄糖酸钙的含量测定为例说明。

用 EDTA 标准溶液滴定葡萄糖酸钙时，是在 pH = 10 的 NH_3 – NH_4Cl 缓冲溶液中进行，用铬黑 T 做指示剂。滴定开始前，铬黑 T 与溶液中的 Ca^{2+} 离子配位生成红色螯合物；到达化学计量点时，稍过量的 EDTA 夺取了与铬黑 T 配位的 Ca^{2+} 离子，游离出铬黑 T 指示剂，使溶液由红色转变为纯蓝色。根据所称取的葡萄糖酸钙试样的质量、EDTA 标准溶液的浓度及滴定消耗 EDTA 溶液的体积，计算出葡萄糖酸钙的质量分数。

例 8-5 准确称取葡萄糖酸钙($C_{12}H_{22}O_{14}Ca \cdot H_2O$)试样 0.5500g，溶于水后，用 0.04985 $mol \cdot L^{-1}$ EDTA 标准溶液滴定，消耗 EDTA 溶液 24.50ml。试计算试样中葡萄糖酸钙的质量分数。

解：葡萄糖酸钙与 EDTA 反应生成 CaY^{2-} 离子，葡萄糖酸钙与 EDTA 之间的计量关系为

$$n_{C_{12}H_{22}O_{14}Ca \cdot H_2O} = n_{EDTA}$$

试样中葡萄糖酸钙的质量分数为

$$\omega_{C_{12}H_{22}O_{14}Ca \cdot H_2O} = \frac{c_{EDTA} \times V_{EDTA} \times M_{C_{12}H_{22}O_{14}Ca \cdot H_2O}}{m_{溶液}}$$

$$= \frac{0.04985 \times 0.02450 \times 448.4}{0.5500} = 0.9957$$

小　结

滴定分析法是用标准溶液与被测物反应，根据标准溶液的浓度和等量点时消耗的体积而求出被测组分含量的方法，适用于常量分析，具有快速、准确、简便、用途广泛的特点。

适用于滴定分析的化学反应，必须具备反应定量、迅速完成，且有简便可靠的方法确定滴定终点。按所依据的反应类型分为酸碱、氧化还原、配位等滴定法。在实际分析中根据分析对象，灵活采取直接滴定、返滴定、置换滴定和间接滴定等滴定方式。在滴定分析中，不论采用何种滴定方法都离不开标准溶液。配制标准溶液的方法有直接法和间接法两种，能直接配制标准溶液的基准物质需满足组成恒定、纯度高、性质稳定且摩尔质量大的条件。

滴定分析计算的依据是确定反应式中物质的量之比，然后按等物质的量反应规则进行计算。为了确定化学计量点，一般要在待测液中加入指示剂，借助指示剂颜色的突变来判断计量点的到达。滴定误差是滴定分析误差的主要来源之一，它的大小取决于化学反应的完全程度和指示剂的选择是否恰当。有效数字是测量结果的大小及精度的真实记录，所以测量结果必须用有效数字来表示。

酸碱滴定法是以酸碱反应为基础的一种滴定分析方法。在酸碱滴定中，酸碱滴定曲线是选择指示剂的依据。应选择滴定终点与计量点尽量吻合的指示剂，以减少滴定误差。酸碱滴定中最常用的标准溶液是 HCl 和 NaOH，最常用的溶液浓度为 0.1$mol \cdot L^{-1}$。

氧化还原滴定法是以氧化还原反应为基础的滴定方法，氧化还原滴定法不仅可直接测定具有氧化性或还原性的物质，还可间接测定本身不具有氧化还原性但能与氧化剂或还原剂定

量反应的物质。高锰酸钾法是以高锰酸钾为标准溶液的氧化还原滴定法，利用 $KMnO_4$ 标准溶液进行滴定时，一般是在强酸性溶液中进行，溶液的酸度以控制在 $1 \sim 2mol \cdot L^{-1}$ 为宜。

　　配位滴定法是以配位反应为基础的滴定分析方法，主要用于测定各种金属离子。具备下列条件的配位反应才能用于滴定分析：①反应进行完全，生成的配合物足够稳定。②配合反应必须按一定的反应式进行。③反应速度快。④有适当的方法指示滴定终点。⑤滴定过程中生成的配合物最好是可溶于水的。常采用的配位滴定法是 EDTA 滴定法，EDTA 标准溶液一般采用间接法进行配制。

习　　题

1. 什么叫做滴定分析法？滴定分析的主要方法有哪些？

2. 什么叫做标准溶液？如何配制标准溶液？

3. 说明误差和偏差、准确度与精确度的区别。

4. 根据有效数字的计算规则，计算下列结果：

(1) $7.9936 \div 0.9967 - 5.02$

(2) $0.414 \div (31.3 \times 0.05307)$

(3) $(1.276 \times 4.17) + 1.7 \times 10^{-4} - (0.0021764 \times 0.0121)$

(4) $pK_a^{\ominus} = 3.85$，$K_a^{\ominus}$

(5) $[H^+] = 2.9 \times 10^{-5} mol \cdot L^{-1}$，pH

5. 测定某铁矿中磷的质量分数，5 次测量结果分别为 0.057%，0.056%，0.058%，0.057%，0.055%。试计算测定结果的平均值、标准偏差和相对标准偏差。

6. 标定 $0.10mol \cdot L^{-1}$ NaOH 溶液时，用草酸 $(H_2C_2O_4 \cdot 2H_2O)$ 作基准物质，欲将 NaOH 溶液的体积控制在 $20 \sim 25ml$，则草酸的称量范围是多少？

7. 用 $0.1000mol \cdot L^{-1}$ NaOH 标准溶液滴定 25.00ml H_2SO_4 溶液，终点时消耗 25.10ml NaOH 溶液。求 H_2SO_4 溶液的浓度。

8. 欲配制 $c_{\frac{1}{2}Na_2C_2O_4}$ 为 $0.1000mol \cdot L^{-1}$ 溶液 500.00ml，需用 $Na_2C_2O_4 \cdot 2H_2O$ 多少克？

9. 配制 $0.1mol \cdot L^{-1}$ 的 HCl 溶液 500ml，需密度 d 为 $1.19g \cdot ml^{-1}$，质量分数 ω_{HCl} 为 37% 的浓 HCl 多少毫升？

10. 用 NaOH$(0.1000mol \cdot L^{-1})$ 滴定某酸 HA$(0.1000mol \cdot L^{-1}, K_a^{\ominus} = 1.0 \times 10^{-6})$，试计算化学计量点的 pH 值。

11. 计算用 $0.01000mol \cdot L^{-1}$ HCl 溶液滴定 20.00ml $0.01000mol \cdot L^{-1}$ NaOH 溶液时的滴定突越范围。

12. 用 Na_2CO_3 作基准物质标定 HCl 溶液的浓度，若用甲基橙作指示剂，称取 Na_2CO_3 0.3524g，用去 HCl 溶液 25.49ml，求 HCl 溶液的浓度。

13. 称取 NaOH 与 Na_2CO_3 的混合碱试样 0.5895g 溶于水，用 $0.3000mol \cdot L^{-1}$ HCl 滴定至酚酞变色时，用去 HCl 24.08ml，加甲基橙后继续用 HCl 滴定，又消耗 HCl 12.02ml，计算试样中各组分的百分含量。

14. 血液中钙的测定，采用 $KMnO_4$ 法间接测定。取 10.0ml 血液试样，先沉淀为草酸钙，再以硫酸溶解后用 $0.00500mol \cdot L^{-1} KMnO_4$ 标准溶液滴定消耗其体积 5.00ml，试计算每 10ml 血液试样中含钙多少毫克？

15. 用 $KMnO_4$ 法测定某石灰中（$CaCO_3$）的含量。称取试样 0.1651g 溶于酸，加入过量 $(NH_4)_2C_2O_4$ 使 Ca^{2+} 生成 CaC_2O_4 沉淀，将沉淀过滤洗涤后用 10% H_2SO_4 完全溶解后，用浓度为 $0.03025mol \cdot L^{-1}$ 的 $KMnO_4$ 标准溶液进行滴定，终点时消耗 $KMnO_4$ 标准溶液 21.00ml。试计算石灰石中 $CaCO_3$ 的含量。

16. 现有硅酸盐试样 1.000g，用重量法测定其中铁及铝时，得到 $Fe_2O_3 + Al_2O_3$ 沉淀共重 0.5000g。将沉淀溶于酸并将 Fe^{3+} 还原成 Fe^{2+} 后，用 $0.03333mol \cdot L^{-1} K_2Cr_2O_7$ 溶液滴定至终点时用去 25.00ml。试样中 FeO 及 Al_2O_3 的质量分数各为多少？

17. 测定铜矿中铜的含量，称取 0.5218g 试样，用硝酸溶解，除去过量的硝酸及氮的氧化物后，加入 1.5g 碘化钾，析出的碘用 $0.1046mol \cdot L^{-1} Na_2S_2O_3$ 标准溶液滴定至淀粉褪色，消耗 21.32ml，计算矿样中铜的质量分数。

18. 用过量 $FeSO_4$ 还原 MnO_2 试样，剩余的亚铁可以用 $K_2Cr_2O_7$ 溶液返滴定。假定二氧化锰试样为 0.2000g，加入 $c_{Fe^{2+}} = 0.1000mol \cdot L^{-1}$ 的溶液 50.00ml，剩余的亚铁需用 16.07ml 浓度为 $0.02300mol \cdot L^{-1} K_2Cr_2O_7$ 溶液返滴定，求试样中 MnO_2 的含量。

19. 欲测定大理石中 $CaCO_3$ 含量，称取大理石试样 0.1557g，溶解后向试液中加入过量的 $(NH_4)_2C_2O_4$，使 Ca^{2+} 成 CaC_2O_4 沉淀析出，过滤、洗涤，将沉淀溶于稀 H_2SO_4，此溶液中的 $C_2O_4^{2-}$ 需用 15.00ml $0.04000mol \cdot L^{-1} KMnO_4$ 标准溶液滴定，求大理石中 $CaCO_3$ 的含量。

20. 取 50.00ml $0.05505mol \cdot L^{-1} H_2SO_4$ 溶液，溶解氧化锌试样 0.1000g，过量的 H_2SO_4 用 $0.1200mol \cdot L^{-1} NaOH$ 标准溶液滴定，消耗 NaOH 标准溶液 25.50ml，求氧化锌的质量分数。

21. 准确称取 25.00ml 过氧化氢试样溶液，置于 250ml 容量瓶中，加水稀释至刻度，混均。再准确量取 25.00ml 稀释液，加 H_2SO_4 酸化后，用 $0.02732mol \cdot L^{-1} KMnO_4$ 标准溶液滴定，用去 35.86ml。计算试样中过氧化氢的质量浓度。

22. 精密称取 $MgSO_4$ 样品 0.2500g，用 $0.05000mol \cdot L^{-1}$ EDTA 标准溶液滴定，消耗 20.00ml，试计算 $MgSO_4$ 的质量分数。

23. EDTA 的配位能力很强，几乎能与所有的金属离子形成稳定的螯合物。在医学临床上常用 EDTA 标准溶液测定体液中某些金属离子的含量，用于诊断是否患有某种疾病。测量尿样中的 Ca^{2+}、Mg^{2+} 离子的含量时，吸取 10.00ml 尿样，加 pH = 10 的 NH_4Cl-NH_3 缓冲溶液，以铬黑 T 作指示剂，用 $0.01000mol \cdot L^{-1}$ EDTA 标准溶液滴定，消耗 25.00ml；另取 10.00ml 尿样，加入 NaOH 溶液调节 pH 至 12，以钙指示剂为指示剂，用 $0.01000mol \cdot L^{-1}$ EDTA 标准溶液滴定，消耗 11.00ml。已知人体尿液中 Ca^{2+}、Mg^{2+} 离子的质量浓度的正常范围分别为 $0.1 \sim 0.8g \cdot L^{-1}$、$0.03 \sim 0.6g \cdot L^{-1}$，通过计算判断所测尿液中 Ca^{2+}、Mg^{2+} 离子的含量是否正常。

24. 称取干燥 $Al(OH)_3$ 凝胶 0.3896g 于 250ml 容量瓶中，溶解后吸取 25.00ml，准确加入 $0.05000mol \cdot L^{-1}$ 的 EDTA 溶液 25.00ml，过量的 EDTA 溶液用 $0.0500mol \cdot L^{-1}$ 标准锌溶液返

滴，用去 15.02ml，求样品中 Al_2O_3 的质量分数（$M_{Al_2O_3} = 101.94$）。

25. 取水样 100.0ml，加入 pH = 10 的 $NH_4Cl - NH_3$ 缓冲溶液 5ml，以铬黑 T 为指示剂，用 $0.01048mol \cdot L^{-1}$ 的 EDTA 标准溶液滴定至终点，消耗标准溶液 14.20ml，求水的总硬度。

（叶燕彬）

第九章　分光光度法

分光光度法(spectrophotometry)是一种现代仪器分析方法，是根据物质的吸收光谱和光的吸收定律对物质进行定性或定量分析的一种分析方法。根据所用光源波长的不同，分光光度法又可分为：可见分光光度法，光源波长 380～780nm；紫外分光光度法，光源波长 10～380nm(常用波长为 200～380nm)；红外分光光度法，光源波长 780～3×10^5nm。

分光光度法的主要优点是灵敏度高，相对误差小。一般物质可测到 $10^{-6}～10^{-3}$mol·L^{-1}；相对误差为 2%～5%。仪器设备简单，操作方便，广泛应用在化工、环保、医药、卫生、生物等领域中。

本章主要介绍可见-紫外分光光度法基本原理和方法。

第一节　分光光度法基本原理

一、分子吸收光谱的产生

分子是由多个原子结合而成，分子及其内部粒子存在着 3 种与光的吸收或发射有关的运动形式：价电子在分子轨道上的运动；原子或原子团相对于连接它们的化学键的振动，以及分子绕着其重心转动。当一束光照射到某物质或某溶液时，组成该物质的分子、原子或离子等粒子与光子作用，吸收光能，使这些粒子由低能量轨道跃迁到高能量轨道，由基态转变为激发态。

$$\text{M(基态)} + h\upsilon \longrightarrow \text{M}^*\text{(激发态)}$$

这个过程就是物质对光的吸收。由于粒子的能级是量子化的、不连续的，所以只有光子的能量($h\upsilon$)与粒子的基态和激发态能量的差(ΔE)相等时，光能量才能被物质吸收。光的能量与波长成反比，波长越短，能量越高。不同物质的结构不同，从基态跃迁到激发态所需能量也不同，于是呈现不同的吸收光谱。

单一波长的光称为单色光(monochromatic lights)，由不同波长的光组合成的光称为复色光(polychromatic light)。白光（日光、白炽灯光等）是由红、橙、黄、绿、青、蓝、紫等颜色按照一定强度比例混合而成的光。若两种颜色的单色光按适当强度比例可混合成白光，则这两种光称为互补色光。如图 9-1 中，处于同一直线上的两种单色光为互补色光。如紫光与绿光互补，蓝光与黄光互补等。

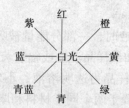

图 9-1 互补色光示意图

物质对光的吸收具有选择性。如果溶液选择性地吸收了某种颜色的光，则该溶液呈现吸收光的互补色。如高锰酸钾溶液选择性吸收白光中的绿色光，则溶液呈现紫色。

将不同波长的单色光依次通过被分析的物质溶液，分别测量不同波长下物质对光的吸收程度，即吸光度 A（absorbance）。以波长 λ 为横坐标，吸光度 A 为纵坐标作图，可得一曲线，即为吸收光谱（absorption spectrum）。图 9-2 为三（邻二氮菲）合铁(Ⅱ)离子的吸收光谱。

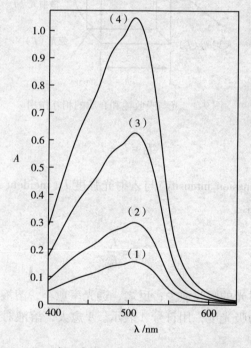

图 9-2 三（邻二氮菲）合铁（Ⅱ）离子的吸收光谱

吸收光谱中，吸光度最大处的波长为最大吸收波长，用 λ_{max} 表示。图 9-2 中 λ_{max} 为 508nm，说明溶液最容易吸收波长为 508nm 附近的光（绿色光），所以溶液呈现绿色光的补色——紫红色。图中的几条曲线分别代表不同浓度时的吸收光谱，它们的形状基本相同，最大吸收波长均为 508nm。溶液浓度愈大，吸收光谱的峰值愈高，两者成正比关系。若采用最大吸收波长测定吸光度，则灵敏度最高（响应值随浓度的变化幅度最大），所以一般定量测定时选择 λ_{max} 波长作为入射波长。吸收光谱体现了物质的特性，是进行定性、定量分析的基础。λ_{max} 是定性分析的依据，而溶液的浓度越大，则吸光度 A 越大，是进行定量分析的依据。

一束强度为 I_0 的单色光通过溶液时，一部分能量被吸收(I_a)，一部分透过溶液(I_t)，还有一部分被吸收池表面反射(I_r)。如果样品混浊或辐射荧光，则透射光中还包括样品的散射光(I_s)和荧光(I_f)，见图9-3。如果样品为透明溶液，不发射荧光，又由于所有的分光光度法中是将被测溶液和参比溶液分别置于两个同样材料和厚度的吸收池中，所以反射光 I_r、荧光 I_f 和散射光 I_s 均可被忽略或相互抵消。则：

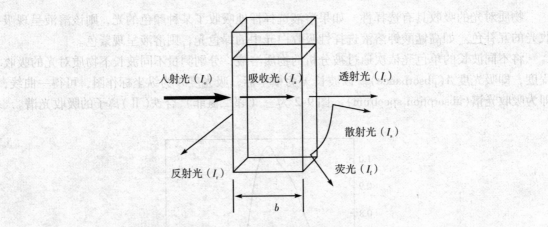

图9-3   光与吸收池和介质的相互作用

$$I_0 = I_a + I_t \tag{9-1}$$

透射光强度 I_t(transmission intensity)与入射光强度 I_0(incident intensity)之比称为透光率(transmittance)，用 T 表示

$$T = \frac{I_t}{I_0} \tag{9-2}$$

透光率愈大，溶液对光的吸收愈少；反之，透光率愈小，溶液对光的吸收愈多。

透光率的负对数称为吸光度，用符号 A 表示。A 愈大，溶液对光的吸收愈多。

$$A = -\lg T = \lg \frac{I_0}{I_t} \tag{9-3}$$

二、光的吸收定律

溶液对光的吸收除与溶液本性有关外，还与入射光波长、溶液浓度、液层厚度以及温度等因素有关。

1760年德国科学家朗伯(J. Lambert) 提出：当一定波长的单色光通过一固定浓度的溶液时，其吸光度 A 与光通过的液层厚度成正比，即

$$A = k_1 \cdot b \tag{9-4}$$

式中，b 为物质液层的厚度，k_1 为比例系数，它与被测物质性质、入射光波长、溶剂、溶液浓度及温度有关。朗伯定律对所有的均匀介质都是适用的。

1852 年德国科学家比耳（A. Beer）根据一系列的实验证明：当一定波长的单色光通过溶液时，若液层厚度一定，则吸光度 A 与溶液浓度成正比，即：

$$A = k_2 \cdot c \tag{9-5}$$

式中，c 为物质的量浓度（或质量浓度），k_2 是与吸光物质种类、溶剂、入射光波长、液层厚度和溶液温度有关的常数。比耳定律仅适用于单色光。

合并式（9-4）和式（9-5），得：

$$A = \varepsilon \cdot b \cdot c \tag{9-6}$$

式中，b 的单位为 cm，c 为物质的量浓度（$mol \cdot L^{-1}$），ε 为摩尔吸光系数（molar absorptivity），单位为 $L \cdot mol^{-1} \cdot cm^{-1}$。

若用质量浓度 $\rho(g \cdot L^{-1})$ 表示溶液的组成标度，则朗伯 – 比耳定律可表示为：

$$A = a \cdot b \cdot \rho \tag{9-7}$$

式中，a 为质量吸光系数（mass absorptivity），单位是 $L \cdot g^{-1} \cdot cm^{-1}$。

a 和 ε 可通过下式相互换算：

$$\varepsilon = a \cdot M \tag{9-8}$$

式中，M 表示被测物质的摩尔质量。

吸光系数 ε（或 a）随不同的物质、波长、溶剂及温度而异，它可以表示一个物质的吸收特征。吸光系数的数值越大，表明溶液对入射光越容易吸收，测定的灵敏度就越高。一般 ε 值大于 10^3 $L \cdot mol^{-1} \cdot cm^{-1}$ 即可进行分光光度法测定。通常所说的吸光系数是指在吸收光谱中 λ_{max} 处的 ε。

由朗伯 – 比耳定律可知，吸光度与溶液浓度（或液层厚度）之间为正比关系，而透光率与溶液浓度（或液层厚度）之间为指数函数关系：

$$-\lg T = \varepsilon b c$$
$$T = 10^{-\varepsilon b c} \tag{9-9}$$

在化合物组成不明的情况下，物质的相对分子质量无从知道，物质的量浓度无法确定，也就不能使用摩尔吸光系数，为此医药学实际中有时也用比吸光系数（specific absorptivity）。比吸光系数是指 100ml 溶液中含被测物质 1g，液层厚度 b 为 1cm 时的吸光度值，用 $E_{1cm}^{1\%}$ 表示，它与 a 的关系为：

$$a = 0.1 E_{1cm}^{1\%} \tag{9-10}$$

若用比吸光系数，则朗伯 – 比耳定律可表示为：

$$A = E_{1cm}^{1\%} bc \qquad (9\text{-}11)$$

吸光系数 ε 和 $E_{1cm}^{1\%}$ 不能直接测得，需用已知准确浓度的稀溶液测得吸光度换算而得到。

可见分光光度法只能测定有色溶液。若待测组分是无色的，必须加入显色剂，使被测组分生成稳定的有色化合物，然后再进行测定。

例9-1 根据朗伯 – 比耳定律求摩尔吸光系数：用邻二氮菲测定铁时，已知每毫升试液中含 Fe^{2+} 0.500μg，用 2.00cm 吸收池于波长 508nm 处测得吸光度 $A = 0.198$，计算摩尔吸光系数。

解：

$$c = \frac{m}{M} = \frac{0.500 \times 10^{-6} \times 10^3}{55.8} = 8.96 \times 10^{-6} mol \cdot L^{-1}$$

$$\varepsilon = \frac{A}{bc} = \frac{0.198}{2.00 \times 8.96 \times 10^{-6}} = 1.10 \times 10^4 \ L \cdot mol^{-1} \cdot cm^{-1}$$

例9-2 维生素水溶液在 361nm 处的 $E_{1cm}^{1\%}$ 值是 207，用 1cm 吸收池测得溶液的吸光度为 0.414，求溶液的浓度。

解：

$$c = \frac{A}{E_{1cm}^{1\%} b} = \frac{0.414}{207 \times 1} = 0.0200 g \cdot 100ml^{-1}$$

应注意，计算结果是 100ml 中所含的克数，这是比吸光系数的定义决定的。若用摩尔吸光系数计算，则是每升含 mol 数。

第二节 分光光度计

一、分光光度计的组成

可见及紫外分光光度计通常由五个部分组成（图9-4）。

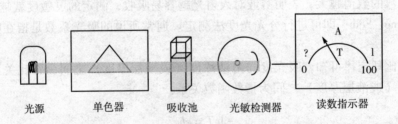

| 光源 | 单色器 | 吸收池 | 光敏检测器 | 读数指示器 |

图9-4 可见及紫外分光光度计组成示意图

现将各部分的构成及作用分述如下：

（一）光源

在可见和近红外区的常用光源(light source)为白炽光源，如钨灯。可使用的波长范围为 320～2500nm。紫外区主要采用氢或氘放电灯，在波长 165～350nm 范围内发出连续光谱。必须指出的是，由于受石英窗吸收的限制，通常紫外光区波长的有效范围为 200～350nm。

（二）单色光器

单色光器（monochromator）是由棱镜或光栅、狭缝和准直镜等部分组成，是从光源发出的复合光中分出单色光的装置。

棱镜通常用玻璃、石英等制成。玻璃适用于可见光区，石英材料适用于紫外光区。光栅的分辨率在整个光谱范围内是均匀的，使用起来更方便。

（三）吸收池

可见及紫外分光光度法中，用来盛放溶液的容器称为吸收池（cell）。可见光区的吸收池用普通光学玻璃制成，而紫外光区则应为石英吸收池。吸收池的两个透光面必须严格平行并保持洁净，切勿直接用手接触。吸收池的液层厚度一般为 0.01 ~ 10cm 或更厚，常用的有 0.5cm、1cm、2cm，根据分析需要选用。

（四）检测器

检测器（detector）一般用光电管，它是用一个阳极和一个光敏材料制成的阴极所组成的真空二极管。当光照射到阴极时，表面金属发射电子，流向电位较高的阳极而产生光电流。光愈强，阴极表面发射的电子愈多，产生的光电流也愈大。

二、仪器测定误差

分光光度法的误差主要来源于三个方面：溶液偏离朗伯-比耳定律引起的误差、仪器测定误差和主观误差。此处重点介绍仪器测定误差。

产生误差的化学因素包括溶液中吸光物质不稳定、因浓度改变而发生解离、缔合或溶剂化作用，这些都可能使溶液的吸光度改变。仪器的单色器性能不好，也会使溶液偏离朗伯-比耳定律，这是产生误差的光学因素。

仪器测定误差是由光电管的灵敏性差、光电流测量不准、光源不稳定及读数不准等因素引起的。它使测得的透光率 T 与真实值相差 ΔT，从而引起浓度误差 Δc。由朗伯－比耳定律可推导得出浓度的相对误差与溶液透光率的关系式为：

$$RE = \frac{\Delta c}{c} = \frac{0.434\Delta T}{T \lg T} \tag{9-12}$$

普通分光光度计由于读数分辨率引起的透光率测量误差 ΔT 一般为 $\pm 0.01 \sim \pm 0.02$。若 $|\Delta T| = 0.01$，则将不同的 T 值代入式（9-12），可得到相应的相对误差（RE）和透光率的关系图（图9-5）。当溶液透光率很大或很小时，所产生的浓度相对误差都较大，只有在中间一段 T 为 20% ~ 65%（即 A 为 0.2 ~ 0.7）时，所产生的浓度相对误差较小，溶液透光率为 36.8%（$A = 0.434$）时所产生的浓度相对误差最小。通常，在实际工作中，将溶液的透光率控制在 20% ~ 65% 之间，即吸光度为 0.2 ~ 0.7。

浓度测量误差也与测量环境等多种因素有关。对于不同仪器，由于光电倍增管及光电管输出的随机波动，当吸光度小于 0.02 时，数据不可靠。因此，在科学实验报告中，需要注明所用仪器的型号和厂家，以增加实验数据的可靠性。

实际测量中，由于操作不当带来的误差为主观误差。为减小这类误差，应严格按照操作步骤认真、仔细地进行实验操作。

第三节　测定方法及其应用

分光光度法常用于定量测定。根据朗伯－比耳定律，在一定波长条件下，液层厚度一定时，吸光度与浓度成正比，因此在分光光度计上测出吸光度，通过下列方法即可求出被测物质含量。

一、标准曲线法

标准曲线法是分光光度法中最为常用的方法。其方法是：取标准品配成一系列已知浓度的标准溶液，在选定波长处（通常为 λ_{max}），用同样厚度的吸收池分别测定其吸光度，以吸光度为纵坐标，标准溶液浓度为横坐标作图，得一通过坐标原点的直线——标准曲线（standard curve）（图9-6）。然后将被测溶液置于吸收池中，在相同条件下，测量其吸光度，根据吸光度即可在标准曲线上查得其对应的含量。该方法对于经常性批量测定十分方便。采用此法时，应注意使标准溶液与被测溶液在相同条件下进行测量，且溶液的浓度应在标准曲线的线性范围内。

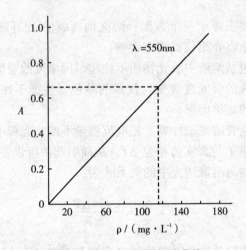

图9-6　维生素 B_{12} 的标准曲线

在测定溶液吸光度时，为了消除溶剂或其他物质对入射光的吸收，以及光在溶液中的散射和吸收池界面对光的反射等与被测物吸收无关的因素的影响，必须采用空白溶液（blank solution）作对照。在可见光区常用的空白溶液有下列三种：

1. 溶剂空白　当显色剂以及制备试液的其他试剂均无色，且溶液中除被测物外无其他有色物质干扰时，可用溶剂作空白溶液，这种空白溶液称为溶剂空白。

2. 试剂空白　若显色剂有色，试样溶液在测定条件下无吸收或吸收很小时，可用试剂空白进行校正。试剂空白就是按显色反应相同的条件加入各种试剂和溶剂（不加被测试样溶液）后所得溶液，相当于标准曲线法中浓度为"0"的标准溶液。

3. 试样空白　当试样基体有色（如试样溶液中混有其他有色离子），但显色剂无色，且不与试样中被测成分以外的其他成分显色时，可用试样空白校正。试样空白就是不加显色剂但按显色反应相同条件进行操作的试样溶液。

二、标准对照法

标准对照法：先配制一个与被测溶液浓度相近的标准溶液（其浓度用 c_s 表示），在 λ_{max} 处测出吸光度 A_s，在相同条件下测出试样溶液的吸光度 A_x，则试样溶液浓度 c_x 可按下式求得：

$$c_x = \frac{A_x}{A_s} \times c_s \tag{9-13}$$

此方法适用于非经常性的分析工作。

例 9-3 有一标准 Fe^{3+} 溶液，浓度为 $6\mu g \cdot ml^{-1}$，其吸光度为 0.304，而试样溶液在同一条件下测得吸光度为 0.510，求试样溶液中的 Fe^{3+} 浓度。

解： $c_x = \dfrac{A_x}{A_s} \times c_s = \dfrac{0.510}{0.304} \times 6 = 10.07 \mu g \cdot ml^{-1}$

三、比吸光系数比较法

比吸光系数比较法是利用标准的 $E_{1cm}^{1\%}$ 值进行定量测定的，我国药典（2005 年版）中规定某些药物的测定一般采用此法。即将样品的比吸光系数与标准物质的比吸光系数（可从手册上查得）比较，计算出样品含量（质量分数或体积分数）。例如：广谱抗菌药呋喃妥因的 $E_{1cm}^{1\%}(367nm) = 746$，在相同条件下，测定呋喃妥因样品的 $E_{1cm}^{1\%}(367nm) = 738$，因此，该样品中呋喃妥因的质量分数为 $\dfrac{738}{746} = 0.9893$。

小　　结

分光光度法是定量分析和定性分析的基本方法，其基本原理就是利用了物质对光的选择性吸收的性质。当一束光照射到溶液，如果光的能量和被照射物质的基态与激发态能量之差相等时，光子就能被吸收。不同物质，其基态和激发态能量差不同，因而，不同物质吸收光子的能量也不同，即吸收光的波长不同，这是分光光度法定性分析的基础。物质选择性吸收某种颜色的光，呈现出吸收光的互补色光。

分光光度法定量测定的理论依据是朗伯 – 比耳定律（Lambert-Beer law）：

$$A = \varepsilon \cdot b \cdot c$$

式中，A 表示吸光度，$A = -\lg T = \lg \dfrac{I_0}{I_t}$，比值 $\dfrac{I_t}{I_0}$ 称为透过率 T，I_0 表示入射光强度，I_t 表示透射光的强度。b 表示单色光通过的液层厚度，单位为 cm，c 为物质的量浓度（$mol \cdot L^{-1}$），ε 为摩尔吸光系数（$L \cdot mol^{-1} \cdot cm^{-1}$）。如果 ε 和 b 已知，测出溶液的 A，就可以计算出溶液中待测物质的浓度。

吸光度 A 与入射光的波长 λ 有关，用 A 对 λ 作图得到吸收光谱。不同物质的吸收光谱不同，定量测定时常采用光的最大吸收波长 λ_{max}。测量常用的方法有标准曲线法、标准对照法和比吸光系数比较法，它们各有不同的适用范围。吸光度测量中，为减小误差常常采用空白溶液作对照。在可见光区常用的空白溶液有溶剂空白、试剂空白和试样空白 3 种。

习　　题

1. 请写出朗伯-比尔定律的公式并说明各符号代表什么？

2. 什么是吸收光谱？什么是标准曲线？在吸光度法中各具有什么实际应用？

3. 可见及紫外分光光度计通常由几个部分组成？功能是什么？

4. 什么是摩尔吸收系数和质量吸收系数？它们之间的关系如何？

5. 在分光光度法中，如何选择空白溶液？

6. 将下列透光率换算为吸光度

(1) 99%　　　(2) 75%　　　(3) 50%

7. 将下列吸光度换算为透光率

(1) 0.01　　　(2) 0.10　　　(3) 0.50

8. 下列说法中正确的是（　　）

A. 当溶液浓度变大时其最大吸收波长变长

B. 当波长固定时，被测溶液浓度变小时，其吸光度也变小

C. 吸收池厚度增加一倍，其摩尔吸光系数减半

D. 标准曲线的斜率越小，说明检测的灵敏度越高

9. 下列说法中错误的是（　　）

A. 朗伯-比尔定律只适于单色光

B. 可见光区应选择的光源是氢灯

C. 空白溶液是用来调节仪器的零点

D. 若改变入射波长，则吸光度也会改变

10. 某试液用 2.0cm 的吸收池测量时 $T = 60\%$，若用 1.0cm 吸收池测定时，透光率和吸光度分别是多少？

11. 已知某化合物的相对分子量为 $M = 280$，在最大吸收波长下，吸收池的厚度为 2.00cm，测得浓度为 $1.50\text{mg} \cdot \text{L}^{-1}$ 的该化合物的溶液的透光率为 35%，计算该化合物的摩尔吸光系数。

12. 已知维生素 $E_{1cm}^{1\%}(245\text{nm}) = 560$，称取含维生素的样品 0.050g 溶于 100ml 稀硫酸溶液中，再准确量取此溶液 2.00ml 稀释至 100.0ml，取此溶液于 1.00cm 吸收池中，在最大吸收波长 245nm 处测得吸光度为 0.551，求样品中维生素的质量分数。

（邵建群）

第十章　有机化合物概述

第一节　有机化合物和有机化学

有机化学(organic chemistry)是化学学科的重要组成部分，它和人类生活有着极为密切的关系，它的研究对象是有机化合物(organic compound)，简称有机物。有机物是我们日常生活中常见的一类化合物，如药物、化学纤维、塑料、橡胶、粮食、脂肪、蛋白质、核酸、糖等物质。它们与医学、药学、工业、农业、国防科技等方面有着密不可分的关系，在国民经济中占有重要的地位。

在漫长的人类认识自然的过程中，对有机化学和有机化合物的认识以及发展也经历了一个艰难的历程。早在远古时期，人类就开始利用动物、植物中的有机物进行生产实践活动，并积累了大量的有关有机物的知识。我国在夏禹时期就掌握了酿酒、制醋技术。埃及在公元前2500年懂得使用茜素、石蕊等天然染料来染色。但限于当时知识和技术水平，这些有机物都不是单一的纯物质。18世纪末，生产技术有了较快的发展，人类已能从动、植物中提取到一系列纯净物质，如1769年从葡萄汁中取得酒石酸、从柠檬汁中取得柠檬酸、从尿中取得尿酸，1773年由尿中分离得到尿素，1805年从鸦片中取得生物碱吗啡。然而当时对有机物的认识还只限于从动、植物体中分离出来，并没有任何人能够从实验里通过人工方法合成出来。

1806年为了区别于以研究矿物质为主的无机化学(inorganic chemistry)，有机化学这一名字首次由柏采留斯(J. Berzelius)提出。认为有机物只能从生物体内得到，是在有生命的细胞中受一种特殊力量的作用才能产生出来，在实验室里是不能由无机化合物合成的。这在当时化学界形成了一种唯心的"生命力学说"，这种唯心主义思想观点，对当时有机化学的发展起到严重的阻碍作用。但是唯心的观点终究经不起实践的检验，科学技术的进步，推动了有机化学的发展。1828年德国化学家维勒(F. Wöhler)用加热的方法使氰酸铵转化为尿素，而氰酸铵被认为是无机物，尿素则是典型的有机物。以后又有化学家先后合成了醋酸、脂肪和糖类等有机物。事实证明有机物可以人工合成，无机物和有机物间没有明显的界限，唯心的"生命力学说"也终于被抛弃了。

十九世纪以来，人类不仅从动植物中提取到大量的有机物，并使部分有机物实现了人工合成，而且还合成了动植物中没有的有机物，如药物、橡胶、塑料和人造纤维等，以造福于人类。对这些有机物的分析表明，它们的主要特征是都含有碳、氢元素，研究还发现有些还含有氮、氧、硫、磷及卤素等元素。因此有机化合物可以看做是碳氢化合物及其衍生物，而有机化学则是研究碳氢化合物及其衍生物的化学。但有些碳化合物，如 CO、CO_2 及碳酸盐等，它们具有无机物的典型性质，通常作为无机物在无机化学中介绍，这也说明有机物和无机物之间没有截然的界限。科学是向前发展，人类对自然和事物的认识也是不断进步的。而当代对有机化学的定义是研究有机化合物的来源、组成、结构、性质、合成及应用的理论和方法的科学。

有机化学是医学院校的一门重要的基础理论课程。医学所研究的人体的组成成分，大部分都是有机化合物。如蛋白质、核酸、脂肪和糖等，它们参与体内发生的一系列化学变化，以维持新陈代谢的各种平衡，保证人体的正常生命活动。因此医学院校的临床医学、药学、医学工程、护理医学、康复医学、预防医学、中医等专业的学生都需要掌握有机化学的基本知识和理论，并在学习有机化学增长知识的同时，为后续课程如生物化学、免疫学、药理学、细胞生物学、分子生物学、卫生化学的学习奠定基础。

第二节　有机化合物的特性

有机化合物是以碳元素为主构成的物质，现已知的有机物就有几百万种，但组成它们的元素并不多，并且有机化合物在结构和性能方面与无机物有着根本的区别，因而绝大多数有机化合物有着自己的特性。

1. 容易燃烧　绝大多数有机化合物对热不稳定，可以燃烧，燃烧后不留残渣或有极微量残渣。许多有机化合物加热到 200~300℃ 即发生分解，进而发生碳化。而无机物一般耐高温，不燃烧，即使燃烧也不能烧尽。

2. 熔点低　在常温下，不同的有机化合物有气、液、固三种存在形式。常温是固体的有机物的熔点一般在 200℃ 以下，极少有达到 300℃，而无机化合物的熔点一般较高。有机物和无机物熔点的差别是由于维系晶格间的作用力不同，前者为分子间比较弱的范德华力结合而成，熔点较低；后者是靠离子间很强的静电引力结合，需要较高的能量才可将其破坏，因而熔点较高。

3. 难溶于水　水是一种极性较强、介电常数大的液体。而有机化合物多为非极性或弱极性的物质，根据"极性相似者相溶"原则，多数有机化合物难溶于水。但是少数含有如羟基、羧基等极性基团的短碳链有机化合物，则有较大的水溶性。相反有机化合物易溶于乙醇、氯仿、乙醚及丙酮等有机溶剂中。

4. 反应速度慢　有机化合物的反应，多为分子间反应，反应需要一定的能量，反应速度取决于分子间的有效碰撞，因此有机反应速度较无机物的离子反应要慢得多，往往需要几小时、几天或更长的时间才能完成。为了加快反应速度常采用加热、光照或加催化剂等方法。但有些有机化合物也可以以非常快的速度反应，如有机炸药的爆炸。

5. 反应产物复杂　有机化合物是由多原子组成的结构复杂的分子，在与一种试剂反应时，不可能局限在分子的某一部位，分子的多个部位都可能受到影响，所以除生成主要产物外，还伴有一些副产物的生成。这种多种生成物的混合物，不仅使主要产物的产率降低，也给从中有效分离产物带来了困难。为此常改变反应条件，或更换不同的试剂，或选择最佳的反应路线，以减少副产物，提高产率。

第三节 有机化合物的分子结构

有机化合物的结构是指分子中各原子间的结合方式和排列顺序。有机化合物都含有碳元素，碳元素位于周期表第ⅣA的首位，碳原子的最外层有四个电子，化合价为四价，碳原子的这种结构特点决定了它既不会完全得到电子，也不会失去全部电子，而是与其他原子通过共用电子对形成四个共价键，使碳原子达到稳定的电子八隅体结构。

一、有机物结构的价键理论

有机化合物中碳原子不仅可与氢、氧、氮、卤素等共用电子结合成共价键，而且还可以自身间形成共价键；它既可以单键相连接，也可以双键和三键互相结合。例如

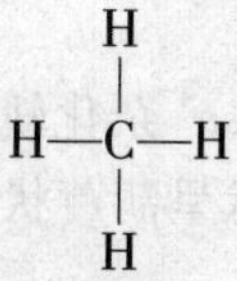

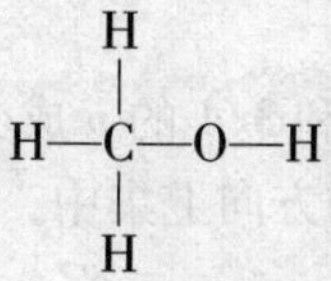

价键理论认为，如果成键原子分别具有未成对电子，且它们的自旋方向相反，当两个原子接近时，未成对电子互相配对，引起原子轨道的重叠，于是在两核之间出现了电子云密度较大的区域。由于电子云密集于两核之间，所以既降低了两核间的正电荷排斥，又增加了两核对电子云密度较大区域的吸引，有利于该体系能量的降低，从而形成了稳定的共价键。共价键有 σ 键（σ bond）和 π 键（π bond）两种类型。

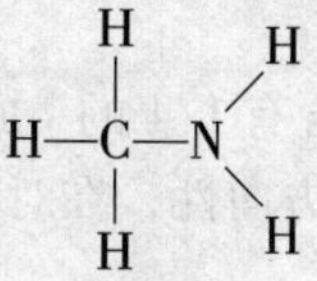

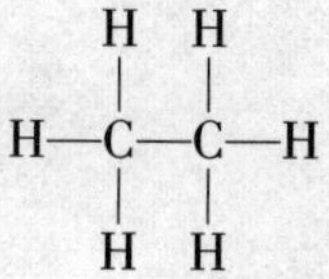

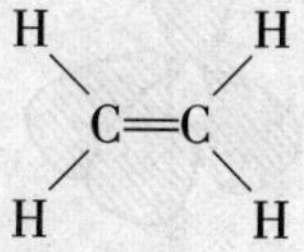

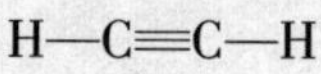

1. **σ 键的特点** 成键轨道是沿键轴方向以"头碰头"方式互相重叠，电子云呈圆柱状对称分布，两核间的电子云密度最大，结合比较牢固，不易极化。

2. **π 键的特点** 成键轨道侧面平行以"肩并肩"方式互相重叠而成，成键电子云呈块状对称分布，由于 π 电子云离成键原子核较远，原子核对其束缚力较小，结合不如 σ 键牢固，易于极化。

在研究有机化合物的共价键结构时，有些事实用价键法无法解释，1931年鲍林（L. Pauling）等人在价键理论的基础上提出了原子轨道杂化理论。杂化轨道理论认为，碳原子在成键时，s 轨道和 p 轨道可以重新组合形成能量完全相等的轨道，这个新的轨道，比原来的 s 轨道的能量高，但比原来的 p 轨道的能量低，这个新轨道称为杂化轨道（hybridized orbital）。

下面分别以甲烷、乙烯和乙炔为例子，介绍碳原子的 sp^3、sp^2、sp 杂化轨道。

1. sp^3 **杂化轨道** 在形成甲烷时，碳原子 $2s$ 轨道上的一个电子由基态激发到 $2p$ 空轨道

上，形成了 $1s^2$、$2s^1$、$2p_x^1$、$2p_y^1$、$2p_z^1$ 的电子结构，同时碳原子发生 sp^3 杂化，由 1 个 $2s$ 轨道和 3 个 $2p$ 轨道"重新组合"，形成 4 个能量和形状完全相同的 sp^3 杂化轨道。如图 10-1 是碳原子的基态到 $2s$ 电子激发，再到 sp^3 杂化的电子结构变化示意图。

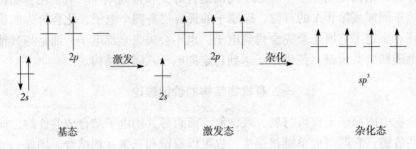

图 10-1　碳原子电子结构变化示意图

每个 sp^3 杂化轨道含有 1/4 的 s 成分和 3/4 的 p 成分。sp^3 杂化轨道既不同于 s 轨道，也不同于 p 轨道，它具有方向性，在对称轴方向上集中，形状呈葫芦状，如图 10-2 所示。

碳原子的 sp^3 杂化轨道

图 10-2　碳原子的 sp^3 杂化轨道示意图

碳原子的 sp^3 杂化轨道呈正四面体排布，它们轨道轴之间的夹角为 109.5°。这样的排布彼此在空间的距离最远，电子之间的相互斥力最小，体系最稳定。甲烷的 4 个氢原子沿 sp^3 杂化轨道轴接近时，轨道的重叠程度达到最大，能形成 4 个等同的 C—H 键，这种键称为 σ 键。

2. sp^2 杂化轨道　在形成乙烯时，碳原子发生 sp^2 杂化，即激发态的 1 个 $2s$ 轨道和 2 个 $2p$ 轨道，通过轨道的"重新组合"，形成 3 个能量和形状完全相同的 sp^2 杂化轨道。每个 sp^2 杂化轨道含有 1/3 的 s 成分和 2/3 的 p 成分，轨道的性质和形状与 sp^3 杂化轨道基本类似。这 3 个 sp^2 杂化轨道的对称轴在同一平面内，彼此间的夹角为 120°，如图 10-3 所示。

乙烯碳的 sp^2 杂化轨道除与 4 个氢原子形成 4 个 C—H 键外，还互相提供 1 个 sp^2 杂化轨道，形成 1 个 C—Cσ 键。另外 2 个碳原子上各有 1 个未杂化的 p 轨道，通过侧面重叠形成 1 个 π 键。

3. sp 杂化轨道　在形成乙炔时，碳原子发生 sp 杂化，即激发态的 1 个 $2s$ 轨道和 1 个 $2p$ 轨道，通过轨道的"重新组合"，形成 2 个能量和形状完全相同的 sp 杂化轨道。每个 sp 杂化轨道含有 1/2 的 s 成分和 1/2 的 p 成分，轨道的性质和形状与 sp^3 杂化轨道也基本类似。这 2 个 sp 杂化轨道的对称轴呈一条直线，彼此间的夹角为 180°，如图 10-4 所示。

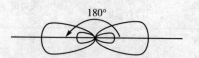

图 10-3　碳原子的 sp^2 杂化轨道　　　　　图 10-4　碳原子的 sp 杂化轨道

乙炔碳的 sp 杂化轨道与 2 个氢原子形成 2 个 C—Hσ 键，彼此之间形成 1 个 C—Cσ 键。余下各有 2 个未杂化的 p 轨道，分别形成 2 个互相垂直的 π 键。

二、共价键的基本性质

有机化合物中的共价键的性质可以通过键长、键能、键角以及键的极性进行了解。

1. 键长　两个成键的原子核之间的距离称为键长（bond length）。键长单位一般用 pm（$1pm = 10^{-12}m$）来表示。一些常见的共价键的键长见表 10-1。

表 10-1　共价键的键长

共价键	键长（pm）	共价键	键长（pm）	共价键	键长（pm）
H—H	74	C—F	141	C=C（烯烃）	134
C—H	109	C—Cl	176	C=C（苯环）	140
C—C	154	C—Br	194	C≡C	120
C—O	143	C—I	214	C=O	122
C—N	147	N—H	109	C≡N	116

2. 键能　在 101.3kPa，298.15K 下，将 1mol 的理想气态 A—B 分子解离为气态原子所需要的能量，称为该双原子分子的解离能（dissociation energy），单位为 $kJ \cdot mol^{-1}$。对于双原子分子的解离能就是键能（bond energy）。而对于多原子分子，解离能就不等于键能。例如，甲烷（CH_4）分子中有 4 个等同的 C—H 键，但每个键的解离能不同。

$$CH_4 \longrightarrow \cdot CH_3 + \cdot H + 435.1 kJ \cdot mol^{-1}$$

$$\cdot CH_3 \longrightarrow \cdot \overset{\cdot}{C} H_2 + \cdot H + 443.5 kJ \cdot mol^{-1}$$

$$\cdot \overset{\cdot}{C} H_2 \longrightarrow \cdot \overset{\cdot}{C} H + \cdot H + 443.5 kJ \cdot mol^{-1}$$

$$\cdot \overset{\cdot}{C} H \longrightarrow \cdot \overset{\cdot}{C} \cdot + \cdot H + 338.9 kJ \cdot mol^{-1}$$

甲烷 C—H 键键能为上述 4 个 C—H 键解离能的平均值，即为 415.3 $kJ \cdot mol^{-1}$。键解离能或键能的数值越大，表明成键的两个原子结合越牢固。一些共价键的键解离能见表 10-2。

表 10-2　共价键的键解离能

共价键	解离能 $(kJ \cdot mol^{-1})$	共价键	解离能 $(kJ \cdot mol^{-1})$	共价键	解离能 $(kJ \cdot mol^{-1})$
H—H	435	F—F	159	CH_3—H	435
C—F	569	Cl—Cl	243	C_2H_5—H	410
H—Cl	431	Br—Br	192	CH_3—CH_3	368
H—Br	368	I—I	151	C_2H_5—CH_3	356

3．键角　在分子中，同一原子所形成的两个共价键之间都有一个夹角，这个夹角的角度叫键角(bond angle)。键角可以提供有机分子的空间构型，并推测分子的形状，如甲烷分子的键角为 109.5°，是一个正四面体构型；又如水分子中的 H—O—H 键的键角为 105°，是一个"V"构型。乙炔的键角为 180°，是直线型分子。

4．键的极性　共价键可以分为极性共价键和非极性共价键。这是因为成键电子受到两个原子核的共同吸引，如果是两个相同原子形成的共价键，原子核对电子的吸引能力相同，成键电子云对称分布在两个原子核的周围，这种共价键没有极性，称为非极性共价键。如果是两个不相同原子形成的共价键，原子核对电子的吸引能力不相同，成键电子云会偏向于电负性较强的原子核，这种成键电子云在两个原子核不对称分布的共价键，称为极性共价键。

共价键的极性键大小通常用偶极矩(dipole moment)（简称键矩）来衡量。偶极矩(μ)的大小等于正（负）电荷中心的电荷 q（库仑）和正负电荷中心之间距离 d（米）的乘积：$\mu = q \times d$，偶极矩的单位为 C·m（库仑·米）或 D（Debye，德拜，$1D = 3.336 \times 10^{-30}$ C·m）。偶极矩是一个矢量，其方向是从电负性较小的原子指向电负性较大的原子，用 ⊢→ 表示方向。例如下面表示的是 H_2O 和 HCl 偶极矩。一个分子的偶极矩是各个方向键矩的一个矢量和。

共价键的极性是影响有机物分子的极性和其理化性质的主要因素。一些常见共价键的偶极矩见表 10-3。这些数值是由许多分子的偶极矩计算得到的平均值。

表 10-3　共价键的偶极矩

共价键	偶极矩(D)	共价键	偶极矩(D)	共价键	偶极矩(D)
C—H	0.40	C—Br	2.20	H—S	0.68
C—N	1.15	C—I	2.00	H—Cl	1.03
C—O	1.50	H—N	1.31	H—Br	0.78
C—Cl	2.30	H—O	1.50	H—I	0.38

三、有机物的同分异构现象

组成有机化合物分子的原子种类虽然不多，但原子数目可以很多，这造成有机物结构非常复杂，种类和数量也非常繁多。因此许多有机物普遍存在着"具有相同的分子组成，具有不同的结构和性质"的现象，我们称为同分异构现象(isomerism)。

在有机化合物的同分异构现象中，对于分子式相同，而其原子或基团的相互连接次序和方式不同的异构现象称为构造异构(constitional isomerism)；而如果分子式相同，分子中的原子或基团的相互连接次序和方式也相同，但分子中的原子或基团在空间的排列方式不同所引起的异构现象称为立体异构(stereoisomerism)。构造异构和立体异构是两个完全不同的异构形式，构造异构只反映有机物分子中原子或基团间的连接关系；立体异构则不仅反映原子或基团间的连接方式，而且还反映有机物分子的空间伸展方向。所以有机物的分子结构(molecular structure)概念应包括分子的构造(constitution)、构象(conformation)和构型(configuration)。

现将本教材学习到的同分异构现象归纳如下：

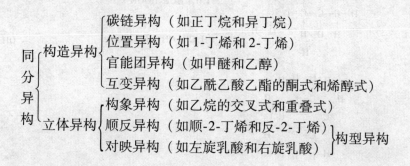

同分异构现象是有机化合物中普遍存在的现象，它对研究有机化合物的结构、性质，特别是与医学有关的生理性质，具有重要的意义。

四、有机化合物结构的表示方法

有机化合物结构复杂，仅从分子式是不能反映出它们的结构状态，为此我们必须采用一种能够反映和符合有机物分子结构客观存在的化学式，称为结构式。最常用的结构式为价键结构式，也称凯库勒（Kekulé）结构式。用一短线表示成键电子对，所以一对电子表示单键；二对和三对电子表示双键和叁键，可在两原子间用两条和三条短线表示出来；非键电子省略不写。

实际上为了书写方便，常将短线省去，还可以将相同的亚甲基（—CH$_2$—）合并，或将碳链端相同的烃基合并，称为简化式。

另外，还用一种更简化的表示方法，尤其当碳原子以环状相连时，常采用骨架式。方法是省去碳氢元素的符号，碳键只用短线连接，价键间的夹角互为120°。若碳链上连有除碳氢以外的其他原子或基团时，如—Cl、—Br、—CHO、—COOH等，则必须标出。例如：

	价键结构式	简化式	骨架式
戊烷	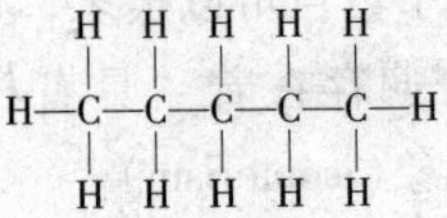	$CH_3-CH_2-CH_2-CH_2-CH_3$ $CH_3CH_2CH_2CH_2CH_3$ $CH_3(CH_2)_3CH_3$	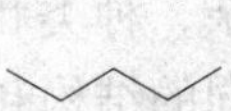
异己烷	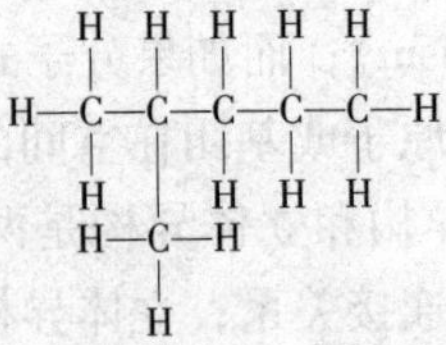	$CH_3-CH-CH_2-CH_2-CH_3$ $\quad\quad\ \ \overset{\|}{CH_3}$ $CH_3CHCH_2CH_2CH_3$ $\quad\ \ \overset{\|}{CH_3}$ $(CH_3)_2CHCH_2CH_2CH_3$	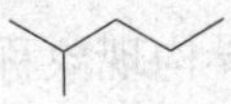
1-戊烯	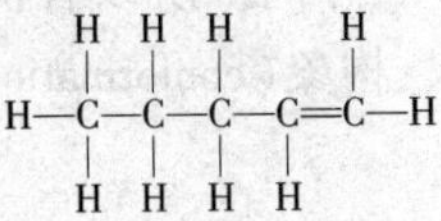	$CH_3CH_2CH_2CH=CH_2$	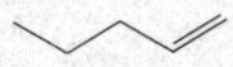
3-羟基丁酸	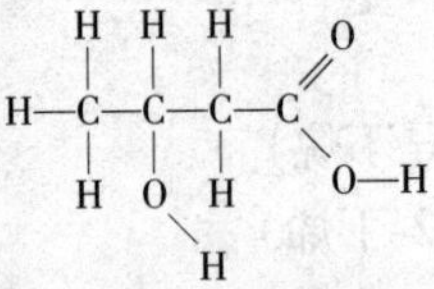	CH_3CHCH_2COOH $\quad\ \ \overset{\|}{OH}$ $CH_3CH(OH)CH_2COOH$	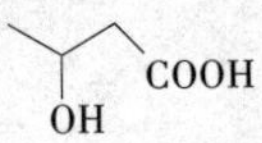
环己烷	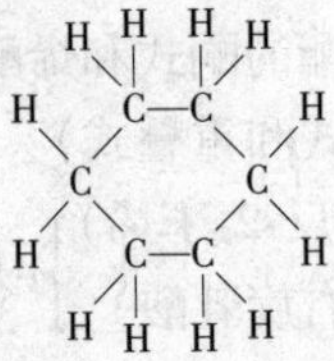		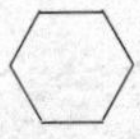
苯	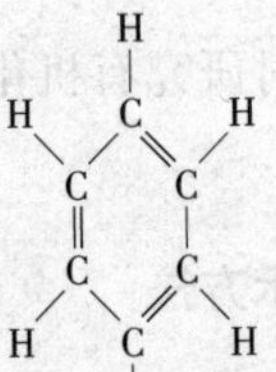		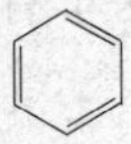

在表示有机物分子立体状态时,常用三维立体结构式。楔形实线"——"表示伸向纸平面的前方,楔形虚线"……"表示伸向纸平面的后方,细实线"—"表示位于纸平面内。例如:

乙烷　　　　　　　　　　左旋乳酸

在表示能产生构型异构体的分子时,如2-丁烯的顺式和反式;1,2-二氯环丙烷的顺式和反式就可以用下面结构式来区别。

顺-2-丁烯　　　　反-2-丁烯　　　顺-1,2-二氯环丙烷　　反-1,2-二氯环丙烷

对于能够产生构象异构体的分子,直链状结构的分子常采用锯架式(sawhorse)和纽曼投影式(Newman projection)。例如乙烷的重叠式和交叉式构象可以表示如下:

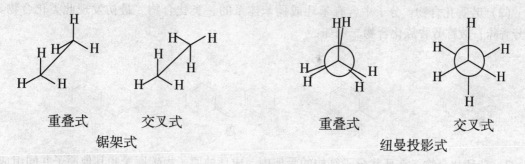

重叠式　　　　交叉式　　　　　　　重叠式　　　　　交叉式
锯架式　　　　　　　　　　　　　　纽曼投影式

环状结构的分子如环丁烷、环戊烷、环己烷的构象可以表示如下:

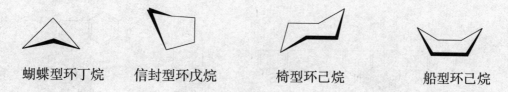

蝴蝶型环丁烷　　信封型环戊烷　　　椅型环己烷　　　　船型环己烷

第四节　有机化合物的分类

由于有机化合物数目庞大,为了便于人们研究和学习,一般根据它们的结构特点和性质采用两种分类方法:一种是根据分子中碳原子的连接方式,即基本骨架特征分类;另一种是根据分子结构中的官能团,又称功能基分类。

一、根据分子中碳原子的连接方式分类

1. 链状化合物　化合物分子中，碳原子与碳原子，或与其他原子互相结合成链状。由于这类化合物最初从油脂中发现，所以又称脂肪族化合物。例如：

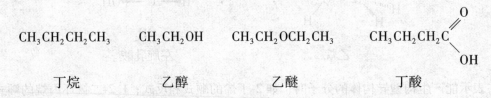

丁烷　　　　　　乙醇　　　　　　乙醚　　　　　　丁酸

2. 碳环化合物　在化合物的分子结构中，其环状骨架都是由碳原子组成的。它们又可以分成脂环化合物和芳香化合物两类。

（1）脂环化合物：此类碳原子连接成的环状化合物的性质类似脂肪族化合物，称为脂环化合物。例如：

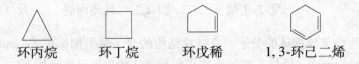

环丙烷　　　环丁烷　　　环戊稀　　　1,3-环己二烯

（2）芳香化合物：分子中含有苯环或稠苯体系的一类化合物。最初发现此类化合物具有芳香味，故称芳香族化合物。例如：

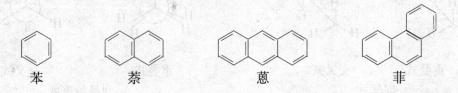

苯　　　　　　萘　　　　　　蒽　　　　　　菲

3. 杂环化合物　在环状分子结构的骨架中，成环的原子由碳原子和其他原子共同组成，这些非碳原子有 O、S、N 等称为杂原子。例如：

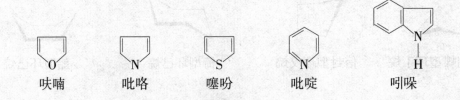

呋喃　　　吡咯　　　噻吩　　　吡啶　　　吲哚

二、根据官能团分类

官能团（functional group）是决定化合物主要化学性质的原子或基团。具有相同官能团的化合物，具有基本相同的化学性质。有机化合物官能团分类方法见表 10-4。

表 10-4 有机化合物官能团及其各类化合物

名 称	官能团结构	有机化合物类别	有机化合物举例	
双键	$\diagdown C=C \diagup$	烯烃	$CH_2=CH_2$	乙烯
叁键	$—C\equiv C—$	炔烃	$HC\equiv CH$	乙炔
卤素	$—X(F、Cl、Br、I)$	卤代烃	CH_3CH_2Cl	氯乙烷
羟基	$—OH$	醇	CH_3CH_2OH	乙醇
羟基	$—OH$	酚	$\bigcirc—OH$	苯酚
醚键	$—\overset{\mid}{\underset{\mid}{C}}—O—\overset{\mid}{\underset{\mid}{C}}—$	醚	CH_3OCH_3	甲醚
醛基	$H—\overset{O}{\overset{\|}{C}}—$	醛	CH_3CHO	乙醛
羰基	$—\overset{O}{\overset{\|}{C}}—$	酮	CH_3COCH_3	丙酮
羧基	$—\overset{O}{\overset{\|}{C}}—OH$	羧酸	CH_3COOH	乙酸
酰卤基	$—\overset{O}{\overset{\|}{C}}—X$	酰卤	$CH_3—\overset{O}{\overset{\|}{C}}—Cl$	乙酰氯
酸酐基	$—\overset{O}{\overset{\|}{C}}—O—\overset{O}{\overset{\|}{C}}—$	酸酐	$H_3C—\overset{O}{\overset{\|}{C}}—O—\overset{O}{\overset{\|}{C}}—CH_3$	乙酐
酯基	$—\overset{O}{\overset{\|}{C}}—O—$	酯	$CH_3—\overset{O}{\overset{\|}{C}}—OCH_2CH_3$	乙酸乙酯
酰胺基	$—\overset{O}{\overset{\|}{C}}—\overset{H}{\overset{\|}{N}}—$	酰胺	$CH_3—\overset{O}{\overset{\|}{C}}—NH_2$	乙酰胺
氨基	$—NH_2$	胺	$CH_3CH_2NH_2$	乙胺
硝基	$—NO_2$	硝基化合物	$\bigcirc—NO_2$	硝基苯
巯基	$—SH$	硫醇	CH_3CH_2SH	乙硫醇
巯基	$—SH$	硫酚	$\bigcirc—SH$	硫酚
磺酸基	$—SO_3H$	磺酸	$\bigcirc—SO_3H$	苯磺酸
氰基	$—C\equiv N$	腈	CH_3CN	乙腈

第五节　共价键的断裂和有机化学反应类型

有机化学反应的实质是共价键的断裂，而对有机反应机制的探讨也就是看原共价键是如何断裂，新的共价键又是如何形成的。共价键在一定条件下可以有两种方式断裂，即均裂和异裂。

一、均裂及自由基反应

共价键在断裂时，成键的一对电子平均分给两个成键原子或基团称为均裂（homolysis）。把均裂产生的具有未成对电子的原子或基团，称为自由基或游离基（free radical）。可表示为：

$$A:B \longrightarrow A\cdot + B\cdot$$

这种共价键以均裂方式断裂，通过形成自由基进行的反应称为自由基反应或游离基反应（radical reaction）。自由基反应通常在光、热和自由基的引发剂（如过氧化物）的作用下容易发生。

二、异裂及离子型反应

共价键断裂后，成键的一对电子完全归成键的一个原子或基团所有，产生带正离子和负离子的原子或基团，称为共价键的异裂（heterolysis）。可表示为：

$$A \vdots B \longrightarrow A^+ + B^-$$

异裂产生的正离子、负离子通常是有机反应中的活泼中间体。这种共价键以异裂方式断裂，通过生成离子而发生的化学反应称离子型反应（ion reaction）。许多有机化学反应如取代、加成、消除、重排等都属于离子型反应。离子型反应常常是在酸、碱等催化下或极性溶剂条件下进行。

三、协同反应

还有一类型反应，通常在光或热作用下反应一步发生和完成，其反应过程是旧键断裂和新键的生成同时进行，无活泼中间体如自由基或离子生成，这类反应称为协同反应（concerted reaction）。如狄尔斯-阿德尔反应（Diels-Alder reaction）。

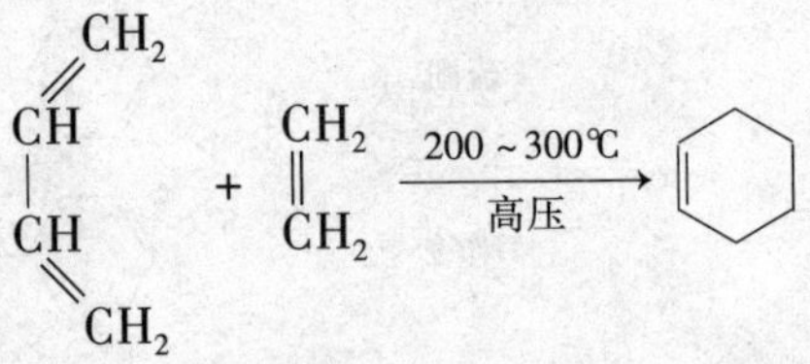

小　结

有机化学属于化学学科的分支，与我们的日常生活密切相关，医学院校学生所研究的生命体，就是一个复杂的有机体，人体的新陈代谢就是以有机分子的变化过程为基础的，所以有机化学是一门重要的基础理论课。

我们对有机化学的认识是从有机物开始的，有机化合物是指碳氢化合物及其衍生物。有机化学是研究有机化合物的来源、组成、结构、性质、合成及应用的理论和方法的科学。多数有机化合物的特性是熔点较低，容易燃烧，难溶于水，反应速度慢且产物复杂。

有机化合物分子中碳原子通常以 sp^3、sp^2、sp 方式杂化。碳原子之间以及碳原子与其他原子，如氢、氧、氮、卤素等原子之间都是以共价键相结合。共价键的基本性质包括键长、键能、键角及键的极性等。

由于普遍存在同分异构现象，所以有机化合物数目庞大。同分异构体是指分子式相同，结构式不同的物质。有机化合物存在多种同分异构现象，根据分子中原子的连接次序或在空间排列方式不同，同分异构可分为构造异构和立体异构两大类。

有机化合物分子结构的表示方法主要有价键结构式，也称凯库勒结构式。价键结构式是以短线表示成键电子对，非键电子略去不写。为了书写方便，常将短线省去，称为简化式，对于环状化合物还可以用骨架式表示。

根据有机化合物的结构特点和性质，对有机物常采用两种分类方法：一种是根据分子中碳原子的连接方式，分为链状化合物、碳环化合物和杂环化合物；另一种是根据分子结构中的官能团，又称功能基，分为烯、炔、醇、酚、醚、醛、酮、羧酸、胺等。

有机化学反应的实质是共价键的断裂，即旧共价键的断裂和新共价键的形成过程。共价键的断裂方式有均裂和异裂两种。按照共价键均裂方式进行的反应称为自由基反应或游离基反应；按照共价键异裂方式进行的反应称为离子型反应。如果共价键断裂与共价键生成同时进行，无活泼中间体自由基、离子生成，称此类反应为协同反应。

习　题

1. 什么是有机化合物？与无机化合物比较它有哪些特性？
2. 有机化学的研究对象是什么？学习有机化学对掌握其他相关知识有什么意义？
3. 什么是同分异构现象？主要有哪些同分异构？试举例说明之。
4. 碳原子的 sp^3、sp^2、sp 杂化轨道是如何形成的？
5. 指出下列化合物中各碳原子的杂化形式。

$$CH_3CH_2CH_2CH_3 \qquad CH_2{=}CHCH_2CH_3 \qquad CH{\equiv}CCH{=}CHCH_3$$

6. 共价键主要有哪两种？它们是如何形成的？有何异同点？
7. 试解释共价键的键长、键能、键角和键的极性。
8. 指出下列化合物中所含的官能团和其所属类别。

$$\underset{\text{CH}_3}{\underset{|}{\overset{\text{SO}_3\text{H}}{\bigcirc}}}$$

$$\text{CH}_3\text{CH}_2\text{CH}_2\overset{\overset{\displaystyle O}{\|}}{\text{C}}\text{—Br}$$

$$\text{H}_3\text{C}\overset{\overset{\displaystyle O}{\|}}{\text{C}}\text{—O—}\overset{\overset{\displaystyle O}{\|}}{\text{C}}\text{—CH}_2\text{CH}_3$$

$$\text{H}_3\text{C}\overset{\overset{\displaystyle O}{\|}}{\text{C}}\text{—OCH}_2(\text{CH}_2)_2\text{CH}_3$$

$$\underset{\underset{\text{CH}_3}{|}}{\text{CH}_3\text{CHCOOH}}$$

$$\text{H}_2\text{N—CH}_2\text{—CH}_2\text{—NH}_2$$

$$\underset{\underset{\text{SH}}{|}}{\text{CH}_2}\text{—}\underset{\underset{\text{SH}}{|}}{\text{CH}}\text{—CH}_3$$

$$\underset{\text{CH}_2\text{CH}_3}{\overset{\overset{\displaystyle \text{OH}}{|}}{\bigcirc}}$$

$$\underset{\underset{\text{OH}}{|}}{\text{CH}_3\text{CH}_2\text{CHCH}_2\text{CH}_3}$$

$$\text{H}_3\text{C}\overset{\overset{\displaystyle O}{\|}}{\text{C}}\text{—CH}_2\text{CH}_3$$

$$\bigcirc\text{—CHO}$$

$$\text{CH}_3\text{CH}_2\text{CH}_2\text{NO}_2$$

$$\text{CH}_3\text{CH}_2\text{CN}$$

$$(\text{CH}_3)_3\text{C—Br}$$

$$\text{CH}_3\text{CH}_2\text{C}\equiv\text{CC}(\text{CH}_3)_3$$

$$\text{CH}_3\text{CH}=\text{CHCH}_3$$

$$\bigcirc\text{—O—}\bigcirc$$

$$\bigcirc\text{—}\overset{\overset{\displaystyle O}{\|}}{\text{C}}\text{—NH}_2$$

9. 共价键的断裂方式有哪几种？它们通常会引起什么样的反应类型？

（张　枫）

第十一章　烷烃和环烷烃

　　仅由碳和氢两种元素组成的化合物称为碳氢化合物，简称为烃(hydrocarbon)。烃可被看做是一切有机化合物的"母体"，其他各类有机化合物则是烃的衍生物。本章介绍烃的分类、烷烃(alkane)和环烷烃(cycloalkane)的结构、异构现象、命名法、物理和化学性质等都是学习后续各章的基础。烷烃自由基反应是有机化学的典型反应之一，也是从分子水平理解和研究人体生物自由基在生命现象中化学过程的基础。烷烃和环烷烃构象的学习为进一步理解许多生物分子的立体结构与活性的关系打下坚实的基础。

第一节　烃 的 分 类

　　烃类化合物可分为脂肪烃(aliphatic hydrocarbon)和芳香烃(aromatic hydrocarbon)两大类。脂肪烃可进一步分为饱和烃(saturated hydrocarbon)和不饱和烃(unsaturated hydrocarbon)，以及它们的环状类似物脂环烃。烷烃是饱和烃，烯烃和炔烃是不饱和烃。芳香烃可进一步分为苯型芳香烃和非苯型芳香烃。

　　按碳原子相互连接的方式不同，烃分子又可分为链烃(chain hydrocarbon)和环烃(cyclic hydrocarbon)。

　　将烃类化合物的不同分类方法总结如下：

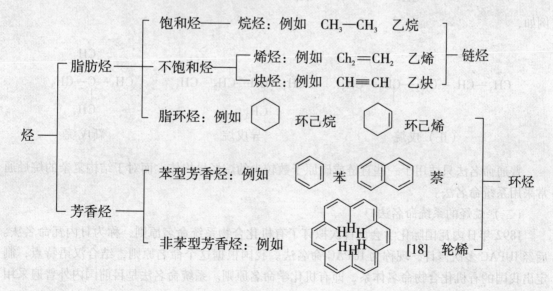

第二节　烷　烃

一、烷烃的命名

有机化合物的种类繁多、数目庞大、结构复杂，因而有些有机化合物常根据其来源、用途等采用俗名或商品名，如沼气、酒精、柠檬酸、血红素、胆固醇、吗啡等。但为了方便交流，准确地反映化合物的结构与名称的一致性，就需要有完善的命名法，能够准确而简便地反映化合物的组成和结构。

烷烃的命名原则是各类有机化合物命名的基础，常用普通命名法（common nomenclature）和系统命名法（systematic nomenclature）。

（一）普通命名法

1～10 个碳原子的直链烷烃，分别用天干的甲、乙、丙、丁、戊、己、庚、辛、壬、癸为词头表示碳原子个数，再加上词尾"烷"，即为烷烃的普通命名。例如，CH_4（甲烷）、CH_3CH_3（乙烷）等。10 个碳原子以上的烷烃用中文数字命名，例如，$C_{11}H_{24}$（十一烷）、$C_{22}H_{46}$（二十二烷）。

结构简单的烷烃异构体可加上词头"正、异、新"来区分。直链烷烃，在名称前加"正"字，或用英文 n-表示（通常"正"字可省略）；异（i-，iso-）和新（neo-）分别表示在碳链的一端具有 $CH_3-\overset{\displaystyle CH_3}{\underset{\displaystyle CH_3}{CH}-}$ 和 $CH_3-\overset{\displaystyle CH_3}{\underset{\displaystyle CH_3}{C}-}$ 的特征结构，此外再无其他取代基的烷烃。

例如，

$$CH_3-CH_2-CH_2-CH_2-CH_3 \qquad CH_3-\underset{\displaystyle CH_3}{CH}-CH_2-CH_3 \qquad CH_3-\overset{\displaystyle CH_3}{\underset{\displaystyle CH_3}{C}}-CH_3$$

　　（正）戊烷　　　　　　　　　异戊烷　　　　　　　　新戊烷

普通命名法只适用于一些直链或碳原子数较少的烷烃异构体，而对于结构复杂的烷烃通常采用系统命名法。

（二）烷烃的系统命名法

1892 年日内瓦国际化学会议首次拟订了有机化合物系统命名原则，称为日内瓦命名法。后经 IUPAC 多次修订，现称为 IUPAC 命名法。我国根据这个命名原则，结合汉语特点，制定出我国的有机化合物命名体系，即有机化学命名原则。系统命名法是目前国内外普遍采用的命名法，命名原则适用于各类有机化合物的命名。

直链烷烃的命名方法和普通命名法相同，只是不写"正"字。例如，

$$CH_3CH_2CH_2CH_2CH_3 \qquad\qquad CH_3CH_2CH_2CH_2CH_2CH_3$$

普通命名	正戊烷	正己烷
系统命名	戊烷	己烷

复杂的带有侧链的烷烃则可以看做是直链烷烃的烷基取代衍生物。用系统命名法时，主要是确定主链、烷基位次、个数和名称。

烃分子去掉 1 个氢原子后所剩下的基团叫烃基，脂肪烃去掉 1 个氢原子所剩下的基团叫脂肪烃基，常用 R – 表示。烷基是烷烃分子去掉 1 个氢原子后所剩的基团，去掉分子中不同类型的氢原子，便生成不同的烷基，通式为 C_nH_{2n+1}。命名烷基时，把相应的烷烃命名中的"烷"字改成"基"字。常见的烷基结构和名称如下：

$$CH_3- \qquad CH_3CH_2- \qquad CH_3CH_2CH_2- \qquad \underset{\underset{CH_3}{|}}{CH_3-CH-}$$

| 甲基 | 乙基 | 丙基 | 异丙基 |

$$CH_3CH_2CH_2CH_2- \qquad \underset{\underset{CH_3}{|}}{CH_3-CH-CH_2-} \qquad \underset{\underset{CH_3}{|}}{CH_3-CH_2-CH-} \qquad \overset{\overset{CH_3}{|}}{\underset{\underset{CH_3}{|}}{CH_3-C-}}$$

| 丁基 | 异丁基 | 仲丁基 | 叔丁基 |

烷烃系统命名法的要点是：

1. 选主链　选择含有取代基最多的、连续的最长碳链为主链，作为"母体烷烃"。例如：

$$\underset{CH_3-CH-CH_2-CH_3}{\overset{\overset{CH_2-CH_3}{|}}{\big|}} \qquad \overset{CH_3-CH_2-CH_2-\overset{\overset{|}{CH}-CH-CH-CH_3}{\underset{\underset{CH_3-CH}{CH_2\ CH_3\ CH_3}}{}}}{}$$

2. 编号　主链上若有取代基，则从靠近取代基的一端开始，并依次给主链上的碳原子标出位次；如果在主链两端相等的位次同时遇到取代基，则要使第三个取代基的位次最小，依次类推，确定主链碳原子的编号。例如：

$$\underset{CH_3-\overset{3}{CH}-\overset{4}{CH_2}-\overset{5}{CH_3}}{\overset{\overset{2}{CH_2}-\overset{1}{CH_3}}{|}}$$

$$CH_3-CH_2-CH_2-\overset{4}{CH}-\overset{3}{CH}-\overset{2}{CH}-\overset{1}{CH_3}$$
$$\underset{\overset{5}{CH_2}\ \ CH_3\ \ CH_3}{}$$
$$CH_3-\overset{6}{CH}-\overset{7}{CH_3}$$

3. 命名　母体化合物写在名称的最后部分。取代基的位次与名称之间用半字线连接起来，写在母体化合物的名称前面。若连有相同取代基时，则合并取代基，并在取代基前用

二、三、四……数字表明取代基的个数。各取代基的位次也须全部列出，表示各取代基位次的数字间用"，"隔开。主链若连有不同取代基时，应按"顺序法则"将优先基团后列出。主要烷基的优先次序为叔丁基 > 异丙基 > 异丁基 > 丁基 > 丙基 > 乙基 > 甲基。例如：

$$CH_3—CH—CH_2—CH_3$$
$$CH_2—CH_3$$

3-甲基戊烷

$$CH_3—CH_2—CH_2—CH—CH—CH—CH_3$$
$$CH_2 \quad CH_3 \quad CH_3$$
$$CH_3—CH—CH_3$$

2,3,6-三甲基-4-丙基庚烷

二、烷烃的结构

（一）烷烃的结构

烷烃是饱和烃，其分子结构的基本特征是：分子中碳原子均为 sp^3 杂化，各原子之间均以单键（σ键）相连。烷烃中最简单的分子是甲烷，其分子中的键角为 109°28′，形成正四面体形状。甲烷分子的形成过程和乙烷分子的结构如图 11-1 和图 11-2 所示。

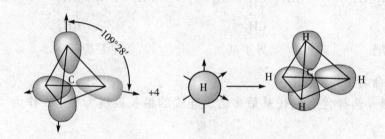

图 11-1 甲烷分子的形成过程

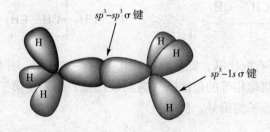

图 11-2 乙烷分子的结构

（二）烷烃的通式和同系列

根据烷烃的结构特点和元素组成可知，烷烃的通式为 C_nH_{2n+2}，即含 n 个碳原子的烷烃分子中，氢原子的数目为 2n+2 个。

具有相同分子通式和结构特征的一系列化合物称为同系列（homologous series）。同系列中的各化合物互称为同系物(homolog)。相邻两个同系物在组成上具有不变的差数 CH_2 称为同系列差。同系物的结构相似，化学性质相近，物理性质随着碳原子数的增加而呈现出规律性的变化，因此研究一些典型的化合物，就可以推测同系列中其他同系物的基本性质。一般而言，同系列中的第一个化合物常具有较特殊的性质。

（三）饱和碳原子的类型

烷烃中的各个碳原子均为饱和碳原子，按照与碳原子直接连接的其他碳原子的数目不同，可以分为伯、仲、叔、季碳原子。只与其他 1 个碳原子直接相连的碳原子称为伯碳原子（primary carbon），也称一级碳原子，常用 1° 表示；与其他 2 个碳原子直接相连的碳原子称为仲碳原子（secondary carbon），也称二级碳原子，常用 2° 表示；与其他 3 个碳原子直接相连的碳原子称为叔碳原子（tertiary carbon），也称三级碳原子，常用 3° 表示；与其他 4 个碳原子直接相连的碳原子称为季碳原子（quaternary carbon），也称四级碳原子，常用 4° 表示。例如：

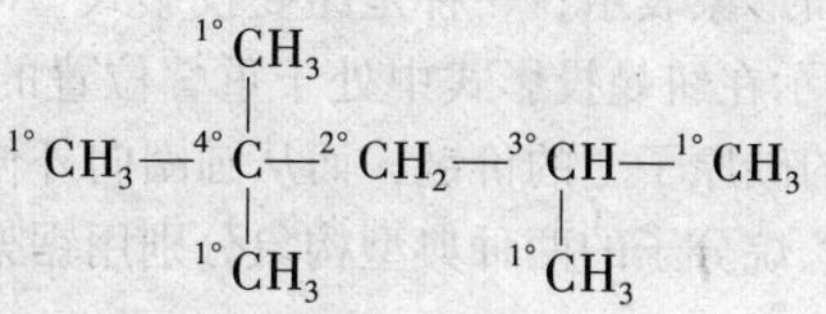

$$
\begin{array}{c}
1°\ CH_3 \\
| \\
1°\ CH_3 - 4°\ C - 2°\ CH_2 - 3°\ CH - 1°\ CH_3 \\
| \qquad\qquad\qquad | \\
1°\ CH_3 \qquad\qquad 1°\ CH_3
\end{array}
$$

与伯、仲、叔碳原子相连的氢原子分别称为伯氢原子（primary hydrogen），或 1°H、仲氢原子（secondary hydrogen）或 2°H、叔氢原子（tertiary hydrogen）或 3°H。不同类型的氢原子具有的反应活性不同。

三、烷烃的同分异构现象

随着碳原子数的增加，就会出现具有相同的分子组成而分子结构不同的同分异构现象。分子式相同而结构式不同的化合物彼此互称同分异构体，简称异构体。

（一）碳链异构

具有相同分子式，仅由于碳链结构不同而产生的同分异构现象称为碳链异构（chain isomerism），其异构体分子互为碳链异构体（carbon chain isomer），碳链异构是构造异构体中的一种。例如：甲烷、乙烷和丙烷分子中的碳原子只有一种连接方式，无异构体。而丁烷 C_4H_{10} 有两种异构体，戊烷 C_5H_{12} 有三种异构体：

C_4H_{10}　　　　$CH_3CH_2CH_2CH_3$　　　　$CH_3-CH-CH_3$
$\qquad\qquad\qquad\qquad\qquad\qquad\qquad\qquad\qquad\qquad\ \ |$
$\qquad\qquad\qquad\qquad\qquad\qquad\qquad\qquad\qquad\quad CH_3$

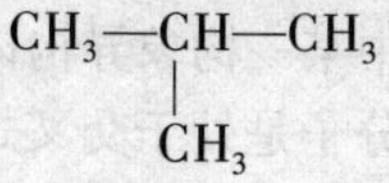

C_5H_{12}　　$CH_3CH_2CH_2CH_2CH_3$　　$CH_3-CH-CH_2-CH_3$　　$CH_3-\overset{\displaystyle CH_3}{\underset{\displaystyle CH_3}{\overset{|}{\underset{|}{C}}}}-CH_3$
$\qquad\qquad\qquad\qquad\qquad\qquad\qquad\qquad\qquad\quad\ |$
$\qquad\qquad\qquad\qquad\qquad\qquad\qquad\qquad\qquad\ CH_3$

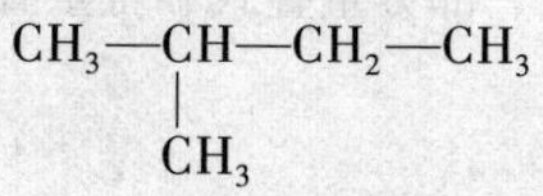

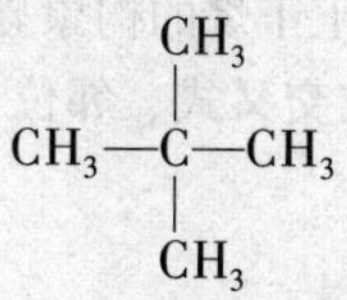

随着烷烃分子中碳原子数的增多，同分异构体的数目急速增加。己烷 C_6H_{14} 有 5 个异构

体，庚烷 C_7H_{16} 有 9 个异构体，十二烷 $C_{12}H_{26}$ 有 355 个异构体，二十烷 $C_{20}H_{42}$ 则有 366319 个异构体。

（二）构象异构

有机化合物分子中，相邻的碳原子间，由于围绕 C—C σ 键旋转而产生的原子或基团在空间的不同排列称为构象异构（conformational isomerism）。分子中的每一种空间排列形式称为一种构象，构造相同而构象不同的分子互称为构象异构体（conformational isomer）。也就是说，构象异构体的分子构造相同，只是其空间排列不同，因此构象异构是一种立体异构形式。

1. 乙烷的构象异构　在乙烷分子中，如果固定一个甲基的位置，使另一个甲基沿着 C—Cσ 键的键轴旋转，则两个甲基上氢原子的相对位置会随之不断改变，从而可产生无数种构象（conformation），其中最典型的两种构象是交叉式（staggered）和重叠式（eclipsed）。

表示构象异构的方法用两种：一种是锯架式（sawhorse），从化合物的侧面观察分子，将三维的立体结构用二维的平面形象表示；一种是纽曼投影式（Newman projection），沿着分子 C—C 键来观察分子。圆圈表示在纽曼投影式中处于重叠位置的碳原子，从圆圈中心伸出的三条线表示距离观察者较近的碳原子上的价键，而从圆圈向外伸出的三条线则表示距离观察者较远的碳原子上的价键。乙烷分子的两种典型构象分别用锯架式和纽曼投影式表示如下：

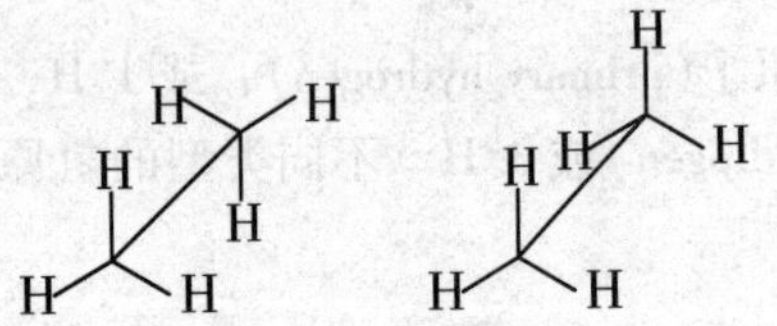

交叉式　　　　重叠式　　　　　　　　交叉式　　　　重叠式
　　锯架式　　　　　　　　　　　　　　　纽曼投影式

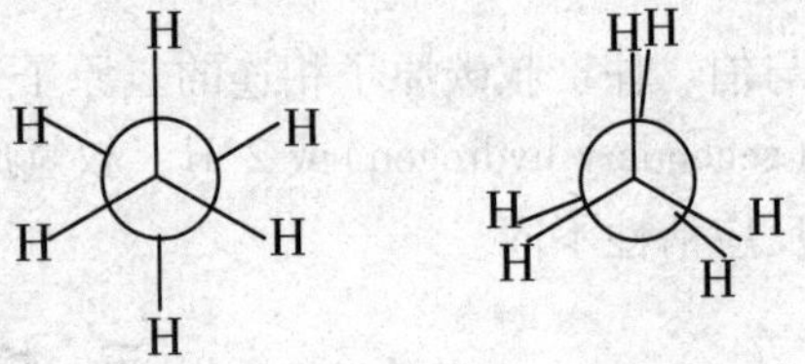

在乙烷分子的重叠式构象中，连接在两个碳原子上的氢原子相距最近，相互间的排斥力最大，分子的能量最高，所以是最不稳定的构象；而在交叉式构象中，连接在两个碳原子上的氢原子相距最远，相互间的排斥力最小，分子的能量最低，所以是最稳定的构象。从乙烷分子不同构象的能量曲线图 11-3 可知：交叉式构象的能量比重叠式构象低 $12.6 kJ\cdot mol^{-1}$，所以交叉式是乙烷的稳定优势构象。室温下，分子间的碰撞能产生 $83.8 kJ\cdot mol^{-1}$ 的能量，足以越过能差，使 C—C 键"自由"旋转，各构象间迅速互变，形成各种构象异构体的动态平衡混合物，无法分离出其中某一构象异构体，但大多数乙烷分子是以交叉式的优势构象形式存在，或大部分时间乙烷分子是处于交叉式的优势构象形式。

2. 正丁烷的构象异构　正丁烷分子围绕 C_2—C_3 σ 键旋转时，有四种典型的构象异构体：对位交叉式、邻位交叉式、部分重叠式和全重叠式。

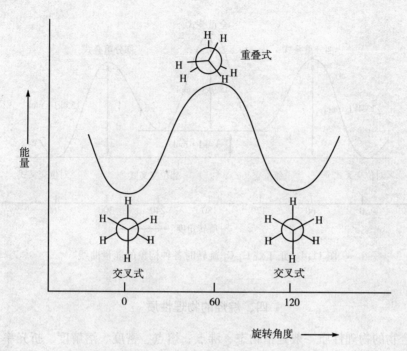

图 11-3　乙烷分子不同构象的能量曲线

対位交叉式　　　邻位交叉式　　　部分重叠式　　　全重叠式

　　对位交叉式中，两个体积较大的甲基相距最远，分子的能量最低，是最稳定的优势构象。邻位交叉式中的两个甲基处于相邻位置，相距比对位交叉式近，两个甲基间存在着空间斥力（van der waals 斥力），能量较对位交叉式高，较不稳定。而全重叠式中的两个甲基相距最近，相互间的作用力最大，分子能量最高，是最不稳定的构象。部分重叠式中的两个甲基分别与两个氢原子重叠使其能量较高，但比全重叠式的能量低。四种构象的稳定性次序为：对位交叉式 > 邻位交叉式 > 部分重叠式 > 全重叠式，见图 11-4。

　　与乙烷分子相似，正丁烷分子间碰撞产生的能量也可以越过不同构象之间的能差，而使分子形成各种构象异构体的动态平衡混合物，但主要是以对位交叉式和邻位交叉式的构象存在，其他两种构象所占的比例很小。

　　随着碳原子的增加，直链烷烃的构象也随之复杂，其优势构象都类似于正丁烷的对位交叉式，因此在空间排布绝大多数是锯齿形。通常为了书写的方便，将直链烷烃的结构式写成一条直线。

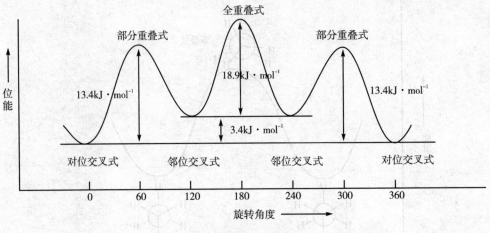

图 11-4　正丁烷 C_2-C_3 旋转时各种构象的能量曲线

四、烷烃的物理性质

有机化合物的物理性质一般是指物态、沸点、熔点、密度、溶解度、折光率、比旋光度等。烷烃同系物的物理性质常随碳原子数的增加，而呈现规律性的变化。纯化合物的物理性质在一定的条件下都有固定的数值，称为物理常数。通过对物理常数的测定，常可以作为判断有机化合物及其纯度的手段。表 11-1 是一些常见烷烃的物理常数。

表 11-1　常见烷烃的物理常数（常温下）

名称	结构式	熔点(℃)	沸点(℃)	密度($g cm^{-3}$)
甲烷	CH_4	−183	−162	
乙烷	$CH_3 CH_3$	−172	−88.5	
丙烷	$CH_3 CH_2 CH_3$	−187	−42	
丁烷	$CH_3 (CH_2)_2 CH_3$	−138	−0.5	0.579
戊烷	$CH_3 (CH_2)_3 CH_3$	−130	36	0.626
己烷	$CH_3 (CH_2)_4 CH_3$	−95	69	0.659
庚烷	$CH_3 (CH_2)_5 CH_3$	−90.5	98	0.684
辛烷	$CH_3 (CH_2)_6 CH_3$	−57	126	0.703
壬烷	$CH_3 (CH_2)_7 CH_3$	−54	151	0.718
癸烷	$CH_3 (CH_2)_8 CH_3$	−30	174	0.730
异丁烷	$(CH_3)_2 CHCH_3$	−159	−12	
异戊烷	$(CH_3)_2 CHCH_2 CH_3$	−160	28	0.620

续 表

名称	结 构 式	熔点(℃)	沸点(℃)	密度(gcm^{-3})
新戊烷	$(CH_3)_3CCH_3$	-17	9.5	
异己烷	$(CH_3)_2CHCH_2CH_2CH_3$	-154	60	0.654
3-甲基戊烷	$CH_3CH_2CH(CH_3)_2CH_2CH_3$	-118	63	0.676
2,2-二甲基丁烷	$(CH_3)_3CCH_2CH_3$	-98	50	0.649
2,3-二甲基丁烷	$(CH_3)_2CHCH(CH_3)_2$	-129	58	0.668

（一）物态

在室温和常压下，$C_1 \sim C_4$ 的正烷烃是气体，$C_5 \sim C_{17}$ 的正烷烃是液体，C_{18} 以上的正烷烃是固体。由于烷烃是由碳氢两种元素组成，因此大多是非极性分子。

（二）沸点

正烷烃的沸点随着碳原子的增多而呈现出规律性的升高。除了很小的烷烃外，通常链上每增加 1 个碳原子，沸点升高 20 ~ 30℃。碳原子数相同的烷烃异构体中，取代基越多，沸点就降低越多。这是由于液体的沸点取决于分子间引力的大小，正烷烃的碳原子数越多，分子间引力越大，达到沸点温度就必须提供更多的能量。但在含取代基的烷烃分子中，随着取代基的增加，减少了分子间的有效接触，使分子间的作用力变弱而使沸点降低。例如，在三种戊烷异构体中，正戊烷的沸点是 36℃，有 1 个取代基的异戊烷是 28℃，而有 2 个取代基的新戊烷是 9.5℃。

（三）熔点

正烷烃的熔点随着碳原子数的增多而升高，但其变化规律没有沸点那样明显，形成一条锯齿形的熔点曲线。含偶数碳原子正烷烃的熔点升高幅度比含奇数碳原子正烷烃的熔点升高幅度大。将含偶数和奇数碳原子的正烷烃分别画出熔点曲线，则可得到偶数碳原子在上，奇数碳原子在下的两条平行曲线（图 11-5）。通过 X 线衍射技术证明，含偶数碳原子的烷烃分子具有较好的对称性，导致其熔点高于相邻两个奇数碳原子烷烃的熔点。

对于碳原子相同的烷烃异构体，取代基越多，熔点就越高。例如：在三种戊烷异构体中，正戊烷的熔点是 -130℃，对称性最差的异戊烷是 -160℃，对称性最好的新戊烷是 -17℃。

（四）密度

烷烃在所有的有机化合物中密度最小，正烷烃的密度随着碳原子数的增多而增大，但在 0.8g·cm^{-3} 左右时趋于稳定。所有烷烃的密度都小于 1g·cm^{-3}，都比水轻。

（五）溶解度

烷烃分子是非极性或极性极弱的化合物。根据"极性相似者相溶"的经验规则，烷烃易溶解于非极性或极性较小的氯仿、四氯化碳、乙醚、苯等有机溶剂，而难溶解于水和其他极性溶剂。液态烷烃可作为溶剂，溶解弱极性化合物，但不能溶解强极性化合物。

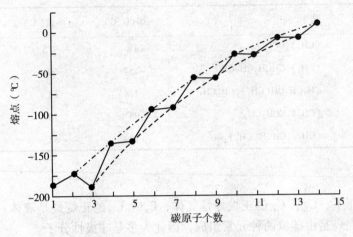

图 11-5　正烷烃的熔点曲线

五、烷烃的化学性质

烷烃是饱和烃，原子间是牢固的 C—Cσ 键和 C—Hσ 键，不易被极性试剂破坏，因此烷烃具有高度的化学稳定性，不与强酸、强碱、强氧化剂、强还原剂反应，常将其用作有机反应的溶剂。但在适宜的条件下，烷烃也能发生 C—Cσ 键和 C—Hσ 键断裂的反应，其反应产物较为复杂。

（一）燃烧反应

在空气或氧气存在下，烷烃容易经点燃而完全燃烧，生成二氧化碳和水，并在燃烧过程中释放出大量的热量，如天然气、汽油、煤油等燃料的燃烧是人类获得能源的重要途径。

（二）卤代反应

有机化合物中的原子或基团被另一个其他原子或基团所取代的反应称为取代反应（substitution reaction）。被卤原子取代的反应称为卤代反应，或卤化反应（halogenation reaction）。

1. 甲烷的氯代反应　在紫外光照射下或 250～400℃ 高温的条件下，将甲烷和氯气两种气体混合可发生剧烈反应，生成氯化氢和一氯甲烷、二氯甲烷、三氯甲烷（氯仿）及四氯化碳的混合物。

$$CH_4 \xrightarrow[\text{紫外光}]{Cl_2} CH_3Cl \xrightarrow[\text{紫外光}]{Cl_2} CH_2Cl_2 \xrightarrow[\text{紫外光}]{Cl_2} CHCl_3 \xrightarrow[\text{紫外光}]{Cl_2} CCl_4$$

甲烷　　　一氯甲烷　　　二氯甲烷　　　三氯甲烷　　　四氯化碳

如果控制反应物的比例，也可得到以其中一种为主的氯代产物。

卤素与烷烃的反应活性顺序为：$F_2 > Cl_2 > Br_2 > I_2$。其中氟代反应因反应剧烈而难以控制，碘代反应因碘反应活性最小而难以进行或反应速度过于缓慢，所以卤代反应通常是指氯代或溴代反应。

2. 甲烷氯代反应的机制　反应机制又称为反应历程，是具体说明化学反应经历的步骤和过程。研究反应机制可以了解反应的内在规律，从而达到利用和控制反应的目的。

甲烷氯代反应是一个自由基的链反应(chain reaction)。自由基的链反应可分为链引发、链增长、链终止 3 个阶段。

（1）链引发：在光照或加热条件下，氯分子吸收能量，Cl—Cl 键均裂生成氯原子，即氯自由基(Cl·)。

$$Cl : Cl \longrightarrow Cl\cdot + Cl\cdot$$

（2）链增长：氯自由基夺取甲烷分子的氢原子，生成氯化氢分子和新的甲基自由基。

$$Cl\cdot + CH_3\text{—H} \longrightarrow HCl + \cdot CH_3$$

活泼的甲基自由基使 Cl—Cl 均裂，形成一氯甲烷和新的氯自由基。

$$\cdot CH_3 + Cl_2 \longrightarrow CH_3Cl + Cl\cdot$$

上述两个反应可以不断进行，将甲烷转变成一氯甲烷。氯自由基还可与一氯甲烷作用生成 CH_2Cl 自由基，后者再与氯分子作用生成二氯甲烷 CH_2Cl_2 和新的 Cl·；氯自由基若与二氯甲烷、三氯甲烷反应，生成三氯甲烷和四氯化碳。因此，甲烷的氯代产物是几种氯代物的混合物。

$$Cl\cdot + CH_3Cl \longrightarrow HCl + \cdot CH_2Cl$$
$$\cdot CH_2Cl + Cl_2 \longrightarrow CH_2Cl_2 + Cl\cdot$$
$$Cl\cdot + CH_2Cl_2 \longrightarrow HCl + \cdot CHCl_2$$
$$\cdot CHCl_2 + Cl_2 \longrightarrow CHCl_3 + Cl\cdot$$
$$Cl\cdot + CHCl_3 \longrightarrow HCl + \cdot CCl_3$$
$$\cdot CCl_3 + Cl_2 \longrightarrow CCl_4 + Cl\cdot$$

（3）链终止：反应后期，两个活泼的自由基互相结合，生成稳定的分子，从而使链反应终止。

$$Cl\cdot + Cl\cdot \longrightarrow Cl_2$$
$$\cdot CH_3 + \cdot CH_3 \longrightarrow CH_3\text{—}CH_3$$
$$Cl\cdot + \cdot CH_3 \longrightarrow CH_3\text{—}Cl$$

甲烷氯代反应的机制也适用于其他烷烃或含有烷烃结构的非烷烃类化合物的卤代反应。

甲基自由基是最简单的有机自由基，碳原子为 sp^2 杂化，其结构见图 11-6：

自由基生成时所需的能量越低，就越容易形成，也越稳定。因此，自由基的稳定性次序为 3° > 2° > 1° > $CH_3\cdot$。自由基的稳定性次序与烷烃中伯、仲、叔氢原子被取代的难易程度相一致，这个次序对反应的取向和反应的活性起着决定作用。

在生物体内有许多反应涉及自由基，机体一方面不断产生自由基，另一方面又不断清除自由基。适量的生物自由基对机体具有重要作用（如杀菌、前列腺素合成等），但过量的自由基对机体具有毒性（能使致癌物质活化等）。

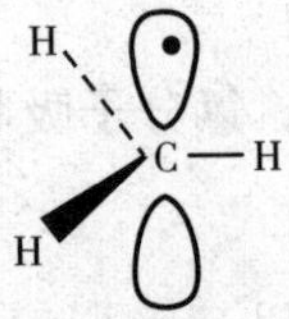

图 11-6　甲基自由基的结构

第三节　环　烷　烃

环烷烃(cycloalkane)可以看做是链状烷烃碳链的首尾两个碳原子以单键相连，形成闭合环状结构的烷烃。根据环烷烃分子中所含碳环的数目，可分为单环、双环和多环环烷烃。单环环烷烃指的是只有一个碳环结构的烷烃，分子通式为 C_nH_{2n}。

一、环烷烃的命名

（一）单环环烷烃的命名

单环环烷烃的系统命名法与链状烷烃相似，只是在相应链状烷烃的名称前加上一个"环"字。例如：

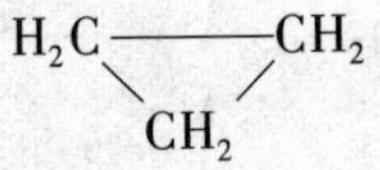

环丙烷 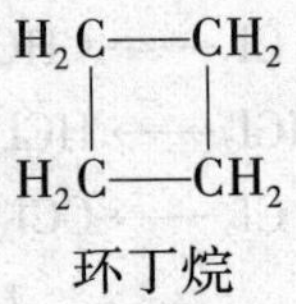　　　　　　环丁烷 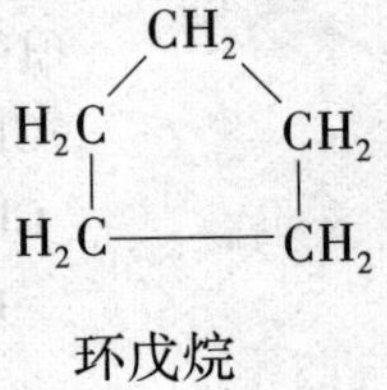　　　　　　环戊烷

为了书写方便，经常采用骨架式来表示环状结构。例如：

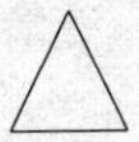

环丙烷 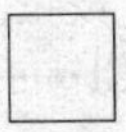　　　　环丁烷 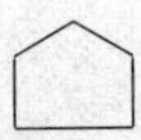　　　　环戊烷

当环上有简单的取代基时，命名时仍以环烷烃为母体，称为环某烷；在给环上碳原子编号时，应使取代基的位次最小；如果有不同的取代基，则按照"顺序规则"优先顺序小的取代基为最小编号，同时使其他取代基的位次尽可能小。例如：

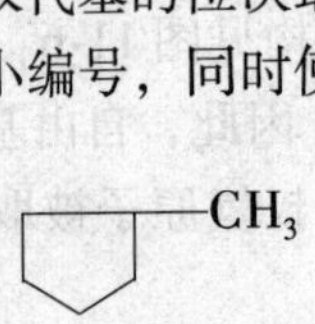

甲基环戊烷 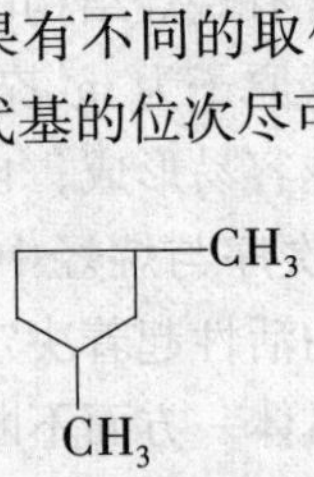　　　1,3-二甲基环戊烷 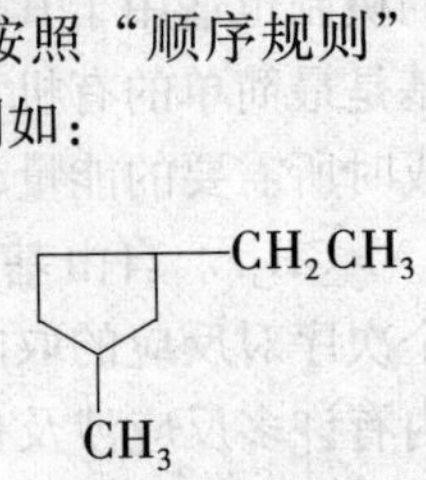　　　1-甲基-3-乙基环戊烷

如果环上连有复杂取代基时，一般将简单的环作为取代基，而从复杂的取代基中选择一条主链，作为母体来命名。例如：

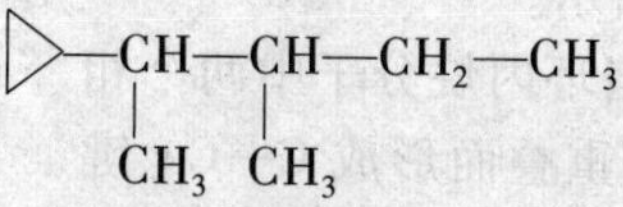

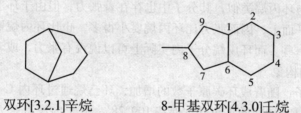

3-甲基-2-环丙基戊烷

（二）桥环的命名

桥环烷烃（bridged hydrocarbon）是指共用两个或两个以上碳原子的多环烷烃，共用的碳原子称为桥头碳（bridgehead carbon），两个桥头碳之间可以是碳链，也可以是一个键，称为桥。将桥环烃变为链形化合物时，要断裂碳链，如需断两次的桥环烃称为二环（bicyclo），断三次的称三环（tricyclo）等。桥环烃的编号是从第一个桥头碳开始，沿最长的桥编到第二个桥头碳，再沿次长的桥回到第一个桥头碳，再按桥渐短的次序将其余的桥编号，如编号可以选择，则使取代基的位号尽可能最小。命名时将桥头碳之间的碳原子数（不包括桥头碳）由多到少顺序列在方括弧内，数字之间在右下角用圆点隔开，最后写上包括桥头碳在内的桥环烃碳原子总数的烷烃的名称。如果桥环烃上有取代基，则列在整个名称的前面，例如：

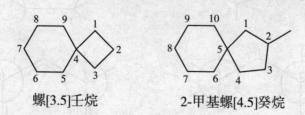

双环[3.2.1]辛烷   8-甲基双环[4.3.0]壬烷

（三）螺环的命名

螺环烷烃（spirocyclic hydrocarbon）是指单环之间共用一个碳原子的多环烃，共用的碳原子称为螺原子（spiro atom）。螺环的编号是从螺原子上的小环开始顺序编号，由第一个环顺序编到第二个环，命名时先写词头螺，再在方括弧内按编号顺序写出除螺原子外的环碳原子数，数字之间用圆点隔开，最后写出包括螺原子在内的碳原子数的烷烃名称，如有取代基，在编号时应使取代基位号最小，取代基位号及名称列在整个名称的最前面。例如：

螺[3.5]壬烷   2-甲基螺[4.5]癸烷

二、环烷烃的结构

（一）环烷烃的结构

环烷烃分子中的所有碳原子也都是 sp^3 杂化形式，呈四面体构型，杂化轨道之间的夹角应为 109°28′。而环丙烷分子的形状是正三角形，三个碳原子在同一个平面上，环丙烷分子中 σ 键的形成情况如图 11-7 所示。

从图 11-7 中可以看出，当环丙烷分子中两个相邻碳原子的 sp^3 杂化轨道相互重叠而形成 C—Cσ 键时，无法沿着原子核连线的方向重叠，即无法以"头碰头"的方式重叠。而且根据正四面体模型，与 sp^3 杂化相匹配的键角是 109°28′，任何偏离这个正常键角的结果必然会产生张力。如果环丙烷分子的环是三角形，键间的夹角似应为 60°，实际测得的 C—C 键角为 105°，由于不能达到正常轨道的 109°28′，这种角度的偏差使环丙烷碳原子的 sp^3 杂化轨道彼此之间不能沿着键轴方向达到最大的重叠，而是以弯曲的方式重叠（图 11-7），它们之间形成的 σ 键没

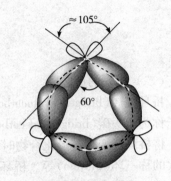

图 11-7　环丙烷分子中 σ 键的形成情况

有正常的 σ 键稳定，称为弯曲键。这种弯曲键存在很大的张力，容易断裂，因此环丙烷容易发生开环反应。

环丁烷的情况与环丙烷类似，其分子中也存在着张力，但由于环丁烷分子的四个碳原子在空间不在同一个平面上，因而张力比环丙烷要小得多，也比环丙烷要稳定得多，发生开环反应比环丙烷困难一些。而环戊烷分子内实际上可以说没有张力，或者说张力很小。

（二）环己烷的构象

对于环己烷分子，随着成环碳原子数的增加，环己烷通过环内 C—C 键的扭转以非平面的构象而存在，C—Cσ 键间的夹角基本保持 109°28′，分子内没有张力，所以环己烷的稳定性与链状烷烃相似。环己烷分子的两个典型构象是椅式构象和船式构象，如图 11-8 所示。上面的两个图形分别是环己烷椅式和船式构象的透视式；下面的两个图形分别是椅式和船式构象的纽曼投影式。

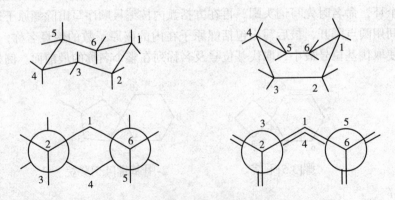

图 11-8　环己烷的椅式构象和船式构象

在椅式构象中，相邻碳原子所连有的键都处于交叉式的位置，碳原子结合的氢原子之间

距离较远，相互之间斥力小，内能较低。而在船式构象中，C_2 与 C_3、C_5 与 C_6 上所连的键互相处于重叠式，而且 C_1 与 C_4 上结合的氢原子相距较近，相互之间斥力较大，内能较高。通过对两种环己烷构象的比较，说明椅式构象比船式构象稳定，所以椅式构象是优势构象。另外，根据量子力学计算，环己烷船式构象的能量比椅式构象高 $29.7 \text{kJ} \cdot \text{mol}^{-1}$，室温下 99.9% 的环己烷以椅式构象存在。

在椅式构象中，C_1、C_3、C_5 可以看做是一个平面，而 C_2、C_4、C_6 组成另一个平面，连接环己烷各边中点组成一个理想的平面，位于两个碳环平面之间，通过分子平面中心的垂线就是环己烷分子的对称轴。与对称轴平行的 6 条 C—H 键称为直立键（或 a 键），用 a 表示。3 条直立键相间分布在分子平面之上，另外 3 条直立键分布在平面之下。其余 6 条 C—H 键大致与分子平面平行称为平伏键（或 e 键），用 e 表示。环上每一个碳原子有一个 a 键和一个 e 键，对分子平面的空间取向是"一上一下"的关系。

对 称 轴

通过 C—C 键的转动，环己烷可以从一种椅式构象转变到另一种椅式构象，使原来环上的 a 键全部变为 e 键，同时原来环上的 e 键全部变为 a 键，如图 11-9 所示。

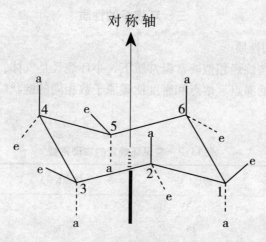

图 11-9 环己烷的翻环作用

由于 e 键上的氢原子与环中同侧的 2 个 a 键上的氢原子相距较远，所以当环己烷分子中的氢原子被取代时，较易取代 e 键上的氢原子。反之，如果取代基处于 a 键上，由于与环中同侧 a 键上的氢原子相距较近，产生较大斥力，能量较高而不稳定。例如：甲基环己烷分子中的甲基结合在 e 键上时，其能量比结合在 a 键时的低 $7.5 \text{kJ} \cdot \text{mol}^{-1}$。

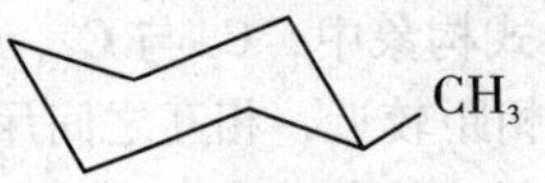

（Ⅰ）和（Ⅱ）分别是甲基环己烷分子中的甲基结合在 e 键上和结合在 a 键上时的构象，前者要比后者稳定。

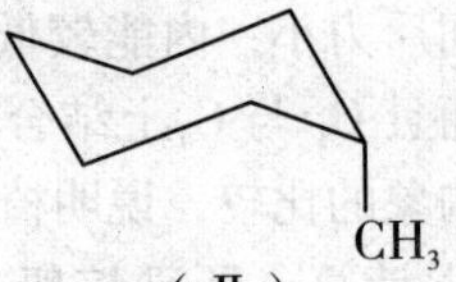

随着取代基体积的增大，两种构象的能量差更大，e 键构象的优势更加明显。例如：室温下，叔丁基环己烷中的 e 键构象几乎占 100%。

一般以下列原则判断取代环己烷的优势构象：①椅型构象是最稳定的构象；②较多取代基位于 e 键的构象为优势构象；③有不同取代基时，较大基团位于 e 键为优势构象。

三、环烷烃的性质

（一）环烷烃的物理性质

环烷烃的物理性质与烷烃相似。常温常压下，小环烷烃是气体，常见环烷烃是液体，大环烷烃是固体。环烷烃的沸点、熔点和密度比碳原子数相同的链状烷烃高，常见环烷烃的物理常数见表 11-2。

表 11-2　常见环烷烃的物理常数

化 合 物	沸点($^\circ$C)	熔点($^\circ$C)	密度($g \cdot cm^{-3}$)
环丙烷	-33	-127	0.720（-79°C）
环丁烷	13	-80	0.703（-0°C）
环戊烷	49	-94	0.746
环己烷	81	6.5	0.778
甲基环戊烷	72	-142	0.749
甲基环己烷	101	-126	0.769

（二）环烷烃的稳定性和化学性质

环烷烃的化学性质与烷烃基本相似，能发生自由基取代反应，对氧化剂相对稳定，在室温下不与高锰酸钾发生反应。而环丙烷和环丁烷由于分子中存在张力，碳原子之间的 σ 键没有正常的 σ 键稳定，容易发生断裂，因此表现在化学性质上比较活泼，虽然没有碳碳双键，但与烯烃类似，容易开环而进行加成反应。

1. 取代反应　与烷烃相似，环烷烃在光照或高温条件下，可与卤素发生自由基取代反应，生成相应的卤代产物，而在反应过程中碳环保持不变。例如：

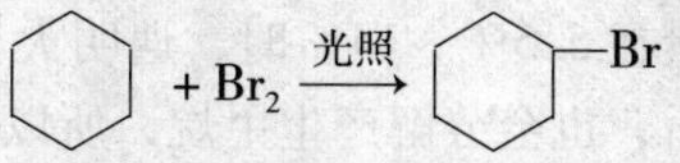

$$\text{（六元环）} + Br_2 \xrightarrow{\text{光照}} \text{（溴代环己烷）}-Br$$

2. 加成反应

（1）催化加氢：在催化剂的作用下，环丙烷和环丁烷可以发生加氢反应，加氢时环烷烃开环，氢原子与碳链两端碳原子结合生成相应的烷烃。环越大，开环反应越难发生，开环的条件也越高。

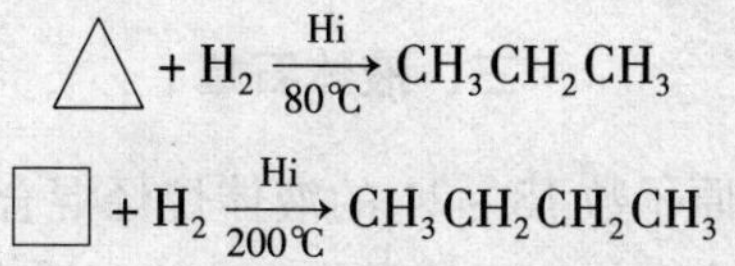

$$\triangle + H_2 \xrightarrow[80℃]{Hi} CH_3CH_2CH_3$$

$$\square + H_2 \xrightarrow[200℃]{Hi} CH_3CH_2CH_2CH_3$$

（2）加卤素：环丙烷在室温条件下可以与卤素立即发生加成反应，生成相应的卤代烃；而环丁烷则需要在加热条件下，才能与卤素加成。

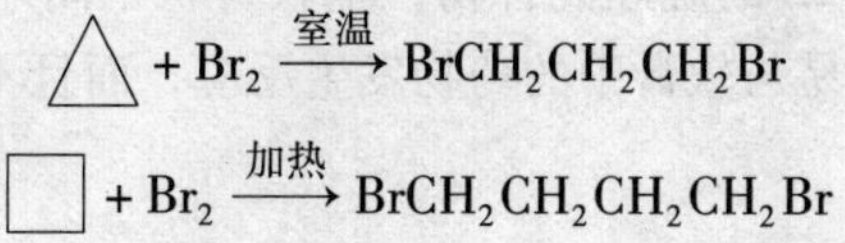

$$\triangle + Br_2 \xrightarrow{\text{室温}} BrCH_2CH_2CH_2Br$$

$$\square + Br_2 \xrightarrow{\text{加热}} BrCH_2CH_2CH_2CH_2Br$$

（3）加卤化氢：环丙烷在室温条件下可与溴化氢发生加成反应，生成溴代烷。

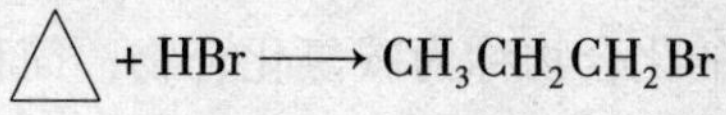

$$\triangle + HBr \longrightarrow CH_3CH_2CH_2Br$$

当环丙烷上连有取代基时，开环主要发生在含氢较多和含氢较少的相邻碳原子之间，且卤化氢中的卤原子加在含氢较少的碳原子上，例如：

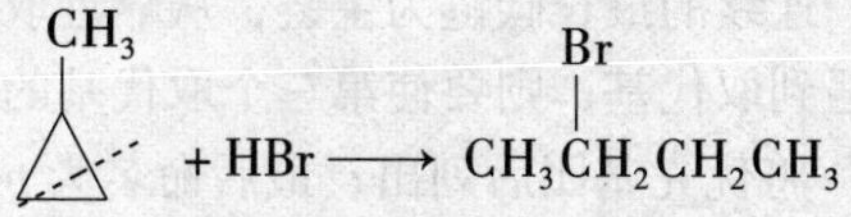

$$\overset{CH_3}{\triangle} + HBr \longrightarrow CH_3CH_2CH_2CH_3 \overset{Br}{|}$$

第四节　重要的化合物

烷烃广泛地存在于自然界中，如石油气和天然气的主要成分是低级烷烃的混合物。作为燃料，烷烃燃烧时可以释放出大量的热量。有一些烷烃还可以采取适当的办法控制其氧化过程，或经过裂解，变为较小的分子，这些化合物都是化学工业的原料。有些烷烃的混合物也是制药工业以及医药中常用的有机溶剂或药物软膏中的基质等。

一、天然气

天然气是埋藏在地下的可燃性气体。含有大量的 $C_1 \sim C_4$ 的烷烃，主要成分是甲烷。甲烷除用作燃料外，也是重要的化工原料，可用于合成甲醇、乙炔、碳黑和氨等。煤层空隙中存有甲烷，当矿井内的甲烷含量在 5.5% ~ 14% 时，遇明火会引起爆炸，就是通常所说的瓦斯爆炸。沼气池中的植物发酵后，也会分解产生甲烷，所以甲烷又叫沼气。

二、石油醚

石油醚是低级烷烃的混合物。沸点在 30 ~ 60℃ 范围的是戊烷和己烷的混合物；沸点在 90 ~ 120℃ 范围的是庚烷和辛烷的混合物，主要用作有机溶剂。由于极易燃烧并具有毒性，在使用和贮存时要特别注意安全。

三、液体石蜡

液体石蜡的主要成分是碳原子数 18 ~ 24 的液体烷烃混合物，呈透明状液体，不溶于水和醇，能溶于醚和氯仿中。因为在体内不被吸收，液体石蜡也常用作肠道润滑的缓泻剂。

四、凡士林

凡士林是碳原子数 18 ~ 22 的烷烃混合物，呈软膏状半固体，不溶于水，溶于醚和石油醚。因为化学性质稳定，不易与软膏中的药物发生反应，而且不能被皮肤吸收，所以在医药上常用作软膏的基质。

小　结

仅由碳和氢两种元素组成的化合物称为碳氢化合物，简称为烃，烷烃是饱和烃，1 ~ 10 个碳原子的直链烷烃，分别用天干的甲、乙、丙、丁、戊、己、庚、辛、壬、癸为词头表示碳原子个数，再加上词尾"烷"，即为烷烃的普通命名。结构简单的烷烃异构体可加上词头"正、异、新"来区分。IUPAC 有机化学命名原则适用于各类有机化合物的命名，基本方法是：选择含有取代基最多的、连续的最长碳链为主链，从靠近取代基一端给主链编号，如果在主链两端相等的位次同时遇到取代基，则要使第三个取代基的位次最小，主链若连有不同取代基时，应按"顺序法则"将优先基团后列出，最后命名为 n-某取代基某烷，n 指取代基的位次。

烷烃是饱和烃，其分子结构的基本特征是：分子中碳原子均为 sp^3 杂化，各原子之间均以单键（σ 键）相连。每个烷烃的分子组成可用通式 C_nH_{2n+2} 表示，即含 n 个碳原子的烷烃分子中，氢原子的数目为 2n + 2 个，烃分子去掉 1 个氢原子后所剩下的基团叫烃基。按照与碳原子直接连接的其他碳原子的数目不同，可以分为伯、仲、叔、季碳原子。分子式相同而结构式不同的化合物彼此互称同分异构体，相邻的碳原子间，由于围绕 C—Cσ 键旋转而产生的原子或基团在空间的不同排列称为构象异构，表示构象异构的方法用两种：一种是锯架式，一种是纽曼投影式。烷烃是饱和烃，原子间是牢固的 C—C σ 键和 C—H σ 键，不易被极性试剂破坏，因此烷烃具有高度的化学稳定性，不与强酸、强碱、强氧化剂、强还原剂反应，常将其用作有机反应的溶剂。

环烷烃可以看做是链状烷烃，碳链的首尾两个碳原子以单键相连，形成闭合环状结构的烷烃。根据环烷烃分子中所含碳环的数目，可分为单环、双环和多环环烷烃。单环环烷烃指的是只有一个碳环结构的烷烃，分子通式为 C_nH_{2n}。桥环烷烃是指共用两个或两个以上碳原子的多环烷烃。螺环烷烃是指单环之间共用一个碳原子的多环烃，共用的碳原子称为螺原子。

环烷烃的化学性质与烷烃基本相似，能发生自由基取代反应，对氧化剂相对稳定，在室温下不与高锰酸钾发生反应。而环丙烷和环丁烷由于分子中存在张力，容易开环而进行加成反应。环戊烷和环己烷结构相对稳定，其中环己烷分子有两种典型的构象，分别是椅式构象和船式构象。在椅式构象中，相邻碳原子所连有的键都处于交叉式的位置，碳原子结合的氢原子之间距离较远，相互之间斥力小，内能较低。船式构象中有些键互相处于重叠式，氢原子相距较近，相互之间斥力较大，内能较高，所以室温下环己烷主要以椅式构象存在。在椅式构象中有 6 条 C—H 键与对称轴平行称为直立键（或 a 键），还有 6 条 C—H 键大致与分子平面平行称为平伏键（或 e 键）。判断取代环己烷的优势构象的一般原则是：①椅型构象是最稳定的构象；②较多取代基位于 e 键的构象为优势构象；③有不同取代基时，较大基团位于 e 键为优势构象。

习　题

1. 命名下列化合物：

(1)　$(CH_3)_2CHCH(CH_3)_2$

(2)　$CH_3CH_2CH_2C(CH_3)_2CH_3$

(3)　$CH_3CH_2CHCH_2CH_2CHCH_3$，支链 $CH-CH_3$、CH_3，CH_3

(4)　$CH_3CH_2-CH-CH-CH_3$，支链 CH_3、CH_2CH_3

(5) 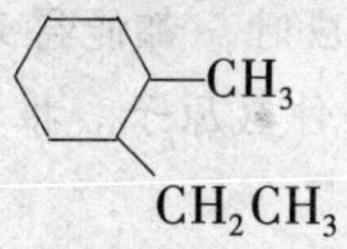　环己烷带 CH_3、CH_2CH_3

(6) 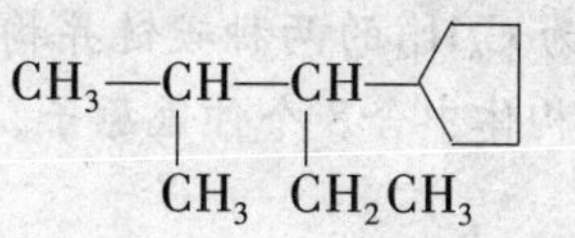　$CH_3-CH-CH-$环戊基，支链 CH_3、CH_2CH_3

(7) 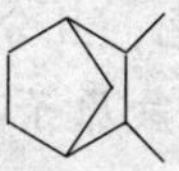　桥环结构带甲基

(8) 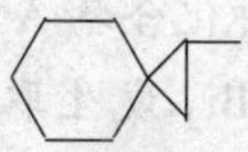　螺环结构

2. 写出下列化合物的结构式：

(1) 新戊烷
(2) 3,3-二甲基-4-乙基己烷
(3) 2-甲基-4-异丙基庚烷
(4) 2,2,3,4-四甲基戊烷
(5) 1,2-二甲基环戊烷
(6) 3-甲基-2-环丙基己烷
(7) 5-乙基螺[3.4]辛烷
(8) 2,3-二甲基二环[4.1.0]庚烷

3. 指出下面化合物中各碳原子的类型（伯 1°、仲 2°、叔 3°、季 4°）：

$$CH_3CH_2-C(CH_3)(CH_2CH_3)-CHCH_2CH_3$$，中心碳连 CH_3（上）、CH_3、CH_2CH_3（下）

4. 用纽曼投影式表示丁烷的四种典型构象，并按稳定性从大到小排列。

5. 画出异丙基环己烷的最优势构象。

6. 完成下列反应：

(1) 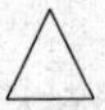 $\triangle$ + H$_2$ $\xrightarrow[80℃]{Ni}$

(2) 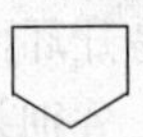 ⬠ + Br$_2$ $\xrightarrow{光照}$

(3) ☐ + Br$_2$ $\xrightarrow{加热}$

(4) CH$_4$ + Br$_2$ $\xrightarrow{光照}$

7. 将下列化合物按沸点升高的顺序排列：

(1) 己烷   (2) 2,3-二甲基丁烷   (3) 环己烷

(4) 异丁烷   (5) 3-甲基戊烷   (6) 丁烷

8. 写出分子式为 C$_6$H$_{14}$ 烷烃的全部构造异构体，并用系统命名法命名。

9. 写出符合下列条件的烷烃或环烷烃的结构式：

(1) 分子式为 C$_6$H$_{12}$，只有一个伯碳原子。

(2) 含有一个叔碳原子，碳原子数最少的烷烃。

(3) 只有伯氢原子而无其他氢原子的戊烷。

10. 化合物 A 的分子式为 C$_3$H$_6$，室温下能与 Br$_2$ 反应，得到化合物 B。A 不能使高锰酸钾溶液褪色，催化加氢后，得到丙烷。推测并写出 A 和 B 的结构式。

11. A，B，C 是分子式为 C$_5$H$_{12}$ 的烷烃的三个构造异构体。A 与氯气反应只得到一种一氯代产物，同样条件下，B 得到三种一氯代产物，C 则得到四种一氯代产物。推测并写出 A、B、C 的结构式。

12. 分子式为 C$_6$H$_{14}$ 的两种碳链异构体 A 和 B，分别与 Cl$_2$ 反应时，都能得到 3 种一氯代烷烃，但 A 异构体中含 8 个仲氢原子，而 B 异构体中只含有 2 个仲氢原子。推测并写出 A 和 B 的结构式。

13. 分子式为 C$_6$H$_{12}$ 的两种化合物 A 和 B。A 在室温下即能使 Br$_2$ 褪色，且分子中含有 3 个叔碳原子。B 在光照时可与 Br$_2$ 发生取代反应，且分子中含有 12 个仲氢原子。推测并写出 A 和 B 的结构式。

（张建伟）

第十二章 烯烃和炔烃

烯烃和炔烃都属于烃类化合物中的不饱和烃。烯烃(alkene)通常指分子中含有一个碳碳双键(C=C)的链烃;分子中含有两个碳碳双键(C=C)的烯烃,称为二烯烃(diene);炔烃(alkyne)是分子中含有碳碳三键 (C≡C)。本章主要讨论烯烃和炔烃的命名法、结构以及性质等问题。这不仅是有机化学中的基础知识,而且也将对生命科学的学习奠定一定的基础。

第一节 烯 烃

一、烯烃的命名

烯烃系统命名法的基本原则是:选择包含 C=C 在内的连续不断的最长碳链为主链;从离 C=C 最近的一端开始,依次给主链上的碳原子编号,以 C=C 的两个碳原子中编号较小的阿拉伯数字表示 C=C 的位次;若 C=C 正好在主链中央,主链碳原子则应从靠近取代基的一端开始编号,在烯烃母体前表明双键的位置,并用半字线隔开,命名为 n-某取代基-n′-某烯,n′表示双键的位置。例如:

$$CH_2{=}CH_2 \qquad CH_3{-}CH{=}CH_2 \qquad CH_3{-}CH{=}\underset{\underset{CH_3}{|}}{C}{-}CH_3$$

乙烯　　　　　　　丙烯　　　　　　　2-甲基-2-丁烯

$$CH_3{-}\underset{\underset{CH_2{-}CH_3}{|}}{CH}{-}CH_2{-}CH{=}\underset{\underset{CH_3}{|}}{C}{-}CH_3 \qquad CH_2{=}CH{-}CH{-}\underset{\underset{CH_3}{|}}{CH}{-}\underset{\underset{CH_3}{|}}{CH}{-}CH_3$$

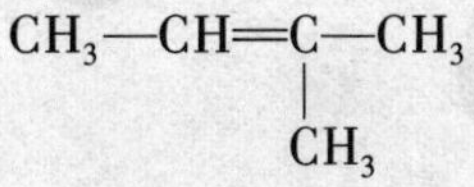

　　　　　　　　　　　　　　　　　　　　　　　　　　　　　　　$CH_2{-}CH_3$

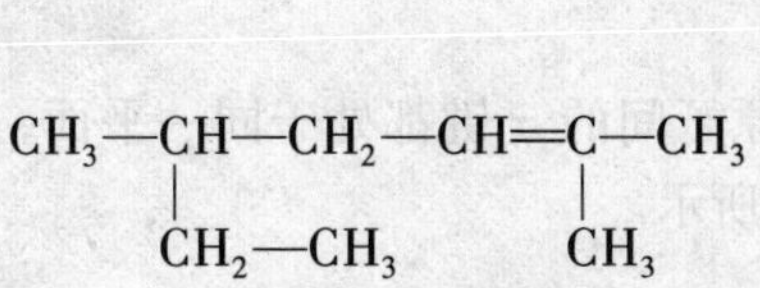

2,5-二甲基-2-庚烯 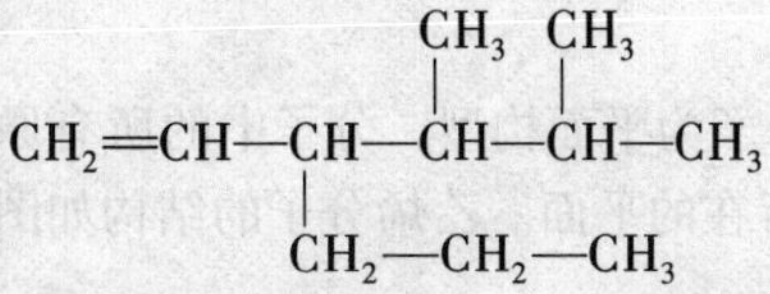　　　　　　　4,5-二甲基-3-丙基-1-己烯

烯烃分子中去掉 1 个氢原子余下的基团称为烯基。常见的烯基有:

$$CH_2{=}CH{-} \qquad CH_3{-}CH{=}CH{-} \qquad CH_2{=}CH{-}CH_2{-}$$

乙烯基　　　　　　　丙烯基　　　　　　　烯丙基

二、烯烃的结构

烯烃碳碳双键的两个碳原子都为 sp^2 杂化,每个 sp^2 杂化轨道含有 1/3 s 轨道成分和 2/3 p 轨道成分,3 个 sp^2 杂化轨道的对称轴处于同一平面,夹角为 120°,在空间呈平面正三角

形，未参与杂化的 p 轨道的对称轴垂直于这个平面，如图 12-1 和图 12-2。

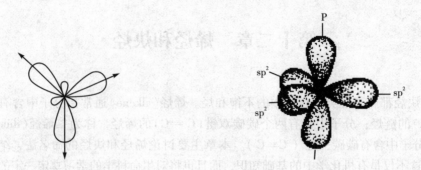

图 12-1　3 个 sp^2 杂化轨道分布图　　　　图 12-2　sp^2 杂化轨道与未参加杂化的 p 轨道

　　以乙烯为例，说明烯烃的结构。在乙烯分子中，两个碳原子各以 1 个 sp^2 杂化轨道沿键轴方向相互重叠，形成碳碳 σ 键，又各用 2 个 sp^2 杂化轨道分别与 4 个氢原子的 $1s$ 轨道重叠，形成 4 个碳氢 σ 键，乙烯分子中的所有 σ 键均处于同一平面；两个碳原子还各有 1 个未参与杂化的 p 轨道，其对称轴相互平行，从侧面发生平行重叠，形成了碳碳间的另一个化学键：π 键。乙烯分子的形成如图 12-3 所示：

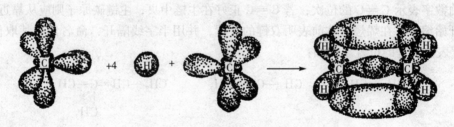

图 12-3　乙烯分子的形成示意图

　　乙烯分子为平面构型，分子中的所有原子及原子间的 σ 键都处于同一平面，而 π 键垂直于 σ 键所在的平面。乙烯分子的结构如图 12-4 所示。

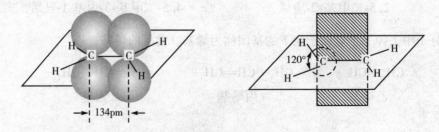

图 12-4　乙烯分子的结构示意图

　　烯烃中的碳碳双键是由 1 个 σ 键和 1 个 π 键组成的，其键能为 $611\text{kJ}\cdot\text{mol}^{-1}$，小于碳碳单键键能($347 \text{ kJ·mol}^{-1}$)的两倍，说明 π 键的键能小于 σ 键的键能。形成 π 键时，p 轨道的重叠程度比 σ 键小，因此 π 键不如 σ 键稳定，较易断裂，具有较大的反应活性；碳碳双键的键长为 134 pm，比碳碳单键的键长(154pm)短，这是因为 sp^2 杂化的碳原子 s 轨道成分较多，距原子核较近，两个原子要更加靠近才能有效重叠成键，而且 π 键的存在增加了原子核对电子的吸引力，缩短了核间的距离，所以碳碳双键的键长比碳碳单键的键长短。

π 电子云不像 σ 电子云那样以键轴为对称轴呈圆柱形对称分布，而是集中在成键的两个原子核的连线上呈块状垂直并对称地分布于 σ 键轴所在平面上、下两方，离成键的原子核较远，受原子核的约束力较小。因此 π 电子的流动性较大，在外电场影响下，π 键易发生变形产生极化，极化度比 σ 键大，易发生化学反应。

由于 π 键是由两个碳原子的 p 轨道从侧面平行重叠而形成的，因此以碳碳双键相连的两个碳原子不能像碳碳单键那样绕 σ 键的键轴自由旋转。σ 键和 π 键的主要特点如表 12-1 所示。

表 12-1 σ 键和 π 键的主要特点

共价键类型	σ 键	π 键
存　在	可以单独存在，存在于任何共价键中	不能单独存在，只能在双键或三键中与 σ 键共存
形　成	成键轨道沿键轴重叠，重叠程度较大	成键轨道从侧面平行重叠，重叠程度较小
性　质	(1) 电子云呈圆柱形对称，电子云密集于两原子之间	(1) 电子云以块状分布在平面的上、下方，通过键轴呈平面对称
	(2) 成键的两个碳原子可以沿键轴自由旋转	(2) 成键的两个碳原子不能沿键轴自由旋转
	(3) 键能较大，键较稳定	(3) 键能较小，键较不稳定
	(4) 电子云受核约束大，键的极化度较小	(4) 电子云受核约束小，键的极化度较大

三、烯烃的异构现象

由于 C ═ C 双键的存在，烯烃的异构现象主要分为构造异构和顺反异构。

(一) 构造异构

烯烃和炔烃除了具有与烷烃类似的碳链异构外，还存在位置异构(positional isomerism)。位置异构是因官能团的位置不同而引起的异构现象，如丁烯存在 3 个异构体：

$$
\begin{array}{ccc}
\overset{\displaystyle CH_3}{\underset{\displaystyle |}{CH_3-CH=CH_2}} & CH_3-CH_2-CH=CH_2 & CH_3-CH=CH-CH_3 \\
\text{I} & \text{II} & \text{III} \\
\text{2-甲基丙烯} & \text{1-丁烯} & \text{2-丁烯}
\end{array}
$$

Ⅰ 和 Ⅱ 为碳链异构，Ⅱ 和 Ⅲ 为位置异构。可见，碳原子数目相同的烯烃与烷烃相比较，异构体的数目更多。

(二) 顺反异构

　　烯烃分子中以双键相连的两个碳原子不能沿 σ 键轴自由旋转，因此与双键碳原子直接相连的原子或基团虽然有相同的连接次序和方式，但在空间会有不同的排列方式，称为顺反异构，属于立体异构中的构型异构。

　　1. 顺反异构的产生条件　由于碳碳双键中 π 键的存在，致使碳原子不能自由旋转，例如，2-丁烯就有下面两种异构体(a)和(b)

$$
\begin{array}{cc}
\underset{H_3C}{\overset{H}{\diagdown}}C=C\underset{CH_3}{\overset{H}{\diagup}} & \underset{H}{\overset{H_3C}{\diagdown}}C=C\underset{CH_3}{\overset{H}{\diagup}}
\end{array}
$$

（a）熔点 -139.5℃　沸点 3.5℃　　（b）熔点 -105.5℃　沸点 0.9℃

　　尽管(a)和(b)结构式中组成分子的原子或基团的相互连接次序和方式相同，但是原子或基团的空间排列方式不同，(a)和(b)是不能完全重合的，这是两个不同的化合物，这种异构称为顺反异构。我们把(a)结构称为顺-2-丁烯，(b)结构称为反-2-丁烯，已知反式比顺式稳定 4.6 kJ·mol^{-1}。

　　虽然顺反异构现象在烯烃中普遍存在，但并非所有含有 C=C 的化合物都存在顺反异构现象。若同一双键碳原子上连有相同的原子或基团，就不存在顺反异构现象。例如：

$$
\underset{a}{\overset{a}{\diagdown}}C=C\underset{d}{\overset{b}{\diagup}} = \underset{a}{\overset{a}{\diagdown}}C=C\underset{b}{\overset{d}{\diagup}}
$$

　　产生和存在顺反异构现象的条件是：

　　(1) 分子中存在着限制碳碳单键自由旋转的因素，如双键、脂环等结构。

　　(2) 在不能自由旋转的两个原子上（或者说同一个双键碳原子），必须各自连接着两个不同的原子或基团。例如：

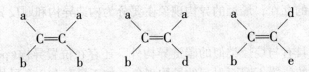

　　顺反异构现象不仅存在于含有碳碳双键的烯烃中，而且其他双键化合物及脂环化合物也存在顺反异构现象。

　　2. 顺反异构的构型命名法　在命名存在顺反异构的烯烃时，需在烯烃名称之前注明其构型，目前常采用的顺反异构体的标记方法有以下两种：

　　(1) 顺反命名法：两个相同的原子或基团处于双键同侧的异构体称为顺式，处于异侧的则称为反式。例如：

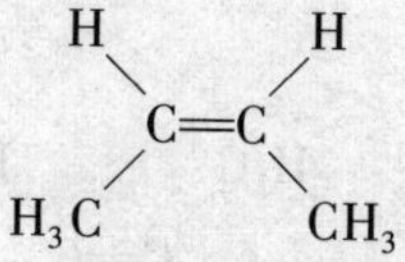

$$
\begin{array}{ccc}
\text{H} & & \text{H} \\
& \text{C}=\text{C} & \\
\text{H}_3\text{C} & & \text{CH}_3
\end{array}
\qquad
\begin{array}{ccc}
\text{H}_3\text{C} & & \text{H} \\
& \text{C}=\text{C} & \\
\text{H} & & \text{CH}_3
\end{array}
$$

顺-2-丁烯 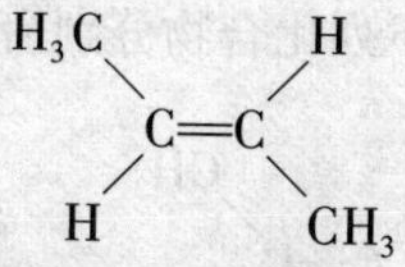 　　　　　 反-2-丁烯

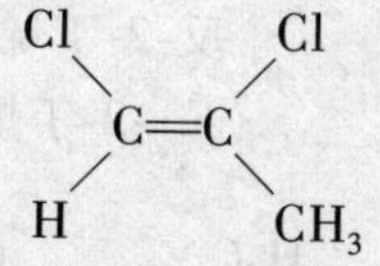

$$
\begin{array}{ccc}
\text{Cl} & & \text{Cl} \\
& \text{C}=\text{C} & \\
\text{H} & & \text{CH}_3
\end{array}
\qquad
\begin{array}{ccc}
\text{H} & & \text{Cl} \\
& \text{C}=\text{C} & \\
\text{Cl} & & \text{CH}_3
\end{array}
$$

顺-1,2-二氯丙烯 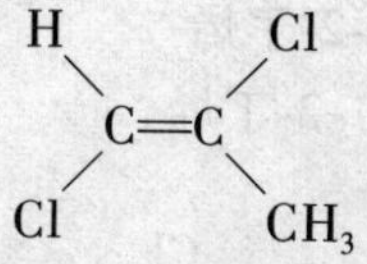 　　　　 反-1,2-二氯丙烯

（2）Z-E 命名法：顺反命名法只适用于双键碳原子上连有相同的原子或基团的情况，若双键碳原子上连接的 4 个原子或基团均不相同，就难以命名。为了克服顺反构型命名法的局限性，IUPAC 提出了以字母 Z 和 E 为词头表示顺反异构体两种构型的命名方法，即为 Z-E 命名法。Z 和 E 分别是德文"Zusammen"（一起）一词和"Entgegen"（相反）一词的第一个字母。确定异构体是 Z 构型或 E 构型，首先根据顺序规则（sequence rule），确定连接在双键碳原子上基团的优先次序。两个优先基团在双键同侧的为 Z 构型，在双键异侧的为 E 构型。顺序规则的主要内容是：

1）与双键碳原子直接相连的原子不相同时，按原子序数大小排列，原子序数大的为较优基团（即为较大基团），若原子序数相同（放射性核素），则比较相对原子质量的大小。例如：Cl 优先于 C，C 优先于 H，D 优先于 H。

2）若与双键碳原子直接相连的第一个原子相同时，则比较次连接的原子，仍按原子序数排列，若第二个原子也相同，则比较第三个原子，依次类推。例如：双键碳原子上连有甲基（—CH_3）和乙基（—CH_2CH_3），与双键碳直接相连的第一个原子均为碳，原子序数相同，则比较与第一个碳原子相连的其他原子，甲基中与碳相连的分别为 H、H、H，而在乙基中与之相连的分别为 C、H、H，显然碳的原子序数大于氢，因此乙基优先于甲基。表示为：

$$
\begin{array}{cc}
-\text{CH}_2\text{CH}_3 & > \quad -\text{CH}_3 \\
\text{C(C,H,H)} & \text{C(H,H,H)}
\end{array}
$$

同理：
$$
\begin{array}{cccc}
-\text{C(CH}_3)_3 & > \ -\text{CH(CH}_3)_2 & > \ -\text{CH}_2\text{CH}_2\text{CH}_3 & > \ -\text{CH}_3 \\
\text{C(C,C,C)} & \text{C(C,C,H)} & \text{C(C,H,H)} & \text{C(H,H,H)}
\end{array}
$$

3）当与双键碳原子相连的原子上含有不饱和键（双键或三键）时，如 $-\overset{\displaystyle O}{\overset{\displaystyle \|}{C}}-H$ 、—C≡N 等，则分别看作是 C 与两个 O 相连和 C 与三个 N 相连。例如：

$$
\begin{array}{ccccc}
-\overset{\displaystyle O}{\overset{\displaystyle \|}{C}}-\text{OH} & > & -\overset{\displaystyle O}{\overset{\displaystyle \|}{C}}-\text{H} & > & -\text{CH}_2\text{OH} \\
\text{C(O,O,O)} & & \text{C(O,O,H)} & & \text{C(O,H,H)}
\end{array}
$$

根据上述顺序规则，下列化合物分别命名为：

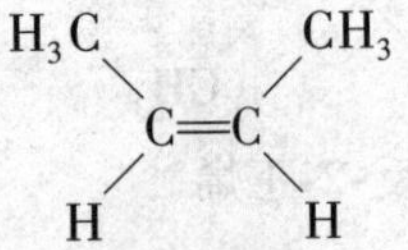

$$H_3C \quad CH_3$$
$$C=C$$
$$H \quad H$$

顺-2-丁烯
（Z)-2-丁烯

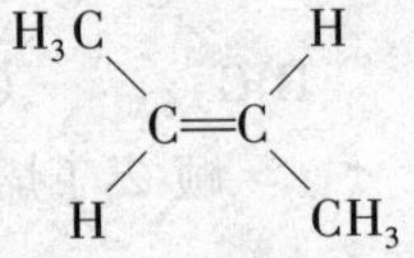

$$H_3C \quad H$$
$$C=C$$
$$H \quad CH_3$$

反-2-丁烯
（E)-2-丁烯

$$H \quad Cl$$
$$C=C$$
$$H_3C \quad CH_3$$

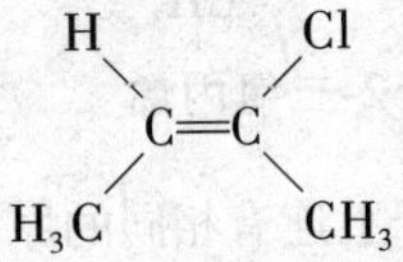

顺-2-氯-2-丁烯
（E)-2-氯-2-丁烯

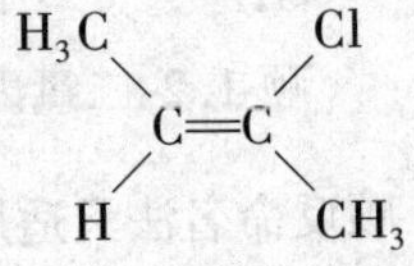

$$H_3C \quad Cl$$
$$C=C$$
$$H \quad CH_3$$

反-2-氯-2-丁烯
（Z)-2-氯-2-丁烯

Z-E 命名法和顺反命名法是两种不同的命名方法，这两种命名方法之间没有固定的联系，Z 构型中有顺式也有反式，E 构型也是如此。Z-E 命名法适用于所有的顺反异构体，与顺反命名法相比，更具有广泛性。例如下面的例子就只能用 Z-E 命名法，而无法使用顺反命名法。

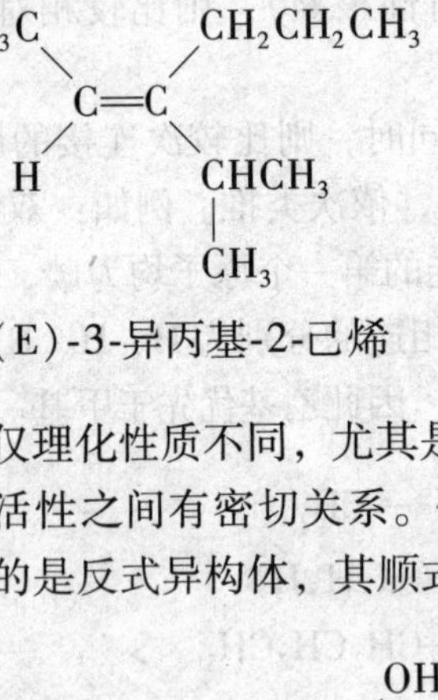

$$H_3C \quad CH_2CH_2CH_3$$
$$C=C$$
$$H \quad CHCH_3$$
$$\qquad CH_3$$

（E)-3-异丙基-2-己烯

$$—CH_3 \ > \ —H$$

$$—CHCH_3 \ > \ —CH_2CH_2CH_3$$
$$\quad CH_3$$

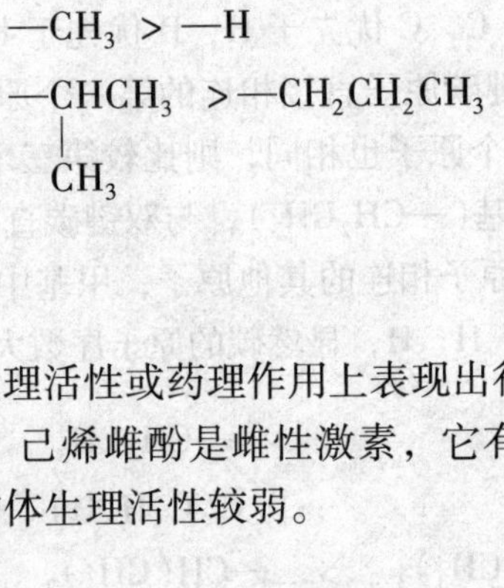

顺反异构体不仅理化性质不同，尤其是在生理活性或药理作用上表现出很大差异，这表明分子构型与生物活性之间有密切关系。例如：己烯雌酚是雌性激素，它有顺反两种异构体，作为药物使用的是反式异构体，其顺式异构体生理活性较弱。

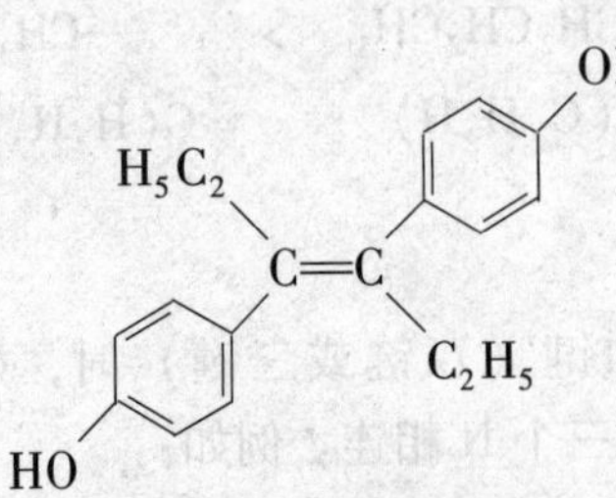

$$H_5C_2$$
$$C=C$$
$$C_2H_5$$

反-己烯雌酚

$$H_5C_2 \quad C_2H_5$$
$$C=C$$

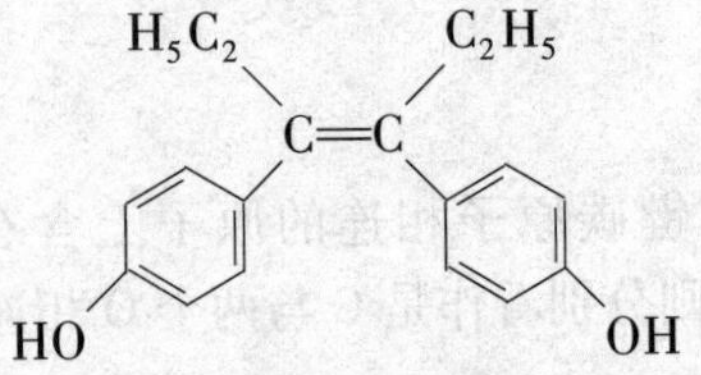

顺-己烯雌酚

维生素 A_1 分子中的 4 个双键全部为反式构型；具有降血脂作用的亚油酸和花生四烯酸分子中的所有双键构型则全部为顺式构型。

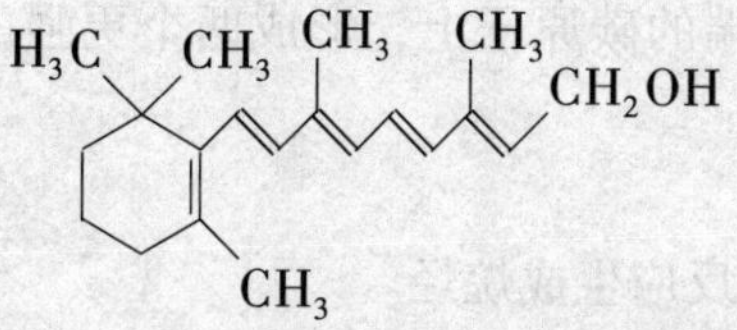

H₃C CH₃ CH₃ CH₃
$$CH_2OH$$

CH₃

维生素 A₁

$$CH_3(CH_2)_4$$ $$CH_2$$ $$(CH_2)_7COOH$$

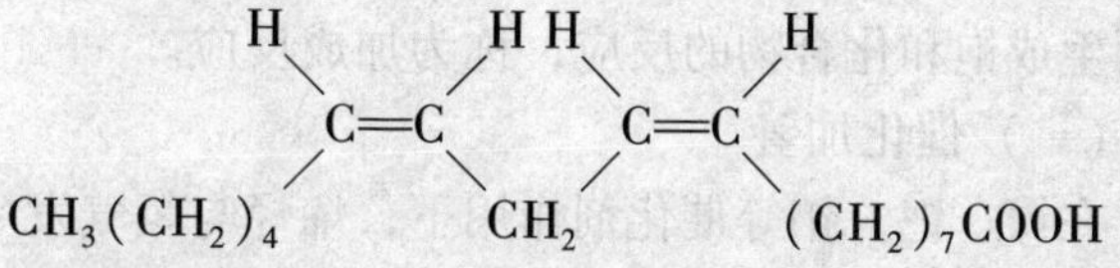

亚油酸

$$CH_3(CH_2)_4$$ $$CH_2$$ $$CH_2$$ $$CH_2$$ $$(CH_2)_3COOH$$

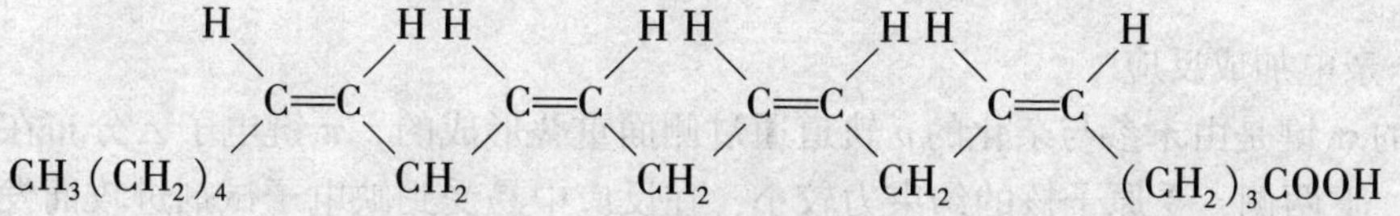

花生四烯酸

四、烯烃的物理性质

烯烃的物理性质与烷烃相似。常温常压下，2～4 个碳原子的烯烃是气体，5～18 个碳原子的烯烃为液体，19 个碳原子以上的烯烃为固体。烯烃的沸点、熔点和密度均随碳原子数的增加而升高，且直链烯烃的沸点比支链烯烃异构体高，顺式异构体的沸点一般高于反式，熔点则比反式低。烯烃的密度均小于 1g·cm⁻³，不溶于水，易溶于苯、乙醚和氯仿等有机溶剂中。一些常见烯烃的物理常数见表 12-2。

表 12-2　烯烃的物理常数

名称	结构式	熔点(℃)	沸点(℃)	密度(20℃)/g·cm⁻³
乙烯	$CH_2{=}CH_2$	−169.2	−103.7	0.569(液体)
丙烯	$CH_3CH{=}CH_2$	−185.2	−47.2	0.595(液体)
1-丁烯	$CH_3CH_2CH{=}CH_2$	−183.4	−6.3	0.625(沸点)
2-甲基丙烯	$(CH_3)_2C{=}CH_2$	−140.4	−6.9	0.590
顺-2-丁烯	$CH_3CH{=}CHCH_3$	−139.5	3.5	0.621
反-2-丁烯	$CH_3CH{=}CHCH_3$	−105.5	0.9	0.602
1-戊烯	$CH_3(CH_2)_2CH{=}CH_2$	−166.2	30.1	0.641
1-己烯	$CH_3(CH_2)_3CH{=}CH_2$	−139	63.5	0.673
1-庚烯	$CH_3(CH_2)_4CH{=}CH_2$	−119	93.6	0.697

五、烯烃的化学性质

因为烯烃分子中存在碳碳双键，烯烃的化学性质比烷烃的化学性质活泼。双键中的 π 键键能较小，不稳定，易极化而发生反应，所以烯烃可以与许多试剂作用，发生加成、氧化等反应，其中最典型的性质是发生在碳碳双键上的加成反应(addition reaction)。烯烃双键中

的 π 键断裂，试剂中的两个原子或基团分别加到 π 键两端的碳原子上，形成两个更强的 σ 键而生成饱和化合物的反应，称为加成反应。

（一）催化加氢

在镍、钯、铂等催化剂作用下，烯烃与氢气发生加成反应生成烷烃。

$$CH_2\!=\!CH\!-\!CH_3 + H_2 \xrightarrow{Ni} CH_3\!-\!CH_2\!-\!CH_3$$

（二）亲电加成反应

烯烃的 π 键是由未参与杂化的 p 轨道通过侧面重叠形成的，π 键电子云分布在碳碳 σ 键键轴的上、下两侧，受原子核的约束力较小，在反应中易受到缺电子试剂进攻而发生加成反应。缺电子试剂具有亲电性，称为亲电试剂（electrophilic reagent）。亲电试剂可以是分子或离子，常见的有：质子 H^+、卤素以及未满足 8 电子的缺电子化合物等。由亲电试剂进攻而发生的加成反应称为亲电加成（electrophilic addition）反应，亲电加成反应是烯烃的重要反应。烯烃的亲电加成反应可以用通式表示如下：

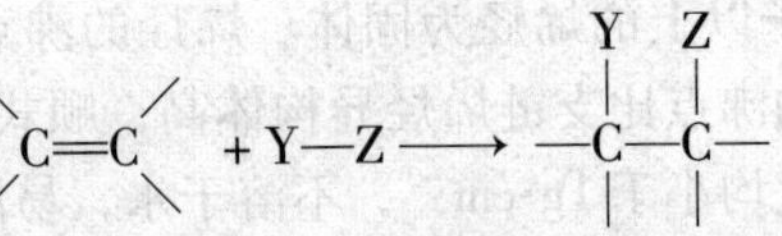

1．加卤素　烯烃易与氯气或溴发生亲电加成反应，生成邻二卤代烷。例如，将乙烯通入溴的四氯化碳溶液中，溴的棕红色立即退去，而生成无色的加成产物，故常用溴水或溴的四氯化碳溶液来鉴定不饱和键的存在，区别饱和烃与不饱和烃。

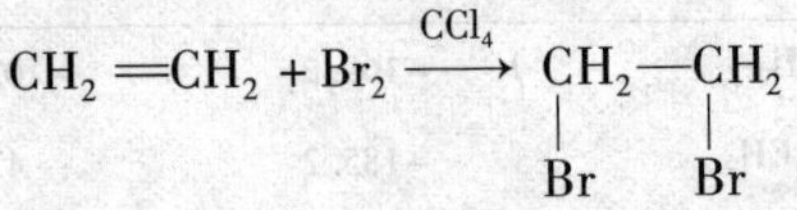

卤素的反应活性为：$F_2 > Cl_2 > Br_2 > I_2$，碘不活泼，加成困难；而氟太活泼，反应太剧烈，难以控制，一般不使用这两种卤素作为亲电加成试剂。因此，烯烃与卤素的加成，一般是指与氯、溴的加成。

溴与烯烃的加成反应机制可以表述为：首先溴与烯烃反应，生成环状的溴鎓离子（cyclic bromonium ion）中间体，然后溴负离子从溴鎓离子的背面进攻碳原子，得到反式加成产物。

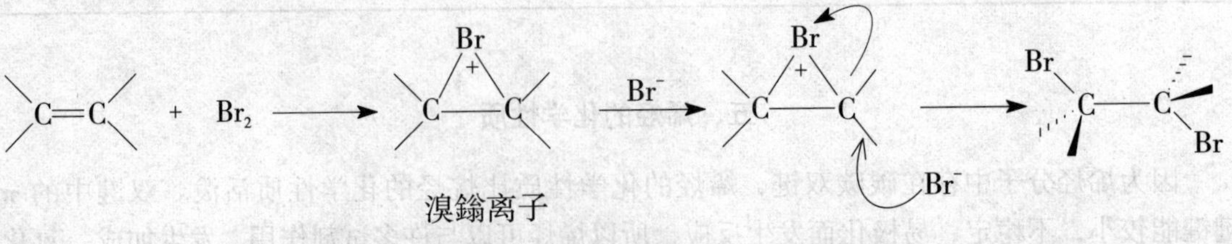

溴鎓离子

2．加卤化氢　当对称烯烃（双键碳原子上所连取代基相同的烯烃，如乙烯）与不对称试剂（如卤化氢）加成时，只生成一种产物。当不对称烯烃（双键碳原子上所连取代基不相同的烯烃，如丙烯）与不对称试剂加成时，理论上有两种产物，其中一种为主要产物，另一种为副产物。例如：

$$CH_3-CH=CH-CH_3 + HBr \longrightarrow CH_3-\underset{\underset{Br}{|}}{CH}-CH_2-CH_3$$

$$CH_2=CH-CH_3 + HBr \longrightarrow CH_3-\underset{\underset{Br}{|}}{CH}-CH_3 + CH_2-CH_2-CH_3$$

主要产物　　　　　次要产物

烯烃与卤化氢等强酸(HZ)的亲电加成反应实际上是分两步完成，第一步是 H^+ 进攻烯烃的 π 键，形成正碳离子中间体，这也是控制反应速率的步骤；第二步是正碳离子很快与负离子结合生成产物。

第一步：

$$H^+ + \ \ ^{\diagdown}_{\diagup}C=C^{\diagup}_{\diagdown} \longrightarrow \left[\ -\overset{|}{\underset{|}{C}}-\overset{+}{C}^{\diagup}_{\diagdown} \ \right] \quad 正碳离子中间体$$

第二步：

$$-\overset{|}{\underset{|}{C}}-\overset{+}{C}^{\diagup}_{\diagdown} + :Z^- \longrightarrow -\overset{|}{\underset{|}{C}}-\overset{Z}{\underset{|}{C}}- \quad 加成产物$$

大量实验事实证明：不对称烯烃与不对称试剂(如 HX)进行加成反应时，试剂中带正电荷部分(H^+)总是加在含氢较多的双键碳原子上，而带负电荷部分(X^-)则加到含氢较少的双键碳原子上，这一经验规律称为马尔可夫尼克夫规则(Markovnikov rule)，简称马氏规则。应用马氏规则，可以正确地预测许多反应的主要产物，其他常见的不对称试剂有 H_2SO_4、HOX 等。

在对马氏规则进行解释之前，我们先来讨论诱导效应(inductive effect)的概念。分子中电子云的分布不但取决于成键原子的性质，而且也受到不直接相连原子间的相互影响，这种影响称为电子效应。诱导效应是电子效应的一种，是指组成分子的原子或基团由于电负性不同，引起分子内成键电子云发生偏移的电子效应。

诱导效应是因分子中的原子或基团电负性不同而引起键的极性改变，它的特点是可以通过静电引力沿着碳链由近及远地依次传递。诱导效应可用符号 I 表示。例如，1-氯丙烷分子中的诱导效应表示如下：

$$H-\overset{\overset{\textstyle H}{|}}{\underset{\underset{\textstyle H}{|}}{C_3^{\delta\delta\delta+}}}\to\overset{\overset{\textstyle H}{|}}{\underset{\underset{\textstyle H}{|}}{C_2^{\delta\delta+}}}\to\overset{\overset{\textstyle H}{|}}{\underset{\underset{\textstyle H}{|}}{C_1^{\delta+}}}\to Cl^{\delta-}$$

在 1-氯丙烷分子中，由于氯原子的电负性较强，C—Cl 键的 σ 电子云向氯原子偏移，而使 Cl 带部分负电荷（用 δ^- 表示），C_1 带有部分正电荷（用 δ^+ 表示）。C_1 的正电荷又吸引 C_1—C_2 键的共用电子对，使 C_2 带有少量正电荷（用 $\delta\delta^+$ 表示）。同理，C_3 带有更少量的正电荷（用 $\delta\delta\delta^+$ 表示）。由此可见，诱导效应以静电诱导的形式沿着碳链向某一方向由近及远地依次传递，并随传递距离地增加逐渐减弱，一般到第 3 个碳原子以后，可以忽略不计。

诱导效应的方向是以 C—H 键中的氢原子作为比较标准，电负性大于氢的原子或基团（X）为吸电子基，产生吸电子诱导效应，用 $-I$ 表示；电负性小于氢的原子或基团（Y）为斥电子基，产生斥电子诱导效应，用 $+I$ 表示。

$$\overset{|}{-\overset{}{C}-}\longrightarrow X \qquad \overset{|}{-\overset{}{C}-}H \qquad Y\longleftarrow \overset{|}{-\overset{}{C}-}$$

$$-I\text{ 效应} \qquad\qquad \text{比较标准} \qquad\qquad +I\text{ 效应}$$

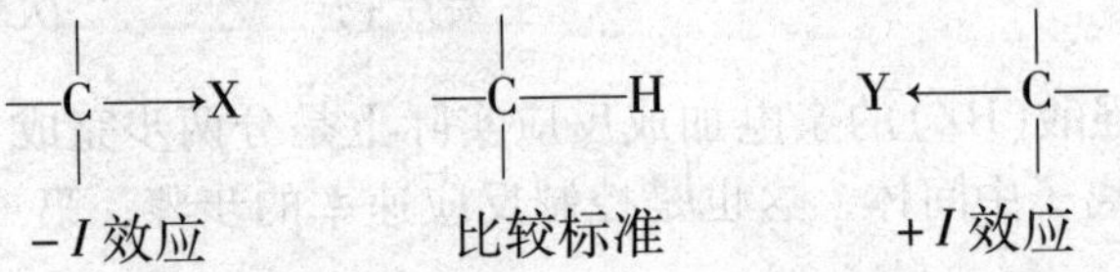

根据实验结果，一些常见原子或基团的电负性次序如下：

—F > —Cl > —Br > —I > —OCH$_3$ > —NHCOCH$_3$ > —C$_6$H$_5$ > —CH ═CH$_2$ > —H > —CH$_3$ > —C$_2$H$_5$ > —CH（CH$_3$）$_2$ > —C（CH$_3$）$_3$

一般认为排在氢前面的是吸电子基，排在氢后面的是斥电子基。

丙烯与溴化氢的亲电加成反应结果的一种解释为：丙烯分子中的甲基是斥电子基，产生 $+I$ 效应，使双键中 π 电子云发生偏移，当与溴化氢加成时，首先是氢离子加到带部分负电荷的双键碳原子（即含氢较多的碳原子）上形成正碳离子，然后溴负离子加到另一个带部分正电荷的双键碳原子（即含氢较少的碳原子）上，生成的 2-溴丙烷是主要产物。

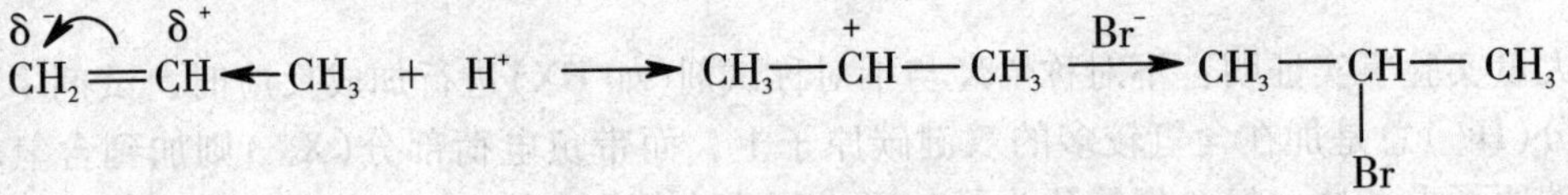

$$\overset{\delta^-}{CH_2}═\overset{\delta^+}{CH}\longleftarrow CH_3 + H^+ \longrightarrow CH_3—\overset{+}{CH}—CH_3 \xrightarrow{Br^-} CH_3—\underset{\underset{Br}{|}}{CH}—CH_3$$

另外，根据中间体正碳离子稳定性的大小来解释：烯烃在发生亲电加成反应时，会生成正碳离子中间体。正碳离子的稳定性主要取决于其对正电荷的分散程度，遵循物理学中电荷越分散、体系越稳定的理论。若正碳离子上所连的取代基是斥电子性质的，那么正电荷就能得到分散，正碳离子相对稳定。若正碳离子上所连的取代基是吸电子性质的，会更增加带电荷碳原子上的正电荷，正碳离子的稳定性降低。一般烷基正碳离子稳定性次序是：R_3C^+（叔正碳离子）> R_2CH^+（仲正碳离子）> RCH_2^+（伯正碳离子）> CH_3^+（甲基正碳离子）。

在丙烯分子与 HBr 发生加成反应时，第一步反应是 H^+ 加到双键上，这时可以形成两种正碳离子 $CH_3—\overset{+}{CH}—CH_3$ 和 $CH_3—CH_2—\overset{+}{CH_2}$ 由于前者所连斥取代基比后者多，故正碳离子相对稳定，容易生成，反应就会按生成稳定中间体的方向进行，最终导致生成 2-溴丙烷反应速率快，产物最多。

所以总结马氏规则，实际上加成产物的多少取决于相应正碳离子的稳定性。越稳定的正碳离子越容易形成，生成相应的产物也越多；越不稳定的正碳离子越难以形成，生成相应的产物也就越少。

需要指出的是，当有过氧化物存在时，烯烃与 HBr 的加成不遵守马氏规则，其加成产物是反马氏规则，因为该反应机制不是离子型的亲电加成而是自由基型加成反应。例如：

$$CH_2=CH-CH_3 + HBr \xrightarrow{H_2O_2} BrCH_2-CH_2-CH_3$$

3. 加水 烯烃不能与水直接加成，因为水的酸性太弱，如果有强酸作为催化剂，烯烃可以与水发生加成反应生成醇：

$$CH_2=CH_2 + H_2O \xrightarrow{H_2SO_4} CH_3CH_2OH$$

（三）氧化反应

1. 高锰酸钾氧化 烯烃在中性或碱性条件下用高锰酸钾氧化生成邻二醇，同时高锰酸钾溶液的紫色褪去，生成棕色的二氧化锰沉淀。

$$R-CH=CH-R' \xrightarrow{KMnO_4/OH^-} \underset{\overset{|}{OH} \quad \overset{|}{OH}}{R-CH-CH-R'} + MnO_2\downarrow + KOH$$

而在酸性条件下用高锰酸钾氧化，烯烃的双键将被完全打断，与双键相连的碳氢 σ 键也会被氧化，并随烯烃结构的不同得到不同的氧化产物，同时高锰酸钾溶液的紫色褪去。例如：

$$CH_3-CH=CH_2 \xrightarrow{KMnO_4/H^+} CH_3COOH + CO_2 + H_2O$$

$$\underset{\overset{|}{CH_3}}{CH_3-CH=C-CH_3} \xrightarrow{KMnO_4/H^+} CH_3COOH + \underset{\overset{\|}{O}}{CH_3-C-CH_3}$$

通过对反应最终产物的分析，可以推断原来烯烃的结构。

2. 臭氧氧化 在较低温度下，臭氧能迅速定量地与烯烃反应生成臭氧化物。臭氧化物容易发生爆炸，一般不把它分离出来，而是直接加水分解成醛、酮和过氧化氢。

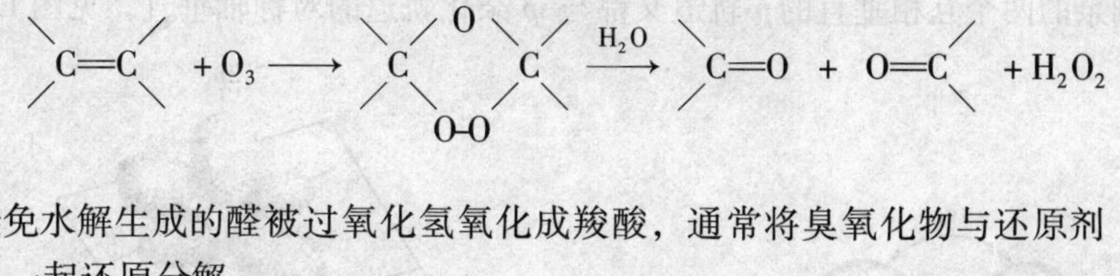

$$\diagdown C=C\diagup + O_3 \longrightarrow \diagdown C\underset{O-O}{\overset{O}{\diagup}}C\diagup \xrightarrow{H_2O} \diagdown C=O + O=C\diagup + H_2O_2$$

为了避免水解生成的醛被过氧化氢氧化成羧酸，通常将臭氧化物与还原剂（如锌粉或氢气和铂）一起还原分解。

$$CH_3CH_2CH=CH_2 \xrightarrow[(2)H_2O/Zn]{(1)O_3} CH_3CH_2CHO + HCHO$$

$$(CH_3)_2C=CHCH_3 \xrightarrow[\text{(2)H}_2\text{O/Zn}]{\text{(1)O}_3} (CH_3)_2C=O + CH_3CHO$$

由上述两个反应可以看出，碳碳双键断裂后，不连氢的双键碳一端生成相应的酮，而连有氢的双键碳一端生成相应的醛。因此，可以根据臭氧化物还原水解的产物来推断烯烃的结构。

第二节 炔 烃

一、炔烃的命名

炔烃的系统命名法方法与烯烃基本相同，选择包含碳碳三键最长碳链为主链，从距三键最近的一端编号等。命名为 n-某取代基-n′-某炔，n′表示三键的位置。例如：

$$CH_3-CH_2-CH_2-C\equiv C-CH_3$$
2-己炔

$$CH_3-C\equiv C-\overset{\overset{\displaystyle CH_3}{|}}{CH}-CH_3$$
4-甲基-2-戊炔

若分子中同时含有双键和三键，命名时则选择含有双键和三键的最长碳链为主链，主链的编号应从最先遇到双键或三键的一端开始，并以双键在前、三键在后的原则命名为 m-某取代基-n-某烯-n′-炔。若在主链两端等距离处遇到双键或三键时，编号应从靠近双键的一端开始。例如：

$$CH\equiv C-CH_2-CH=CH-CH_3$$
4-己烯-1-炔

$$CH\equiv C-\overset{\overset{\displaystyle CH_3}{|}}{CH}-CH_2-CH=CH_2$$
4-甲基-1-己烯-5-炔

二、炔烃的结构

炔烃的结构特征是分子中含有碳碳三键，三键的碳原子为 sp 杂化，每个 sp 杂化轨道都含有 $1/2$ s 轨道成分和 $1/2$ p 轨道成分，其形状与 sp^2 杂化轨道相似。轨道间夹角为 $180°$，呈直线形。剩余的两个互相垂直的 p 轨道又都与 sp 杂化轨道的对称轴垂直，见图12-5 和12-6。

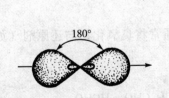

图 12-5 2 个 sp 杂化轨道分布图

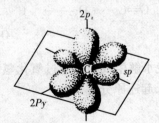

图 12-6 sp 杂化轨道与未参加杂化的 p 轨道

在乙炔分子中，两个碳原子各以 1 个 *sp* 杂化轨道沿轨道对称轴互相重叠，形成碳碳 σ 键；再各用 1 个 *sp* 杂化轨道分别与 2 个氢原子的 1*s* 轨道重叠，形成 2 个碳氢 σ 键，这 3 个 σ 键处于同一条直线上；而未参加杂化的 *p* 轨道两两平行重叠，形成两个彼此相垂直的 π 键。乙炔分子的形成如图 12-7 所示：

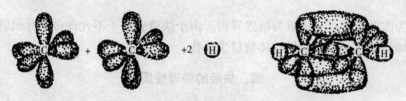

图 12-7　乙炔分子的形成示意图

乙炔分子中的碳碳三键是由 1 个 σ 键和 2 个 π 键组成，2 个 π 键的电子云呈圆柱形对称地分布在 σ 键的周围，整个分子呈线形结构。乙炔的结构如图 12-8 所示：

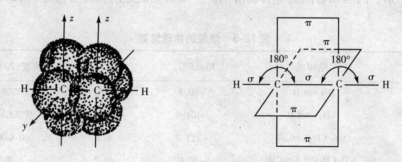

图 12-8　乙炔的结构

乙炔分子中碳碳三键的键能为 835kJ·mol^{-1}，比碳碳双键的键能（611kJ·mol^{-1}）高。乙炔分子中碳原子之间有两对 *p* 轨道的重叠，重叠程度更大。同时，由于碳原子为 *sp* 杂化，*s* 成分比 *sp*^{2} 杂化轨道多，则轨道距原子核较近，且核对 *sp* 杂化轨道中的电子约束力增大，即 *sp* 杂化状态的碳原子电负性较强，乙炔中的两个碳原子更加靠近，碳碳三键的键长仅为 120pm。乙炔分子中两个碳原子之间的结合更加紧密，不易受外界环境的影响而极化，所以乙炔的亲电加成反应活性反而不如乙烯大，且 C—H 键的极性也比乙烯大，显示出微弱的酸性。

三、炔烃的异构现象

炔烃具有与烯烃类似的碳链异构和位置异构，但不具有顺反异构现象。例如戊炔有 3 个异构体：

$$CH{\equiv}C{-}\overset{\overset{\displaystyle CH_3}{|}}{CH}{-}CH_3 \qquad CH{\equiv}C{-}CH_2{-}CH_2{-}CH_3 \qquad CH_3{-}C{\equiv}C{-}CH_2{-}CH_3$$

Ⅰ　　　　　　　　　　　　Ⅱ　　　　　　　　　　　　Ⅲ

3-甲基-1-丁炔　　　　　　　　　1-戊炔　　　　　　　　　　　2-戊炔

Ⅰ和Ⅱ为碳链异构，Ⅱ和Ⅲ为位置异构。由于炔键碳原子不允许再连有侧链，与碳原子数目相同的烯烃相比，炔烃的异构体数目少一些。

四、炔烃的物理性质

常温常压下，相对分子质量低的炔烃都是气体，而5~15个碳原子的炔烃为液体，15个碳原子以上的炔烃为固体。炔烃的沸点比相应的烯烃略高，密度也稍大些，其原因是炔烃为直线形分子，彼此间结合更紧密，分子间的范德华力更强些。炔烃的三键在中间的比末端的沸点和熔点都高，这是由于分子对称性较强的缘故。炔烃分子极性很弱，在水中的溶解度很小，易溶于苯、丙酮和石油醚等有机溶剂。一些常见炔烃的物理常数见表12-3。

表 12-3　炔烃的物理常数

名称	结构式	熔点(℃)	沸点(℃)	密度(20℃)/g·cm^{-3}
乙炔	HC≡CH	-80.8	-84	0.6208(-82℃)
丙炔	CH$_3$C≡CH	-101.5	-23.3	0.7062(-50℃)
1-丁炔	CH$_3$CH$_2$C≡CH	-125.7	8.1	0.6784(0℃)
1-戊炔	CH$_3$CH$_2$CH$_2$C≡CH	-90.0	40.2	0.6901
2-戊炔	CH$_3$CH$_2$C≡CCH$_3$	-101.0	56.1	0.7107
1-己炔	CH$_3$(CH$_2$)$_3$C≡CH	-132.0	71.3	0.7155
1-庚炔	CH$_3$(CH$_2$)$_4$C≡CH	-80.9	99.8	0.733

五、炔烃的化学性质

炔烃与烯烃的化学性质相似，具有加成、氧化等不饱和烃的通性。但炔烃的亲电加成不如烯烃活泼，若分子中同时存在双键和三键，则加成反应首先在碳碳双键上进行。

（一）催化加氢

炔烃在镍等催化剂作用下与氢气发生加成反应形成烯烃中间产物，最终催化加氢变成烷烃。

$$CH{\equiv}C{-}CH_3 \xrightarrow[\text{Ni}]{H_2} CH_2{=}CH{-}CH_3 \xrightarrow[\text{Ni}]{H_2} CH_3{-}CH_2{-}CH_3$$

（二）亲电加成反应

1. **加卤素**　炔烃可与氯气或溴发生亲电加成反应，生成邻四卤代烷。例如，将乙炔通入溴的四氯化碳溶液中，溴的棕红色立即褪去，生成无色的加成产物。

$$CH{\equiv}CH \xrightarrow[CCl_4]{Br_2} \underset{\underset{Br}{|}}{CH}{=}\underset{\underset{Br}{|}}{CH} \xrightarrow[CCl_4]{Br_2} \underset{\underset{Br}{|}}{\overset{\overset{Br}{|}}{CH}}{-}\underset{\underset{Br}{|}}{\overset{\overset{Br}{|}}{CH}}$$

2. **加卤化氢**　炔烃也可以与卤化氢发生亲电加成反应，反应遵循马氏规则。例如：

$$CH_3C{\equiv}CH \xrightarrow{HBr} CH_3\underset{\underset{Br}{|}}{C}{=}CH_2 \xrightarrow{HBr} CH_3{-}\underset{\underset{Br}{|}}{\overset{\overset{Br}{|}}{C}}{-}CH_3$$

3. **加水**　炔烃不能与水直接加成，因为水的酸性太弱，如果有强酸作为催化剂，炔烃可以与水发生加成反应生成乙烯醇，乙烯醇不稳定，重排变成乙醛，其他炔烃则生成酮：

$$CH{\equiv}CH + H_2O \xrightarrow[HgSO_4]{H_2SO_4} \left[\underset{\underset{OH}{|}}{CH_2}{=}CH \right] \longrightarrow CH_3CHO$$

$$RC{\equiv}CH + H_2O \xrightarrow[HgSO_4]{H_2SO_4} R\underset{\underset{O}{\|}}{C}CH_3$$

（三）氧化反应

炔烃（末端炔烃除外）与冷的中性高锰酸钾溶液反应，生成二元酮，同时高锰酸钾的紫色褪去。

$$R{-}C{\equiv}C{-}R' \xrightarrow{冷 KMnO_4} R{-}\underset{\underset{O}{\|}}{C}{-}\underset{\underset{O}{\|}}{C}{-}R'$$

炔烃也能被酸性高锰酸钾等强氧化剂氧化，炔键断裂生成羧酸、二氧化碳，高锰酸钾溶液的紫色也会同时褪去。例如：

$$CH_3{-}C{\equiv}CH \xrightarrow[H^+]{KMnO_4} CH_3COOH + CO_2$$

（四）炔氢的反应

炔烃分子中与三键碳原子直接相连的氢原子称为炔氢，含有炔氢的炔烃称为端基炔烃。由于三键碳原子为 sp 杂化，电负性较大，使碳氢 σ 键的共用电子对更偏向于碳原子，因此碳氢键的极性较大，在一定条件下可解离出 H^+，因而炔氢具有一定的酸性。炔氢的酸性比氨强，但比水弱。

在氨溶液中，炔氢可被银离子或亚铜离子取代，生成金属炔化物。例如：

$$CH\equiv CH + 2[Ag(NH_3)_2]NO_3 \longrightarrow AgC\equiv CAg\downarrow + 2NH_3 + 2NH_4NO_3$$

乙炔银（白色）

$$CH\equiv CH + 2[Cu(NH_3)_2]Cl \longrightarrow CuC\equiv CCu\downarrow + 2NH_3 + 2NH_4Cl$$

乙炔亚铜（棕红色）

上述反应非常灵敏，现象很明显，可用于乙炔和其他端基炔烃的鉴别。

金属炔化物在干燥状态受热或受震动时，容易发生爆炸，所以实验后应立即加稀酸将其转变为原来的炔烃。

第三节　二　烯　烃

一、二烯烃的分类

分子中含有两个碳碳双键的烯烃称为二烯烃。根据两个碳碳双键的相对位置不同，可分为以下三种类型：

1. 隔离二烯烃　隔离二烯烃（isolated diene）是分子中的两个碳碳双键被两个或两个以上的碳碳单键隔开，即分子中含有 $-C=C-(C)_n-C=C-$ （$n=1,2,3,\cdots$）结构的二烯烃。隔离二烯烃分子中的两个双键距离较远，相互影响小，其性质类似于单烯烃。

2. 累积二烯烃　累积二烯烃（cumulated diene）是指分子中的两个碳碳双键共用一个碳原子，即分子中含有结构 $-C=C=C-$ 的二烯烃。累积双键中间的碳原子为 sp 杂化，两个 π 键相互垂直。由于两个 π 键集中在同一个碳原子上，其结构不如共轭二烯或隔离二烯烃稳定，难以制备且实际应用少。

3. 共轭二烯烃　共轭二烯烃（conjugated diene）是指分子中的两个碳碳双键被一个碳碳单键隔开，即分子中含有 $-C=C-C=C-$ 结构的二烯烃。共轭二烯烃具有独特的结构和性质，在理论和实际中均最为重要。

二、二烯烃的命名

选择分子中含有两个碳碳双键的最长碳链为主链，从最先遇到双键的一端开始编号，标明双键的位置，取代基的位置，命名为 m-某取代基-n，n'-某二烯。例如：

$CH_2=C=CH-CH_3$　　　　　　$CH_2=CH-\underset{\underset{CH_3}{|}}{C}=CH-CH_3$

1,2-丁二烯　　　　　　3-甲基-1,3-戊二烯

三、共轭二烯烃的结构

共轭二烯烃最简单的代表物是 1,3-丁二烯，其分子是平面构型的，分子中所有的碳原子均为 sp^2 杂化，每个碳原子未参与杂化的 p 轨道彼此平行且垂直于分子所在的平面。不仅 C_1 与 C_2、C_3 与 C_4 之间的 p 轨道相互平行重叠形成 π 键，而且 C_2 与 C_3 的两个相邻的 p 轨道也发生了部分平行重叠如图 12-9 所示，4 个 p 电子的运动范围不仅仅局限于 C_1—C_2 和 C_3—C_4 两个 π 键上，而是扩展到 4 个碳原子的周围，这种现象称为 π 电子的离域，这样形成的 π 键称为离域 π 键或共轭 π 键。π 电子的离域导致键长趋向平均化，即单、双键键长的差别缩小。如 1,3-丁二烯分子中，碳碳双键键长（137pm）比一般烯烃双键键长（134pm）稍长，碳碳单键键长（146pm）比烷烃的单键键长（154pm）短。π 电子离域的结果还使体系的电荷相对分散，内能降低，稳定性增大。

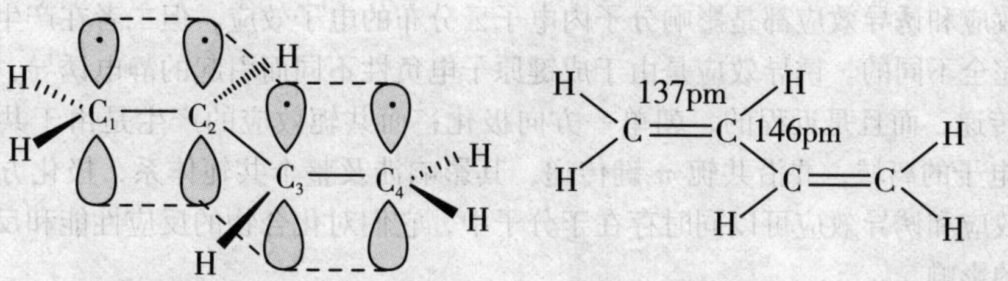

图 12-9　1,3-丁二烯的结构

四、共轭体系和共轭效应

共轭体系是指分子中发生电子离域的部分，可以是分子的一部分或是整个分子。典型的有 π-π 共轭体系和 p-π 共轭体系。下列例子中，虚线框内部分即是分子的 π-π 共轭体系。

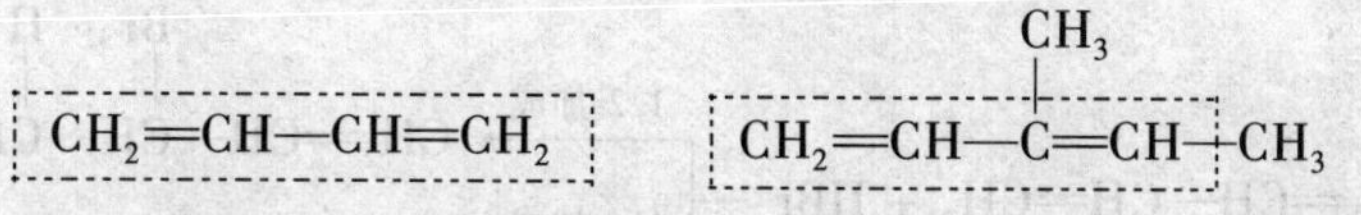

有机分子中与双键碳原子相连的原子，由于共平面，其 p 轨道与双键的 π 键轨道平行并发生侧面的平行重叠而形成的共轭体系，称为 p-π 共轭体系。例如：

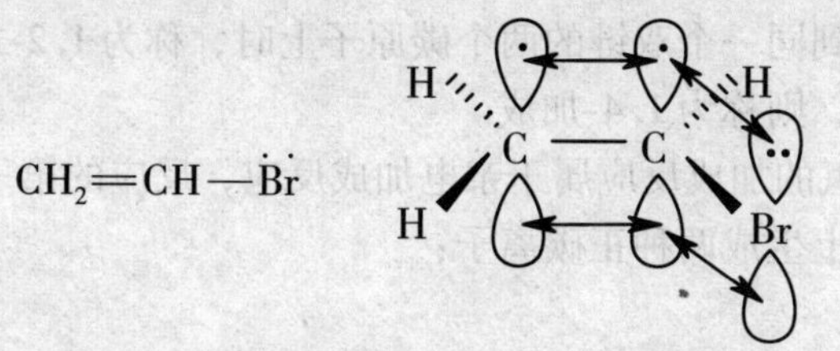

溴乙烯（3 个原子共享 4 个 π 电子）

总结上述例子可以看出，形成共轭体系的条件是：

1. 有关的原子必须在同一平面上；
2. 必须有可能实现平行重叠的 p 轨道；
3. 要有一定数量供成键用的 p 电子。

共轭效应是指由于电子的离域而对分子产生的影响，可分为静态共轭效应和动态共轭效应。静态共轭效应是由于电子的离域导致键长平均化，体系能量降低等作用，是未发生反应就存在于分子内部固有的效应。动态共轭效应是指分子受到外电场（试剂）作用时发生的极化作用。例如 1,3-丁二烯分子内不存在静态共轭效应，分子无极性，当受试剂（如 H^+ 离子）进攻时，引起 π 电子云沿共轭链转移，从共轭体系的一端传递到另一端，使整个体系的电子云密度发生改变，出现电荷密度正、负相间的现象，即交替极化现象。表示如下：

$$H^+ \quad \overset{\delta^-}{CH_2} = \overset{\delta^+}{CH} - \overset{\delta^-}{CH} = \overset{\delta^+}{CH_2}$$

共轭效应和诱导效应都是影响分子内电子云分布的电子效应，但二者在产生原因和作用方式上是完全不同的。诱导效应是由于成键原子电负性不同而引起的静电诱导，这种影响可以沿 σ 键传递，而且是近程的，朝单一方向极化；而共轭效应的产生是由于共轭体系的存在引起 π 电子的离域，并沿共轭 π 键传递，其影响涉及整个共轭体系，极化方式为交替极化。共轭效应和诱导效应可以同时存在于分子中，它们对化合物的反应性能和反应方向均有极为重要的影响。

五、共轭二烯烃的化学性质

共轭二烯烃除具有烯烃的一般性质外，如催化加氢，与卤素、卤化氢等发生的亲电加成反应，由于 π-π 共轭效应的存在，还具有某些特殊的性质。

（一）1,2-加成反应和 1,4-加成反应

1,3-丁二烯发生亲电加成反应时，可以生成两种产物。

$$CH_2{=}CH{-}CH{=}CH_2 + HBr \quad
\begin{array}{l}
\xrightarrow{1,2\text{-加成}} \quad CH_2{=}CH{-}\overset{\displaystyle Br}{\underset{}{C}}H{-}\overset{\displaystyle H}{\underset{}{C}}H_2 \\[2mm]
\xrightarrow{1,4\text{-加成}} \quad \underset{\displaystyle Br}{CH_2}{-}CH{=}CH{-}\underset{\displaystyle H}{CH_2}
\end{array}$$

当一分子溴化氢加到同一个双键的两个碳原子上时，称为 1,2-加成；而溴化氢加到共轭双键两端的碳原子上时，则称为 1,4-加成。

1,3-丁二烯与溴化氢的加成反应属于亲电加成反应，反应的第一步是氢离子加到 1,3-丁二烯的一个双键碳原子上生成两种正碳离子：

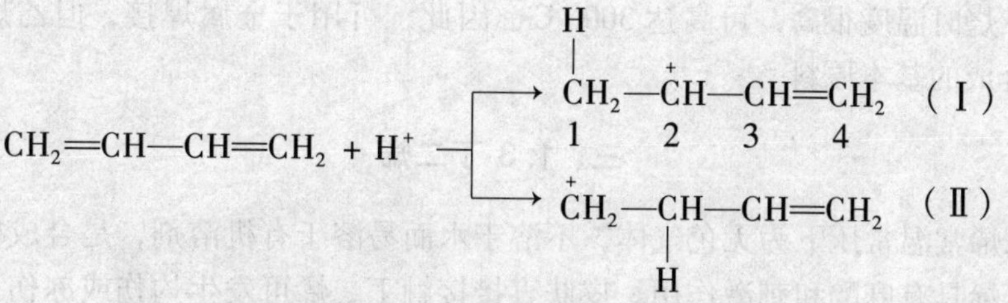

$$CH_2=CH-CH=CH_2 + H^+ \longrightarrow \begin{cases} \overset{H}{\underset{|}{CH_2}}-\overset{+}{\underset{2}{CH}}-\underset{3}{CH}=\underset{4}{CH_2} \quad (I) \\[2ex] \overset{+}{CH_2}-\underset{|}{CH}-CH=CH_2 \quad (II) \\ \quad\quad\; H \end{cases}$$

由于正碳离子（I）比正碳离子（II）稳定，因此反应按正碳离子（I）的机制进行。在正碳离子（I）中，带正电荷的碳原子与双键碳原子直接相连，形成 p-π 共轭体系，使正电荷分散到 3 个碳原子上，不仅 C_2 带正电荷，C_4 也带正电荷。因此在第二步反应中，Br^- 既可以进攻 C_2 生成 1, 2-加成产物，也可以进攻 C_4 生成 1, 4-加成产物。

当共轭二烯烃与一分子亲电试剂加成时，究竟主要发生 1, 2-加成，还是发生 1, 4-加成，取决于反应物的结构、试剂的性质、产物的稳定性及反应条件。一般情况下，低温有利于 1, 2-加成，而高温或使用催化剂则有利于 1, 4-加成。

（二）狄尔斯-阿德尔反应

1, 3-丁二烯除了与卤素、卤化氢等试剂加成外，还能与具有不饱和键的化合物，如乙烯等在光照或加热的条件下发生 1, 4-加成反应，生成一个环状化合物。例如：

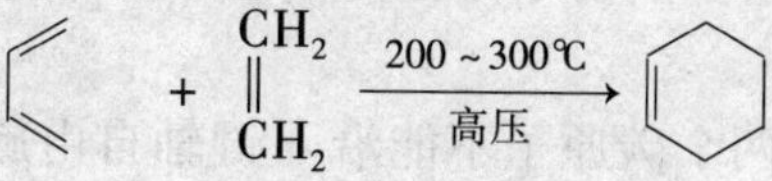

$$\begin{array}{c} \\ \end{array} + \begin{array}{c} CH_2 \\ \| \\ CH_2 \end{array} \xrightarrow[\text{高压}]{200 \sim 300℃} \begin{array}{c} \\ \end{array}$$

这一类型的反应是由共轭二烯烃与烯烃或炔烃（亲双烯体）进行的特殊的环加成反应，称为狄尔斯-阿德尔（Diels-Alder）反应，也称双烯合成。

第四节　重要的化合物

一、乙烯

乙烯在常温常压下为无色气体，易溶于四氯化碳等非极性有机溶剂。乙烯是合成乙醇、聚乙烯、环氧乙烷和卤代烃等许多化工产品的重要原料。在工业上，乙烯的主要来源为石油气、裂化气或乙烷去氢。

$$CH_3CH_3 \xrightarrow{\Delta} CH_2=CH_2 + H_2$$

在实验室中，乙烯可以通过乙醇脱水制得。

二、乙炔

乙炔在常温常压下为无色气体，在水中有一定的溶解度。乙炔的化学性质比较活泼，即使在常温下也能慢慢分解变成碳和氢。乙炔对震动、热、电火花或高压较敏感，易发生猛烈爆炸。乙炔燃烧时温度很高，可高达 3000℃，因此，可用于金属焊接，但乙炔的主要用途是作为有机合成的基本原料。

三、1,3-丁二烯

1,3-丁二烯常温常压下为无色气体，不溶于水而易溶于有机溶剂，是合成橡胶的重要原料。1,3-丁二烯具有麻醉和刺激作用。皮肤直接接触丁二烯可发生灼伤或冻伤。长期接触一定浓度的丁二烯可出现头痛、头晕、全身乏力、失眠、多梦、记忆力减退、恶心、心悸等症状。对环境有危害，对水体、土壤和大气可造成污染。

小　　结

烯烃是指分子中含有碳碳双键（C＝C）的链烃，其分子通式为 C_nH_{2n}。在烯烃分子中，双键碳原子采用的是 sp^2 杂化，杂化所形成的 3 个 sp^2 杂化轨道分别与其他原子的原子轨道以"头碰头"方式重叠形成 3 个 σ 键，两个碳原子未参与杂化的 p 轨道以"肩并肩"的方式形成 π 键。

烯烃系统命名法的基本原则：选择包含 C＝C 在内的连续不断的最长碳链为主链；从离 C＝C 最近的一端给主链上的碳原子编号，表明双键、取代基的位置，命名为 n-某取代基-n′-某烯。

烯烃分子中以双键相连的两个碳原子不能沿 σ 键轴自由旋转，因此与双键碳原子直接相连的原子或基团不同时，可产生两种不同的空间排列方式，分别称为顺式和反式异构体。产生和存在顺反异构现象的条件是：①分子中存在着限制碳碳单键自由旋转的因素。②在不能自由旋转的两个原子上必须各自连接着两个不同的原子或基团。

Z-E 命名法：两个优先基团在双键同侧的为 Z 构型，在双键异侧的为 E 构型，基团的优先顺序按顺序规则来确定。

烯烃的化学性质主要有加成反应和氧化反应。烯烃的亲电加成反应遵循马氏规则，其基本内容是：不对称烯烃与不对称试剂进行加成反应时，试剂中带正电荷部分总是加在含氢较多的双键碳原子上，而带负电荷部分则加到含氢较少的双键碳原子上，用诱导效应可以解释马氏规则的理论应用。诱导效应就是分子中的原子或基团由于电负性不同，引起键的极性改变，并通过静电引力沿着碳链由近及远地依次传递，致使整个分子的极性发生改变的现象。

炔烃的系统命名与烯烃基本相同：选择包含碳碳三键最长碳链为主链，命名为 n-某取代基-n′-某炔。若分子中同时含有双键和三键，要选择含有双键和三键的最长碳链为主链，从最先遇到双键或三键的一端编号，并以双键在前、三键在后的原则命名为 m-某取代基-n-某烯-n′-炔。

炔烃的结构特征是分子中含有碳碳三键（C≡C）。三键碳原子采用的是 sp 杂化。未参加杂化的 p 轨道两两平行重叠，形成两个彼此相垂直的 π 键。炔烃的化学性质与烯烃相似，但其化学性质不如烯烃活泼，另外，由于三键碳原子为 sp 杂化，电负性较大，使碳氢键的极性变大，在一定条件下可解离出 H^+，因而炔氢具有一定的酸性。

二烯烃的分子结构中含有两个碳碳双键，它的命名原则为：选择分子中含有两个碳碳双键的最长碳链为主链，从最先遇到双键的一端开始编号，命名为 m-某取代基-n, n′-某二烯。

共轭效应是由于共轭体系的存在而引起的键长平均化、π 电子离域和分子体系能量降低的现象。共轭二烯烃是二烯烃中比较重要的一种类型，因分子中存在 π-π 共轭效应，除具有一般烯烃性质外，还有一些特殊的化学性质，如共轭二烯烃发生加成反应可得到 1,2-加成和 1,4-加成产物；共轭二烯烃和亲双烯体可以发生狄尔斯-阿德尔反应等。

习　题

1. 在烯烃和炔烃分子中，双键碳原子和三键碳原子的杂化态的形式各是什么？
2. 诱导效应和共轭效应的主要特征各是什么？试列表说明。
3. 什么是亲电加成反应？试举例说明。
4. 判断下列化合物是否有顺反异构？如有请写出其异构体的结构式。

(1)　$CH_3CH=C(CH_3)_2$

(2)　$CH_3—CH=CH_2$

(3) 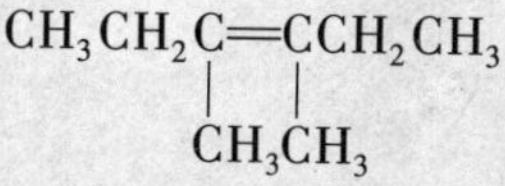　$CH_3CH_2C=CCH_2CH_3$
　　　　　$\overset{|}{CH_3}\overset{|}{CH_3}$

(4)

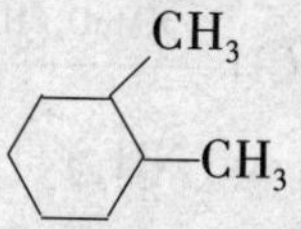

5. 按照顺序法则排列下列各组中基团的优先顺序：

(1) —COOH　　—OH　　　　—H　　　　—CH(OH)CH_3
(2) —COOH　　—CHO　　　—CH_2OH　　—COCH_3
(3) —Br　　　　—Cl　　　　—CH_2Br　　—CH_2Cl
(4) —NH_2　　　—CN　　　　—CH_2NH_2　　—COOH

6. 命名下列化合物：

(1) 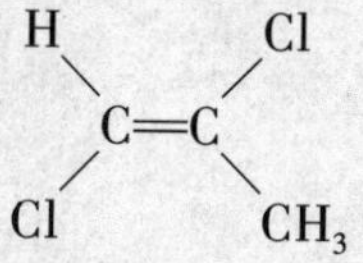
(2) 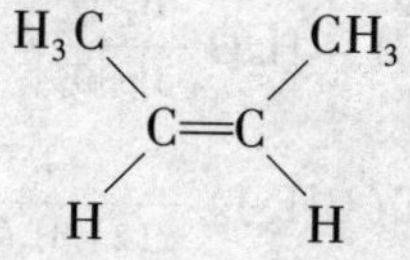
(3) 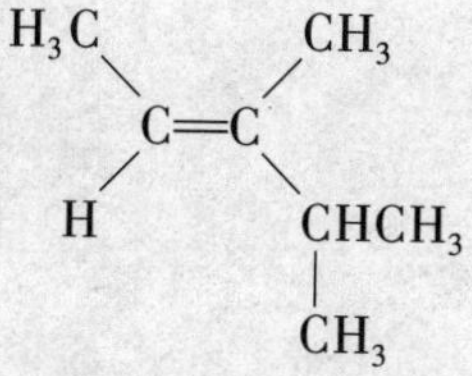
(4)

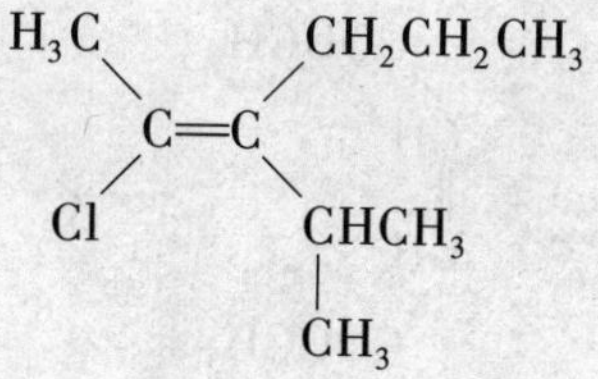

(5)　$CH_2=CHCH_2CH(CH_3)_2$

(6)　$CH_3CH_2C≡CC(CH_3)_3$

(7) 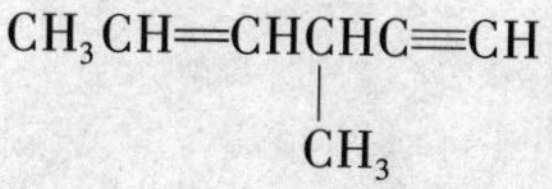　$CH_3CH=CHCHC≡CH$
　　　　　　　　$\overset{|}{CH_3}$

(8) 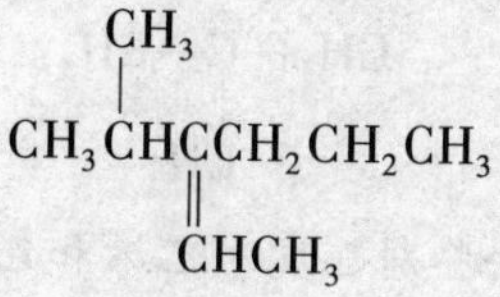　$CH_3CHCCH_2CH_2CH_3$ 等

(9) $CH_3C\equiv CCHCH_2C\equiv CCH_3$
$\quad\quad\quad\quad\ |$
$\quad\quad\quad\quad CH_3$

(10) $CH_2=CHCH=CHCH_3$

7. 写出下列化合物的结构式：

(1) 3,3-二甲基-1-己烯

(2) 3-甲基-2-戊烯

(3) 2,3-二甲基-2,4-己二烯

(4) 2,3-二甲基-2-丁烯

(5) 4-甲基-3-乙基-1-戊炔

(6) 3-乙基-4-庚烯-1-炔

8. 指出 $CH_2=C=CH-CH_3$ 和 $CH_3-CH=CH-C\equiv CH$ 中各碳原子的杂化方式。

9. 写出分子式为 C_5H_{10} 的所有开链烯烃的构造异构体，并用系统命名法命名。

10. 写出分子式为 C_4H_6 的所有开链烃的构造异构体，并用系统命名法命名。

11. 完成下列反应：

(1) $CH_3CH_2CH=CH_2 + Br_2 \longrightarrow$

(2) $CH_3CH_2C=CH_2 + HBr \longrightarrow$
$\quad\quad\quad\quad\ |$
$\quad\quad\quad\quad CH_3$

(3) $CH_3CH_2C\equiv CH \xrightarrow{KMnO_4/H^+}$

(4) $CH\equiv CH + [Ag(NH_3)_2]NO_3 \longrightarrow$

(5) $CH_3CH_2C=CH_2 \xrightarrow{KMnO_4/H^+}$
$\quad\quad\quad\quad\ |$
$\quad\quad\quad\quad CH_3$

(6) $CH_3CH_2C=CH_2 + HBr \xrightarrow{H_2O_2}$
$\quad\quad\quad\quad\ |$
$\quad\quad\quad\quad CH_3$

(7) $CH_3-C\equiv CH + HBr \longrightarrow ? \xrightarrow{HBr} ?$

(8) $CH_3CH_2C\equiv CH + H_2O \xrightarrow[HgSO_4]{H_2SO_4}$

(9) $(CH_3)_2C=C(CH_3)_2 \xrightarrow[(2)\ H_2O/Zn]{(1)\ O_3}$

(10)

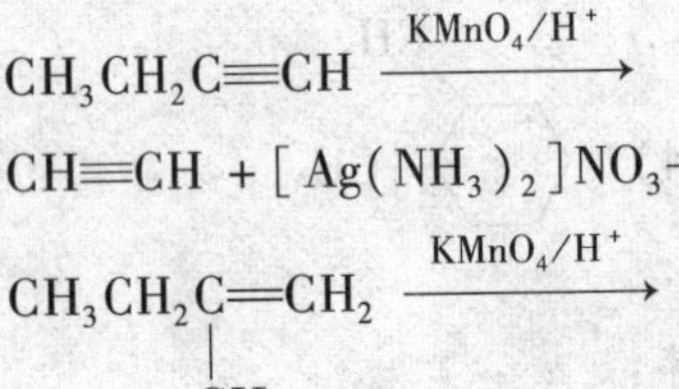

$\quad\quad\quad\quad\quad COOCH_3$
$\quad\quad\quad\quad\quad\ |$
$\quad\quad\quad\quad\quad CH$
$\quad\quad + \quad\quad\ ||$
$\quad\quad\quad\quad\quad CH$
$\quad\quad\quad\quad\quad\ |$
$\quad\quad\quad\quad\quad COOCH_3$

$\longrightarrow$

12. 将下列正碳离子按稳定性由大到小排列：

$\overset{+}{C}H_3$
$\quad\quad\quad\quad$
$CH_3-\overset{+}{\underset{|}{C}}-CH_3$
$\quad\quad\quad\quad\ CH_3$
$\quad\quad\quad\quad$
$CH_3-\overset{+}{C}H_2$
$\quad\quad\quad\quad$
$CH_3-\overset{+}{C}H-CH_3$

13. 用化学方法鉴别乙烷、乙烯和乙炔。

14. 分子式为 C_4H_8 的 A，B 两种链烃化合物，与 HBr 反应生成相同的卤代烷，推测并写出 A、B 的结构式。

15. 分子式为 C_5H_8 的化合物，能使高锰酸钾溶液褪色，而且能与硝酸银的氨溶液反应，推测并写出其可能的结构式。

16. 分子式相同的两种链状化合物 A、B，催化加氢后都生成 2-甲基丁烷，它们都能与两分子溴加成，但其中 A 能与硝酸银的氨溶液作用，生成白色沉淀，B 则不能。推测并写出 A 和 B 这两种异构体的结构式。

（唐静成）

第十三章　对映异构

对映异构（enantiomerism）属于立体异构中的一种构型异构形式。对映异构现象广泛存在于自然界，构成生命体系的构件分子和功能分子中的大多数仅以对映异构体中的一种构型存在；而对映异构体虽然结构上差异甚微，但在生物活性上却有着天壤之别。因此，研究生命过程中蛋白质、酶、核酸和激素等各种活性分子的结构和作用体系以及从分子水平探索生命过程的奥秘都离不开对映异构。

第一节　手性与对称性

一、手性分子和对映异构体

产生对映异构现象的结构依据是手性，那么什么是手性呢？人们的左手和右手似乎是没有什么差别的，可是当你将左手的手套戴在右手上就会觉得很不舒服，这就说明左、右手还是有区别的，不能完全重合；当你把右手（或左手）对着镜子得到的镜像恰恰像你的左手（或右手）。这种左、右手互为实物与镜像关系，彼此又不能完全重合的现象称为手性（chirality），图 13-1 为手性关系图。手性是一种自然界普遍存在的现象，除了人的手以外，还有脚和耳朵，鸟的翅膀，常用的剪刀、螺丝钉等。

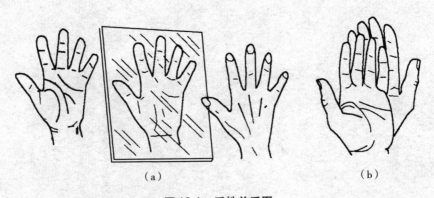

（a）　　　　　　　　　　　　　　　　　　　（b）

图 13-1　手性关系图

（a）左右手互为镜像与实物关系　（b）左右手不能重合

在微观世界中的分子同样存在着手性现象。例如：图 13-2 是一对互为镜像关系的乳酸分子的透视式。两个立体结构式（c）和（d）在其分子组成和连接方式上是完全相同的，但它们之间有何种关系？它们代表相同的分子？还是代表不同的分子？答案是：它们代表不同的分子。乳酸分子(c)可以在空间做任意方向旋转，但只要没有键的断裂，连接在中心碳原子的四个原子和基团只能有两个基团与分子(d)的两个相应基团重合,其余两个基团均不能与分子(d)的另外两个相应基团重合。

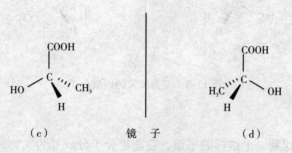

（c） 镜　子 （d）

图 13-2　互为镜像的一对乳酸分子

乳酸分子(c)和(d)的关系正像人的左、右手关系，互为实物和镜像关系，不能完全重合。不能与其镜像完全重合的分子称为手性分子(chiral molecule)。因此，上述的两种乳酸分子都是手性分子，互为对映异构体(enantionmer)，通常简称为对映体。

为什么乳酸会存在对映体？如果仔细观察一下图 13-2 中两个乳酸分子的结构，就可以发现：分子中有一个处于中心位置的碳原子以及与它直接相连的四个基团(COOH、OH、CH_3、H)，而且这四个基团均不相同。将凡是连有四个不同的原子或基团的碳原子，称为手性碳原子(chiral carbon atom)，也可称为手性中心。通常可以在手性碳原子的元素符号上面加"*"标明，例如：乳酸 CH_3—$\overset{*}{C}$H—COOH 加有"*"的碳原子表示是手性碳原子。
　　　　　　　　　　　　　　　　　　　　　　　|
　　　　　　　　　　　　　　　　　　　　　　　OH

一个手性碳原子所连的四个不同原子或基团在空间具有两种不同的排列顺序（也称两种构型），因而产生彼此成实物和镜像关系，又不能完全重合的一对立体异构体，即对映体，如图 13-2 所示(c)和(d)两种构型。不仅是乳酸分子，凡是一个碳原子和四个不同的原子或基团相连的化合物都可以存在两种构型，而且这两种构型互为实物和镜像关系不能完全重叠，即含有一个手性碳原子的化合物都有且只有一对对映体。

二、对称因素

如果一个碳原子所连的四个原子或基团中，其中有相同的原子或基团，这样的碳原子称为非手性碳原子，那么这样的分子是否具有手性呢？例如：图 13-3 是丙酸分子的透视式，两个立体结构式(e)和(f)互为镜像关系，但如果将立体结构式(e)在空间翻转180°可以与立体结构式(f)完全重合，这说明丙酸分子不具有手性。凡是分子实物与镜像能完全重合的分子称为非手性分子。所以丙酸分子不是手性分子，而是非手性分子。

该如何判断一个分子是否具有手性呢？手性分子在结构上具有什么特点？这些问题都与分子本身的对称性有关，而分子的对称性又与对称因素密不可分，通常可以通过对分子是否具有对称因素的分析来判断分子是否是手性分子。常见的对称因素有以下几种：

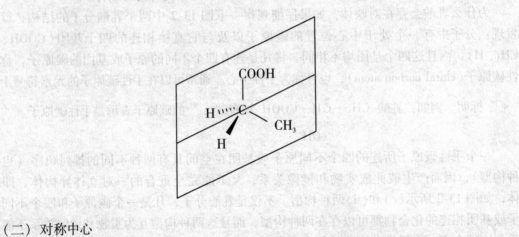

图 13-3 互为镜像的丙酸分子

（一）对称面

若在分子中可以找到一个这样的平面，它能把分子分成互为实物和镜像的两部分，则这个平面称为分子的对称面（symmetric plane），例如：设想在丙酸分子中找到了一个包含 C、COOH 和 CH₃ 的平面，而连在 C 原子上剩下的两个 H 原子处于这个平面两侧对称的位置上，这个平面正好把丙酸分子分为实物和镜像对称的两部分，它就是丙酸分子的对称面。像丙酸分子一样，凡具有对称面的分子都是非手性分子。

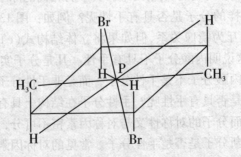

（二）对称中心

若在分子中可以找到这样一个点 P，从分子中任何一个原子或基团开始与 P 点间连一条直线并将其延长，如果能在等距离处遇到一个相同的原子或基团，则称这个 P 点为分子的对称中心（symmetric center）。例如：

具有对称中心的分子能与其镜像完全重合，因此也是非手性分子。

一般来说，如果一个分子既没有对称面，又没有对称中心，就可以判断这个分子是手性分子。

较为简单的判断手性分子的方法是看分子中是否有手性碳原子，如果分子中只有一个手性碳原子，就可以判断这个分子具有手性，是手性分子。例如：前面提到的乳酸分子中，只含有一个手性碳原子，它肯定是手性分子。如果分子中有两个或多个手性碳原子，多数分子具有手性，也有少数分子没有手性。而没有手性碳原子的分子也有可能是手性分子。所以分子中是否有手性碳原子，不能作为判断分子是否具有手性的必要和充分条件，只有根据是否存在对称因素（对称面、对称中心）才是判断分子是否具有手性的根本依据。

第二节 对映异构体的旋光性

对映异构体是互为实物和镜像关系的立体异构体，其熔点、沸点、密度和折射率等都相同，表现出的许多化学性质也相同，但它们对平面偏振光却表现出不同的作用，其中一个使偏振光向左旋，另一个使偏振光向右旋。因为对平面偏振光表现出不同的旋光性，所以对映异构体也称为旋光异构体。旋光性是识别和判断对映异构体的重要方法。

一、偏振光

光是一种电磁波。普通光的光波可以在各个不同的平面上振动，其振动的方向与传播方向垂直，如图 13-4 的普通光示意图表示垂直纸面向观察者眼睛射来的一束光线的横截面，每个双箭头代表垂直于前进方向的光波振动平面。如果让普通光通过 Nicol 棱镜（这种棱镜有一种特殊性质，它只允许在某一个平面上振动的光波通过），一部分光线就被棱镜阻挡不能通过，只有在与棱镜晶轴平行的平面内振动的光线才能通过。这种只在某一个平面上振动的光称为平面偏振光(plane-polarized light)，简称偏振光或偏光。

普通光

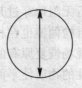
平面偏振光

图 13-4 普通光和平面偏振光示意图

偏振光所在的平面称为偏振光平面或偏振面。

二、旋光性与旋光仪

当偏振光通过含有手性物质的溶液时，由于对映异构体结构上的特点，它能改变偏振光的振动方向，使偏振光振动平面旋转一个角度，这种性质称为旋光性(optical activity)也称光学活性。具有旋光性的物质称为旋光性物质或光学活性物质。

　　自然界的许多天然有机化合物都具有旋光性，像糖、氨基酸、酒石酸以及生物体内的许多有机物等也都具有旋光性。例如：从肌肉中得到的乳酸能使平面偏振光向右旋转，称为右旋乳酸；而葡萄糖在特种细菌作用下，经发酵后分离得到的乳酸使平面偏振光向左旋转，称为左旋乳酸。

　　那么化合物的旋光性是怎样测定的呢？在实际工作中，通常使用旋光仪来测定旋光性物质转动偏振光振动平面的方向和角度。图 13-5 是旋光仪的示意简图。旋光仪主要由一个单色光光源、两个 Nicol 棱镜和一个盛放样品的旋光管（或称为样品管）构成。

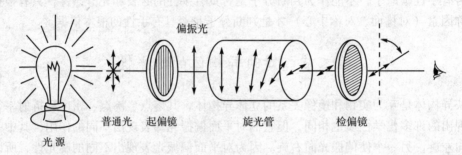

图 13-5　旋光仪示意图

　　图 13-5 中靠近光源的 Nicol 棱镜称为起偏镜，固定不动，其作用是将从光源发出的单色光变为平面偏振光。置于样品管后的 Nicol 棱镜可以旋转，称为检偏镜，其后连着一个刻有 180° 的刻度盘，当两个棱镜的晶轴彼此平行时，刻度为零，其作用就是测定被测物质能否旋转偏振光振动平面以及旋转的方向和角度。当需要测定物质的旋光性时，将样品装入样品管中，置于两个 Nicol 棱镜之间。如果被测样品无旋光性，则平面偏振光通过样品管后偏振面不被旋转，它可以直接通过检偏镜，从检偏镜中观察到的视场亮度不会改变，而此时检偏镜的晶轴与起偏镜的平行，刻度盘上的刻度为零，这说明无旋光性的物质对平面偏振光不起作用。如果被测样品有旋光性，则平面偏振光通过样品管后，其偏振面被向右或向左旋转一个角度，此时偏振光无法通行无阻地穿过其晶轴与起偏镜的晶轴平行的检偏镜，观察到的检偏镜中视场亮度会变暗，只有检偏镜也在相同的方向旋转相同的角度，才能使偏振面被旋转了的平面偏振光完全通过，视场恢复原有的亮度，此时刻度盘上显示的刻度表示偏振面被旋转的角度。这就是由于旋光性的物质使平面偏振光的偏振面旋转了一定角度的结果。

　　偏振面被旋光性物质所旋转的角度称为旋光角（optical rotatory），用 α 表示。偏振面被旋转的方向有向右（顺时针方向）和向左（逆时针方向）的区别，分别称为右旋（dextrorotatory）和左旋（levorotatory）。右旋用符号（＋）或字母 d 表示，左旋用（－）或 l 表示。例如：天然存在的葡萄糖，能使偏振光的偏振面向右旋转，称为右旋葡萄糖，表示为（＋）-葡萄糖；而天然存在的果糖，能使偏振光的偏振面向左旋转，称为左旋果糖，表示为（－）-果糖。所有的旋光性物质，不是右旋的，就是左旋的。而一对对映体总是旋光角的大小相等，旋光方向相反。

三、比旋光度

旋光性物质的旋光角及其旋光方向不仅取决于旋光性物质本身的结构和配制溶液时所用的溶剂，而且也决定于溶液的质量浓度和样品管的长度。此外，还与测定时的温度和光的波长有关。实验表明：在溶剂、温度和光的波长一定的条件下，旋光性物质的旋光角度与溶液的质量浓度和样品管长度的乘积成正比。

在比较不同旋光性物质的旋光能力时，通常利用比旋光度（specific rotation）来判定。比旋光度的定义是：在一定温度下，样品管的长度为1dm，旋光性物质的质量浓度为$1g \cdot ml^{-1}$，光的波长为589nm（钠光D线）时的旋光角。在实际工作中，先测得旋光性物质的旋光角度，再根据下列公式计算出旋光物质的比旋光度。

$$[\alpha]_D^t = \frac{\alpha}{\rho \cdot l}$$

式中：$[\alpha]_D^t$ 为旋光性物质的比旋光度，常用单位是$° \cdot ml \cdot g^{-1} \cdot dm^{-1}$；$\alpha$ 为旋光性物质的旋光角，常用单位是°；l 为样品管长度，常用单位是dm；ρ 为旋光性物质B的质量浓度，常用单位是$g \cdot ml^{-1}$。

比旋光度像物质的熔点、沸点和折射率一样，也是化合物的一种物理常数，对于鉴定化合物是否具有光学活性或判断其纯度也是很重要的。

第三节 具有一个手性碳原子化合物的对映异构

有一个手性碳原子的化合物必定是手性分子，有一对对映体，具有对映异构现象，具有旋光性。例如：前面提到的乳酸 $CH_3 \overset{*}{—} CH—COOH$ ，其分子中只有一个手性碳原子（用
$\qquad\qquad\qquad\qquad |$
$\qquad\qquad\qquad\qquad OH$

"＊"标注），而一个手性碳原子所连的四个不同原子或基团在空间具有两种不同的排列顺序，产生彼此成实物和镜像关系，又不能完全重合的一对对映体，所以乳酸必定是手性分子。肌肉在运动中产生的乳酸具有右旋性质，是右旋体，即(+)-乳酸，而由糖发酵得到的乳酸具有左旋性质，是左旋体，即(-)-乳酸。如果将一对对映体等量混合，得到的混合物没有旋光性，称为外消旋体（racemate）。因为一对对映体对平面偏振光旋转的角度相同，而方向相反，正好彼此抵消。外消旋体的化学性质一般与单一对映体相同，但物理性质不同。例如，表13-1 乳酸的一些物理性质。

表 13-1　乳酸的物理性质

名　称	熔点(℃)	$[\alpha]_D^{20}$ 水	pK_α(25℃)
(＋)-乳酸	53	+3.82°	3.79
(－)-乳酸	53	-3.82°	3.79
(±)-乳酸	18	无光学活性	3.79

　　具有一对对映体的乳酸分子是立体异构体，一般的结构简式难以表示三维的空间分子结构，通常以透视式来表示对映异构体之间的差异，如下所示：

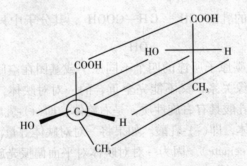

　　但这些表示方法很不方便，这里着重介绍一种较为简便的在二维纸面上表示三维结构的方法—Fischer（费歇尔）投影式。Fischer 投影式是按照一定的规则，将化合物分子的三维空间结构投射到二维的纸面上。标准的 Fischer 投影式的投影规则是：首先按系统命名法的原则选择主链竖向排列；然后把编号小的或氧化态高的碳原子放在上方，即主链从上到下正好是编号从小到大，使竖键上所连的原子或基团伸向后方，横键所连的原子或基团伸向前方，常简单记为"横前竖后"，十字交叉点代表手性碳；最后将调整好的立体结构式进行投影，即得到了 Fischer 投影式。如图 13-6 所示。

图 13-6　乳酸分子的 Fischer 投影式

　　在把化合物的立体结构式写成平面的 Fischer 投影式时，必须记住下面非常重要的几点：
　　(1) 在 Fischer 投影式中，水平线和垂直线的交叉点代表手性碳原子；
　　(2) 连在手性碳原子的水平线代表伸向前方指向读者的键；
　　(3) 连在手性碳原子的垂直线代表伸向后方远离读者的键；
　　(4) Fischer 投影式与立体结构式不同，立体结构式可以任意旋转而不会改变分子的构型。而 Fischer 投影式只能在纸平面内旋转 180 度，才能保持构型不变，换句话说，不允许把分子离开纸面翻转，如果这样做，就会导致改变原分子的构型。

第四节 构型的标记法

构型是指分子结构中的原子或基团在空间的排列顺序。对映异构和顺反异构都属于构型异构，不过二者之间略有差异。对映异构的构型是指手性碳原子所连的四个不同的原子或基团在空间的排列顺序；而顺反异构的构型是指分子中某些共价键的旋转受阻而导致分子中的原子或基团在空间的排列顺序。在本章的前面部分已经介绍了顺反异构的构型标记法，下面将要介绍的是对映异构的两种构型标记法：D，L 和 R，S 构型标记法。

一、D，L 构型标记法

1951 年以前，人们还无法确切地知道：两种旋光性不同的对映异构体在空间的真实排列形式，即化合物的绝对构型。为了使旋光性物质的旋光性与其构型对应，Fischer 便人为地选定一种简单的旋光性化合物——甘油醛为标准，规定对映异构体的构型。选择(+)-甘油醛为标准物，并规定在其 Fischer 投影式中，碳链处于垂直方向，—CHO 在碳链的上端，—OH 处于右侧的构型即为 D-构型；其对映体(−)-甘油醛即为 L-构型。两者结构式如下：

$$
\begin{array}{cc}
\begin{array}{c}
\text{CHO} \\
\text{H} \!-\!\!\!-\!\!\!-\!\!\!-\! \text{OH} \\
\text{CH}_2\text{OH}
\end{array}
&
\begin{array}{c}
\text{CHO} \\
\text{HO} \!-\!\!\!-\!\!\!-\!\!\!-\! \text{H} \\
\text{CH}_2\text{OH}
\end{array}
\\
\text{D-(+)-甘油醛} & \text{L-(−)-甘油醛}
\end{array}
$$

其他化合物的构型，则在不涉及手性碳原子变化的前提下，可以通过化学反应与甘油醛联系起来加以确定。只要在反应过程中不断裂与手性中心直接相连的化学键，那么所得的化合物的构型就与原甘油醛的构型相同。例如：

$$
\begin{array}{c}
\text{CHO} \\
\text{H} \!-\!\!\!-\! \text{OH} \\
\text{CH}_2\text{OH}
\end{array}
\xrightarrow{\text{反应}}
\begin{array}{c}
\text{COOH} \\
\text{H} \!-\!\!\!-\! \text{OH} \\
\text{CH}_2\text{OH}
\end{array}
\xrightarrow{\text{反应}}
\begin{array}{c}
\text{COOH} \\
\text{H} \!-\!\!\!-\! \text{OH} \\
\text{CH}_3
\end{array}
$$

$$
\text{D-(+)-甘油醛} \qquad \text{D-(−)-甘油酸} \qquad \text{D-(−)-乳酸}
$$

这样确定的构型都是相对于标准物甘油醛而言的，因此称为相对构型(relative configuration)。D，L 标记方法有一定的局限性，它只适用与甘油醛结构类似的化合物，与甘油醛差别较大的化合物就难以确定其构型的种类。所以大多数具有旋光性的化合物一般多采用 R，S 构型标记法，而 D，L 构型标记法在糖类和氨基酸类化合物中使用较多，这些化合物往往都具有俗名。

还应该指出的是：虽然 D、L 构型分别代表是以右旋和左旋甘油醛的构型，然而并不表示其旋光方向，旋光方向只能通过旋光仪来测量。旋光性物质的构型和旋光方向之间没有固定的关系，D 构型的化合物，可能是右旋的，也可能是左旋的，如前面举例的 D-(+)-甘油醛是右旋的，而 D-(−)-甘油酸和 D-(−)-乳酸都是左旋的物质。

二、R，S 构型标记法

R，S 构型标记法可以广泛应用于各种类型手性化合物构型的命名，它是根据 IUPAC 的建议所采用的系统命名法。R，S 构型标记法是根据化合物中与手性碳原子相连的四个不同的原子或基团在空间的真实排列顺序（即绝对构型）来命名的。R，S 标记方法如下：

（1）按照顺序规则，确定与手性碳原子相连的四个不同的原子或基团的大小顺序（或称优先顺序），例如：a、b、c、d 分别代表四个不同的原子或基团，而它们的优先顺序是 a > b > c > d。

（2）将与手性碳原子相连的四个原子或基团中最小的原子或基团（大多数情况下是氢原子），置于远离我们视线的位置（即放在最远的位置）。然后观察朝向我们的另外 3 个原子或基团由大到小排列的顺序，如果 a→b→c 是顺时针方向即为 R 构型，如果 a→b→c 是逆时针方向则为 S 构型。如图 13-7 所示：

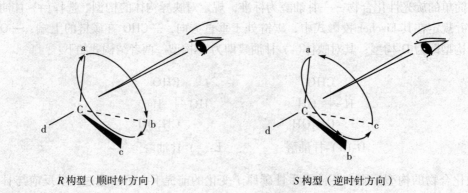

*R*构型（顺时针方向）　　　　　　*S*构型（逆时针方向）

图 13-7　观察 R，S 构型的方法

R，S 构型也可以直接从 Fischer 投影式判断。同样，如果手性碳原子上四个不同的原子或基团的优先顺序是 a > b > c > d，则其构型可用下面的规则来确定：

（1）当最小基团 d 位于投影式的竖键（上端或下端）时，a→b→c 是顺时针方向排列的为 R 构型，a→b→c 是逆时针方向则为 S 构型。

R构型　　　　　　　　　　S构型

（2）当最小基团 d 位于投影式的横键（左端或右端）时，a→b→c 是顺时针方向排列的为 S 构型，a→b→c 是逆时针方向则为 R 构型。

用 Fischer 投影式表示的甘油醛和乳酸分子，可用 R，S 构型标记法标记如下：

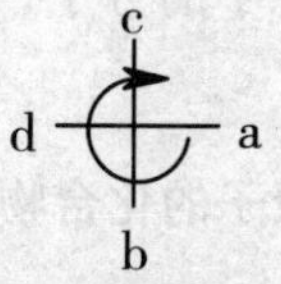

S构型 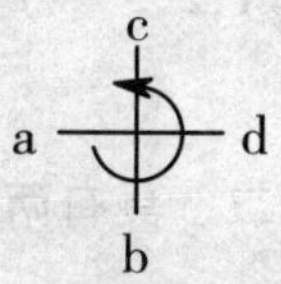　　　　　　　　　　　R构型

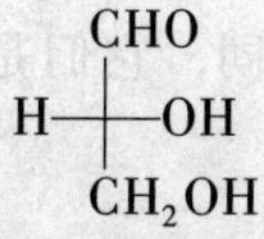

$$\text{R-(+)-甘油醛}\qquad\text{S-(-)-甘油醛}\qquad\text{R-(-)-乳酸}\qquad\text{S-(+)-乳酸}$$

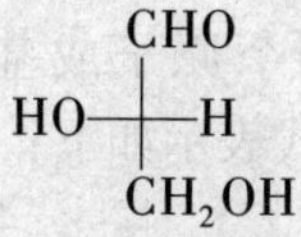

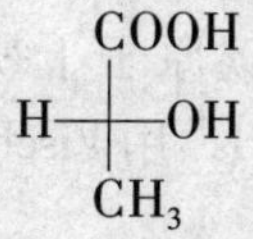

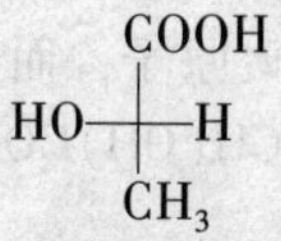

同样，R、S 构型也只代表旋光性化合物的构型，并不表示其旋光方向。R，S 和 D，L 是标记构型的两种方法，它们和旋光性物质的旋光方向之间没有一一对应关系，而且 R，S 和 D，L 之间也没有一一对应的关系。

第五节　具有两个手性碳原子化合物的对映异构

具有两个手性碳原子的化合物，可根据两个手性碳原子上所连的四个原子和基团的异同分为两类。

一、具有两个不相同手性碳原子的化合物

分子中具有一个手性碳原子的化合物，有一对对映体。如果分子中有两个不相同的手性碳原子，化合物会有多少对映体呢？先来看下面的例子，2,3-二羟基丁酸：

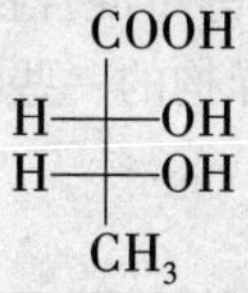

Ⅰ(2R,3R) 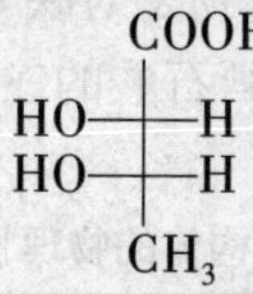　　　Ⅱ(2S,3S) 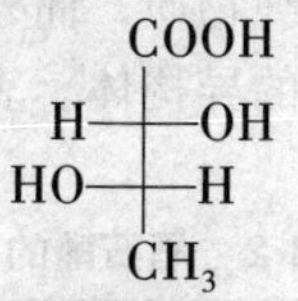　　　Ⅲ(2R,3S) 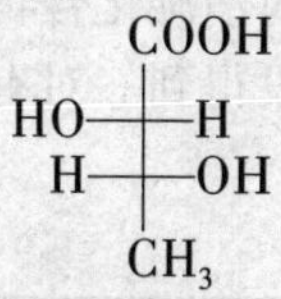　　　Ⅳ(2S,3R)

2,3-二羟基丁酸具有两个不相同的手性碳原子，其中一个手性碳原子上所连的四个原子和基团分别是—COOH、—OH、—H、—CH(OH)CH$_3$，另一个手性碳原子所连的四个原子和基团分别是—OH、—H、—CH$_3$、—CH(OH)COOH。这种一个手性碳原子与另一个手性碳原子上所连的四个原子和基团不完全相同，我们称它们为不相同手性碳原子。从上面写出的四个不同的 Fischer 投影式可以看出，2,3-二羟基丁酸的构型异构体数目是四个，其中（Ⅰ）和（Ⅱ）是对映体关系，（Ⅲ）和（Ⅳ）也是对映体关系，但（Ⅰ）和（Ⅲ）、（Ⅰ）和（Ⅳ）、（Ⅱ）和（Ⅲ）、（Ⅱ）和（Ⅳ）之间并不是实物和镜像关系，因此不是对映体关系。这种彼此不成实物和镜像关系的立体异构体称为非对映异构体(diastereomers)，简称非对映体。非对映体不仅旋光度不同，其他物理性质如熔点、沸点、溶解度等也不相同。

事实表明：含有 $n(n=1,2,3\cdots)$ 个不同手性碳原子的分子，具有的对映异构体的数目为 2^n 个。

二、具有两个相同手性碳原子的化合物

如果分子中具有两个相同的手性碳原子，即一个手性碳原子与另一个手性碳原子上所连的四个原子和基团完全相同，情况不尽相同。例如：2,3-二羟基丁二酸（酒石酸）分子中有两个手性碳原子，而这两个碳原子上所连的四个原子或基团都相同，它们是—COOH、—OH、—CH(OH)COOH、—H，用 Fischer 投影式表示如下：

$$
\begin{array}{cccc}
\text{COOH} & \text{COOH} & \text{COOH} & \text{COOH} \\
\text{H}\!-\!\!-\!\text{OH} & \text{HO}\!-\!\!-\!\text{H} & \text{H}\!-\!\!-\!\text{OH} & \text{HO}\!-\!\!-\!\text{H} \\
\text{H}\!-\!\!-\!\text{OH} & \text{HO}\!-\!\!-\!\text{H} & \text{HO}\!-\!\!-\!\text{H} & \text{H}\!-\!\!-\!\text{OH} \\
\text{COOH} & \text{COOH} & \text{COOH} & \text{COOH} \\
\text{I}(2R,3S) & \text{II}(2S,3R) & \text{III}(2R,3R) & \text{IV}(2S,3S)
\end{array}
$$

粗看起来 2,3-二羟基丁二酸似乎应有四种不同构型，（Ⅰ）和（Ⅱ）是对映体，（Ⅲ）和（Ⅳ）也是对映体；但仔细观察就会发现，如果将（Ⅰ）在纸面上旋转 180°（构型保持不变）即可与（Ⅱ）完全重合，（Ⅰ）和（Ⅱ）是同一构型；所以 2,3-二羟基丁二酸实际上只有三种构型。含有两个相同手性碳原子的化合物，其对映异构体的数目少于 2^2。

实际上在（Ⅰ）或（Ⅱ）式的 C_2^* 和 C_3^* 间有一个对称面（用虚线表示），可将分子分成了互为实物和镜像关系的两部分，这两个手性碳原子的旋光度数值相等，旋光方向相反，旋光性互相抵消，因此整个分子没有旋光性，是非手性分子。这种由于分子内部将旋光性互相抵消，虽然分子结构中有手性碳，但却不具有旋光性，整个分子是一个非手性的化合物，我们称之为内消旋体（mesomer）。内消旋体和外消旋体虽然都没有旋光性，但二者之间有着本质的区别，内消旋化合物是一种纯物质，而外消旋化合物是对映异构体的等量混合物，可以通过分离手段得到一对有旋光性的异构体。表 13-2 为酒石酸的三种立体异构的一些物理性质。

表 13-2　酒石酸的三种立体异构体的物理性质

名　称	熔点(℃)	溶解度(g/100gH₂O)	$[\alpha]_D^{20}(20\%\ 水)$
(−)-酒石酸	170	139.0	−12°
(+)-酒石酸	170	139.0	+12°
meso-酒石酸	140	125.0	无光学活性
(±)-酒石酸	206	20.6	无光学活性

第六节 无手性碳原子的对映异构

一、丙二烯型分子

丙二烯为 $CH_2=C=CH_2$，其中 C_1 和 C_3 为 sp^2 杂化，C_2 为 sp 杂化。因此，两 π 键互相垂直，C_1 和 C_3 上所连接的两原子或基团分别在相互垂直的两平面内，只要 C_1 和 C_3 上所连两原子或基团都不同时，该分子内就没有对称面和对称中心，分子就有手性。可知此分子中并不存在手性碳原子，手性的产生是由于分子中的原子沿 $C_1—C_2—C_3$ 轴成不对称分布，是一个没有对称元素的不对称分子，分子与它的镜像不能重叠，因而产生手性。

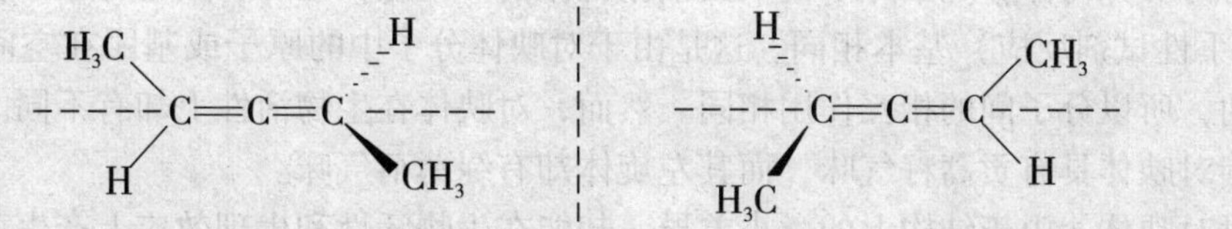

二、联苯型分子

在联苯分子中，当四个邻位取代基的体积足够大时，连接两个苯环的 σ 键的旋转就会受阻，这时两个苯环可以不在同一平面上，若每一个苯环上的两个邻位取代基不相同，分子内就没有对称面和对称中心，实物与其镜像不能重合，为手性分子。

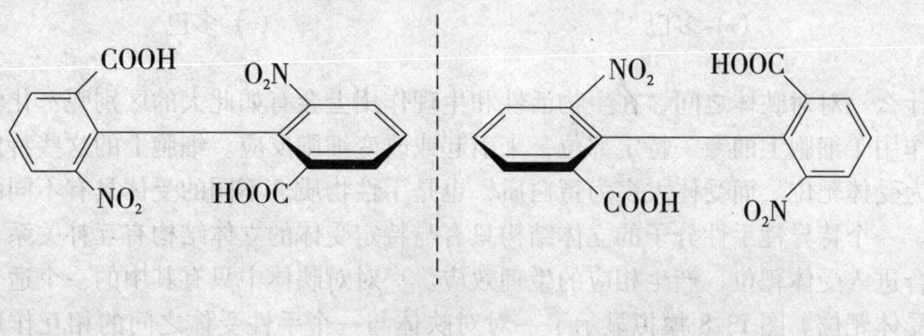

三、螺旋型分子

菲中的三个苯环是共平面的，然而在它的 4，5 位上引入足够大的基团后，由于空间因素，迫使环发生像螺旋似的扭曲，不能共平面，分子中找不到对称面和对称中心，实物与其镜像不能重合，具有手性。

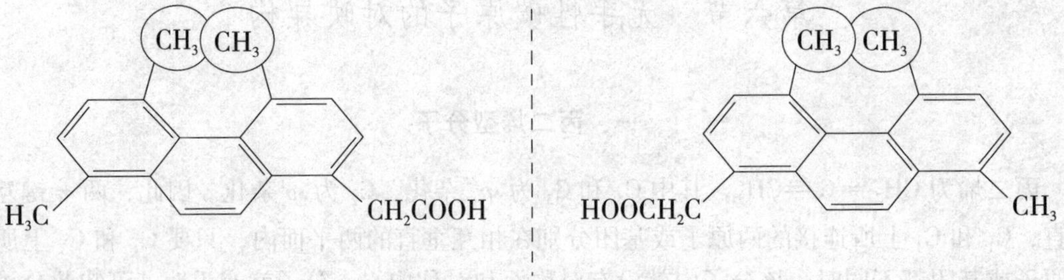

第七节　对映异构体的生物活性

一对对映异构体，通常除了使平面偏振光振动方向相反之外，其他物理性质和化学性质（除了与手性试剂反应）基本相同。这是由于对映体分子中的原子或基团在空间的相对关系是相同的，所以分子间的相互作用相同。然而，对映体在生物活性上却有不同。例如：香芹酮的右旋对映体具有贡蒿籽气味，而其左旋体却有绿薄荷气味。

一对对映体，由于结构上的微小差异，却能在生物活性和生理效应上产生截然不同的作用。例如：多巴，化学名称是 2-氨基-3-(3,4-二羟基苯基）丙酸，分子中有一个手性碳原子，因此存在一对对映体——右旋多巴和左旋多巴。右旋多巴无生理效应，然而左旋多巴却被广泛应用在临床上治疗帕金森（一种中枢神经系统的慢性病）。

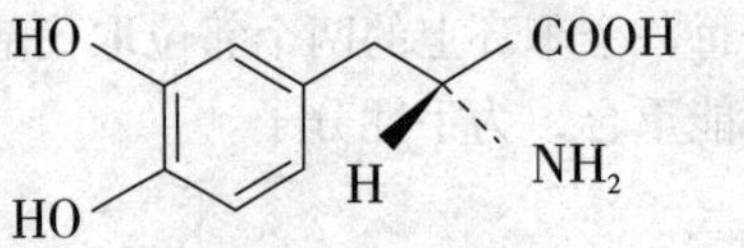

为什么一对对映体之间，在生物活性和生理作用上会有如此大的区别呢？化学物质一般是通过作用于细胞上的专一特定部位，来引起或改变细胞反应。细胞上的这些特定接受部位通常称为受体靶位。而受体大多为蛋白质，也是手性物质。不同的受体具有不同的立体关系和构象。一个特异性手性分子的立体结构只有与特定受体的立体结构有互补关系，其活性部位才适合进入受体靶位，产生相应的生理效应。一对对映体中只有其中的一个适合进入一个特定的受体靶位。图 13-8 模拟显示了一对对映体与一个手性受体之间的相互作用，其中一个对映体的空间排列形式与受体靶位完全吻合，因此能很好的结合而发挥相应的生理效应；而另一个则不能与受体合适地结合，也就没有了生理效应。

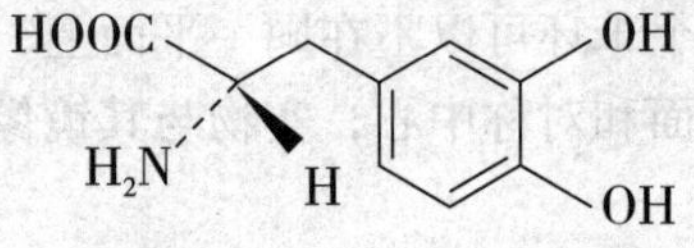

类似的情况还有很多，大多数的药物都具有结构特异性。肾上腺素中的(−)-肾上腺素与受体完全吻合，而(+)-肾上腺素与受体部分吻合，因此(−)-肾上腺素的血管收缩作用比(+)-肾上腺素大 12～15 倍。再如，(+)-可的松有激素活性，而(−)-可的松无效，等等。由此可见，不同的对映体在生物过程中起着不同的作用，具有不同的生物活性，发挥不同的生理

效应。

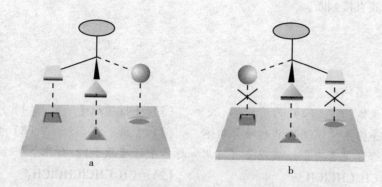

图 13-8 手性分子与手性生物受体之间的相互作用

a 一个对映体容易进入手性受体靶位，发挥其生理效应；b 另一个对
映体难以进入相同的受体靶位，没有同样的生理效应

小 结

对映异构属于立体异构中的构型异构，产生对映异构现象的结构依据是手性。手性是互为实物与镜像关系，彼此又不能完全重合的现象。手性分子是与其镜像不能完全重合的分子，它是因为分子中没有对称因素而产生。手性分子可使平面偏振光的偏振面发生旋转，所以具有旋光性。比旋光度可以表示物质的旋光方向和旋光能力大小。一对对映体对平面偏振光旋转的角度相同，方向相反，而它们的等量混合称为外消旋体。

分子的手性是产生对映异构体的充分必要条件，而分子的不对称性是判断分子是否具有手性的依据。通常考察分子是否具有手性的方法是观察分子中是否含有手性碳原子。只含有一个手性碳原子和含有两个不相同手性碳原子的分子都是手性分子。当分子中含有两个或两个以上相同手性碳原子时，由于部分分子内存在着对称因素，会产生内消旋体。即分子结构中有手性碳原子，但分子不具有手性。虽然大多数具有旋光性的化合物都具有手性碳原子，但还有一些不含手性碳的化合物却是手性分子，如丙二烯型化合物、联苯型化合物和螺环化合物。

对映异构体的立体结构常用透视式或 Fischer 投影式表示，由于 Fischer 投影式是将分子的三维空间结构投射到二维的纸面上，因而应用较多。标准的 Fischer 投影式的投影规则是：把主碳链竖直，编号小的或氧化态高的碳原子放在上方，编号大的在下方。竖键上所连的原子或基团表示伸向后方，横键所连的原子或基团表示伸向前方，即"横前竖后"，十字交叉点代表手性碳。

对映异构体标记方法有两种：一是以甘油醛为参照标准的 D/L 标记法，多用于糖和氨基酸；二是 R/S 构型标记法，此标记构型的方法广泛应用于各种类型手性化合物的命名。R，S 构型标记方法是：把与手性碳原子相连的四个原子或基团按顺序规则排出其优先顺序，并把优先顺序最小的原子或基团放在离观察者最远处。如果这时靠近观察者的三个原子或基团按其优先次序是顺时针排列则为 R 构型，若是反时针排列则为 S 构型。R，S 构型也可以从 Fischer 投影式直接判断。

习　题

1. 解释下列名词：

(1) 外消旋体　　　(2) 内消旋体　　　(3) 手性碳原子　　　(4) 手性分子

(5) 对映异构体　　(6) 非对映异构体　　(7) 左旋　　　　　(8) 右旋

2. 下列化合物是否有手性碳原子（可用 * 标示手性碳原子)？有几个手性碳原子？

(1) $CH_3CH_2CHClCH_3$　　　　　　　　　(2) $CH_3CHClCHClCH_3$

(3) $CH_3CH_2CHCH_3$
$\qquad\qquad\quad |$
$\qquad\qquad\;\; CH_3$

(4) $CH_3CH_2CHCH_2CH_3$
$\qquad\qquad\quad\;\; |$
$\qquad\qquad\qquad CH_3$

(5) $CH_3CHBrCHClCH_3$　　　　　　　　(6) $CH_3CHClCHClCHClCH_3$

(7) $CH_3CHBrCHClCHClCH_3$　　　　　　(8) $(CH_3)_2CHCHBrCH(CH_3)_2$

3. 用 R／S 构型标记法标记下列化合物的构型：

(1)
$$\begin{array}{c} CH_3 \\ | \\ H-\!\!-\!\!-COOH \\ | \\ NH_2 \end{array}$$

(2)
$$\begin{array}{c} CH_3 \\ | \\ HO-C-COOH \\ | \\ H \end{array}$$

(3)
$$\begin{array}{c} COOH \\ | \\ H_3C-\!\!-\!\!-Cl \\ | \\ CH_2CH_3 \end{array}$$

(4)
$$\begin{array}{c} CH_3 \\ | \\ Cl-C-H \\ | \\ Br \end{array}$$

(5)
$$\begin{array}{c} Br \\ | \\ HO-\!\!-\!\!-CH_3 \\ | \\ COOH \end{array}$$

(6)
$$\begin{array}{c} NH_2 \\ | \\ H-C-CH_3 \\ | \\ CN \end{array}$$

(7)
$$\begin{array}{c} H \\ | \\ H_3C-\!\!-\!\!-CH_2CH_3 \\ | \\ Cl \end{array}$$

(8)
$$\begin{array}{c} CH_2CH_3 \\ | \\ H^{\backslash}\!\!-C \\ HO \quad CH_3 \end{array}$$

(9)
$$\begin{array}{c} CH_2OH \\ | \\ CH_3-\!\!-\!\!-OH \\ | \\ COOH \end{array}$$

4. 下列化合物中哪些具有光学活性？

(1)
$$\begin{array}{c} CH_3 \qquad\qquad CH_3 \\ \diagdown\quad\quad\quad\quad\diagup \\ C=C=C \\ \diagup\quad\quad\quad\quad\diagdown \\ Br \qquad\qquad Br \end{array}$$

(2)
$$\begin{array}{c} HOOC \qquad\qquad COOH \\ Br \qquad\qquad Br \end{array}$$

(3)
$$\begin{array}{c} CH_3 \qquad\quad COOH \\ \qquad\qquad\diagup \\ \qquad\qquad C \\ \qquad\qquad\diagdown \\ CH_3 \qquad\quad H \end{array}$$

(4)
$$\begin{array}{c} CH_3 \\ N \qquad\qquad \\ Br \quad CH_3 \end{array}$$

5. 指出下列各组中两个化合物之间的关系（相同化合物、对映体或非对映体）：

(1)
$$
\begin{array}{c}
CH_3 \\
Br-C-COOH \\
H
\end{array}
\quad 与 \quad
\begin{array}{c}
COOH \\
H_3C-\!\!-\!\!-H \\
Br
\end{array}
$$

(2)
$$
\begin{array}{c}
COOH \\
HO-\!\!-\!\!-CH_3 \\
H
\end{array}
\quad 与 \quad
\begin{array}{c}
H \\
HO-\!\!-\!\!-COOH \\
CH_3
\end{array}
$$

(3)
$$
\begin{array}{c}
CH_3 \\
H-\!\!-\!\!-Br \\
H-\!\!-\!\!-OH \\
CH_3
\end{array}
\quad 与 \quad
\begin{array}{c}
OH \\
H-\!\!-\!\!-CH_3 \\
H_3C-\!\!-\!\!-H \\
Br
\end{array}
$$

6. 用 R／S 构型标记法标记下列化合物的构型:

(1)
$$
\begin{array}{c}
CH_3 \\
H-\!\!-\!\!-OH \\
H-\!\!-\!\!-Br \\
CH_3
\end{array}
$$
(2)
$$
\begin{array}{c}
CH_3 \\
H-\!\!-\!\!-OH \\
H_3C-\!\!-\!\!-Br \\
H
\end{array}
$$
(3)
$$
\begin{array}{c}
OH \\
H-\!\!-\!\!-CH_3 \\
H_3C-\!\!-\!\!-Br \\
H
\end{array}
$$
(4)
$$
\begin{array}{c}
OH \\
H-\!\!-\!\!-CH_3 \\
Br-\!\!-\!\!-CH_3 \\
H
\end{array}
$$

7. 写出下列化合物的 Fischer 投影式:

(1) R-1-苯基-2-溴戊烷
(2) (2R,3S)-2-氯-3-溴己烷
(3) 右旋乳酸
(4) D-甘油醛
(5) L-丙氨酸

8. 判断下列说法是否正确?

(1) 手性分子有旋光性,而非手性分子无旋光性。
(2) 有手性碳原子的分子都是手性分子。
(3) 只含有一个手性碳原子的分子,一定具有旋光性。
(4) D-甘油醛是右旋性的物质,所以右旋的物质都是 D-构型。
(5) 具有两个手性碳原子的化合物,其对映异构体的数目是四个。
(6) 无手性碳原子的分子不是手性分子。

9. 化合物 A 的分子式为 C_7H_{16},A 具有一对对映异构体。试用 Fischer 投影式表示 A 的构型。

10. 化合物 A 的分子式为 C_6H_{12},A 具有旋光性,催化加氢后生成化合物 B,B 无旋光性。写出 A 和 B 的结构式。

（唐静成）

第十四章 芳 香 烃

芳香烃(aromatic hydrocarbon)或芳烃是指芳香族的碳氢化合物。在有机化学发展的初期，芳香化合物的意思是指具有芳香气味的一类物质，而且它们的结构中都含有苯环。后来发现，许多芳香烃化合物并不具有芳香味，"芳香"一词已失去原有的含义。但这类物质有一个共同的特性，容易发生取代反应，不易发生加成和氧化反应，环具有特殊的稳定性。我们现在称之为芳香特性或芳香性(aromaticity)。

随着对有机化合物的深入研究和了解，已知含有苯环构造的碳氢化合物是芳香烃，另外还有一些不具有苯环结构的环状烃，在化学性质上也表现为具有芳香特性，我们把这类化合物称为非苯型芳香烃。

第一节 芳香烃的分类和命名

一、芳香烃的分类

(一) 单环芳香烃

分子结构中只含有一个苯环，包括苯、苯的同系物和苯基取代的链烃。

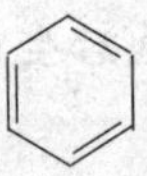

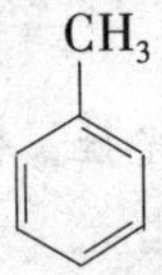

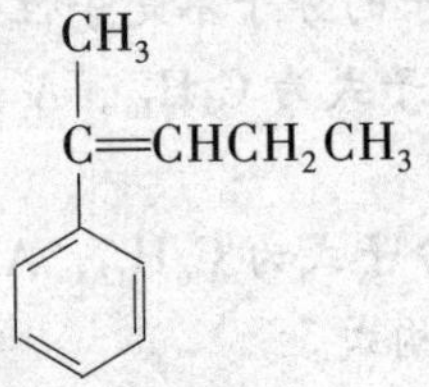

(二) 多环芳香烃

分子结构中含有两个或两个以上苯环的烃类化合物，根据苯环的连接方式不同可以进一步分为以下3种。

1. 多苯代脂烃 脂肪烃分子中有两个或两个以上的氢原子被苯基所取代的化合物。

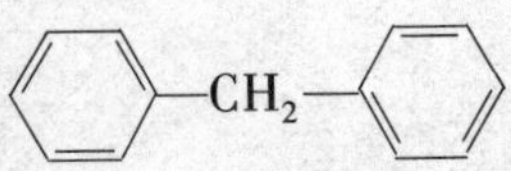

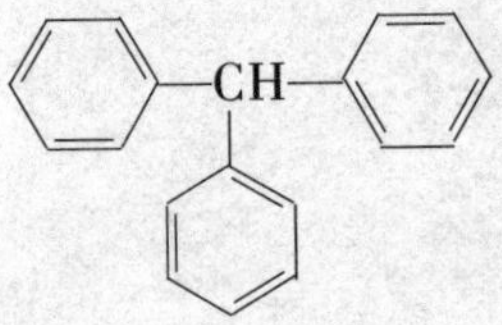

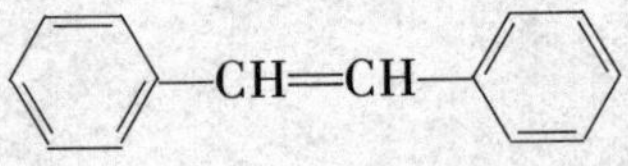

2. 联苯 分子中两个或两个以上的苯环通过单键直接相连。

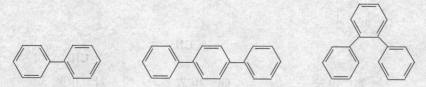

3. 稠环芳烃 相邻两个苯环分子中共用两个碳原子。

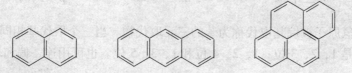

（三）非苯型芳香烃

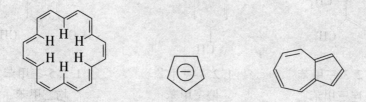

二、芳香烃的命名

苯是最简单的单环芳香烃，当苯环有一个氢原子被烷基取代称为苯的一元取代物。通常在命名时，以苯为母体，把烷基作为取代基。例如：

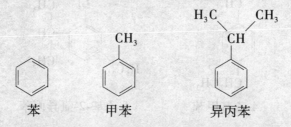

当苯环上有两个氢原子被烷基取代时称为苯的二元取代物。由于取代基相对位置的不同，可以存在三种异构体。分别是邻位（ortho）或称 1,2 位（也可用 o-表示）；间位（meta）或称 1,3-（也可用 m-表示）；对位（para）或称 1,4-（也可用 p-表示）。例如，二甲苯的 3 种异构体：

邻二甲苯　　　　　　　间二甲苯　　　　　　　对二甲苯
1, 2-二甲苯　　　　　　1, 3-二甲苯　　　　　　1, 4-二甲苯
o-二甲苯　　　　　　　m-二甲苯　　　　　　　p-二甲苯

　　苯环有三个氢原子被烷基取代称为苯的三元取代物。当三个取代基相同时将存在三种异构体，它们分别是1，2，3位；1，2，4位和1，3，5位。也可用连、偏和均来表示。

1, 2, 3-三甲苯　　　　　1, 2, 4-三甲苯　　　　　1, 3, 5-三甲苯
连三甲苯　　　　　　　偏三甲苯　　　　　　　均三甲苯

　　当苯环上连接不同的取代基时，对苯环上碳原子进行编号，把优先性最低的原子或基团作为第1位，且使各取代基位次尽可能小，并按照不优先基团先写，优先基团后列出的原则进行书写。另外，甲苯、邻二甲苯、异丙苯等也可以作为母体来命名。例如：

1-硝基-3-溴苯　　　　4-乙基甲苯　　　　4-乙基-2-氯异丙苯　　　　对叔丁基甲苯

　　当苯环上连有不饱和烃或苯环上连接的烷基结构复杂时，把苯环作为取代基，侧链为母体来命名。例如：

苯乙烯　　　　　　　苯乙炔　　　　　　2-甲基-2-苯基丁烷

芳香烃分子中去掉一个氢原子剩下的基团称为芳基(aryl)，常用 Ar 表示。苯分子中去掉一个氢原子剩下的基团称为苯基(phenyl)，常用 Ph 表示；甲苯分子的甲基上去掉一个氢原子剩下的基团称为苯甲基，也叫苄基(benzyl)。

苯基　　　　　苯甲基（或者苄基）

第二节　苯的结构

根据元素分析以及相对分子质量的测定，人们知道苯的分子式是 C_6H_6。苯分子中 C 原子与 H 原子的个数比为 $1:1$。乙炔的分子式是 C_2H_2，C 原子与 H 原子的个数比也为 $1:1$。从这似乎推知，苯是一个高度不饱和的化合物，不稳定，能够发生加成反应。而实际结果是苯的结构很稳定，高锰酸钾等氧化剂不能使苯氧化，在一般情况下，苯不会发生类似于烯烃和炔烃一样的加成反应，那么苯究竟应该是一个什么样的结构？

一、苯的凯库勒结构

1865 年凯库勒(Kekulé)提出了苯的环状结构，指出苯分子的六个碳原子相互连接成环，形成六个等同的碳原子，并且每个碳原子还可以结合一个氢原子，在满足碳四价的前提条件下，提出了下面苯的结构式，这一结构式称为苯的凯库勒结构式。

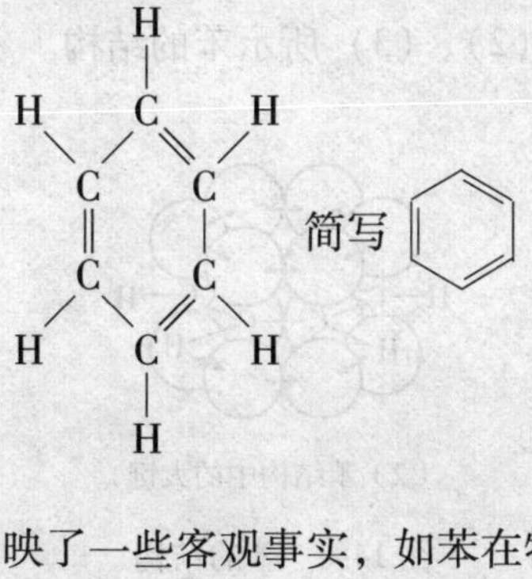

简写

凯库勒结构在一定程度上反映了一些客观事实，如苯在特定的条件下，通过催化加氢生成环己烷；苯的一元取代物只有一种。但根据这一结构式，苯的邻位二元取代物应该有两种，而实际结果是只有一种二元取代物产物。

（A）　　　　　　（B）

为了对这一问题进行解释，凯库勒提出，苯环上单、双键不是固定不变的，而是快速移动于（Ⅰ）和（Ⅱ）两个结构的互变的平衡体系中，并且不能分离。

$$\text{（Ⅰ）} \quad\rightleftharpoons\quad \text{（Ⅱ）}$$

另外，凯库勒的苯分子结构中存在不饱和键，应该容易发生与烯烃和炔烃相似的加成反应，而实际结果是苯不易发生加成反应，并且对氧化剂稳定，这样看来苯的凯库勒结构式还存在某种不足，不能代表苯分子的真实结构。

二、苯分子结构的现代解释

随着科学技术的不断进步和发展，现代物理学方法（电子衍射分析、X射线分析、光谱分析等）测定表明：苯分子是平面六边形结构，苯分子中的六个碳原子和六个氢原子都在同一平面上，相邻碳碳键之间的键角为120°，每个C—C之间键长均为140pm。

杂化轨道理论对苯分子结构的解释是：苯分子的六个碳原子都是sp^2杂化，每个碳原子都以sp^2杂化轨道与相邻碳原子互相交盖重叠形成六个C—C σ键，每个碳原子又都以sp^2杂化轨道与氢原子的$1s$轨道重叠形成六个C—H σ键，碳和氢原子以及它们所形成的σ键都在同一个平面上，形成正六边形的平面结构，夹角为120°。

由于碳原子是sp^2杂化，每个碳原子还留有一个未杂化的p轨道，它们均垂直于苯环平面，并且彼此的对称轴相互平行，所以每个p轨道都以侧面与两个相邻碳原子的p轨道重叠，这形成一个包含六个碳原子在内的闭合的π-π共轭体系。p电子可以在π-π共轭体系中运动，我们称其离域在整个环状共轭体系中，这种离域使电子云密度完全平均化，环上没有单键和双键的区别，键长均为140 pm；另外，离域还使整个体系能量降低，使苯环具有了特殊的稳定性。如图14-1（1）、（2）、（3）所示苯的结构。

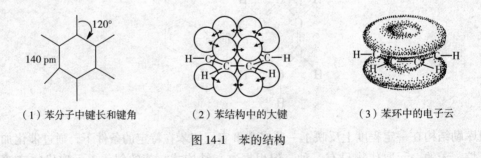

（1）苯分子中键长和键角　　　（2）苯结构中的大键　　　（3）苯环中的电子云

图14-1　苯的结构

第三节　单环芳香烃的物理性质

单环芳香烃极性较小，不溶于水，易溶于汽油、乙醚、四氯化碳等有机溶剂。它们一般为无色而且有芳香气味的液体，密度小于1，通常为0.86～0.94，蒸气通常有毒。如长期接触低浓度的苯蒸气会损害人的造血器官。表 14-1 是一些单环芳香烃的物理常数。

表 14-1 单环芳香烃的物理常数

名 称	结构式	熔点（℃）	沸点（℃）	密度（g·cm^{-3}）
苯	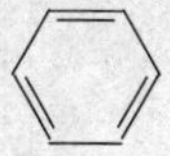	5.5	80.1	0.8765
甲苯	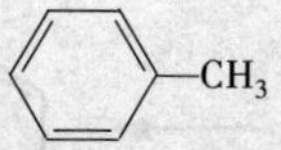 —CH$_3$	-9.5	110.6	0.8669
邻二甲苯	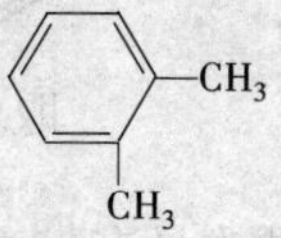 —CH$_3$ CH$_3$	-25.2	144.4	0.8802
间二甲苯	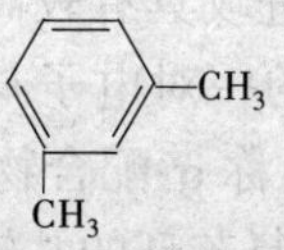 —CH$_3$ CH$_3$	-47.9	139.1	0.8642
对二甲苯	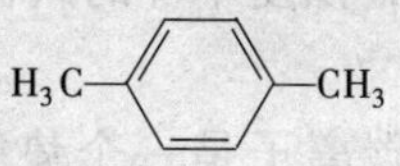 H$_3$C— —CH$_3$	-13.2	138.3	0.8610
乙苯	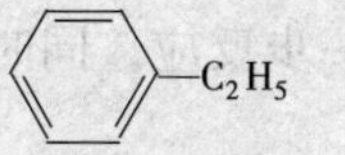 —C$_2$H$_5$	-94.9	136.2	0.8670
正丙苯	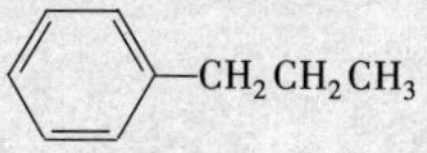 —CH$_2$CH$_2$CH$_3$	-99.5	159.2	0.8620
异丙苯	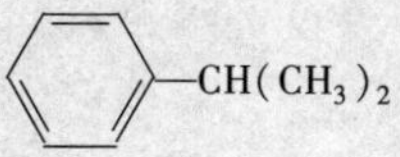 —CH(CH$_3$)$_2$	-96.0	152.4	0.8618
苯乙炔	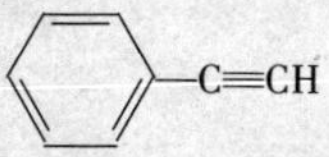 —C≡CH	-45	140	0.930
苯乙烯	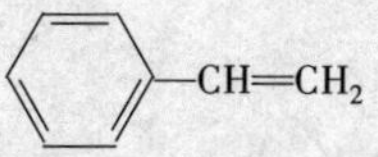 —CH=CH$_2$	-30.6	145.2	0.9060

第四节 芳香烃的化学性质

苯是芳香烃中的典型代表物质，苯环是一个非常稳定的闭合的共轭体系，不易发生加成反应，容易发生取代反应，苯环上的 H 原子可被—X、—NO$_2$、—SO$_3$H、—R、—COR 等原子或基团所取代。苯环稳定性还表现在不易被氧化剂所氧化，但当苯环上连有 α-氢的侧链时，侧链会被氧化。另外，如果有卤素存在，在光照或加热的条件下，侧链上的 α-氢会被卤素取代。

一、亲电取代反应及反应机制

（一）亲电取代反应机制

苯环上的电子云密度较高，很容易被亲电试剂进攻，苯环上的氢原子被亲电试剂取代的反应称为亲电取代（electrophilic substitution）反应。

亲电取代反应机制可以表示如下：

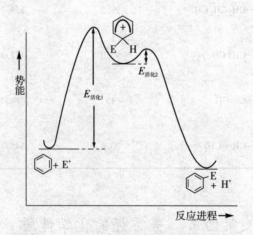

苯环上的亲电取代反应分为两步。第一步，亲电试剂 E^+ 进攻具有较高电子云密度的苯环，形成 π-配合物（π-complex）。然后 E^+ 利用从苯环上得到的一对电子与苯环上的一个碳原子以 σ 键结合，生成一个不稳定的正碳离子活性中间体，也称 σ-配合物（σ-complex）。第二步，σ-配合物能量较高，其上面的氢会以质子形式离去，恢复苯环的共轭体系结构，生成取代产物。

亲电取代反应进程的能量变化见图 14-2。中间体正碳离子是一个势能较高的过渡态，亲电取代反应的整个反应速率，取决于生成 σ-配合物的这一步反应，同时为了加快反应进程，反应中还加入催化剂来促进亲电基团 E^+ 的生成。

图 14-2　亲电取代反应进程的能量变化图

（二）卤代反应和反应机制

1. 卤代反应　苯与氯气或溴在卤化铁或铁粉等存在下，可以生成氯苯或溴苯，并放出氯化氢或溴化氢。

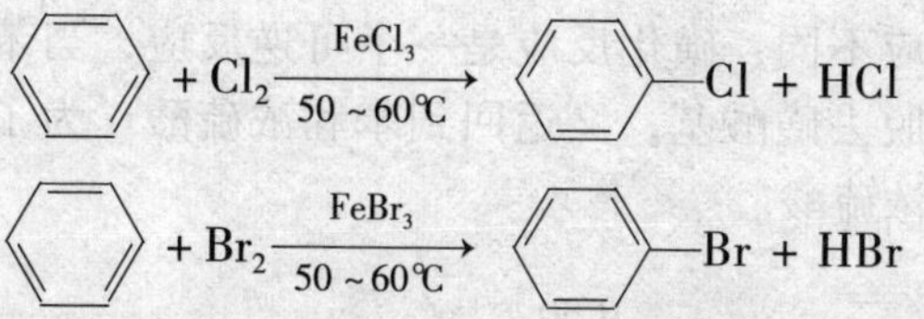

$$\text{（苯）} + Cl_2 \xrightarrow[50\sim60℃]{FeCl_3} \text{（苯）}-Cl + HCl$$

$$\text{（苯）} + Br_2 \xrightarrow[50\sim60℃]{FeBr_3} \text{（苯）}-Br + HBr$$

2. 反应机制　铁粉可以与氯或溴反应生成三氯化铁或三溴化铁，或直接用三氯化铁或三溴化铁为催化剂，与溴的反应机制可以表示如下：

$$Br_2 + FeBr_3 \rightleftharpoons FeBr_4^- + Br^+$$

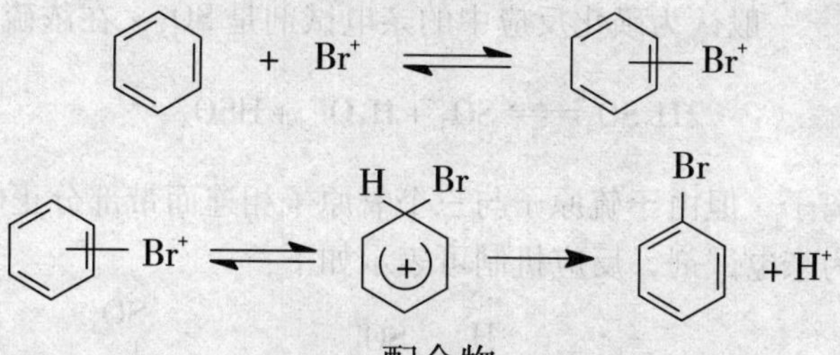

$$\text{（苯）} + Br^+ \rightleftharpoons \text{（苯）}-Br^+$$

$$\text{（苯）}-Br^+ \rightleftharpoons \text{（σ-配合物）} \longrightarrow \text{（溴苯）} + H^+$$

σ-配合物

$$H^+ + FeBr_4^- \longrightarrow HBr + FeBr_3$$

（三）硝化反应和反应机制

1. 硝化反应　苯与浓硝酸和浓硫酸的混合物（实际上是混酸）共热，苯环上的氢原子能被硝基取代，生成硝基苯。

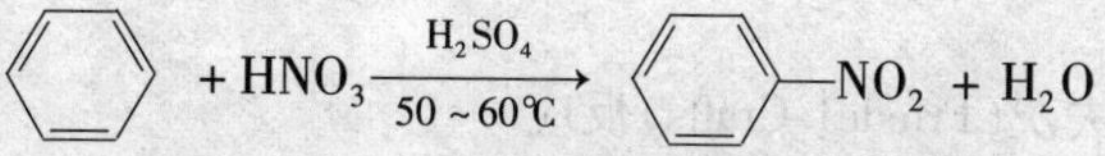

$$\text{（苯）} + HNO_3 \xrightarrow[50\sim60℃]{H_2SO_4} \text{（苯）}-NO_2 + H_2O$$

2. 硝化反应机制　在这两个混酸中，浓硫酸的作用是通过与硝酸作用产生亲电试剂硝基正离子（NO_2^+）。硝基正离子进攻苯环生成 σ-配合物，然后 σ-配合物失去一个质子生成硝基苯。

$$H_2SO_4 + HONO_2 \rightleftharpoons NO_2^+ + H_2O + HSO_4^-$$

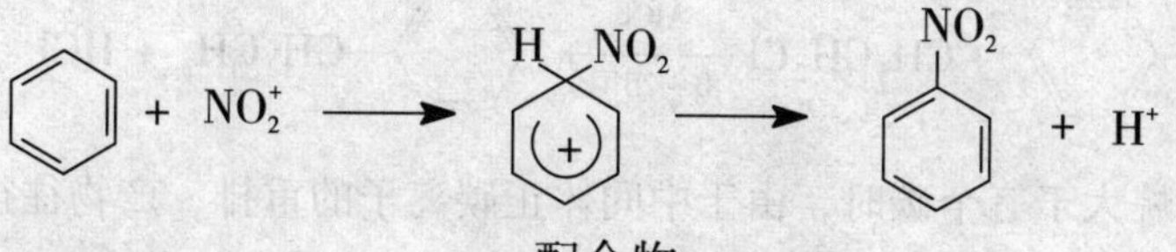

$$\text{（苯）} + NO_2^+ \longrightarrow \text{（σ-配合物）} \longrightarrow \text{（硝基苯）} + H^+$$

σ-配合物

（四）磺化反应和反应机制

1. 磺化反应　苯与浓硫酸或者与发烟硫酸（浓 H_2SO_4 和 SO_3 的混合物）共热，苯环上氢原子可被磺酸基（—SO_3H）取代，生成苯磺酸。

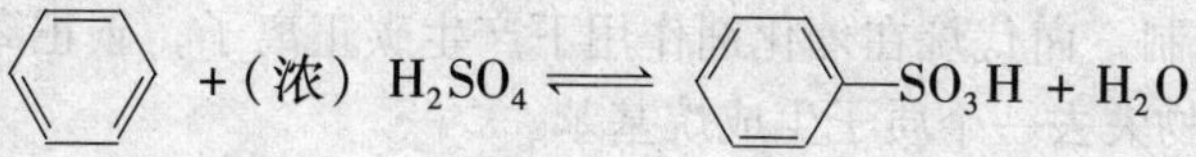

$$\text{（苯）} + \text{（浓）} H_2SO_4 \rightleftharpoons \text{（苯）}-SO_3H + H_2O$$

与前面介绍的取代反应不同，磺化反应是一个可逆反应，当苯磺酸与过热水蒸气作用时，可以发生水解反应，脱去磺酸基，又返回到苯和浓硫酸。为了减少磺化反应的可逆反应，增加产率，常用发烟浓硫酸。

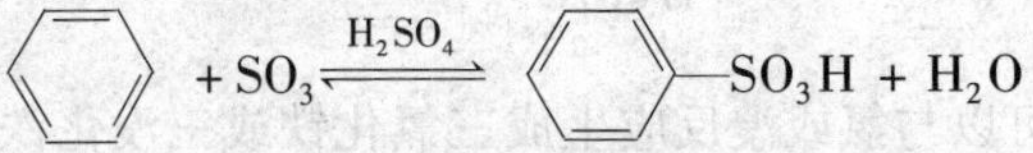

$$\bigcirc\!\!\!\bigcirc + SO_3 \underset{}{\overset{H_2SO_4}{\rightleftharpoons}} \bigcirc\!\!\!\bigcirc\!\!-SO_3H + H_2O$$

在芳香烃中引入磺酸基，可以使化合物变成易溶于水的物质，并且不易挥发。因此在有机合成和药物制备中常利用磺化反应引入磺酸基使其水溶性增加。

2. 磺化反应机制 一般认为磺化反应中的亲电试剂是 SO_3，在浓硫酸中存在下列平衡：

$$2H_2SO_4 \rightleftharpoons SO_3 + H_3O^+ + HSO_4^-$$

这里 SO_3 不是正离子，但由于硫原子与三个氧原子相连而带部分正电荷，所以变成了一个缺电子基团，可作为亲电试剂，反应机制可表示如下：

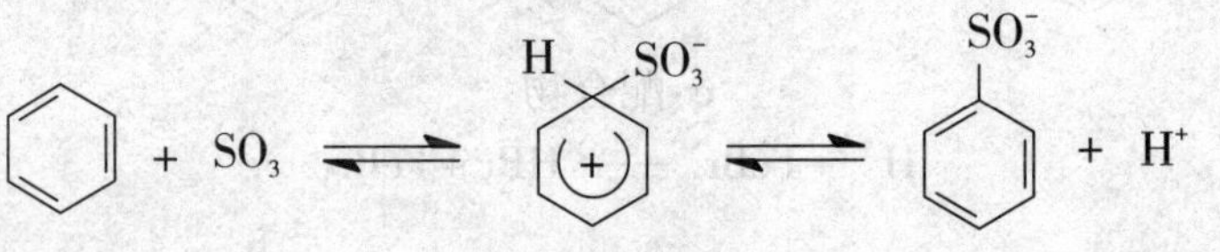

σ-配合物

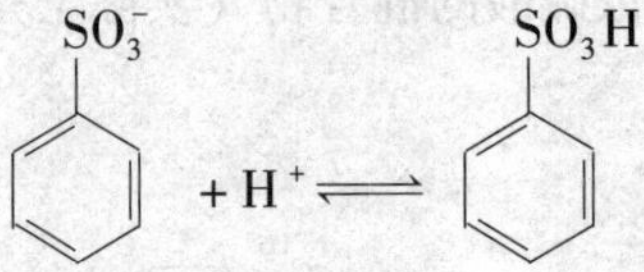

（五）傅瑞得-克拉夫茨（Friedel-Crafts）反应

1. 傅-克烷基化反应 通常在无水三氯化铝的催化下，反应温度控制在 $0 \sim 25℃$，苯与卤代烷作用，苯环上的氢原子可以被烷基取代，生成烷基苯和卤化氢。

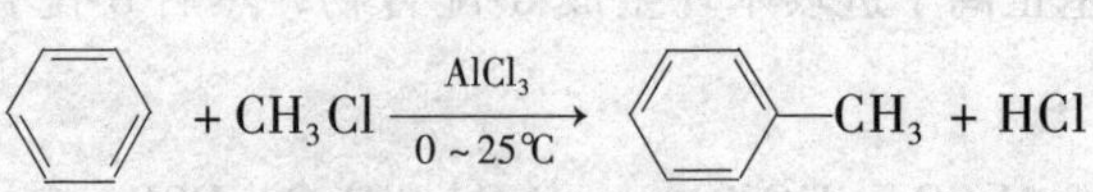

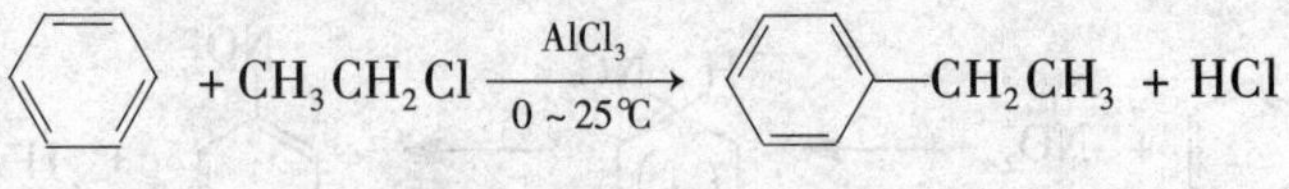

$$\bigcirc\!\!\!\bigcirc + CH_3Cl \xrightarrow[0 \sim 25℃]{AlCl_3} \bigcirc\!\!\!\bigcirc\!\!-CH_3 + HCl$$

$$\bigcirc\!\!\!\bigcirc + CH_3CH_2Cl \xrightarrow[0 \sim 25℃]{AlCl_3} \bigcirc\!\!\!\bigcirc\!\!-CH_2CH_3 + HCl$$

当所用的卤代烷大于三个碳时，由于中间体正碳离子的重排，产物往往不单一。
例如：

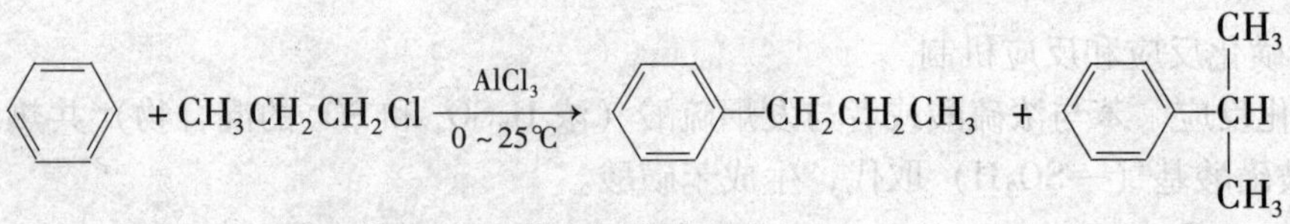

$$\bigcirc\!\!\!\bigcirc + CH_3CH_2CH_2Cl \xrightarrow[0 \sim 25℃]{AlCl_3} \bigcirc\!\!\!\bigcirc\!\!-CH_2CH_2CH_3 + \bigcirc\!\!\!\bigcirc\!\!-\underset{CH_3}{\overset{CH_3}{CH}}$$

2. 烷基化反应机制 卤代烷在催化剂作用下产生碳正离子，碳正离子进攻苯环产生 σ-配合物，然后 σ-配合物失去一个质子生成烷基苯。

$$RCl + AlCl_3 \longrightarrow R^+ + AlCl_4^-$$

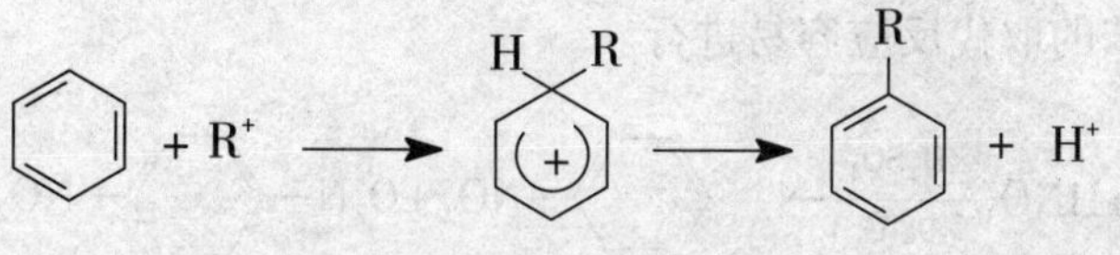

σ-配合物

$$H^+ + AlCl_4^- \longrightarrow HCl + AlCl_3$$

3. 傅-克酰基化反应　同傅-克烷基化反应条件相同，采用苯与酰卤或酸酐等作用，苯环上的氢原子可以被酰基取代，生成酰基苯和卤化氢。

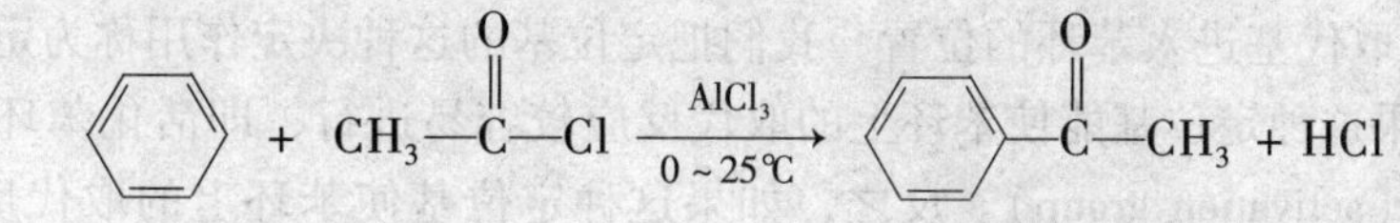

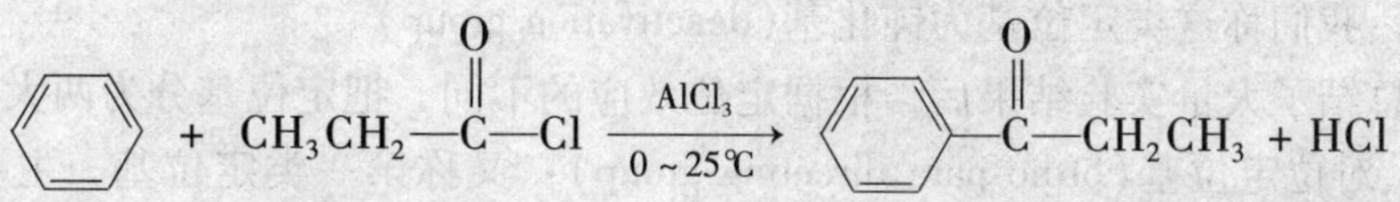

4. 酰基化反应机制　酰基化反应与烷基化反应机制相似，酰卤在催化剂作用下生成酰基正离子，然后酰基正离子和苯环发生亲电取代反应。

$$RCOCl + AlCl_3 \longrightarrow RC^+O + AlCl_4^-$$

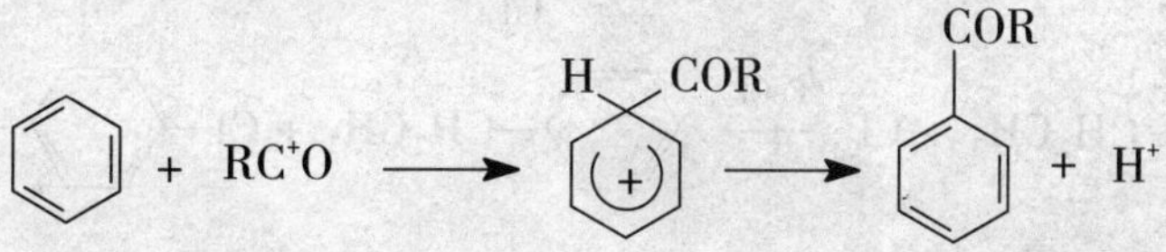

σ-配合物

$$H^+ + AlCl_4^- \longrightarrow HCl + AlCl_3$$

二、亲电取代反应的定位规律

（一）两类定位基

实验发现，当苯环上已有一个烷基时，如果让它进一步发生取代反应时，第二个取代基主要进入烷基的邻位和对位，而且这类反应比苯的取代反应容易进行。例如：

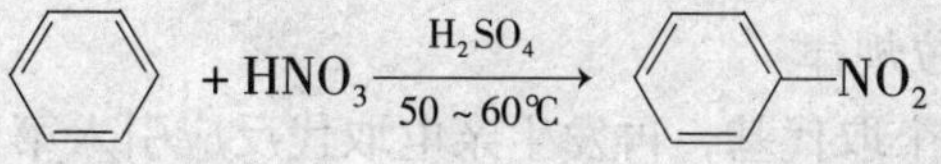

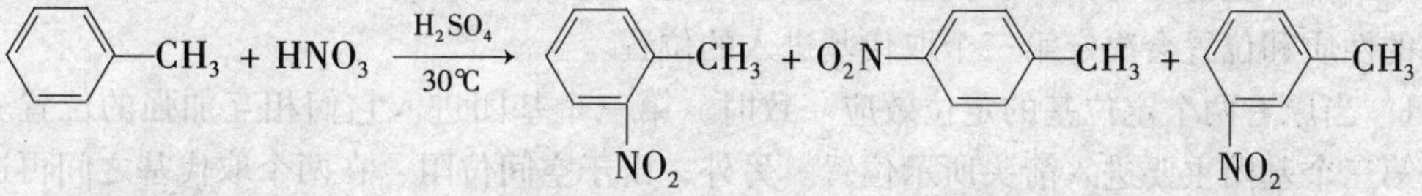

58%　　　38%　　　4%

又如，当苯环上连有硝基时，如果进一步发生硝化反应，第二个取代基主要进入间位，而且这类反应没有苯的取代反应容易进行。

$$\text{C}_6\text{H}_5-\text{NO}_2 + \text{HNO}_3 \xrightarrow[98℃]{\text{H}_2\text{SO}_4}$$

93.3%   0.3%   6.4%

以上事实说明，在苯环上已经有一个取代基时，如果再次进行取代反应，原有取代基会影响新导入取代基的位置。我们把苯环上原有的取代基称为定位基（orientation group），定位基会决定第二个取代基进入苯环的位置，我们把定位基的这种决定作用称为定位效应（directing effect）。如果这种定位基能使苯环上的取代反应较容易进行，即活化苯环，我们称这类定位基为活化基（activation group）。反之，如果这种定位基使苯环上的取代反应较难进行，即钝化苯环，我们称这类定位基为钝化基（deactivation group）。

人们在总结了大量实验结果后，根据定位效应的不同，把定位基分为两大类。

（1）邻、对位定位基（ortho-para directing group）：又称第一类定位基，主要使新导入的基团进入其邻位和对位。这类基团的结构特征是：定位基中与苯环直接相连的原子不含重键，而且多数含有未共用电子对。除了卤素以外，这类定位基都是活化基。例如下列基团：

$$-\text{NR}_2, \quad -\text{NH}_2, \quad -\text{OH}, \quad -\text{OR}, \quad -\text{NHCOCH}_3, \quad -\text{OCOCH}_3, \quad -\text{R}, \quad -\text{Ar}, \quad -\text{X}(\text{Cl},\text{Br})$$

$$\text{C}_6\text{H}_5-\text{CH}_2\text{CH}_3 + \text{Cl}_2 \xrightarrow{\text{FeCl}_3}$$

（2）间位定位基（meta directing group）：又称为第二类定位基，主要使新导入的取代基进入其间位，结构特征是：定位基中与苯环直接相连的原子一般含有重键或带有正电荷，这类定位基一般是钝化基。例如下列基团：

$$-\text{NR}_3^+, \quad -\text{NO}_2, \quad -\text{CN}, \quad -\text{SO}_3\text{H}, \quad -\text{CHO}, \quad -\text{COCH}_3, \quad -\text{COOH}, \quad -\text{CONH}_2$$

$$\text{C}_6\text{H}_5-\text{NO}_2 + \text{Cl}_2 \xrightarrow{\text{FeCl}_3}$$

（二）二取代苯的定位规律

如果苯环上已经有两个取代基，再发生亲电取代反应引入第三个取代基时，原有两个取代基的性质和位置会决定第三个取代基进入的位置。

1. 当原有两个定位基的定位效应一致时，第三个基团进入它们相互加强的位置。例如下面第三个基团主要进入箭头所示位置。另外，由于空间位阻，在两个取代基之间再进入一个取代基的概率较小。

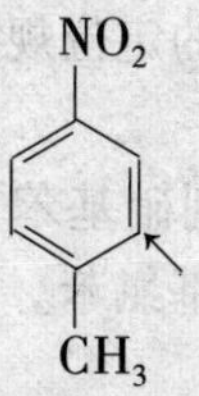

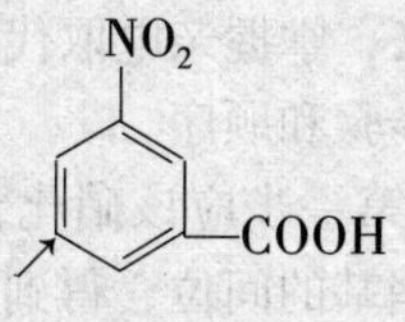

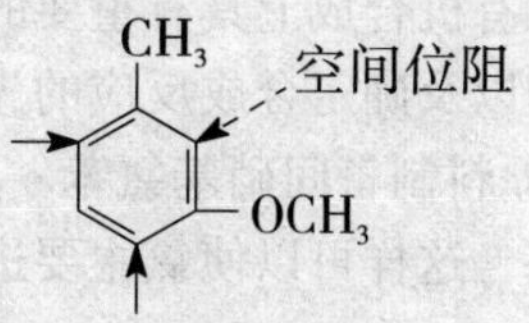

2. 如果两个定位基的定位效应不一致时，通常分为下列几种情况：

（1）原有两个取代基均为邻、对位定位基时，第三个取代基进入苯环的位置由定位效应强的定位基决定。例如：

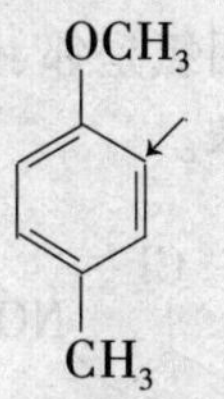

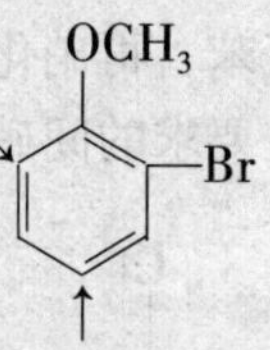

（2）原有两个取代基均为间位定位基，此时苯环已被两个基团钝化，再加上定位矛盾，生成物产率低，实际结果可能是反应难以发生。例如：

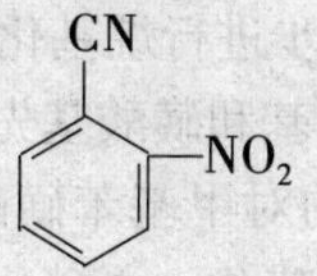

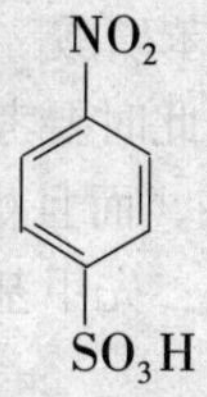

（3）原有两个取代基均为不同类定位基时，第三个取代基的位置主要由邻、对位定位基决定。例如：

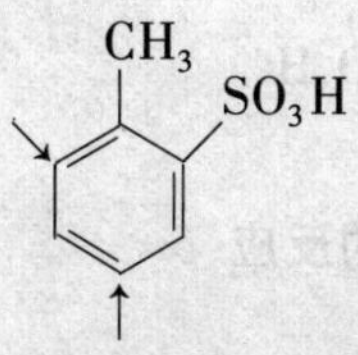

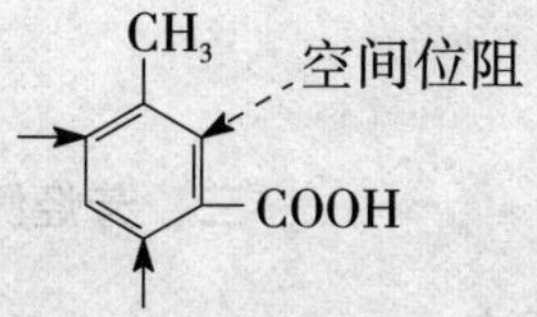

（4）如果两个邻、对位取代基的定位作用相差不大时，可能是一个多种产物的混合物。

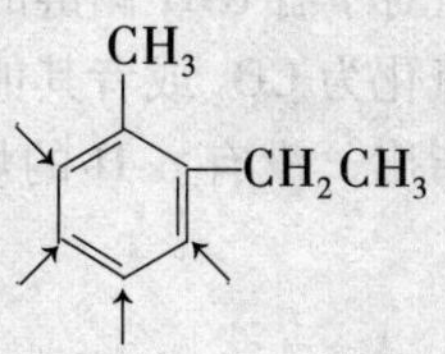

（三）定位规律的应用举例

定位规律在有机合成上具有重要的意义，掌握亲电取代反应的定位规律，可以有助于预测反应的主产物以及确定合成反应的先后步骤和顺序。

1. 以苯为原料制备间硝基氯苯　反应第一步应该硝化，得到硝基苯，然后氯代。因硝基是间位定位基，这样可以使氯主要进入硝基的间位，得到间硝基氯苯。

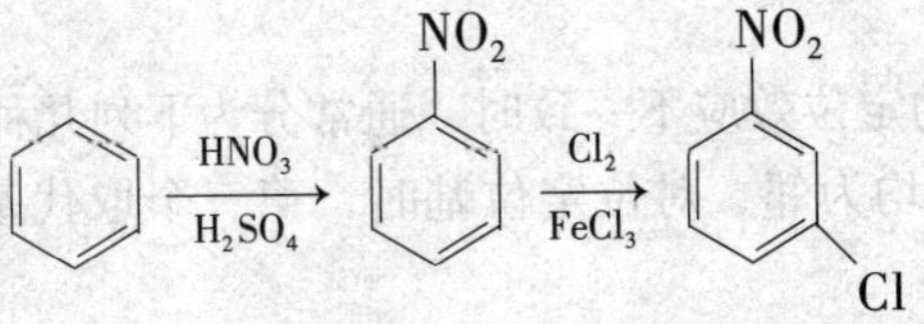

$$
\text{苯} \xrightarrow[\text{H}_2\text{SO}_4]{\text{HNO}_3} \text{硝基苯} \xrightarrow[\text{FeCl}_3]{\text{Cl}_2} \text{间硝基氯苯}
$$

如果第一步采取氯代得到氯苯，再硝化时，因氯是邻、对位定位基，将主要得到邻位硝基氯苯和对位硝基氯苯，而不是要求的间硝基氯苯。

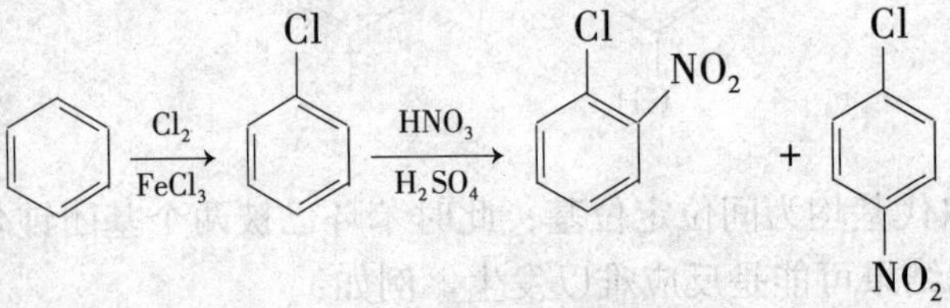

$$
\text{苯} \xrightarrow[\text{FeCl}_3]{\text{Cl}_2} \text{氯苯} \xrightarrow[\text{H}_2\text{SO}_4]{\text{HNO}_3} \text{邻硝基氯苯} + \text{对硝基氯苯}
$$

2. 从苯合成 4-甲基-3-硝基苯磺酸　第一步进行烷基化，因要合成的化合物分子甲基处在硝基的邻位和磺酸基的对位。此时要考虑硝基和磺酸基先引入哪一个，由于磺酸基体积较大，进入甲基的对位概率较大些，而且生成的对甲基苯磺酸分子中两者的定位效应是一致的，所以正确的合成路线应该是：先甲基化→磺化→再硝化。

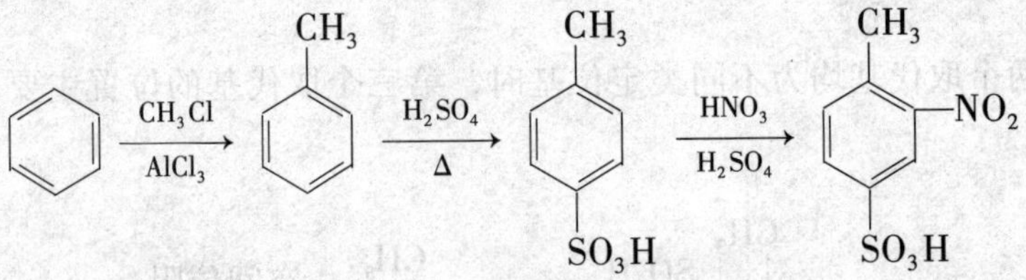

$$
\text{苯} \xrightarrow[\text{AlCl}_3]{\text{CH}_3\text{Cl}} \text{甲苯} \xrightarrow[\Delta]{\text{H}_2\text{SO}_4} \text{对甲基苯磺酸} \xrightarrow[\text{H}_2\text{SO}_4]{\text{HNO}_3} \text{4-甲基-3-硝基苯磺酸}
$$

三、芳烃侧链的反应

（一）侧链的氧化反应

苯结构中的环状闭合的共轭体系决定了苯环很稳定，高锰酸钾、重铬酸钾、浓硫酸、硝酸等氧化剂一般不能使苯环氧化。但对于有 α-H 侧链的烷基苯，氧化反应会发生在侧链上。氧化结果是侧链上的碳链断裂（如氧化为 CO_2 或者其他小分子链的物质），与苯环直接相连的碳变为羧基，得到苯甲酸。需要指出，没有 α-H 的烷基苯，即苄位碳上没有氢的烷基苯不会发生这种反应。例如：

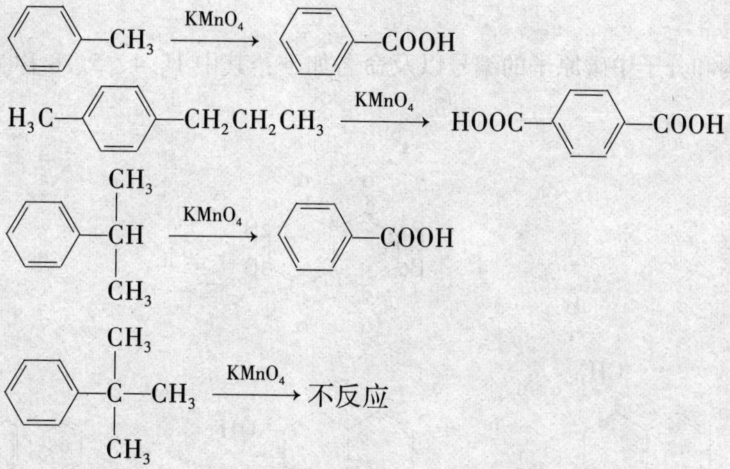

（二）侧链 α-H 的卤代反应

烷基苯与卤素（通常是氯或溴），在高温或紫外光照射下可以发生卤代反应，苯环侧链烷基的 α-H 被卤原子取代，称作苯环的 α-卤代反应。此反应与烷烃的卤代一样，属于自由基反应历程。例如，在光照或加热条件下，将氯气通入沸腾的甲苯中，就会发生下列反应：

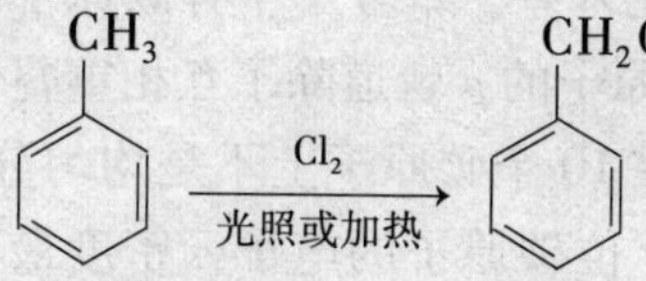

由于反应中有苄基自由基中间体生成，p-π 共轭效应使苄基自由基具有一定的稳定性，故 α-位的氢原子最容易被取代。如果侧链有多个碳原子，卤代反应也主要发生在 α-位。例如：

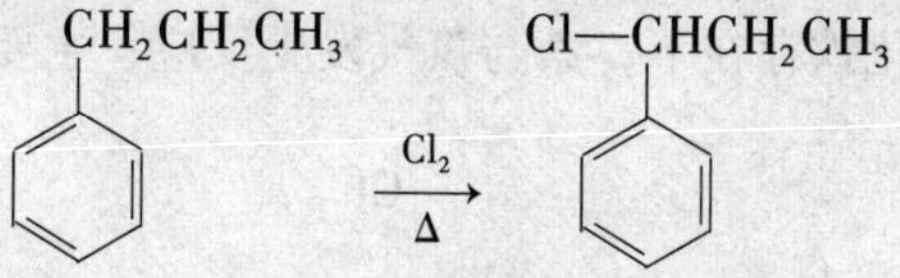

第五节　稠环芳香烃

稠环芳香烃是指分子中含有两个或两个以上的苯环，且相邻苯环之间共用两个碳原子。重要的稠环芳香烃有萘(naphthalene)、蒽(anthracene)、菲(phenanthrene)，它们在煤焦油中含量较多。萘、蒽及菲的碳骨架有相对固定的编号，在本节中将作介绍。

一、萘

（一）萘的结构和命名

萘是最简单的稠环芳香烃，煤焦油中的主要成分，分子式为 $C_{10}H_8$。萘为白色晶体，熔点为 80.5℃，沸点为 218℃，很容易升华，有特别的气味，能溶于乙醇、乙醚和苯等有机溶剂。

　　萘的结构和分子中碳原子的编号以及命名如下：其中 1、4、5、8 称为 α 位；2、3、6、7 称为 β 位。

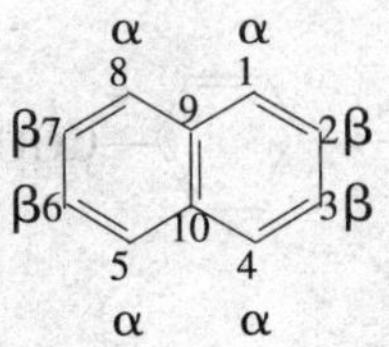

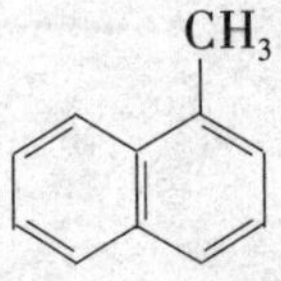

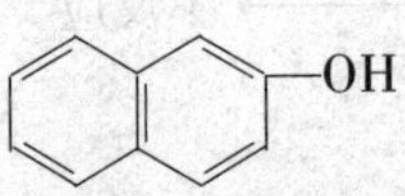

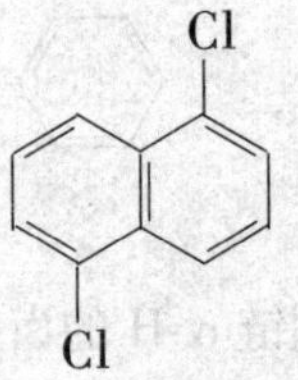

1-甲基萘（α-甲基萘）　　　2-萘酚（β-萘酚）　　　　　　1,5-二氯萘

　　萘是一个平面型分子，每个碳原子为 sp^2 杂化，未杂化的 p 轨道相互重叠，形成一个共轭体系，具有芳香性，但芳香性比苯差。苯分子中各碳原子的 p 轨道互相重叠都是均等的，在萘分子中，9 位和 10 位两个碳原子的 p 轨道除了互相重叠外，还分别与 1、8 及 4、5 位碳原子的 p 轨道相重叠，π 电子云在 10 个碳原子上不是均匀分布的，其中 α 位碳原子的电子云密度最高，其次是 β 位，9、10 位碳原子的电子云密度最低。所以萘环上发生亲电反应，不同位置的碳原子具有了不同的反应活性，α 位比 β 位碳原子易发生反应。

　　（二）萘的化学性质

　　同苯的亲电取代反应相似，萘也可以发生卤代、硝化、磺化和傅-克反应。

　　1. 卤代反应　在三氯化铁存在下，萘与氯气发生反应，主要生成 α-氯萘。

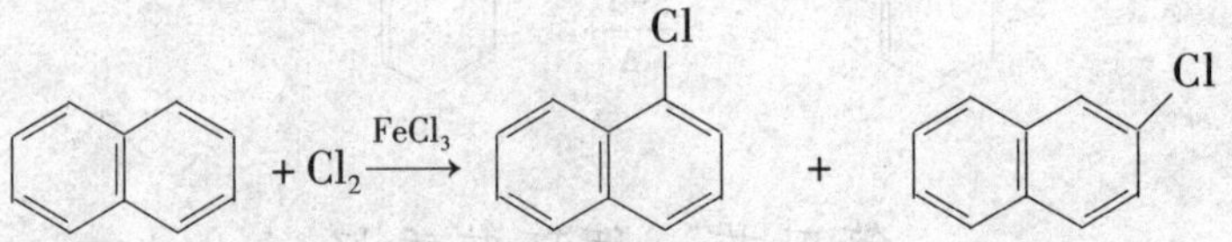

α-氯萘（95%）　　β-氯萘（5%）

　　2. 硝化反应　萘与混酸在室温下就可以反应，产物主要是 α-硝基萘。

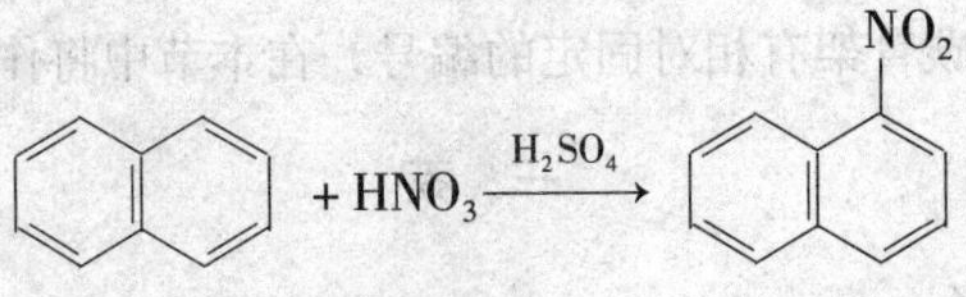

　　3. 磺化反应　萘在发生磺化反应时，低温条件下主要产物是 α-萘磺酸，较高温度时主要产物是 β-萘磺酸。

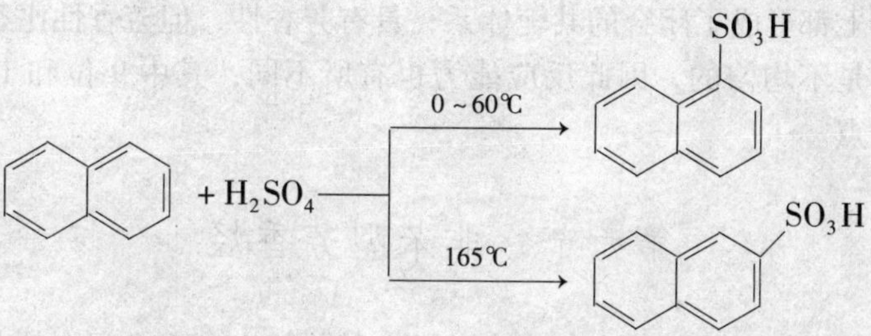

4. 傅-克酰基化反应 萘发生酰基化反应，反应产物与反应温度和溶剂的极性都有关。非极性溶剂（如二硫化碳）的低温的条件下，主要得到 α-酰化产物；在极性溶剂（如硝基苯）的较高的温度条件下，主要得到 β-酰化产物。

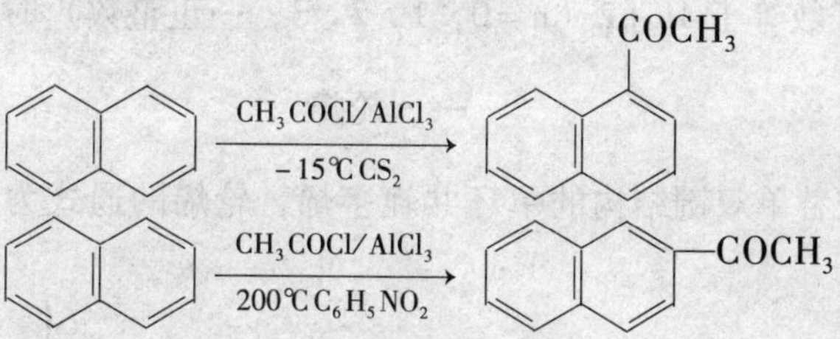

二、蒽和菲

蒽和菲的分子式皆为 $C_{14}H_{10}$，但它们的结构式不同，两者互为同分异构体。

蒽为片状晶体，具有蓝色荧光，熔点为216℃，沸点为340℃。不溶于水，难溶于乙醇和乙醚，可以溶于苯中。菲是具有光泽的无色晶体，熔点为101℃，沸点为336℃，不溶于水，可以溶于苯和乙醚中。

蒽和菲的结构式和分子中碳原子编号以及命名如下：

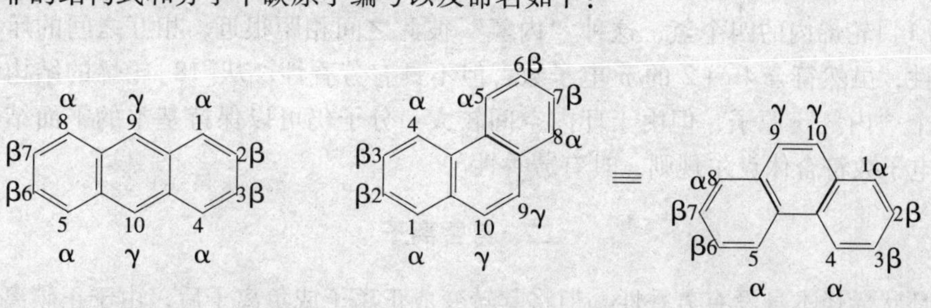

1、4、5、8 位置，称为 α 位；2、3、6、7 位置，称为 β 位；9 和 10 位置，称为 γ 位。

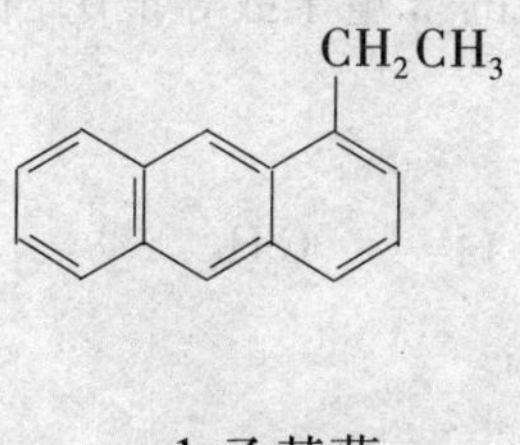

1-乙基蒽 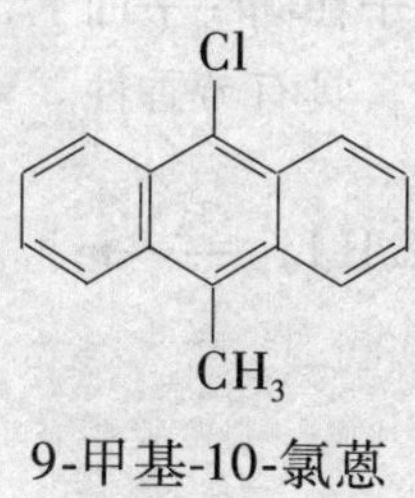   9-甲基-10-氯蒽 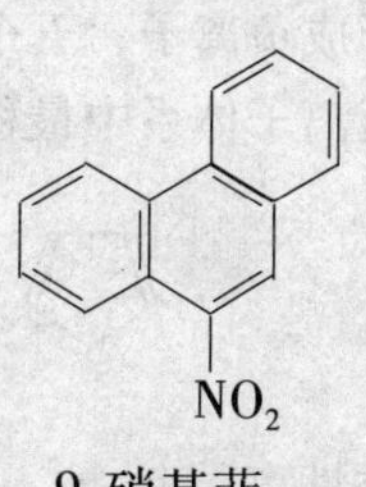   9-硝基菲

蒽和菲在结构上都形成了闭合的共轭体系，具有芳香性，但芳香性比萘差。由于各碳原子上的电子云密度是不均匀的，因此反应能力也有所不同，其中 9 位和 10 位碳原子活泼，是反应的主要发生点。

第六节　非苯型芳香烃

前面所讨论的芳香烃，在组成上都含有苯环，结构特点为一个闭合的共轭体系，在化学性质上均表现为具有芳香性。但还有一些不含有苯环结构的烃类化合物、离子，在性质上也表现出具有一定的芳香性，我们称这类化合物为非苯型芳香烃。

1931 年德国化学家休克尔(E. Hückel)提出了芳香性的判断规则：在平面环状的共轭体系中，离域的 π 电子数等于 $4n+2$ （ $n=0$ ，1，2，3，…正整数）时，具有芳香性。

一、轮烯

轮烯是指具有交替单双键结构的单环共轭多烯，轮烯的通式为 $C_n H_n$ ，命名为某轮烯。例如：

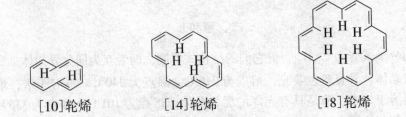

[10]轮烯　　　　　[14]轮烯　　　　　　　　[18]轮烯

从上面结构看，似乎[10]轮烯、[14]轮烯应该具有芳香性。但事实上，[10]轮烯内的两个氢、[14]轮烯内的四个氢，这种"内氢"彼此之间相距很近，相互之间的斥力破坏了环的平面性，虽然符合 $4n+2$ 的 π 电子数，但不具有芳香性。从[18]轮烯的结构看，环内虽然有六个"内氢"原子，但由于环内空间较大，分子仍可以保持基本的平面结构，体系稳定，π 电子数符合休克尔规则，具有芳香性。

二、芳香离子

某些环状烯烃本身没有芳香性，但将其转变成正离子或负离子后，由于正碳离子和负碳离子均成为 sp^2 杂化，就有可能符合休克尔规则，具有芳香性。例如环戊二烯无芳香性，在强碱作用下形成负离子，五个碳原子在同一平面上，离域的 π 电子数等于 6，符合休克尔规则，是环状负离子体系中最稳定的，具有芳香性。

$$\text{环戊二烯} + C_6H_5Li \longrightarrow \text{环戊二烯负离子} \ Li^+ + C_6H_6$$

常见芳香性离子有：

环丙烯正离子　　环戊二烯负离子　　环庚三烯正离子　　环辛四烯二价负离子
2个π电子　　　6个π电子　　　6个π电子　　　10个π电子

三、稠环烃

䓬（azulene）为蓝色的片状固体，是一个典型的非苯型稠环芳香烃。它是由一个环戊二烯和一个环庚三烯稠合而成，具有平面环状共轭结构，π电子数等于10，符合休克尔规则，具有芳香性，如发生在1，3位的硝化反应。

䓬

四、富勒烯

富勒烯（fullerene）是于1985年发现的继金刚石和石墨之后碳元素的第三种晶体形态，它的碳原子簇有 C_{44}、C_{50}、C_{60}、C_{70}、C_{76}、C_{80}、C_{90}、C_{120} 等，其中丰度最高的含有60个碳原子。C_{60} 的分子结构为球形32面体，它是由60个碳原子以20个六元环和12个五元环连接而成的具有30个碳碳双键（C＝C）的足球状空心对称分子，故富勒烯也被称为足球烯（footballene）（图14-3）。现已知，在这个看似球形的笼内和笼外围绕着π电子云，分子轨道计算表明，富勒烯具有较大的离域能，是一个具有芳香性的稳定体系。鉴于富勒烯这种特殊结构，使其在超导、磁性、光学、催化等材料及生物材料等方面显示出了很好的性能，如现有的研究发现，富勒烯 C_{60} 的羧酸衍生物在可见光照射下具有抑制毒性细胞生长以及使DNA开裂的性能；C_{60} 的多肽衍生物，可以抑制HIV-1型蛋白酶；而水溶性 C_{60} 对癌细胞具有很强的杀伤能力，多羟基的 C_{60} 衍生物能够清除羟基自由基。

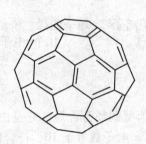 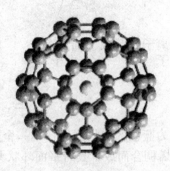

图 14-3　C_{60} 的分子结构图

小　结

苯型芳香族化合物的结构中有苯环，在苯的结构中六个碳原子都是 sp^2 杂化，未杂化的 p 轨道相互侧面重叠，形成一个闭合的共轭大 π 键，这使 p 电子可以离域在整个环状共轭体系中，并使电子云密度完全平均化，环上没有单键和双键的区别，苯环的这种特定结构，使其具有了特殊的稳定性，并且易发生取代反应，难发生加成反应和氧化反应，我们称之为"芳香性"。

苯环上发生的亲电取代反应有卤代、硝化、磺化、烷基化和酰基化反应，即苯环上的 H 原子被—X、—NO_2、—SO_3H、—R、—COR 等原子或基团所取代。当苯环上已存在有取代基时，如果再次进行取代反应，原有取代基也称为定位基会影响新导入取代基的位置，我们把定位基的这种决定作用称为定位效应。根据定位效应的不同，可分为邻、对位定位基和间位定位基两大类。邻、对位定位基主要使新导入的取代基进入其邻位和对位，通常使苯环活化（卤素除外）。间位定位基主要使新导入的取代基进入其间位，使苯环钝化。

如果苯环上已经有两个取代基，当再发生亲电取代反应引入第三个取代基时，原有两个取代基的性质和位置会决定第三个取代基进入的位置。

除了苯环上亲电取代反应之外，对于有 α-H 侧链的芳烃，如在氧化剂存在下，芳烃侧链会被氧化。在高温或紫外光照射和有卤素存在的条件下，侧链的 α-H 会被卤原子取代。

稠环芳香烃是指分子中含有两个或两个以上的苯环，相邻苯环之间共用两个碳原子的芳烃。稠环芳烃的结构与苯相似，碳原子都是 sp^2 杂化，未杂化的 p 轨道平行重叠形成闭合共轭体系，具有芳香性。由于稠环芳烃中各 p 轨道的重叠程度不完全相同，电子云密度没有完全平均化，因此芳香性比苯差。

一些不含有苯环结构的烃类化合物、离子，在性质也表现出具有一定的芳香性，我们称为非苯型芳香烃。休克尔规则能够判断化合物是否具有芳香性，具有芳香性的化合物在结构上具有下列共同特点：平面、环状、共轭体系、π 电子数等于 $4n+2$。

习　题

1. 命名下列各化合物：

（1）　苯基-C(CH₃)₃ 结构 [苯环连 C，C 上三个 CH₃]

（2）　苯环连 CH₂CH₂CH₃ 和 CH₃

（3）　苯环连 NO₂、Cl、O₂N

（4）　对甲苯磺酸结构 SO₃H / CH₃

（5）　萘环连 CH₃ 和 CH₂CH₃

（6）　蒽环连 Cl、CH₃

2. 写出下列化合物的结构式：

（1）β-硝基萘　　　　　（2）2-溴菲　　　　　（3）4-溴甲苯

（4）1,3-二硝基苯　　　（5）4-乙基-1,2-二甲苯　　（6）3-苯基-1-丙烯

3. 指出下列化合物发生一元硝化的主要产物：

（1）苯环连 CH₂CH₃　（2）苯环连 NO₂　（3）苯环连 Br　（4）苯环连 COOH

4. 按照硝化反应从易到难排列下列各组化合物

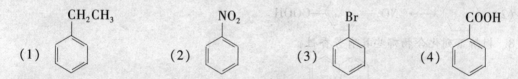

（1）苯环连 SO₃H　　苯环连 OCH₃　　苯环连 NH₂　　苯环连 CH₃

（2）苯环连 NO₂　　苯环连 NHCOCH₃　　苯环连 OH　　苯环连 Cl

5. 用箭头标出下列化合物在进行卤代反应时，卤素主要进入的位置

（1）苯环连 NO₂、OCH₃

（2）CH₃—苯环—SO₃H

（3）苯环连 OCH₃、Cl

（4）苯环连 NH₂、C₂H₅

（5）苯环连 C(CH₃)₃

（6）苯环连 SO₃H、NO₂

6. 完成下列反应方程式：

(1) 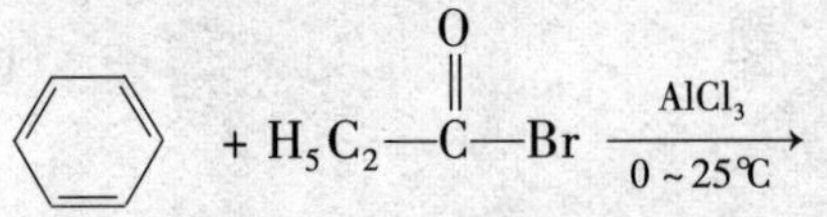 （苯） + H_5C_2—$\overset{\displaystyle O}{\underset{\displaystyle \parallel}{C}}$—Br $\xrightarrow[0\sim25℃]{AlCl_3}$

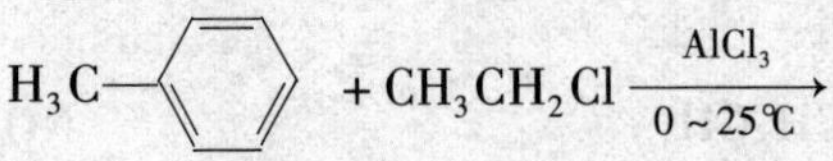

(2) H_3C—（苯环） + CH_3CH_2Cl $\xrightarrow[0\sim25℃]{AlCl_3}$

(3) O_2N—（苯环） + Br_2 $\xrightarrow{FeBr_3}$

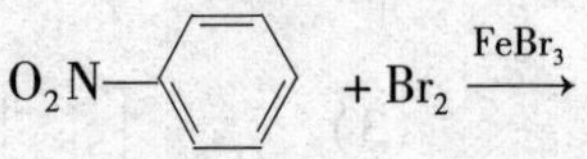

(4) 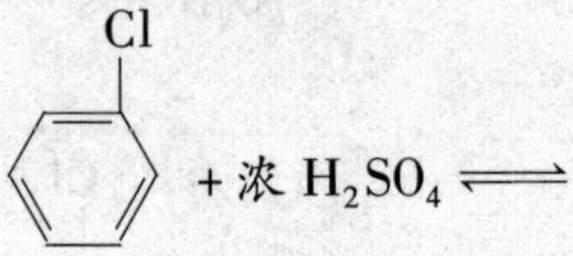 （Cl—苯环） + 浓 H_2SO_4 $\rightleftharpoons$

(5) 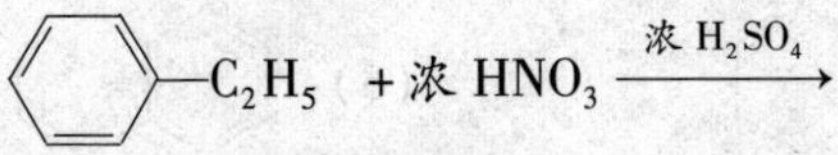 （苯环—C_2H_5） + 浓 HNO_3 $\xrightarrow{浓 H_2SO_4}$

(6) 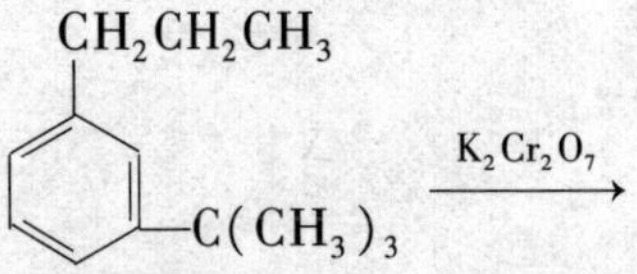 （苯环 上 $CH_2CH_2CH_3$ 和 $C(CH_3)_3$） $\xrightarrow{K_2Cr_2O_7}$

7. 完成下列转换：

(1) 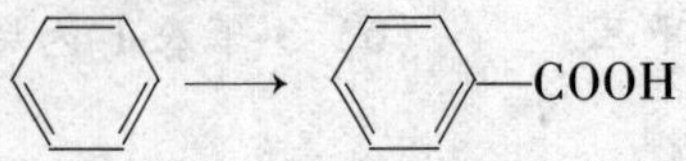 （苯） $\longrightarrow$ （苯—COOH）

(2) 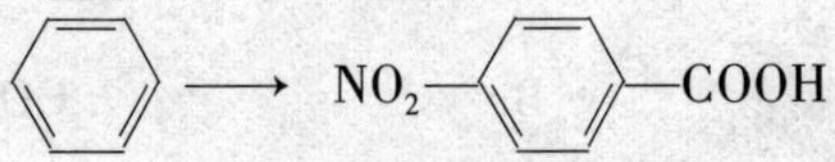 （苯） $\longrightarrow$ NO_2—（苯环）—COOH

8. 判断下列化合物哪些具有芳香性：

(1) 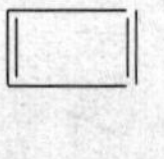 （矩形环）　(2) 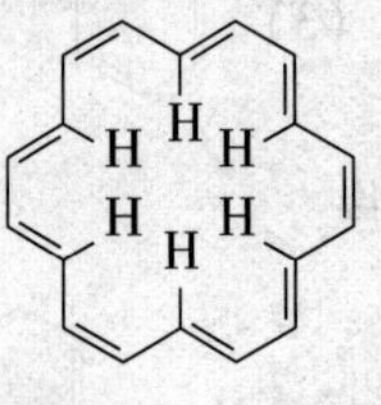 （含6个H的大环结构）　(3) $CH_2=CH_2$—$CH_2=CH_2$—$CH_2=CH_2$

(4) 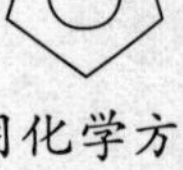 （环戊二烯负离子）　(5) 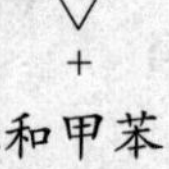 （环丙烯正离子 +）　(6) 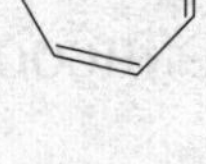 （环辛三烯）

9. 用化学方法区别苯和甲苯。

10. 已知化合物的分子式为 C_8H_{10}，用高锰酸钾氧化，分析氧化后的产物为 1,4 位二元羧酸化合物，试写出此化合物的结构式。

11. A、B、C 是三种芳香烃化合物，分子式均为 C_9H_{12}，当用 $KMnO_4$ 酸性溶液氧化时，A 生成一元羧酸，B 生成二元羧酸，而 C 生成三元羧酸。当 A、B、C 三种物质进行硝化时，A 和 B 均生成两种收率较高的一元硝基化合物，而 C 则生成一元硝基化合物，试推断 A、B、C 的结构式。

（张　枫）

第十五章　卤　代　烃

卤代烃(halohydrocarbon)是指烃分子中的氢原子被卤素原子取代后所生成的化合物，也可称为烃的卤素衍生物。卤代烃可以用通式 R—X 表示，卤原子可看做是其官能团。天然存在的卤代烃很少，仅存在于某些海洋生物（如海兔、红藻等）中，大多数的卤代烃是人工合成的。卤代烃是一类很重要的有机化合物，作为有机溶剂和有机合成中间体，有着重要的用途。

第一节　卤代烃的分类和命名

一、卤代烃的分类

根据与卤原子相连的烃基种类不同，卤代烃可以分成饱和卤代烃、不饱和卤代烃和卤代芳香烃。例如：

$$CH_3CH_2Br \qquad\qquad CH_2{=}CHCl \qquad\qquad$$

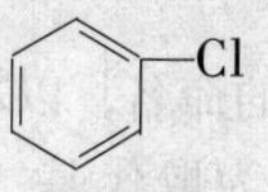

饱和卤代烃　　　　　　不饱和卤代烃　　　　卤代芳香烃

根据分子中所含卤原子数目的不同，卤代烃又可以分为一卤代烃和多卤代烃。例如：

$$CH_3Cl \qquad\qquad CH_2Cl_2$$
一卤代烃　　　　　多卤代烃

根据卤素原子所连接碳原子类型的不同，卤代烃还可以分成伯卤代烃（1°）、仲卤代烃（2°）和叔卤代烃（3°）。例如：

$$CH_3{-}CH_2{-}Cl \qquad CH_3{-}\underset{\underset{CH_3}{|}}{CH}{-}Cl \qquad CH_3{-}\overset{\overset{CH_3}{|}}{\underset{\underset{CH_3}{|}}{C}}{-}Cl$$

伯卤代烃　　　　　　仲卤代烃　　　　　　叔卤代烃
（1°卤代烃）　　　　（2°卤代烃）　　　　（3°卤代烃）

二、卤代烃的命名

简单的卤代烃，可根据卤原子和相应烃基的名称称为"卤某烃"，例如：

$$CH_3CH_2Br \qquad CH_2=CHCl$$

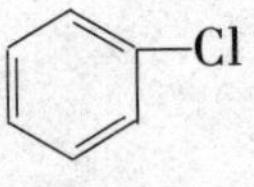

溴乙烷   氯乙烯   氯苯

也可以根据烃基加卤原子的名称命名为"某烃基卤",例如:

$$(CH_3)_3C—Br \qquad CH_2=CH—CH_2Cl$$

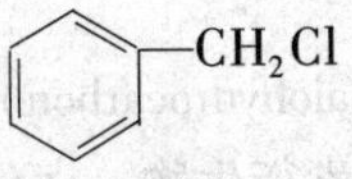

叔丁基溴   烯丙基氯   苄基氯

    复杂的卤代烃通常采用系统命名法。卤代烷烃的命名原则与烷烃类似,选择包含连有卤原子的碳原子在内的最长碳链作为主链,根据主链的碳原子数称为"某烷"。卤原子和其他支链都作为取代基,主链编号从最靠近取代基的一端开始;如果卤原子和烷基的编号相同,则以烷基优先。卤原子和烷基按"顺序规则","较优基团"后列出的原则,分别在主链名称前写出各取代基的位次和名称。例如:

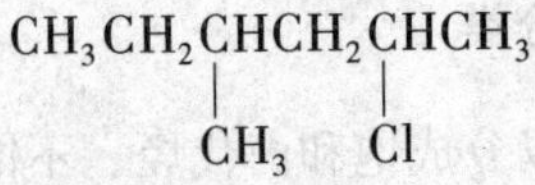

$$\underset{\underset{CH_3 \quad Cl}{|\qquad\ |}}{CH_3CH_2CHCH_2CHCH_3} \qquad \underset{\underset{Br \qquad CH_3}{|\qquad\quad |}}{CH_3CHCH_2CH_2CHCH_3}$$

4-甲基-2-氯己烷 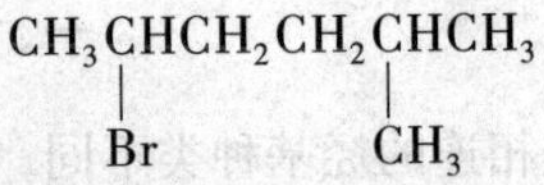   2-甲基-5-溴己烷

    不饱和卤代烃的命名,以不饱和烃(烯或炔)为母体,选择含不饱和键的最长碳链作为主链,卤原子作为取代基,编号时使不饱和键的编号最小,称为 n-某取代基-n′-某烯(炔)。例如:

$$\underset{\underset{Br}{|}}{CH_3CH=CHCHCH_2Cl} \qquad \underset{\underset{CH_2CH_3}{|}}{CH_3CHCH_2C=CH_2}$$

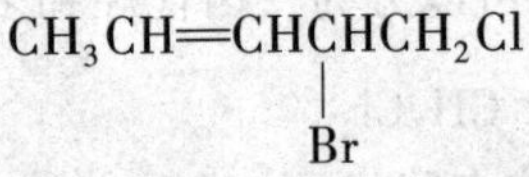

5-氯-4-溴-2-戊烯 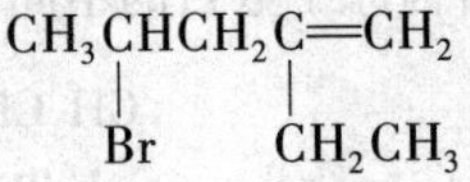   2-乙基-4-溴-1-戊烯

    卤代脂环烃和卤代芳香烃命名时,分别以脂环烃和芳香烃为母体,把卤原子作为取代基来命名。例如:

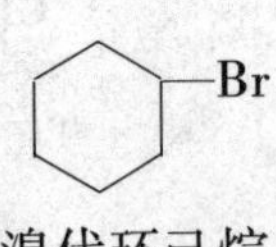

溴代环己烷 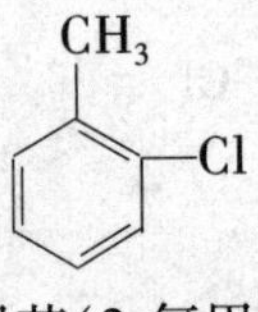   邻氯甲苯(2-氯甲苯)

    某些卤代烃还常以俗名相称,例如:

$$CHCl_3 \qquad\qquad CF_2Cl_2$$

氯仿   氟利昂

第二节　卤代烃的物理性质

在室温下，少数低级卤代烃为气体，一般的卤代烃为液体，15 个碳以上的卤代烃为固体。卤代烃都不溶于水，但可溶于如苯、乙醚、醇、乙酸乙酯等有机溶剂。除少数一氯代烃和一氟代烃的密度比水小外，其他卤代烃的密度大多比水大。分子中随着卤原子数的增加，其密度亦增大。

液体卤代烃的沸点随烃基碳原子数的增加和卤原子的相对原子质量的增大而升高。烃基碳原子数相同时，支链少的卤代烃沸点高，而支链多的卤代烃沸点较低。一些常见卤代烃的物理常数见表6-1。

表6-1　常见卤代烃的物理常数

名　称	结构式	沸点（℃）	熔点（℃）	密度（g·cm⁻³）
氯甲烷	CH_3Cl	−23	−97	0.920
溴甲烷	CH_3Br	3.6	−93	1.732
碘甲烷	CH_3I	42.3	−64	2.279
氯乙烷	CH_3CH_2Cl	13.1	−139	0.910
溴乙烷	CH_3CH_2Br	38.4	−119	1.430
碘乙烷	CH_3CH_2I	72.3	−111	1.933
二氯甲烷	CH_2Cl_2	40	−97	1.337
三氯甲烷	$CHCl_3$	61.2	−63.5	1.489
四氯化碳	CCl_4	76.8	−22.8	1.595
1,2-二氯乙烷	CH_2ClCH_2Cl	83.5	−35.3	1.257
1,2-二溴乙烷	CH_2BrCH_2Br	131	−9.10	2.170
氯乙烯	$CH_2{=}CHCl$	−14	−160	—
溴乙烯	$CH_2{=}CHBr$	15.8	−138	1.517
3-氯丙烯	$CH_2ClCH{=}CH_2$	45.7	−136	0.938
3-溴丙烯	$CH_2BrCH{=}CH_2$	70	−119	—
氯苯	C_6H_5Cl	132	−45	1.107
溴苯	C_6H_5Br	155.5	−30.6	1.495
对氯甲苯	$CH_3{-}C_6H_4Cl$	162	7	1.070
对溴甲苯	$CH_3{-}C_6H_4Br$	184	28	1.390

第三节　卤代烃的化学性质

卤代烃的官能团是卤原子，其化学反应也主要表现在卤原子上。卤代烃分子中卤原子被其他原子或基团取代的反应称为亲核取代（nucleophilic substitution）反应；从卤代烃分子中消去卤化氢生成不饱和键的反应称为消除反应（elimination）。

一、取代反应

在卤素中，氟、氯、溴、碘的电负性都大于碳元素。因此，在卤代烃分子中，C—X 键的一对电子偏向卤原子，使卤原子带有部分负电荷，而碳原子带有部分正电荷，从而容易受到亲核试剂的进攻，卤原子被其他的原子或基团取代。

（一）水解反应

卤代烃与 NaOH 或 KOH 水溶液共热，卤原子被羟基取代生成醇。例如：

$$CH_3CH_2CH_2Br + NaOH \xrightarrow[\Delta]{H_2O} CH_3CH_2CH_2OH + NaBr$$

（二）氨解反应

卤代烃与氨反应，卤原子被氨基取代生成胺。例如：

$$CH_3CH_2CH_2Cl + NH_3 \longrightarrow CH_3CH_2CH_2NH_2 + NH_4Cl$$

（三）与氰化钠的反应

卤代烃与氰化钠的醇溶液反应，卤原子被氰基取代生成腈。例如：

$$CH_3CH_2CH_2Cl + NaCN \xrightarrow[\Delta]{乙醇} CH_3CH_2CH_2CN + NaCl$$

生成的丁腈比反应物氯丙烷多了一个碳原子，这是增长碳链的方法之一。这也是制备腈的一种方法，腈还可以发生多种反应，转变成其他化合物。例如：丁腈在酸或碱的条件下，可以水解为丁酸。

$$CH_3CH_2CH_2CN + H_2O \xrightarrow{H^+/OH^-} CH_3CH_2CH_2COOH$$

（四）与醇钠的反应

卤代烃与醇钠（或酚钠）反应，卤原子被烷氧基取代生成醚。例如：

$$CH_3CH_2CH_2Br + CH_3CH_2ONa \xrightarrow[\Delta]{乙醇} CH_3CH_2CH_2OCH_2CH_3 + NaBr$$

这是合成醚（特别是混醚）最常用的方法之一，称为威廉姆森（Williamson）合成法。

（五）与硝酸银的反应

卤代烃与硝酸银的醇溶液共热，卤原子被硝酸根取代，生成硝酸酯和卤化银的沉淀。

$$R\text{—}X + AgNO_3 \xrightarrow{\text{乙醇}} R\text{—}ONO_2 + AgX \downarrow$$

硝酸酯

卤原子相同时，不同结构的卤代烃与硝酸银醇溶液的反应速度不同，叔卤代烃生成卤化银沉淀最快，一般是立即反应，而伯卤代烃反应最慢，常常需要加热，因此可利用此反应作为定性鉴别不同结构卤代烃的方法。

二、消除反应

从有机物分子中脱去一个小分子（如 HX、H_2O）的反应称为消除反应。通常消除反应可以在分子内引入不饱和键，如 C＝C 、 C≡C 等。如前所述，卤代烃与强碱的水溶液共热时，主要发生取代反应生成醇；而与强碱的醇溶液共热，则主要发生消除反应，消除一分子卤化氢后生成烯烃。例如：

$$CH_3CH_2Cl + NaOH \xrightarrow[\Delta]{\text{乙醇}} CH_2\text{＝}CH_2 + NaCl + H_2O$$

与卤原子直接连接的碳原子，习惯上称为 α-碳原子，次连接的碳原子称为 β-碳原子，其上的氢原子分别叫 α-氢原子和 β-氢原子。上述的消除反应除脱去一个卤原子外，同时还脱去 β-碳原子上的 β-氢原子，所以又称为 β-消除反应。

伯卤代烃在发生消除反应后，只得到单一结构的烯烃；而仲卤代烃和叔卤代烃发生消除反应后，通常得到不同结构的烯烃。例如：

$$CH_3CH_2CH_2Br + KOH \xrightarrow[\Delta]{\text{乙醇}} CH_3CH\text{＝}CH_2 + KBr + H_2O$$

$$\underset{\overset{|}{Br}}{CH_3CH_2CHCH_3} + NaOH \xrightarrow[\Delta]{\text{乙醇}} \underset{81\%}{CH_3CH\text{＝}CHCH_3} + \underset{19\%}{CH_3CH_2CH = CH_2}$$

$$\underset{\overset{|}{Br}}{\overset{\overset{CH_3}{|}}{CH_3CH_2\text{—}C\text{—}CH_3}} + NaOH \xrightarrow[\Delta]{\text{乙醇}} \underset{70\%}{\overset{\overset{CH_3}{|}}{CH_3CH\text{＝}C\text{—}CH_3}} + \underset{30\%}{\overset{\overset{CH_3}{|}}{CH_3CH_2\text{—}C\text{＝}CH_3}}$$

伯卤代烷 1-溴丙烷脱去一分子溴化氢后，只得到一种产物丙烯；而仲卤代烷 2-溴丁烷脱去一分子溴化氢后得到的主要产物为 2-丁烯，同时得到少量的 1-丁烯；叔卤代烷2-甲基-2-溴丁烷脱去一分子溴化氢后，得到 2-甲基-2-丁烯的主要产物，同时还得到 2-甲基-1-丁烯的次要产物。

实验证明，仲卤代烃和叔卤代烃发生消除反应的主要产物为双键碳原子上连有最多取代基的烯烃。这个经验性结论最先由俄国化学家扎依采夫（Saytzeff）发现的，所以称扎依采夫规则。

三、与金属的反应

卤代烃与金属镁在无水乙醚等溶剂中反应，生成烃基卤化镁：

$$R—X + Mg \xrightarrow{\text{无水乙醚}} RMgX$$

烃基卤化镁常称为格氏试剂(Grignard)，它是一类重要的有机金属化合物，也是有机合成中非常重要的试剂之一。卤代烷与金属镁反应的活性顺序是：碘代烷 > 溴代烷 > 氯代烷 > 氟代烷，其中碘代烷太贵，而氟代烷的活性较小，所以实验室一般用溴代烷和氯代烷来制备格氏试剂。

格氏试剂容易与二氧化碳、醛、酮等多种化合物发生反应，常用于合成结构更为复杂、碳原子数更多的醇、醛、酮、羧酸等类化合物。例如：

$$RMgX + CO_2 \xrightarrow{\text{低温}} RCOOMgX \xrightarrow{H_2O,H^+} RCOOH + Mg(OH)X$$

卤代烃制成格氏试剂与二氧化碳反应后，再水解，可以在原来的化合物中引入一个羧基（—COOH），增加了一个碳原子。利用格氏试剂与醛、酮反应，可以制备结构更为复杂、增加更多碳原子的化合物，这些内容将在以后的章节介绍。格氏试剂是合成有机化合物时，一种常用的试剂。

格氏试剂容易与含活泼氢的化合物（如水、醇、氨等）反应，立即分解成相应的烃；也容易与空气中的氧反应生成含氧化合物，含氧化合物用酸分解则生成醇。例如：

$$RMgX + H_2O \longrightarrow R—H + Mg(OH)X$$
$$RMgX + R'OH \longrightarrow R—H + Mg(OR')X$$
$$RMgX + NH_3 \longrightarrow R—H + Mg(NH_2)X$$
$$RMgX \xrightarrow{O_2} ROMgX \xrightarrow{H^+} ROH$$

因此合成格氏试剂必须在无活泼氢的溶剂（如无水乙醚）中进行，还必须隔绝空气，以免试剂分解。

第四节　亲核取代反应机制

卤代烃能发生亲核取代反应是由于卤原子的电负性比碳原子大，使 C—X 键的一对成键电子偏向卤原子，导致卤原子带有部分负电荷，而碳原子带有部分正电荷，此时碳原子容易受到带负电荷的试剂(如 $:OH^-$、CN^-、OR^-)或含有未共用电子对(如 $:NH_3$)的试剂进攻，碳卤键发生异裂，卤原子被其他原子或基团取代。进攻卤代烃带正电荷部位的试剂称为亲核试剂(nucleophilic reagent)。而这种由亲核试剂对显正电性的碳原子进攻引起的取代反应，称为亲核取代反应，常用 S_N 表示。反应通式如下：

$$RCH_2 \overset{\delta^+}{\rightarrow} \overset{\delta^-}{X} +: Nu \longrightarrow RCH_2Nu +: X^-$$

上式中，$:Nu$ 为亲核试剂；$:X^-$ 为反应中被取代的基团，也称为离去基团（leaving

group）；受亲核试剂进攻的卤代烃称为反应底物；卤代烃中与卤原子直接相连的碳原子是 α-碳原子，它是反应的中心，也称为中心碳原子。

在卤代烃发生的这些亲核取代反应中，研究最多的是卤代烷（haloalkane）的水解反应。在研究其反应动力学时发现，卤代烷的水解是按照两种不同的方式进行的。有一些卤代烷的水解速率仅与卤代烷的浓度有关，而另一些卤代烷的水解速率则不仅与卤代烷浓度，还与碱的浓度有关。前者是一种单分子反应机制，即决定反应速率的一步反应是单分子反应，称为单分子反应机制，用 S_N1（1 代表单分子）表示。后者是双分子反应机制，决定反应速率的一步反应是双分子反应，称为双分子反应历程，用 S_N2（2 代表双分子）表示。

一、单分子亲核取代反应机制（S_N1）

实验证明，叔丁基溴在碱性溶液中的水解反应是按单分子机制（S_N1）进行的：

$$(CH_3)_3C-Br + :OH^- \longrightarrow (CH_3)_3C-OH + :Br^-$$

$$\text{叔丁基溴} \qquad\qquad\qquad \text{叔丁基醇}$$

其水解反应的速率仅与叔丁基溴的浓度成正比，而与亲核试剂（OH^-）的浓度无关。

上述反应实际上是分两步进行的。反应的第一步是叔丁基溴缓慢解离形成叔丁基正碳离子和溴负离子，这一过程需要的能量大，是控制反应速率的一步，也是慢的一步。

第一步

$$(CH_3)_3C-Br \xrightarrow{\text{慢}} (CH_3)_3\overset{\delta^+}{C}\cdots\overset{\delta^-}{Br} \longrightarrow (CH_3)_3C^+ + Br^-$$

第一步生成的正碳离子性质活泼，称为活性中间体。而正碳离子的稳定性是影响 S_N1 速率的主要因素，越稳定的正碳离子越容易形成，形成的速度也越快，所以 S_N1 反应中，卤代烷的反应活性与正碳离子的稳定性次序相同。正碳离子一旦形成，立即与亲核试剂 OH^- 结合生成产物，并释放能量，这就是反应的第二步，是快的一步。

第二步

$$(CH_3)_3C^+ + OH^- \xrightarrow{\text{快}} (CH_3)_3\overset{\delta^+}{C}\cdots\overset{\delta^-}{OH} \longrightarrow (CH_3)_3C-OH$$

第一步反应较慢，是决定整个反应速率的步骤。由于整个反应仅与叔丁基溴的浓度有关，而且发生共价键变化的也只有叔丁基溴一种分子，而与亲核试剂的浓度无关，所以称为单分子亲核取代反应（S_N1）。S_N1 反应的能量变化曲线如图 15-1 所示。

总结 S_N1 反应的特点是：反应分两步进行，反应速率决定正碳离子活性中间体的生成，反应速率只与卤代烷的浓度有关，不受亲核试剂浓度的影响，在动力学上称为一级反应；

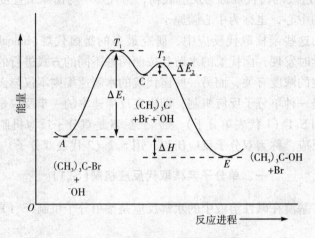

图 15-1　S_N1 反应的能量变化图

二、双分子亲核取代反应机制(S_N2)

溴甲烷的碱性水解反应是按双分子机制(S_N2)进行的:

$$CH_3—Br + OH^- \longrightarrow CH_3—OH + Br^-$$

溴甲烷水解反应的速率不仅与卤代烷的浓度成正比,也与亲核试剂 OH^- 的浓度成正比。

这个反应是一步完成的。在反应过程中,亲核试剂 OH^- 沿着溴甲烷分子的 C—Br 键键轴的延长线,从尽可能远离溴的背面,进攻中心碳原子,与中心碳原子发生部分键合,与此同时 C—Br 键则逐渐伸长、变弱。当 C—O 键的逐渐形成和 C—Br 键的逐渐减弱处于均势时,体系的能量最高,称为过渡态。此时,C—Br 键未完全断裂,而 C—O 键未完全形成,它们是同时进行的, O⋯C⋯Br 在一条直线上。当 OH^- 与中心碳原子进一步接近,最后形成稳定的 O—C 键时,C—Br 键也同时完全断裂,溴原子带着一对电子,成为溴负离子离去,体系的能量随之降低。反应机制如下:

$$HO^- + \begin{array}{c} H \\ | \\ C \\ | \\ H \end{array}—Br \longrightarrow \left[HO\text{---}\overset{\displaystyle H}{\underset{\displaystyle H}{C}}\text{---}Br \right] \longrightarrow HO—\overset{\displaystyle H}{\underset{\displaystyle H}{C}}{}^{H} + Br^-$$

对于 S_N2 反应,亲核试剂是从离去基团的背面进攻碳原子的,如果中心碳原子周围的拥挤程度越大,越不利于亲核试剂接近中心碳原子,即对亲核试剂的接近起阻碍作用,反应的速率降低;反之亦然,称为空间效应。在影响 S_N2 反应速率的因素中,空间效应起主导作用。除溴甲烷外,反应按 S_N2 机制进行的卤代烷,通常是伯卤代烷和一些仲卤代烷。S_N2 反应的能量变化曲线如图 15-2 所示。

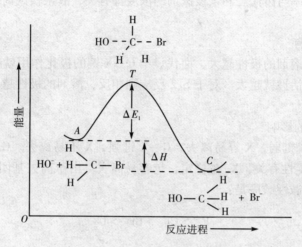

图 15-2 S_N2 反应的能量变化图

总结 S_N2 反应的特点是：反应一步完成，原共价键的断裂与新共价键的形成同时进行，亲核试剂是从离去基团的背面进攻碳原子，反应速率与卤代烃及亲核试剂的浓度都有关，在动力学上称为二级反应。

三、影响亲核取代反应的因素

（一）烃基的结构影响

烃基的结构对亲核取代反应活性有重要的影响。当卤代烃中卤原子相同时，若按 S_N1 方式进行，由于决定反应速率的反应步骤中需要形成正碳离子，正碳离子稳定性越高，则其原来的卤代烷发生反应的速率就越快。烃基上取代基越多，则正碳离子越稳定，反应活性也越高。在 S_N1 反应中，卤代烷的反应活性顺序为：

$$叔卤代烷 > 仲卤代烷 > 伯卤代烷 > 卤代甲烷$$

若按 S_N2 方式进行，如果中心碳原子上连接的烃基越多、越大，则亲核试剂的进攻越困难，卤代烃的反应活性就越低；反之烃基越少、越小，则卤代烃的反应活性就越高。在 S_N2 反应中，卤代烷的反应活性顺序与 S_N1 相反。即：

$$卤代甲烷 > 伯卤代烷 > 仲卤代烷 > 叔卤代烷$$

通常情况下，这两种机制同时存在且互相竞争，只是伯卤代烷主要按 S_N2 机制进行，叔卤代烷主要按 S_N1 机制进行。

（二）亲核试剂的影响

亲核试剂给电子能力越强，与碳原子结合能力亦越强，则表明其亲和性亦越强。一般来说，亲核试剂的亲和性越强，浓度越高，则越有利于反应的进行。对于 S_N1 反应，由于反应速率只与卤代烃的浓度有关，而与亲核试剂无关，所以亲核试剂对 S_N1 反应没有影响。而对

于 S_N2 反应，反应速率与卤代烃和亲核试剂的浓度都有关，故亲核试剂对 S_N2 反应的进行有影响。

（三）溶剂的影响

对于 S_N1 反应，溶剂的极性越大，卤代烃中 C—X 键的极化作用就越强，也越有利于卤素原子的离去，反应活性就越大。对于 S_N2 反应则相反，溶剂的极性越小，越有利于 S_N2 反应的进行。

（四）离去基团的影响

一般来说，C—X 键弱，X 容易离去，C—X 键强，X 不易离去。C—X 键断裂难易，也与离去基团 X^- 的稳定性有关，X^- 越稳定，越容易离去。由于离去基团 X^- 的稳定性与碱性成反比，离去基团的碱性顺序是：

$$F^- > Cl^- > Br^- > I^-$$

则卤代烃中卤素离去的易难顺序为：

$$RI > RBr > RCl > RF$$

第五节　卤代烯烃和卤代芳香烃

根据卤原子与双键或苯环的相对位置，可以将卤代烯烃和卤代芳香烃（不饱和卤代烃）分为卤代乙烯型、卤代烯丙型和孤立型卤代烃三种类型。

一、卤代乙烯型

这类卤代烃的结构特点是卤原子直接连在不饱和的双键或苯环上，例如：

$$CH_2 \!\!=\!\! CH \!\!-\!\! Cl$$

氯乙烯　　　　　　　溴苯

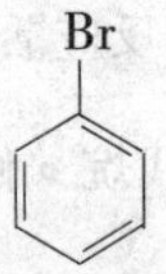

在乙烯型不饱和卤代烃分子中，由于卤原子直接连在双键或苯环上，卤原子的未共用电子对与 π 键或苯环构成 p-π 共轭体系，p 电子云向双键或苯环转移，使 C—X 键间电子云密度增加，键极性降低，键结合牢固不易断裂，卤原子很难离去。因此，这类卤代烃的卤原子极不活泼，不易发生取代反应，与硝酸银醇溶液共热也无卤化银沉淀产生，可以利用这一性质来鉴别乙烯型卤代烃和卤代烷。

二、卤代烯丙型

这类卤代烃的结构特点是卤原子与双键或苯环间相隔一个饱和碳原子，例如：

$$CH_2=CH-CH_2-Cl$$

烯丙基氯

$$\underset{\text{苄基溴(溴化苄)}}{\overset{\text{CH}_2-\text{Br}}{\bigcirc}}$$

在烯丙型不饱和卤代烃分子中，卤原子与双键或苯环间不存在共轭效应，而由于卤代烃中的 C—X 键是极性共价键，卤原子带一对电子离去后，形成有稳定结构的正碳离子，如图 15-3 所示。在烯丙基正碳离子或苄基正碳离子中，中心碳原子由原来的 sp^3 杂化转变成 sp^2 杂化状态，其未杂化 p 轨道与双键或苯环大 π 键间可以形成 p-π 共轭体系，π 电子的离域使正电荷得以分散，正碳离子趋于稳定而易生成，因而有利于取代反应的进行。因此，这类卤代烃的卤原子很活泼，容易发生取代反应，它们在室温下即能与硝酸银的醇溶液反应，产生卤化银沉淀。

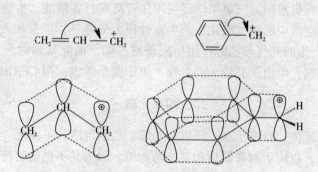

图 15-3 烯丙基正碳离子和苄基正碳离子电子示意图

三、孤立型不饱和卤代烃

这类卤代烃的结构特点是卤原子与双键或苯环间相隔两个或两个以上的饱和碳原子，例如：

$$CH_2=CH-(CH_2)_2-Cl$$

4-氯-1-丁烯

$$\underset{\text{2-苯基溴乙烷}}{\overset{\text{CH}_2\text{CH}_2-\text{Br}}{\bigcirc}}$$

在孤立型不饱和卤代烯烃分子中，卤原子与双键（或苯环）间隔较远，相互影响很小，其亲核取代反应的活泼性与卤代烷相类似。在加热的条件下，孤立型不饱和卤代烃能与硝酸银醇溶液反应，生成卤化银沉淀。因此，可利用与硝酸银醇溶液发生反应的条件不同，鉴别不同类型的不饱和卤代烃。

上述三类不饱和卤代烃的亲核取代反应的活泼性顺序为：

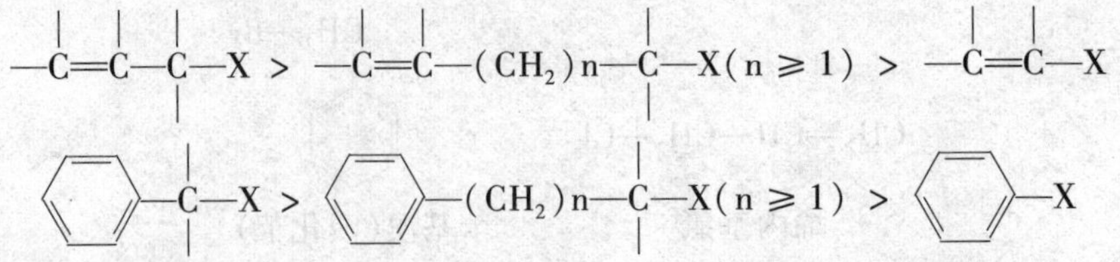

$$-\overset{|}{C}=\overset{|}{C}-\overset{|}{C}-X \; > \; -\overset{|}{C}=\overset{|}{C}-(CH_2)_n-\overset{|}{C}-X(n \geqslant 1) \; > \; -\overset{|}{C}=\overset{|}{C}-X$$

$$\text{C}_6\text{H}_5-\overset{|}{C}-X \; > \; \text{C}_6\text{H}_5-(CH_2)_n-\overset{|}{C}-X(n \geqslant 1) \; > \; \text{C}_6\text{H}_5-X$$

第六节　重要的化合物

一、三氯甲烷

三氯甲烷又称氯仿，为无色透明的液体，易挥发，微甜，不易燃烧，难溶于水，溶于乙醇、乙醚、苯、石油醚等有机溶剂，也用作脂肪、橡胶、树脂、磷、碘等的溶剂，是实验室和化学工业上常用的有机溶剂。三氯甲烷还可用作青霉素、香精油、生物碱的萃取剂。三氯甲烷在光照下，能被空气中的氧气氧化，产生毒性很大的光气，通常加入体积分数为 1% ~ 2% 的乙醇溶液，使产生的光气与乙醇作用生成碳酸乙酯，消除其毒性。三氯甲烷曾是临床上使用的第一个麻醉剂，但由于其较大的毒性，出于安全考虑，用 $CF_3CHClBr$ 作为替代。

二、四氯化碳

四氯化碳为无色液体，难溶于水，可以与乙醇、乙醚混溶，不燃烧。四氯化碳可用作有机溶剂、分析试剂等，也用于制备氯仿和某些药物等。因为其不燃烧的特性，四氯化碳还用作灭火剂。四氯化碳曾用作干洗剂，但由于其毒性和致癌特性，现已被 1, 1, 1-三氯乙烷或其他试剂替代。

三、氯乙烷

氯乙烷为无色气体，易液化，难溶于水，溶于乙醇、乙醚等。氯乙烷在医学临床上用作外科手术的局部麻醉剂。在有机合成中，氯乙烷用作乙基化剂，主要用于制备四乙基铅、乙基纤维素，还可用作溶剂和杀虫剂等。

四、氯乙烯

氯乙烯为无色气体，难溶于水，溶于有机溶剂。氯乙烯是聚氯乙烯塑料（PVC）的单体，每年世界范围生产的各种 PVC 产品超过千万吨。但聚氯乙烯制品不耐热，也不耐有机溶剂。聚氯乙烯中可能残留未反应的单体氯乙烯，而氯乙烯有一定的毒性，所以聚氯乙烯不能作为食品类物品的包装材料。

五、四氯乙烯

四氯乙烯为无色液体，有类似乙醚的气味，有毒，难溶于水，溶于乙醇、乙醚等有机溶剂，性质稳定，不能燃烧，不能水解。四氯乙烯主要用作有机溶剂、干洗剂和金属表面活性剂，也用作肠道驱虫药。

小　结

　　卤代烃是指烃分子中的氢原子被卤素原子取代后所生成的化合物，也可称为烃的卤素衍生物。卤代烃可以用通式 R—X 表示。根据与卤原子相连的烃基种类不同，卤代烃可以分成饱和卤代烃、不饱和卤代烃和卤代芳香烃，根据分子中所含卤原子数目的不同，卤代烃又可以分为一卤代烃和多卤代烃，根据卤素原子所连接碳原子类型的不同，卤代烃还可以分成伯卤代烃（1°）、仲卤代烃（2°）和叔卤代烃（3°）。卤代烃通常采用系统命名法，如果是卤代烷，要选择包含连有卤原子的碳原子在内的最长碳链作为主链，卤原子作为取代基，根据主链的碳原子数称为：n-某卤某烷。对于不饱和卤代烃的命名，要以不饱和烃的烯或炔为母体，选择含不饱和键的最长碳链作为主链，并从离不饱和键最近的一端开始编号，称为 n-某取代基-n′-某稀或 n-某取代基-n′-某炔。

　　卤代烃的化学反应也主要表现在卤原子上，卤原子被其他原子或基团取代的反应为亲核取代反应。在卤代烷分子中，C—X 键的一对电子偏向卤原子，使卤原子带有部分负电荷，碳原子带有部分正电荷，碳卤键受到亲核试剂的进攻发生异裂，卤原子被其他的原子或基团取代，例如发生水解反应、氨解反应、与氰化钠、醇钠、硝酸银的反应。这些反应都是由亲核试剂对带部分正电荷的碳原子进攻引起的取代反应，而亲核取代反应又分为单分子亲核取代反应(S_N1)和双分子亲核取代反应(S_N2)。能够影响亲核取代反应快慢的因素包括烃基的结构、亲核试剂、溶剂、离去基团等。不同类型的卤代烯烃和卤代芳香烃发生亲核取代反应的速率也是不一样的。

　　从有机物分子中脱去一个小分子的反应称为消除反应，消除反应可以在分子内引入不饱和键。一般卤代烃与强碱的水溶液共热时，主要发生取代反应生成醇；而与强碱的醇溶液共热，主要发生消除反应，消除一分子卤化氢后生成烯烃。另外，卤代烃与金属镁在无水乙醚等溶剂中反应，生成烃基卤化镁，烃基卤化镁又称为格氏试剂，它是一类重要的有机金属化合物，也是有机合成中非常重要的试剂之一。

习　题

1. 命名下列化合物：

(1)　$(CH_3)_2CH—Cl$

(2) 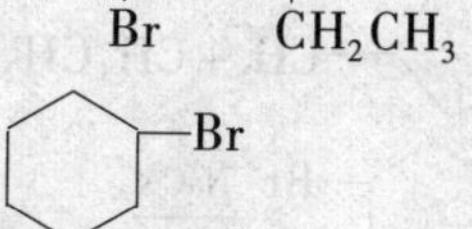　$CH_3CHCH_2CHCH_3$
　　　　　　|　　　|
　　　　　Br　　CH_2CH_3

(3)　$CH_3CHCH_2C{=}CH_2$
　　　　|　　　|
　　　CH_3　　Cl

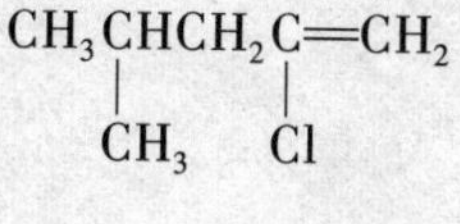

(4)

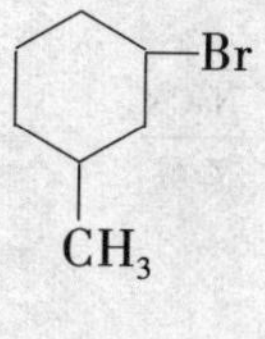

(5)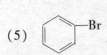

(6)
$$\underset{\text{（结构：甲苯间位Cl）}}{}$$

(7) 环己烯-Cl（3-氯环己烯结构）

(8)
$$\underset{ClCH_2}{\overset{CH_3}{}}C=C\underset{CH_2CH_3}{\overset{Br}{}}$$

2. 写出下列化合物的结构式:
(1) 3,3-二甲基-2,4-二氯戊烷
(2) 对溴甲苯
(3) 1-甲基-2-溴环戊烷
(4) 烯丙基溴
(5) 4-甲基-5-溴-2-庚烯
(6) 4-氯-4-溴-1-戊烯

3. 举例说明 1° 卤代烷、2° 卤代烷、3° 卤代烷。

4. 说明 S_N1 和 S_N2 亲核取代反应的特点。

5. 卤代烷与氢氧化钠在水溶液中进行反应，从下列现象判断哪些属于 S_N2 历程，哪些属于 S_N1 历程?
(1) 反应分两步进行，第一步是决定步骤。
(2) 增加氢氧化钠的浓度，反应速率明显加快。
(3) 叔卤代烃反应速度明显大于仲卤代烃。
(4) 反应不分阶段一步完成。

6. 完成下列反应:

(1) $CH_2{=}CH{-}CH_3 \xrightarrow{HBr} \xrightarrow[\text{无水乙醚}]{Mg} \xrightarrow[\text{(2) }H_2O/H^+]{\text{(1) }CO_2}$

(2) $CH_3{-}\underset{\underset{CH_3}{|}}{CH}{-}\underset{\underset{Br}{|}}{CH}{-}CH_3 + KOH \xrightarrow{H_2O}$

(3) $Cl{-}CH{=}CH{-}CH_2{-}Br + NaOH \xrightarrow{H_2O}$

(4) $CH_3{-}\underset{\underset{CH_3}{|}}{CH}{-}\underset{\underset{Cl}{|}}{CH}{-}CH_3 + KOH \xrightarrow{\text{乙醇}}$

(5) 环戊烷-Br-$CH_3 + CH_3CH_2ONa \xrightarrow[\Delta]{\text{乙醇}}$

(6) 环己烷-Br $\xrightarrow[\text{乙醇}]{NaCN} \xrightarrow{H_2O/H^+}$ （环上带CH_3）

7. 比较下列正碳离子的相对稳定性:

(1) $\overset{+}{C}H_3$　　$CH_2{=}CH{-}\overset{+}{C}H_2$　　$CH_3{-}\overset{+}{C}H_2$

(2) 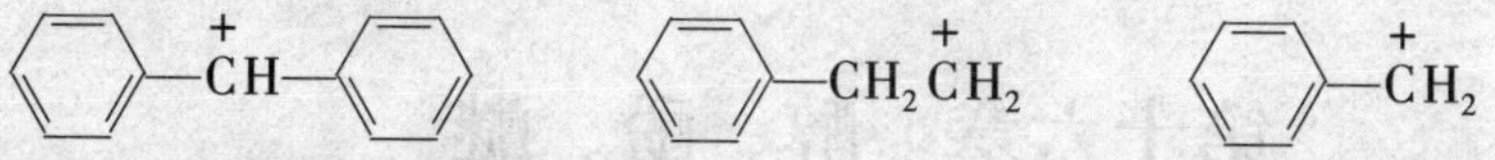 苯环—$\overset{+}{C}H$—苯环　　苯环—$\overset{+}{C}H_2CH_2$　　苯环—$\overset{+}{C}H_2$

8. 用化学方法鉴别下面的化合物：

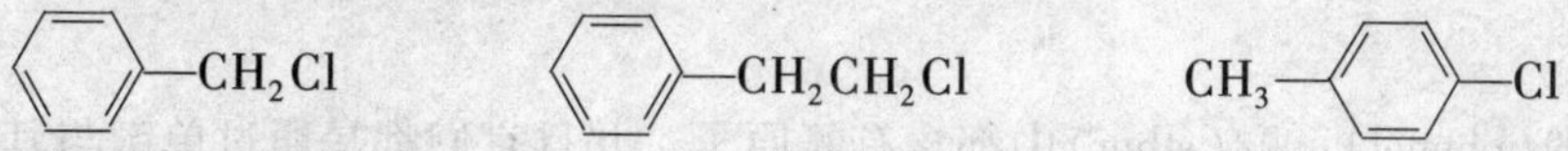

苯环—CH_2Cl　　苯环—CH_2CH_2Cl　　CH_3—苯环—Cl

9. 完成下列转化：

(1) 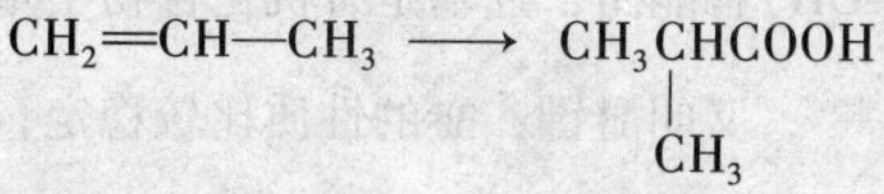 $CH_2{=}CH{-}CH_3 \longrightarrow CH_3CHCOOH$
　　　　　　　　　　　　　　　　　　$|$
　　　　　　　　　　　　　　　　　CH_3

(2) 苯环 $\longrightarrow$ 苯环—$CH_2{-}O{-}CH_2CH_3$

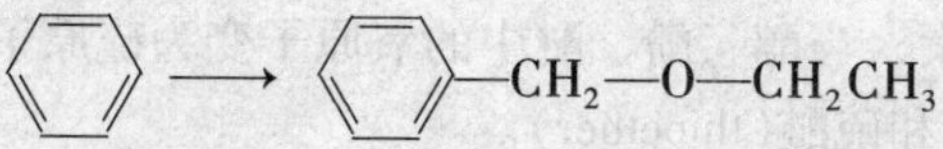

10. 化合物 A 的分子式为 C_4H_8，加溴后生成产物 B，B 用 KOH 的醇溶液加热，生成分子式为 C_4H_6 的化合物 C，C 能与硝酸银的氨溶液反应生成白色沉淀。试推测 A、B、C 的结构式。

11. 化合物 A 的分子式为 C_4H_7Br，加热条件下能与硝酸银的醇溶液反应，生成白色沉淀。A 与 NaOH 的醇溶液加热，生成化合物 B，分子式为 C_4H_6。试推测化合物 A、B 的结构式。

12. 分子式为 C_5H_{10} 的化合物 A，与溴水不发生反应，在紫外光照射下与等摩尔溴作用得到产物 B，分子式为 C_5H_9Br，B 与用 KOH 的醇溶液加热，生成分子式为 C_5H_8 的化合物 C，C 经 $KMnO_4$ 氧化得到戊二酸。试推测 A、B、C 的结构式。

（张建伟）

第十六章 醇、酚、醚

醇(alcohol)、酚(phenol)、醚(ether)中都含有氧原子,并且它们都是通过单键与其他两个原子相连接。醇和酚类化合物都含有羟基(-OH)官能团,羟基是有机化合物中重要的官能团之一;醚类化合物的官能团为 —C—O—C— ,又叫醚键,醚的性质比较稳定,常用作有机溶剂。硫和氧在周期表中是同一族的元素,当醇、酚、醚中的氧原子变为硫原子时,对应的化合物是硫醇(thiol)、硫酚(thiolphenol)和硫醚(thioether)。

第一节 醇

醇可以看作烃分子中的氢原子被羟基取代后生成的化合物,可用通式 ROH 表示。

一、醇的分类和命名

(一) 醇的分类

1. 根据烃基结构的不同,可以将醇分为饱和醇、不饱和醇、芳香醇。

$$RCH_2—OH \qquad R—CH{=}CH—CH_2OH \qquad Ar—CH_2—OH$$

饱和醇 　　　　　　不饱和醇 　　　　　　芳香醇

2. 根据分子中羟基数目的不同,可以将醇分为一元醇、二元醇及三元醇等。

$$CH_3CH_2OH \qquad \begin{array}{c} CH_2OH \\ | \\ CH_2OH \end{array} \qquad \begin{array}{c} CH_2OH \\ | \\ CHOH \\ | \\ CH_2OH \end{array}$$

一元醇 　　　　　二元醇 　　　　　三元醇

3. 根据羟基相连的碳原子种类的不同,又可以将醇分成伯醇(primary alcohol),又称一级醇或1°醇;仲醇(secondary alcohol),又称二级醇或2°醇;叔醇(tertiary alcohol),又称三级醇或3°醇。

$$RCH_2OH \qquad \underset{\underset{OH}{|}}{R-CH-R'} \qquad \underset{\underset{OH}{|}}{\overset{\overset{R''}{|}}{R-C-R'}}$$

伯醇　　　　　　　仲醇 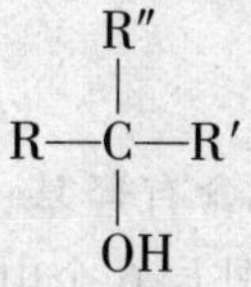　　　　　　　　叔醇

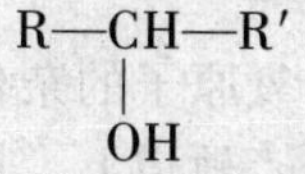

（二）醇的命名

1. 普通命名法　命名时在相应的烃基后加"醇"字，并去掉"基"字。结构简单的醇通常采用此方法命名。例如：

$$CH_3OH \qquad \underset{\underset{OH}{|}}{CH_3CHCH_3} \qquad \underset{\underset{CH_3}{|}}{\overset{\overset{CH_3}{|}}{H_3C-C-OH}}$$

甲醇　　　　　　　异丙醇 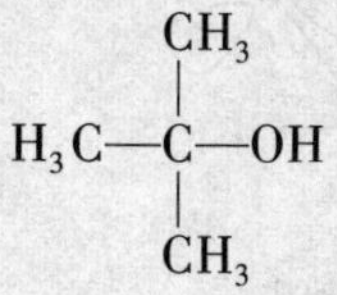　　　　　　　叔丁醇

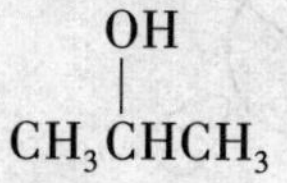

2. 系统命名法　命名的基本原则：选择连有羟基的最长的碳链为主链，从靠近羟基的一端依次给主链编号，标明取代基、羟基的位置和名称，最后写出醇的名字，命名为：n-某取代基-n′-某醇，n′为羟基的位置。命名多元醇时，选择尽可能多的羟基碳链为主链，根据羟基的数目称为某二醇或某三醇。例如：

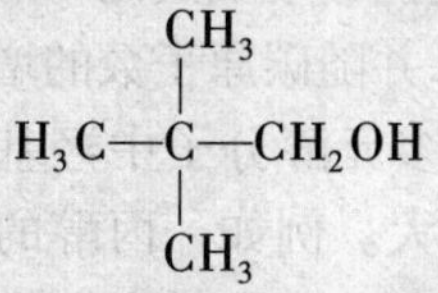

$$\underset{\underset{CH_3}{|}}{\overset{\overset{CH_3}{|}}{H_3C-C-CH_2OH}} \qquad \underset{\underset{OH}{|}}{\overset{\overset{CH_3}{|}}{CH_3CH_2-C-CH_3}}$$

2,2-二甲基-1-丙醇 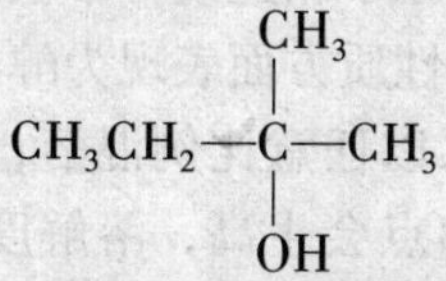　　　　2-甲基-2-丁醇 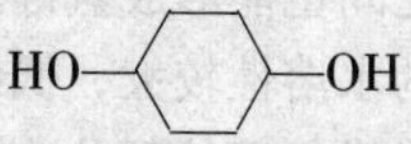　　　　1,4-环己二醇

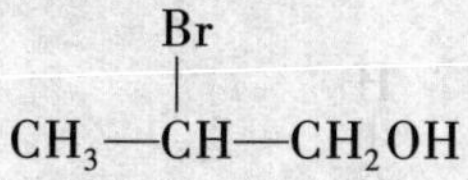

$$\underset{}{\overset{\overset{Br}{|}}{CH_3-CH-CH_2OH}} \qquad \underset{\underset{OH\ OH\ \ OH}{}}{H_2C-CH-CH_2}$$

2-溴-1-丙醇 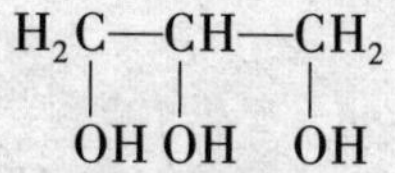　　　　　　　丙三醇 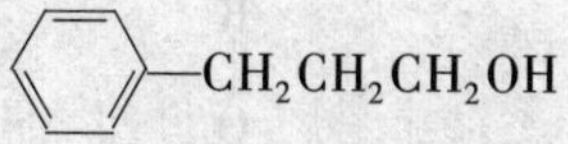　　　　　　3-苯基-1-丙醇

另外，对于不饱和醇的命名，要选择连有羟基及不饱和键在内的最长碳链为主链，从靠近羟基一端编号，并指出羟基及不饱和键所在的位置，称为 n-某烯-n′-醇或 n-某炔-n′-醇。例如：

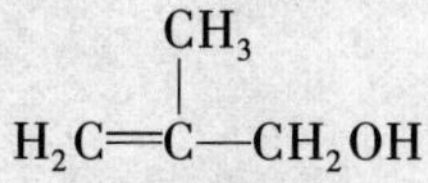

$$\underset{}{\overset{\overset{CH_3}{|}}{H_2C=C-CH_2OH}} \qquad \underset{}{\overset{\overset{OH}{|}}{CH\equiv CCH_2CHCH_3}}$$

2-甲基-2-丙烯-1-醇 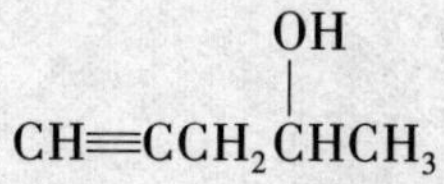　　　4-戊炔-2-醇 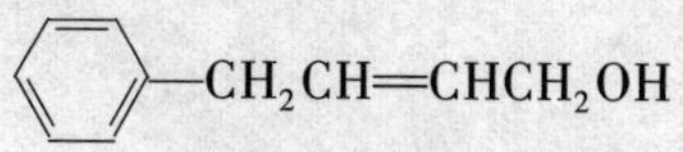　　　　4-苯基-2-丁烯-1-醇

二、醇的结构

醇分子结构中都含有羟基，醇羟基中氧原子的杂化状态与水分子中氧原子杂化状态相似，都是 sp^3 杂化，外层 6 个电子分布在 sp^3 轨道上，其中单电子分别占有两个 sp^3 轨道，并与 C、H 成键，余下的两对孤对电子占有另两个 sp^3 轨道。例如，甲醇中 H—O—C 的键角为 108.9°，接近于正四面体角 109.5°。图 16-1 是甲醇结构的优势构象和键角示意图。

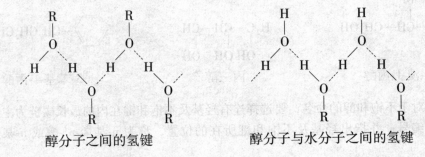

锯架式　　　　　　　Newman投影式　　　　　　H—O—C的键角

图 16 -1　甲醇结构的优势构象和键角示意图

三、醇的物理性质

低级醇是无色的中性液体，高级醇是油状黏稠液体或蜡状的固体。醇羟基（-OH）是极性很大的基团，氢与电负性较强的氧原子相连接，不仅醇分子之间能够形成氢键，醇分子与水分子之间也能形成氢键。故在物理性质方面表现为醇沸点较高，并随碳原子数的增加而升高；醇的水溶性较大，低级醇能与水以任意比例混溶，二元醇和多元醇分子中羟基数目增多，能形成氢键的部位也增加，故沸点会生高，溶解度也变得很大。例如，丙醇的沸点为 97.2℃，乙二醇的沸点为 197.5℃，丙三醇则为 290℃。表 16-1 是一些醇类化合物的物理常数。

醇分子之间的氢键　　　　　　　　　醇分子与水分子之间的氢键

表 16-1 一些醇类化合物的物理常数

化合物名称	结构式	熔点(℃)	沸点(℃)	密度(g·cm^{-3})	溶解度[g·(100g水)$^{-1}$]
甲醇	CH$_3$OH	−97.8	64.7	0.792	∞
乙醇	CH$_3$CH$_2$OH	−114	78.3	0.789	∞
丙醇	CH$_3$CH$_2$CH$_2$OH	−126	97.2	0.804	∞
异丙醇	CH$_3$CHOHCH$_3$	−88	82.3	0.786	∞
正丁醇	CH$_3$(CH$_2$)$_2$CH$_2$OH	−89.6	117.7	0.810	7.9
环己醇	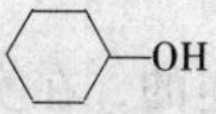 ⬡—OH	24	161.5	0.962	3.6
环戊醇	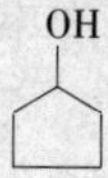 ⬠—OH	−17	141	0.948	微溶
丙三醇	CH$_2$OH CHOH CH$_2$OH	−17.9	290	1.261	∞
乙二醇	CH$_2$—CH$_2$ OH OH	−12.6	197.5	1.113	∞
苯甲醇	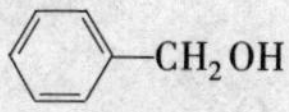 ⬡—CH$_2$OH	−15	205	1.046	4

四、醇的化学性质

醇的官能团是羟基，在醇分子中由于氧的电负性较大，所以 O—H 和 C—O 键都带有极性，容易发生断裂 RCH$_2$—O—H，发生相应的化学反应。

（一）与金属钠的反应（O—H 键断裂）

已知水与金属钠反应剧烈，同时生成氢氧化钠和放出氢气，反应式为：

$$H_2O + Na \longrightarrow NaOH + H_2$$

与上面水的反应相似，醇分子中的羟基氢也可以被金属钠置换，生成醇钠和放出氢气，因为醇的酸性比水小（水 pKa = 15.7，醇 pKa = 16~18），此反应进行比较温和，用通式表示为：

$$ROH + Na \longrightarrow RONa + H_2$$

例如：把 Na 放在乙醇中，或者放在叔丁醇中，可以分别产生乙醇钠，叔丁醇钠。

$$CH_3CH_2OH + Na \longrightarrow CH_3CH_2ONa + H_2$$

乙醇钠

$$(CH_3)_3COH + Na \longrightarrow (CH_3)_3CONa + H_2$$

叔丁醇钠

醇钠在有机合成中不仅用做强碱性试剂，还可以作为亲核试剂，把—OR 基团引入到有机分子中。不同种类的醇与金属钠反应的快慢有一定的差异，伯醇反应最快，其次是仲醇，叔醇最慢，这也表明它们酸性的强弱次序为：

$$RCH_2OH(1°醇) > R_2CHOH(2°醇) > R_3COH(3°醇)$$

（二）羟基被卤原子取代（C—O 键的断裂）

醇分子与氢卤酸作用，能够生成卤代烃和水，由于反应是可逆的，在实际应用过程中是将其中一种反应物过量或者不断移去一种产物，以达到提高卤代烃产率的目的。通式可以写成：

$$ROH + HX \rightleftharpoons RX + H_2O$$

反应是卤素 X^- 取代羟基—OH 的反应，属于亲核取代（S_N）反应；对于氢卤酸来说反应活性是：HI > HBr > HCl，不同结构中醇羟基被取代的活性顺序是：叔醇 > 仲醇 > 伯醇。

一般来说叔醇与氢卤酸在室温下就可以很快反应。仲醇与浓的氢卤酸反应时，需要加热，同时用 $ZnCl_2$ 作催化剂。伯醇发生此反应就比较困难。例如：

$$(CH_3)_3COH + HCl \xrightarrow{室温} (CH_3)_3CCl + H_2O$$

由无水氯化锌与浓盐酸配成的溶液称为卢卡斯（Lucas）试剂。当醇与卢卡斯试剂反应时，生成的卤代烷不溶于水，此时溶液很快发生混浊或者分层现象，可以根据这些反应现象来判断伯、仲、叔醇。卢卡斯试剂一般可以鉴别和区别出六个碳以下的伯、仲、叔醇。

R_3COH（叔醇）$\xrightarrow[室温]{ZnCl_2/HCl}$ 很快反应，生成 R_3CCl。现象：立即混浊。

R_2CHOH（仲醇）$\xrightarrow[室温]{ZnCl_2/HCl}$ 能发生反应，生成 R_2CHCl。现象：几分钟内混浊。

RCH_2OH（伯醇）$\xrightarrow[室温]{ZnCl_2/HCl}$ 不能反应，很难生成 RCH_2Cl。现象：长时间不出现混浊。

在实际工作中，制备卤代烷的常用方法是采用醇与卤化磷或者与氯化亚砜作用，反应通式是：

$$ROH + PX_3 \longrightarrow RX + H_3PO_3$$
$$ROH + PX_5 \longrightarrow RX + POX_3 + HCl$$
$$ROH + SOCl_2 \longrightarrow RCl + SO_2\uparrow + HCl\uparrow$$

其中，醇与 $SOCl_2$（氯化亚砜）作用时，产物中有两个气体，可以不断离开体系，使反应向着产物方向进行，生成的卤代烃比较容易提纯和分离，这是一种较好的制备方法。例如：

$$CH_3(CH_2)_4CHCH_3 \ \overset{|}{\underset{OH}{}} + SOCl_2 \longrightarrow CH_3(CH_2)_4CHCH_3 \ \overset{|}{\underset{Cl}{}}$$

（三）脱水反应

醇与浓 H_2SO_4 共热可以发生脱水（dehydration），根据醇的结构和反应条件的不同，有两种脱水方式，一种是分子内脱水生成烯烃；另一种是分子间脱水生成醚。

1. 分子内脱水　醇在浓 H_2SO_4 的催化作用下，加热至一定温度，分子内脱去一分子水生成烯烃，这通常是实验室制备烯烃的方法之一。醇分子内脱水的活性次序是：叔醇 > 仲醇 > 伯醇。

伯醇　　$CH_3CH_2OH \xrightarrow[170℃]{96\% \ H_2SO_4} CH_2{=}CH_2$

仲醇　　$CH_3CH_2CHCH_3 \underset{OH}{\overset{|}{}} \xrightarrow[87℃]{62\% \ H_2SO_4} CH_3CH{=}CHCH_3$

叔醇　　$CH_3CH_2-\overset{\overset{\displaystyle CH_3}{|}}{\underset{\underset{\displaystyle OH}{|}}{C}}-CH_3 \xrightarrow[87℃]{46\% \ H_2SO_4} CH_3CH{=}C\overset{\displaystyle CH_3}{\underset{\displaystyle CH_3}{\big\langle}}$

醇在进行分子内脱水时遵守扎依采夫（Saytzeff）规则：当醇分子中不止一种类型的 β-氢时，一般是脱去羟基和含氢较少的 β-碳上的氢原子，生成的主要产物是双键碳上连有较多烃基的烯烃。例如：

$$CH_3CH_2\overset{\overset{\displaystyle CH_3}{|}}{\underset{\underset{\displaystyle OH}{|}}{C}}CH_3 \xrightarrow[87℃]{46\% \ H_2SO_4} CH_3CH{=}C(CH_3)_2 \quad + \quad CH_3CH_2\overset{\overset{\displaystyle }{|}}{\underset{\underset{\displaystyle CH_3}{|}}{C}}{=}CH_2$$

　　　　　　　　　　　　　2-甲基-2-丁烯（90%）　　　2-甲基-1-丁烯（10%）

另外，如果醇脱水后能形成共轭结构，则优先生成这种共轭结构的烯烃。

　　　　　　　　　　主要产物　　　　　　　　　次要产物

2. 分子间脱水　在浓 H_2SO_4 作用下，控制一定的反应条件，两个醇分子（通常是伯醇）之间，可以脱水生成醚。例如：

$$CH_3CH_2-OH + HO-CH_2CH_3 \xrightarrow[140℃]{H_2SO_4} CH_3CH_2-O-CH_2CH_3 + H_2O$$

乙醚

当在两种不同的伯醇之间发生分子间脱水反应时，会得到三种不同的醚，作为制备反应是没有意义的。

醇分子内脱水和醇分子间脱水是两种互相竞争的反应，高温有利于进行分子内脱水生成烯烃，低温则有利于分子间脱水生成醚。所以控制好反应条件，伯醇即可以进行分子内脱水，也可以发生分子间脱水；而仲醇和叔醇在酸催化作用下，一般主要进行分子内脱水，产物是烯烃。

（四）生成酯的反应

醇与无机酸或有机酸作用失去一分子水，生成相应的酯。醇与有机酸作用生成有机酸酯；醇与无机酸作用生成无机酸酯，本节主要讲述与无机含氧酸的反应，如硝酸和多元醇生成的硝酸酯，硫酸和醇生成的酸性和中性硫酸酯。

$$\begin{array}{c} CH_2OH \\ | \\ CH_2OH \end{array} + 2HONO_2 \ (HNO_3) \longrightarrow \begin{array}{c} CH_2ONO_2 \\ | \\ CH_2ONO_2 \end{array} + 2H_2O$$

乙二醇二硝酸酯

$$\begin{array}{c} CH_2OH \\ | \\ CHOH \\ | \\ CH_2OH \end{array} + 3HONO_2 \ (HNO_3) \longrightarrow \begin{array}{c} CH_2ONO_2 \\ | \\ CHONO_2 \\ | \\ CH_2ONO_2 \end{array} + 3H_2O$$

甘油三硝酸酯（硝酸甘油）

甘油三硝酸酯又叫硝酸甘油，它是一种无色或淡黄色的黏稠液体，在临床上用作扩张血管和缓解心绞痛的药物。多元硝酸酯遇热或者撞击会发生猛烈分解和爆炸，硝酸甘油就是炸药中的成分之一，诺贝尔发明的安全炸药就是把硝酸甘油吸附在硅藻土中进行使用。

硫酸是二元含氧酸，当与一分子醇脱水得到酸性硫酸酯，与二分子醇反应可以得到中性硫酸酯。例如，甲醇与硫酸作用。

$$CH_3OH + \begin{array}{c} HOSO_3H \\ (H_2SO_4) \end{array} \longrightarrow CH_3O-\overset{\overset{O}{\|}}{\underset{\underset{O}{\|}}{S}}-OH + H_2O$$

硫酸氢甲酯（酸性硫酸酯）

$$CH_3OH + CH_3O-\overset{\overset{\displaystyle O}{\|}}{\underset{\underset{\displaystyle O}{\|}}{S}}-OH \longrightarrow CH_3O-\overset{\overset{\displaystyle O}{\|}}{\underset{\underset{\displaystyle O}{\|}}{S}}-OCH_3 + H_2O$$

硫酸二甲酯(中性硫酸酯)

硫酸和乙醇作用，也可以得到硫酸氢乙酯和硫酸二乙酯。硫酸二甲酯和硫酸二乙酯是烷基化试剂，可以用在有机物分子中导入甲基和乙基的试剂，但是它们的蒸气有剧毒，使用时要特别注意。

（五）氧化反应

在有机化学反应中，通常把加氢或去氧的反应叫还原反应(reduction)，把去氢或加氧的反应叫氧化反应(oxidation)。

伯醇和仲醇分子中与羟基所连的碳原子上接有氢原子，由于受到相邻羟基的影响，这个氢变得比较活泼，羟基很容易被氧化为羰基；而叔醇分子中与羟基连接的碳原子上没有氢原子，一般不被氧化。

1. 伯醇的氧化 当氧化剂采用 $K_2Cr_2O_7/H_2SO_4$ 或者 $KMnO_4$ 酸性溶液时，反应通式可以写成：

$$RCH_2OH \xrightarrow{(O)} RCHO \xrightarrow{(O)} RCOOH$$

$$CH_3CH_2CH_2OH \xrightarrow[H^+]{KMnO_4} CH_3CH_2CHO \xrightarrow[H^+]{KMnO_4} CH_3CH_2COOH$$

从上式可以看到：伯醇首先被氧化为醛，如果不能很好控制反应条件，它会继续被氧化成羧酸，所以这个反应一般不能用做制备醛的反应。

要把伯醇只氧化为醛时，可以选择使用沙瑞特(Sarrett)试剂作为氧化剂，沙瑞特试剂是由 CrO_3 和吡啶形成的配合物，在无水条件下用 CH_2Cl_2 作为溶剂。此试剂不仅能够控制把伯醇只氧化到醛阶段，而且它还具有高度选择性，分子中有双键、三键时也不会被氧化。例如：

$$\text{—HC=CHCH}_2\text{OH} \xrightarrow[CH_2Cl_2,25℃]{\text{Sarett 试剂}} \text{—HC=CHCHO}$$

2. 仲醇的氧化 仲醇可氧化生成相同碳数的酮。

$$\begin{array}{c} R \\ | \\ CHOH \\ | \\ R \end{array} \xrightarrow{(O)} \begin{array}{c} R \\ | \\ C=O \\ | \\ R \end{array}$$

$$\text{—CH}_2-\underset{\underset{\displaystyle OH}{|}}{CH}-CH_3 \xrightarrow{Na_2Cr_2O_7/H_2SO_4} \text{—CH}_2-\overset{\overset{\displaystyle O}{\|}}{C}-CH_3$$

3. 叔醇的氧化　叔醇与羟基相连的碳上没有氢原子，一般很难被氧化剂所氧化，但在剧烈的条件下，如与酸性高锰酸钾长时间加热的情况下，大分子可能氧化断裂生成小分子的氧化产物。例如：

$$
\underset{\underset{CH_3}{|}}{\overset{\overset{CH_3}{|}}{CH_3-\underset{}{C}-OH}} \xrightarrow[H^+]{KMnO_4} \left[\underset{\underset{CH_3}{|}}{H_3CC=CH_2} \right] \xrightarrow[H^+]{KMnO_4} \underset{\underset{CH_3}{|}}{H_3CC=O} + CO_2 + H_2O
$$

另外，在用 $K_2Cr_2O_7/H_2SO_4$ 作氧化剂氧化醇时，可以从反应液前后颜色的变化对醇进行定性鉴别。如果是伯醇或仲醇被氧化，看到的现象是溶液的颜色从橙色变为绿色，这是被还原成 3 价铬离子的颜色，叔醇由于不反应，溶液保持橙色。

（六）多元醇的特性

分子中含有两个及以上羟基的醇具有一元醇的所有特性外，对于邻位二醇（vicinal diol）类化合物还具有一些特殊的化学性质。

1. 与氢氧化铜的反应　在碳链中如果两个羟基位于邻位，即含有 $\underset{\overset{|}{\ }}{\overset{\overset{OH\ OH}{|\ |}}{-C-C-}}$ 结构的多元醇，能够与氢氧化铜形成配合物，使氢氧化铜沉淀转变为深蓝色的溶液，这一反应可以用于邻位二醇类的鉴别。例如，把甘油加到氢氧化铜沉淀中，可以看到沉淀消失，生成的是深蓝色的甘油铜溶液。

$$
\begin{array}{c} CH_2OH \\ | \\ CHOH \\ | \\ CH_2OH \end{array} + Cu(OH)_2 \longrightarrow \begin{array}{c} CH_2-O \\ | \quad\ \ \diagdown \\ CH-O \ \ Cu \\ | \\ CH_2OH \end{array} + 2H_2O
$$

甘油铜（深蓝色）

2. 与高碘酸的反应　高碘酸（HIO_4）可以使邻位二醇类化合物中的邻位羟基之间的碳-碳键发生断裂，生成醛、酮和羧酸类化合物。反应中的高碘酸（HIO_4）被还原为 HIO_3，在反应的混合物中滴加 $AgNO_3$ 溶液，就有白色的 $AgIO_3$ 沉淀生成，从这一现象可以定性推测是邻二醇类化合物。由于此反应能够定量进行，并且每断裂一组邻二醇就需要消耗一分子的高碘酸，所以这一反应还可以用来分析和推测结构。

$$
\underset{\overset{|}{\underset{OH}{}}\ \overset{|}{\underset{OH}{}}\ \overset{|}{\underset{OH}{}}}{\overset{\overset{R}{|}}{R'-C-CH-CH_2}} + 2HIO_4 \longrightarrow \underset{\overset{\|}{O}}{R-C-R'} + \underset{\overset{\|}{O}}{H-C-OH} + \underset{\overset{\|}{O}}{H-C-H} + 2HIO_3 + 2H_2O
$$

酮　　　　　　甲酸　　　　　甲醛

$$\begin{array}{c} \text{CH}_2\text{OH} \\ | \\ \text{CHOH} \\ | \\ \text{CH}_2\text{OH} \end{array} \quad +2\text{HIO}_4 \longrightarrow 2\text{HCHO} + \text{HCOOH} + 2\text{HIO}_3 + 2\text{H}_2\text{O}$$

第二节　酚

　　羟基直接连在芳环上的化合物叫做酚，可以用 ArOH 表示，通常我们把酚中的羟基称为酚羟基。

一、酚的分类和命名

（一）酚的分类

1. 根据所连芳香烃基的不同分为苯酚、萘酚等。

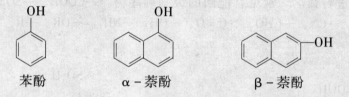

　　　　苯酚　　　　　　α - 萘酚　　　　　　　β - 萘酚

2. 根据芳环上所含羟基数目的不同，可分为一元酚、二元酚和三元酚。

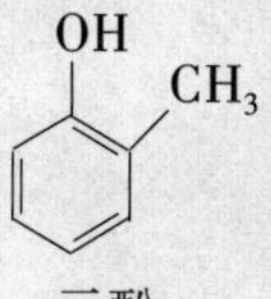

　　　　一元酚 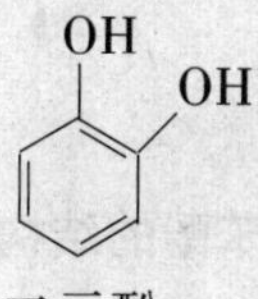　　　　　　二元酚 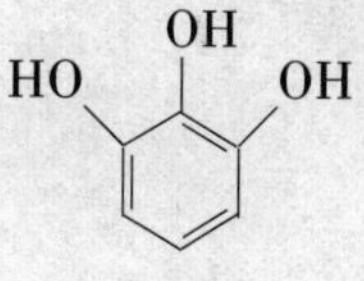　　　　　　　三元酚

（二）酚的命名

　　以酚为母体，有其他取代基时，采取最小编号原则，或者用邻、间、对标明相对位置。如果含有一个、两个或三个酚羟基则命名为某酚，某二酚，某三酚。例如：

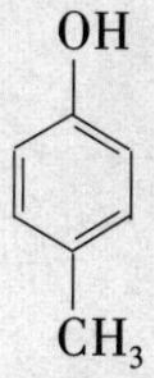

　　4-甲基苯酚 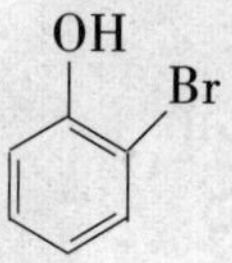　　　　2-溴苯酚 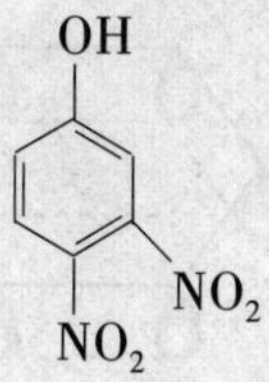　　　　3,4-二硝基苯酚 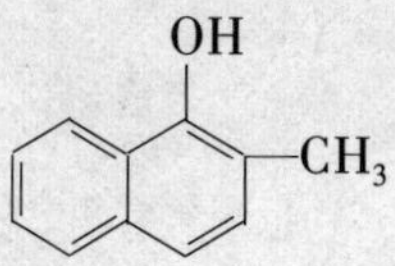　　　　2-甲基-1-萘酚

邻苯二酚(1,2-苯二酚)　　对苯二酚(1,4-苯二酚)　　间苯二酚(1,3-苯二酚)

1,3,5-苯三酚(均苯三酚)　　1,2,3-苯三酚(连苯三酚)　　1,2,4-苯三酚(偏苯三酚)

对于复杂酚,如苯环上同时还连有羧基、磺酸基等基团时,则要根据官能团级别次序确定一个主官能团进行命名。常见官能团的级别顺序为:—COOH、—SO₃H、—COOR、—COX、—CONH₂、—CN、—CHO、>C=O、—OH、—NH₂、—OR、—R、—X、—NO₂、—NO。例如:

邻羟基苯甲酸(水杨酸)　　　　　　4-羟基-1-萘磺酸

二、苯酚的结构

与醇羟基中氧原子的杂化状态不同,酚羟基中的氧原子是 sp^2 杂化。以苯酚为例,氧原子上有两对未用电子,一对位于杂化的 sp^2 轨道上,另一对处于未杂化的 p 轨道上,p 电子云与苯环大 π 键电子云可以发生平行重叠,形成 p-π 共轭体系(图16-2)。

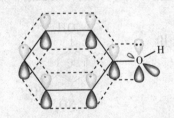

图16-2　苯酚的 p-π 共轭示意图

由于 p-π 共轭,p 电子向苯环偏移,苯环上电子云密度相应增加,C—O 键变得比较牢固,不容易发生断裂。同时,由于苯环上电子云密度增加,有利于苯环上发生亲电取代反应。而氧上电子云的偏移也使得 O—H 键的极性增加，O—H 键容易断裂给出氢质子，从而显示出一定的酸性。

三、酚的物理性质

酚类化合物在室温下大多数为固体，具有特殊的气味。酚类化合物可溶于乙醇、乙醚等一些有机溶剂。其中苯酚微溶于水，但随着分子中羟基数目的增多，酚类在水中的溶解度增大。由于酚分子之间可以通过羟基形成氢键，所以它们的沸点和熔点比分子量相近的芳烃高。表 16-2 是一些常见酚类的物理常数。

表 16-2 一些酚类化合物的物理常数

化合物名称	结构式	熔点(℃)	沸点(℃)	溶解度[g·(100g 水)$^{-1}$]	pKa
苯酚	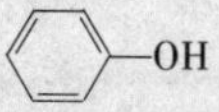 ⬡—OH	43	181	9.3	9.96
对甲苯酚	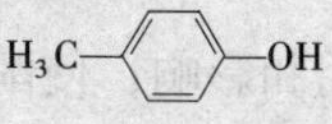 H₃C—⬡—OH	35.5	201	2.3	10.14
邻甲苯酚	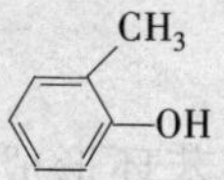 ⬡(CH₃)—OH	30	191	2.5	10.28
间甲苯酚	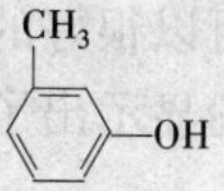 ⬡(CH₃)—OH	11	201	2.6	10.08
对硝基苯酚	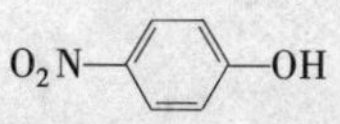 O₂N—⬡—OH	114	279	1.7	7.15
邻硝基苯酚	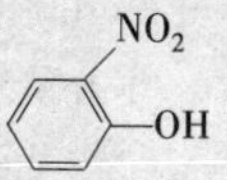 ⬡(NO₂)—OH	45	217	0.2	7.23
间硝基苯酚	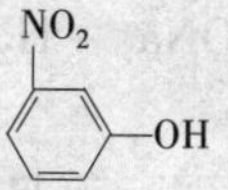 ⬡(NO₂)—OH	96	–	1.4	8.40
对氯苯酚	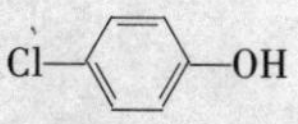 Cl—⬡—OH	42	214	2.7	9.38
邻氯苯酚	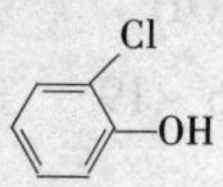 ⬡(Cl)—OH	7	174.9	2.8	8.48
间氯苯酚	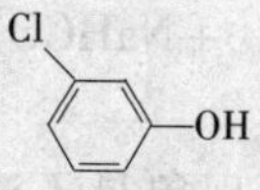 ⬡(Cl)—OH	32	219.8	2.6	9.02

续　表

化合物名称	结构式	熔点(℃)	沸点(℃)	溶解度[g·(100g 水)⁻¹]	pKa
2,4,6-三硝基苯酚	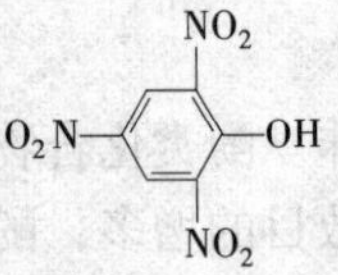	122	分解	1.4	0.71
α-萘酚	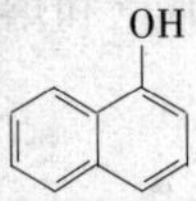	94	279	–	9.31
β-萘酚	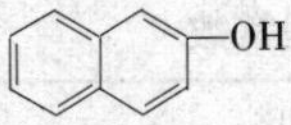	123	286	0.1	9.55

四、酚的化学性质

由于酚羟基与芳环是直接相连，它们之间的相互作用和影响，使酚类化合物具有了一些特有的性质，其化学反应主要发生在酚羟基和芳环上。

（一）与酚羟基有关的反应

1. 酸性　苯酚的羟基氧原子上一对未共用电子能够与苯环形成 p-π 共轭，当羟基中的氢原子以质子形式离去后，形成苯氧负离子。由于负电荷可以很好的离域和分散到整个共轭体系中，这种共轭效应使得苯氧负离子非常稳定，并使苯酚显示出了一定的酸性，苯酚钠可以用氢氧化钠与苯酚直接反应得到。

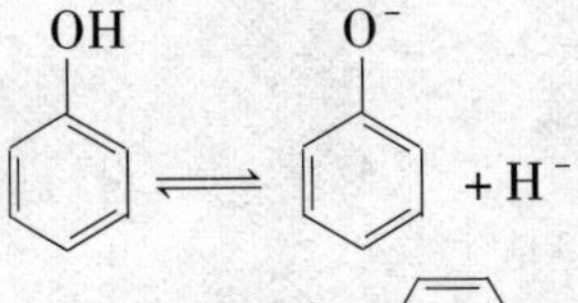

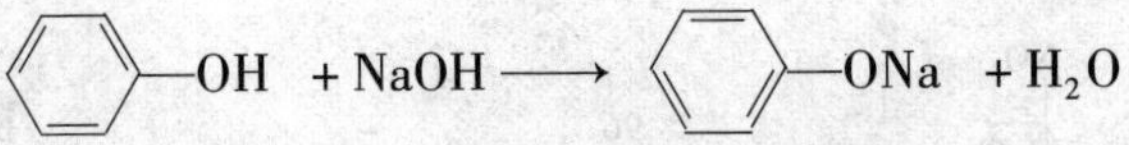

从以下几类化合物的 pKa 值，可以知到苯酚的酸性很弱，而且比碳酸的酸性弱，如果向苯酚钠盐的水溶液中通入 CO_2，就可使苯酚游离出来。

	H_2CO_3	C_6H_5OH	H_2O	ROH
pKa	6.5	9.96	15.7	16~19

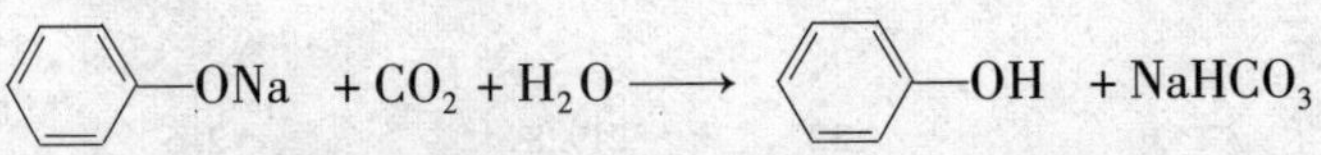

根据以上性质，当一种有机物不能与碳酸氢钠反应（现象是不溶于 $NaHCO_3$），也就是比碳酸的酸性弱，但可与氢氧化钠反应（现象是能溶于 NaOH）时，我们可以初步推断它是一个酚。如果需要把酚从混合物中提取分离出来，也可以让它先溶于碱，然后再加酸使酚从

溶液中析出。

对于有取代基的酚类化合物，取代基可以使酚的酸性增强，也可使酚的酸性减弱。这主要与取代基的性质和取代基在环上的位置有关。总的来说，当苯环上连有吸电子取代基时，它会使苯氧负离子的负电荷得到更好的分散，酚的酸性会增强。如果苯环上连有多个吸电子取代基时，酸性会更强。例如：2,4,6-三硝基苯酚，它的 $pKa = 0.71$，由于酸性相当强，所以俗称苦味酸。而当苯环上连有斥电子取代基时，苯氧负离子的电负性不仅没有分散反而有所增加，酚的酸性将会降低。表 16-3 是一些取代酚类的 pKa 值。

表 16-3 苯酚和取代酚的 pKa 值

取代基	邻 位	间 位	对 位
—CH₃	10.28	10.08	10.14
—H	9.96	9.96	9.96
—Cl	8.48	9.02	9.38
—NO₂	7.23	8.40	7.15

2. **氧化反应** 与醇类比较，酚类化合物非常容易被氧化。例如，苯酚在空气中放置，会慢慢从无色晶体变为粉红色，颜色逐渐变深。苯酚用 $K_2Cr_2O_4$ 的硫酸溶液氧化时，氧化产物为对苯醌。

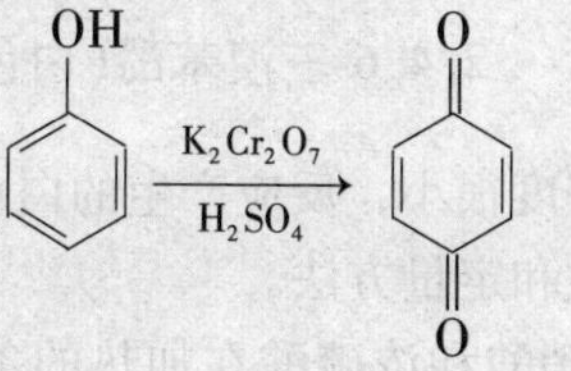

对苯醌

多元酚比一元酚更容易被氧化。例如：邻位和对位的二元酚在弱氧化剂 Ag_2O 存在下，生成邻苯醌和对苯醌。

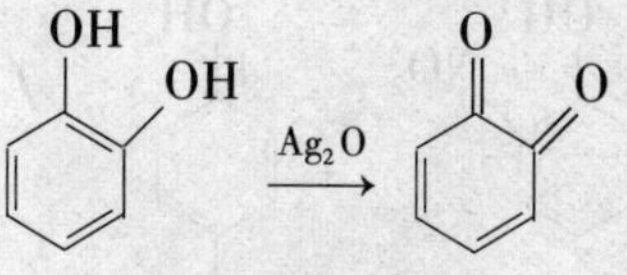

邻苯醌（1,2-苯醌）

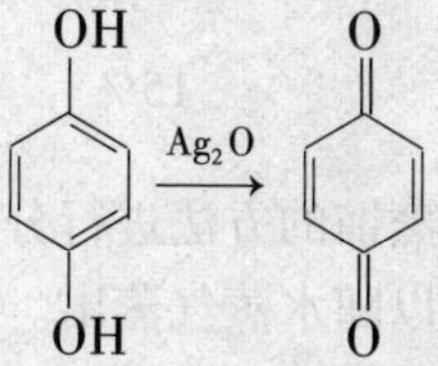

对苯醌（1,4-苯醌）

3. **$FeCl_3$ 溶液的显色反应** 许多含有酚羟基的化合物能与 $FeCl_3$ 发生反应，不同的酚与

$FeCl_3$ 反应后使溶液呈现不同的颜色，如红色、绿色、蓝色、紫色或它们的中间色，而这种显色反应一般认为是生成了相应的配合物。例如，苯酚与 $FeCl_3$ 反应，呈现蓝紫色；邻苯二酚与 $FeCl_3$ 溶液呈绿色；α-萘酚与 $FeCl_3$ 溶液呈紫色等等，可利用显色反应来鉴别酚类。

$$6ArOH + FeCl_3 \longrightarrow H_3[Fe(ArO)_6] + 3HCl$$

另外，具有 C=C—OH 烯醇式结构的化合物也会与 $FeCl_3$ 发生显色反应，所以此反应可以鉴定酚或有烯醇式结构的化合物。

（二）芳环上的亲电取代反应

在芳香烃一章中我们知道，羟基是邻、对位定位基，并且是一个活化基团。原因是酚羟基与芳环直接相连，由于 p-π 共轭增加了苯环电子云密度，所以在酚的芳环上很容易发生各种亲电取代反应。

1. 卤代反应　从苯制备卤苯需在 Fe 或 FeX_3 催化下加热生成一卤代苯，而酚发生卤代反应不需要催化剂。例如，苯酚与溴水在室温条件下，即可生成 2,4,6-三溴苯酚。

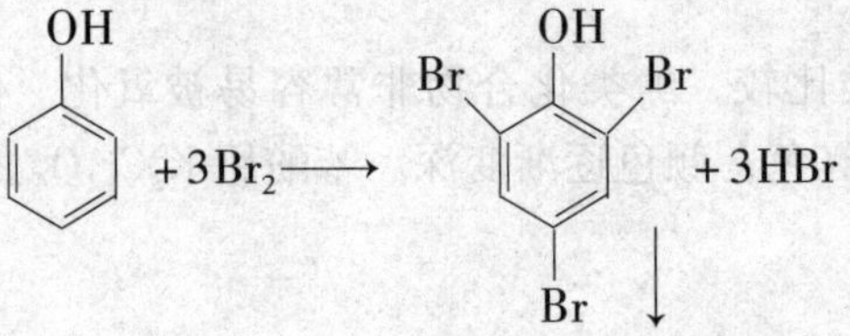

2,4,6-三溴苯酚（白色沉淀）

由于生成的 2,4,6-三溴苯酚的溶解度很小，反应产生的白色沉淀很明显，所以这是一个非常快速灵敏的检验酚类化合物的定性和定量方法。

2. 硝化反应　苯的硝化需要用浓硝酸和浓硫酸在加热的条件下进行，而苯酚与稀硝酸在室温下就可以生成邻、对硝基苯酚。但由于酚本身在这种条件下容易被氧化，所以产率较低。

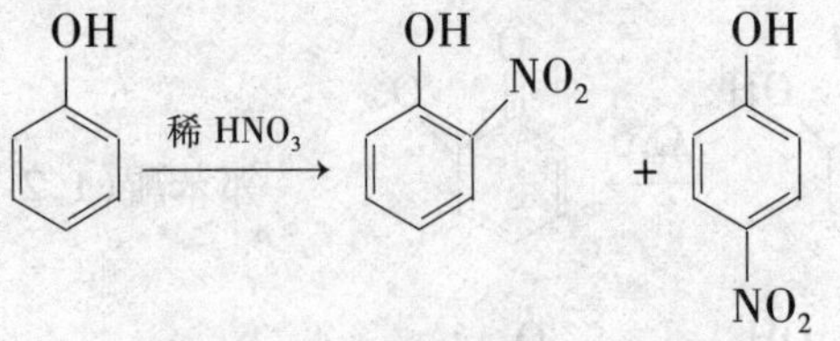

生成的邻、对硝基苯酚的混合物可用水蒸气蒸馏的方法进行分离，由于邻硝基苯酚形成分子内氢键，沸点和在水中的溶解度都很小，可以随水蒸气蒸出。对硝基苯酚形成分子间氢键，不能随水蒸气蒸出，酸化后从反应瓶中结晶析出。此方法虽然产率较低，但产品提纯容易，所以用于实验室制备还是有一定的价值。

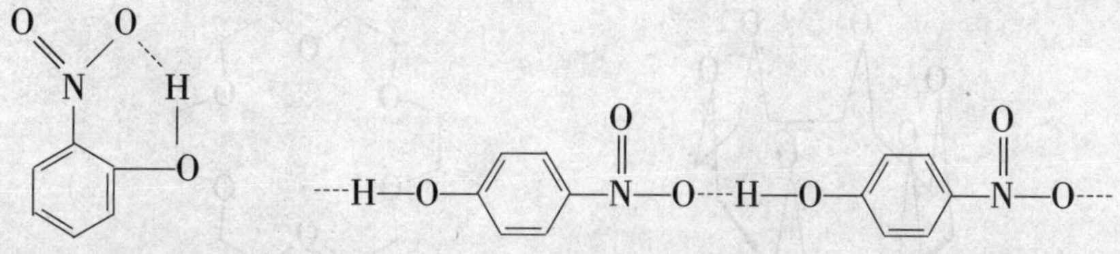

分子内氢键　　　　　　　　　　　　　　分子间氢键

3. 磺化反应　苯酚与浓硫酸作用，发生磺化反应的产物与反应温度密切相关，低温下（15～25℃）主要得到邻羟基苯磺酸，高温下（100℃）主要得到对羟基苯磺酸。如果邻、对位羟基苯磺酸继续磺化，都得到 4-羟基-1,3-苯二磺酸。

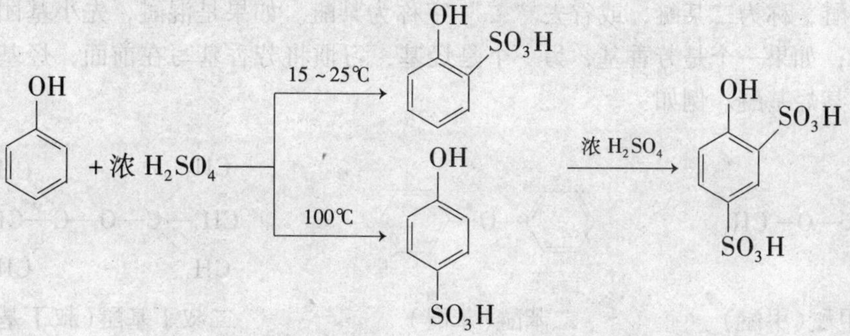

第三节　醚

醚通常看作水分子中两个氢原子被烃基取代的化合物，其中 C—O—C 称为醚键，也是醚的官能团。

一、醚的分类和命名

（一）醚的分类

醚可以根据碳氧是否成环分为直链醚和环醚两类。直链醚的通式为（Ar）R—O—R′（Ar′）。其中，当两个烃基相同时称为单醚，两个烃基不同时称为混醚。如果两个烃基中有一个或两个是芳基时称为芳香醚。

烃基与氧原子形成环状结构的醚称为环醚（epoxide），例如：

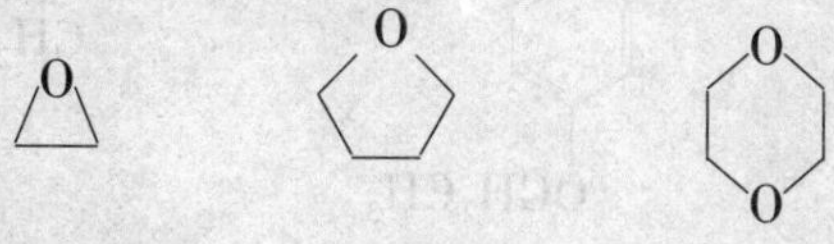

环氧乙烷　　　四氢呋喃　　　1,4-二氧六环

另外，还有一种特殊的环醚，即分子中含有—O—CH₂—CH₂—重复单位的大环醚，它的结构形状类似于王冠，我们称这类大环醚为冠醚（crown ether）。例如：

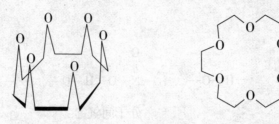

18-冠-6

（二）醚的命名

1. 普通命名法　适用于简单醚的命名，命名原则是在烃基名称之后加"醚"字。

对于单醚，称为二某醚，或省去"二"字称为某醚。如果是混醚，先小基团后大基团，称为某某醚；如果一个是芳香基，另一个是烃基，习惯将芳香基写在前面，烃基写在后面，称为某芳基某烃基醚。例如：

H₃C—O—CH₃
　　　二甲醚（甲醚）

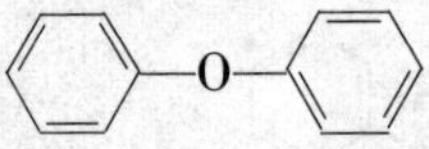

二苯醚（苯醚）

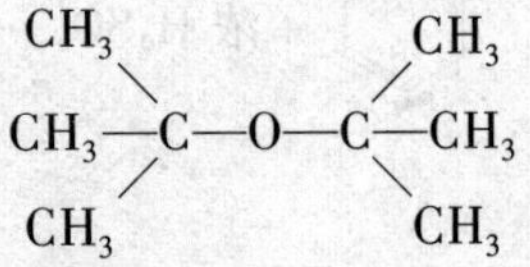

$$CH_3—C—O—C—CH_3$$
二叔丁基醚（叔丁基醚）

H₃C—O—CH₂CH₃
甲基乙基醚（甲乙醚）

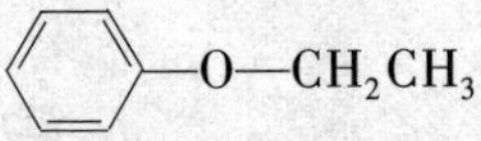

苯基乙基醚（苯乙醚）

2. 系统命名法　结构复杂的醚一般用此方法，命名的基本原则：根据结构首先确定母体。一般将碳链较长的作为母体，碳链较短的烃基加上氧原子作为取代基，称为某烷氧基。如果醚分子结构中有不饱和烃基时，以不饱和程度较大的烃基为母体。例如：

CH₃CH₂CH₂CHCH₃
　　　　　|
　　　　OCH₂CH₃
3-乙氧基戊烷

CH₃CH₂O—CH₂CH₂—OCH₂CH₃
1,2-二乙氧基乙烷

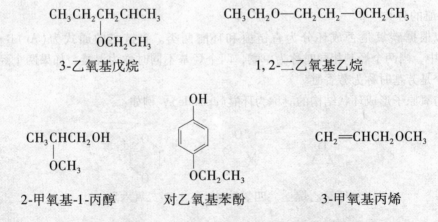

CH₃CHCH₂OH
　|
OCH₃
2-甲氧基-1-丙醇

对乙氧基苯酚

CH₂=CHCH₂OCH₃
3-甲氧基丙烯

3. 环醚：三元环醚通常称为环氧某烷。冠醚称为 x—冠—y，其中 x 代表环中总的原子数，y 代表环中氧原子数。例如：

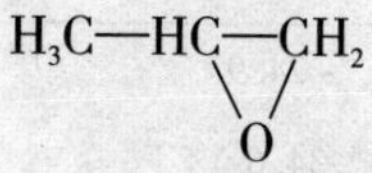

1,2-环氧丙烷 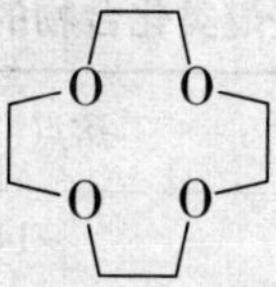　　　　　　12-冠-4 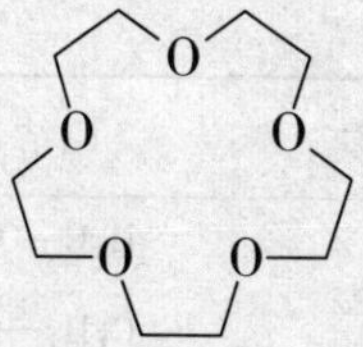　　　　　　　15-冠-5

二、醚的结构

醚是非线性分子，醚键中的氧原子为 sp^3 杂化。例如，甲醚中 C—O—C 键角约为 110°，图 16 -3 是甲醚的结构示意图：

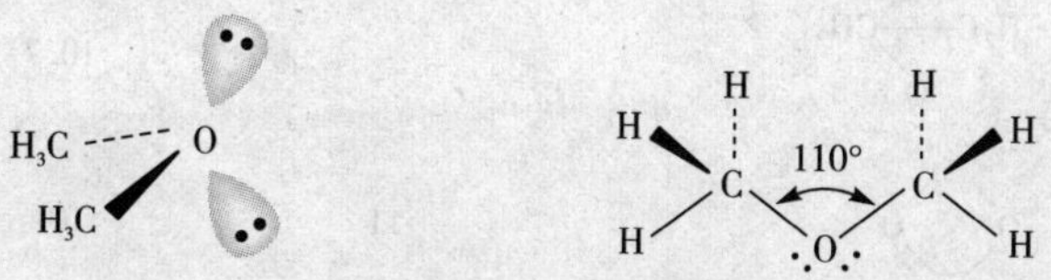

图 16-3　甲醚的结构

三、醚的物理性质

醚的沸点较低，这是因为醚分子中的氧原子与两个碳原子相连，没有活泼氢，分子间不能形成氢键，所以沸点低于分子量相近的醇；同时，醚具有高度的挥发性，很容易着火。由于醚结构中的氧可以与水分子中的氢原子形成氢键，故醚在水中的溶解度比烷烃大。尤其环醚，如四氢呋喃、1,4-二氧六环还可以与水互溶，这是由于成环后，其中的氧原子突出在环外，与水分子形成很强的氢键缘故。醚类是一个良好的有机溶剂，常用作有机物质的提取剂、萃取剂等。表16-4 是一些醚类化合物的物理常数。

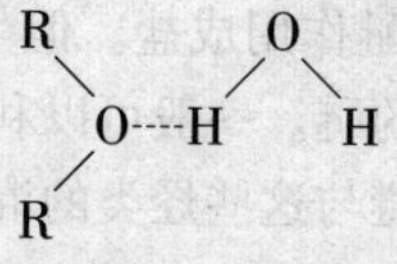

醚与水分子之间的氢键

表 16-4　一些醚类化合物的物理常数

化合物名称	结构式	熔点(℃)	沸点(℃)	密度(g·cm^{-3})
甲 醚	H$_3$C—O—CH$_3$	−140	−24.9	0.661
乙 醚	C$_2$H$_5$—O—C$_2$H$_5$	−116	34.6	0.714
正丙醚	C$_3$H$_7$—O—C$_3$H$_7$	−122	90.5	0.736
异丙醚	(CH$_3$)$_2$CHOCH(CH$_3$)$_2$	−60	69	0.735
正丁醚	C$_4$H$_9$—O—C$_4$H$_9$	−95	142	0.769
甲乙醚	H$_3$C—O—C$_2$H$_5$	−	7.9	0.691
二苯醚	C$_6$H$_5$OC$_6$H$_5$	27	259	1.073
苯甲醚	C$_6$H$_5$OCH$_3$	−37.5	155	0.994
环氧乙烷	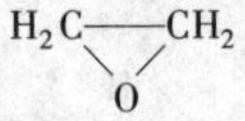	−	10.7	0.882
1,4-二氧六环	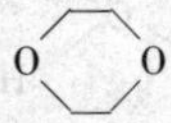	11	101	1.036
四氢呋喃	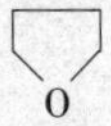	−65	67	0.889

四、醚的化学性质

多数链状醚的化学性质不活泼，原因是醚分子中虽然含有极性较大的碳氧键，但分子两端同时与碳相连，整个分子不显极性，一般不与氧化剂、还原剂、碱、稀酸、金属钠等反应，但与浓的强酸性物质作用可以发生化学反应。

（一）锌盐的形成

醚键的氧原子上有共用电子对，可以与质子结合，形成锌盐（即质子化的醚）。这个反应只能是用浓的强酸（如浓 H$_2$SO$_4$、浓 HCl 等）与醚作用成盐。但生成的锌盐，很不稳定，只能存在于浓酸中，遇水就会分解，又恢复成原来的醚。一般可以利用醚能与浓酸作用，而烷烃、卤代烃没有这一特性，鉴别出醚或提取分离醚与这些烃类的混合物。

$$R—O—R' + H_2SO_4 \longrightarrow \left[\begin{array}{c} H \\ R—O—R' \\ + \end{array} \right] HSO_4^-$$

锌盐

$$\xrightarrow[\;]{H_2O} R—O—R' + H_2SO_4$$

（二）醚键的断裂

醚与浓的氢卤酸共热，先生成锌盐，这时碳氧键的极性增加，并最终导致醚键发生断裂，生成卤代烃和醇。当所用氢卤酸过量时，生成的醇也会转变成相应的卤代烃。

$$R-O-R' + HX \xrightarrow{\Delta} RX + R'OH$$
$$\downarrow \xrightarrow[\text{过量}]{HX} R'X + H_2O$$

氢卤酸使醚键断裂的能力为 HI > HBr > HCl，氢氟酸不易使醚键断裂，一般常用氢碘酸和氢溴酸作为断裂试剂。

如果是两个烃基不同的混合醚发生这个反应，对于脂肪烃基，由于位阻的原因，较小的烃基更易被 X$^-$ 进攻，所以总是较小的烃基生成卤代烷，较大的烃基生成醇。例如：

$$CH_3CH_2CH_2OCH_3 + HI \longrightarrow CH_3CH_2CH_2OH + CH_3I$$

含有芳基的混合醚，由于芳基碳氧键中存在 p-π 共轭，键结合牢固不易断裂，总是脂肪烃基一边断裂，生成卤代烃和酚。而二芳基醚中两个碳氧键都非常牢固，通常不会发生醚键的断裂反应。

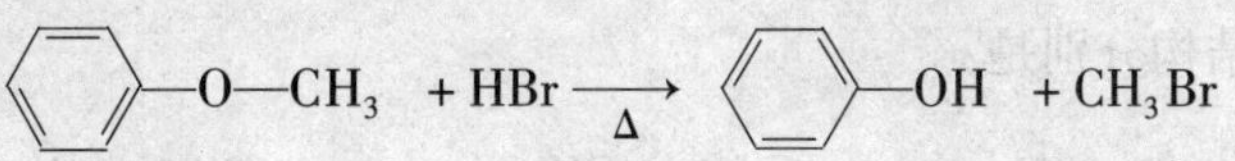

（三）过氧化物的生成

醚对一般性氧化剂是稳定的，但如果长期放置与空气接触，会慢慢发生自动氧化，生成过氧化物。一般认为这个氧化作用发生在 α-碳上。例如：乙醚中过氧化物的形成。

$$CH_3CH_2-O-CH_2CH_3 \xrightarrow{O_2} CH_3\underset{\underset{O-OH}{|}}{CH}-O-CH_2CH_3$$

过氧化物不稳定，遇热会发生分解并会引起爆炸，对于久置的醚在使用前必须检查是否含有过氧化物。方法是将少量待检测醚与淀粉-碘化钾试纸作用，如果试纸变为蓝紫色；或者可以使 FeSO$_4$—KCNS 的混合液变为红色，表明醚中含有过氧化物。除去这些过氧化物，可将醚用还原剂 FeSO$_4$ 溶液或亚硫酸钠溶液充分振摇和洗涤，从而破坏这些过氧化物。

五、环氧乙烷的开环反应

环氧化合物是一类比较简单的环醚，其中环氧乙烷为无色有毒的气体，是一个非常活泼的化合物，与多种试剂可以发生反应，在有机合成中，如需要增长碳链时常用环氧乙烷，所以它是非常重要的化学工业和制药工业的原料。

作为三元环的环氧乙烷，分子中存在着较大的环张力，很容易与一些试剂发生开环反应，得到各种化合物。例如：

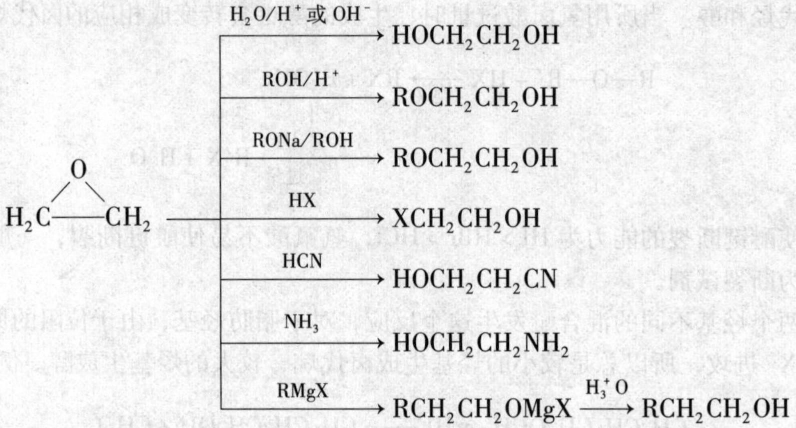

$$H_2C \overset{\displaystyle O}{\underset{\diagup\diagdown}{}} CH_2$$

- $\xrightarrow{H_2O/H^+ \text{ 或 } OH^-}$ HOCH$_2$CH$_2$OH
- $\xrightarrow{ROH/H^+}$ ROCH$_2$CH$_2$OH
- $\xrightarrow{RONa/ROH}$ ROCH$_2$CH$_2$OH
- $\xrightarrow{HX}$ XCH$_2$CH$_2$OH
- $\xrightarrow{HCN}$ HOCH$_2$CH$_2$CN
- $\xrightarrow{NH_3}$ HOCH$_2$CH$_2$NH$_2$
- $\xrightarrow{RMgX}$ RCH$_2$CH$_2$OMgX $\xrightarrow{H_3^+O}$ RCH$_2$CH$_2$OH

第四节　硫醇、硫酚和硫醚

硫醇、硫酚和硫醚是含硫的有机化合物，它们都是醇、酚、醚中氧原子被硫原子所取代的化合物。它们的结构分别是：

R—SH	Ar—SH	R—S—R′
硫醇	硫酚	硫醚

一、硫醇、硫酚和硫醚的命名

硫醇、硫酚和硫醚的命名与醇、酚和醚命名方法相似，把"醇"、"酚"和"醚"的字前面加一个"硫"字。官能团-SH 称作巯基。例如：

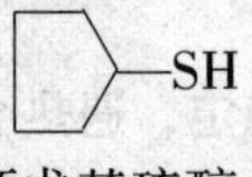

CH$_3$SH　　　　　　CH$_3$CH$_2$CH$_2$SH　　　　　　〔环戊基〕—SH

甲硫醇　　　　　　　丙硫醇　　　　　　　环戊基硫醇

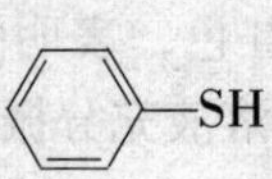

CH$_2$—CH—CH$_2$　　　　　〔苯基〕—SH　　　　　H$_3$C—S—CH$_3$
|　　|　　|
OH　SH　SH

2,3-二巯基丙醇　　　　　苯硫酚　　　　　　甲硫醚

CH$_3$SCH$_2$CH$_3$　　　　　　〔苯基〕—S—CH$_2$CH$_3$　　　　　环硫乙烷 $\overset{\displaystyle S}{\triangle}$

甲乙硫醚　　　　　　　苯乙硫醚 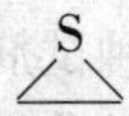　　　　　　环硫乙烷

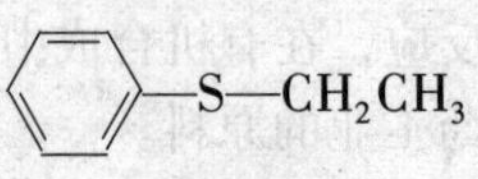

二、物理性质

与氧原子比较，硫的原子半径比氧大，电负性比氧小，故巯基之间以及与水分子之间形

成氢键的能力比羟基要弱，硫醇、硫酚的沸点和溶解度均比相应的醇和酚低。例如，乙醇的沸点为 78.3℃，乙硫醇的沸点为 37℃，苯酚的沸点为 181℃，苯硫酚的沸点为 70.5℃。

硫醚为无色液体或固体，硫醚不能与水形成氢键，不溶于水，溶于醇和醚等一些有机溶剂，它的沸点比醚高一些。硫醇、硫酚和硫醚都是极难闻的气体，一般多在煤气中加入极少量的乙硫醇作为漏气的警戒提示。

三、化学性质

硫醇、硫酚和硫醚与醇、酚和醚在很多化学性质上面有相似的地方，但也有它们自己的一些特点，主要表现在以下几个方面。

（一）硫醇和硫酚的酸性

硫原子的半径比氧原子的半径大，H—S 键与 H—O 比较，前者的键长比较长，相对于后者来说容易极化，H—S 键易断裂释放出氢质子，因而硫醇的酸性比醇的酸性大。例如，乙硫醇的 $pKa = 10.5$，乙醇的 $pKa = 15.9$，故硫醇可以溶于稀碱溶液中。

$$RSH + NaOH \longrightarrow RSNa + H_2O$$

硫酚的酸性也比苯酚的酸性大，例如，硫酚的 $pKa = 8.3$，苯酚的 $pKa = 9.96$。

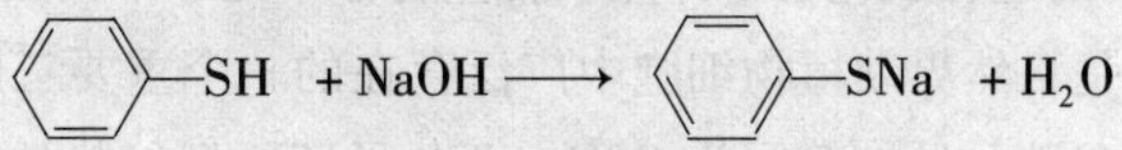

另外，硫醇还可以与汞、银、铅等重金属离子或氧化物生成不溶于水的硫醇盐。

$$2RSH + HgO \longrightarrow (RS)_2Hg \downarrow + H_2O$$
$$2RSH + Pb(OOCCH_3)_2 \longrightarrow Pb(SR)_2 \downarrow + 2CH_3COOH$$

人体内有很多酶含有巯基，当这些酶与重金属结合后会导致酶变性失活，丧失正常的生理功能，我们称为重金属中毒，临床上利用硫醇的这一特性，制备了一些含巯基化合物作为重金属中毒的解毒剂。例如；2,3-二巯基丙醇就是其中的解毒剂之一。

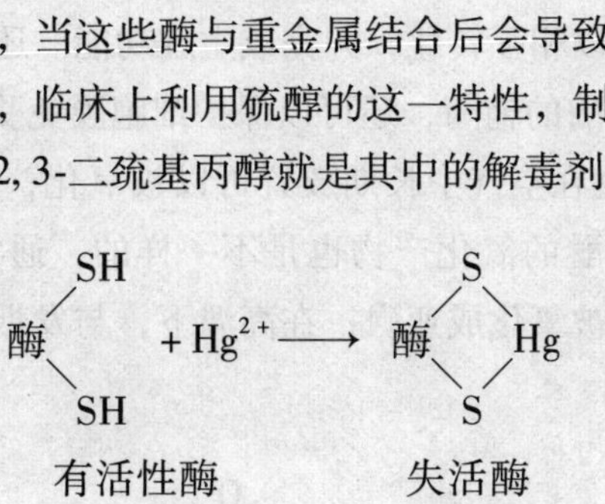

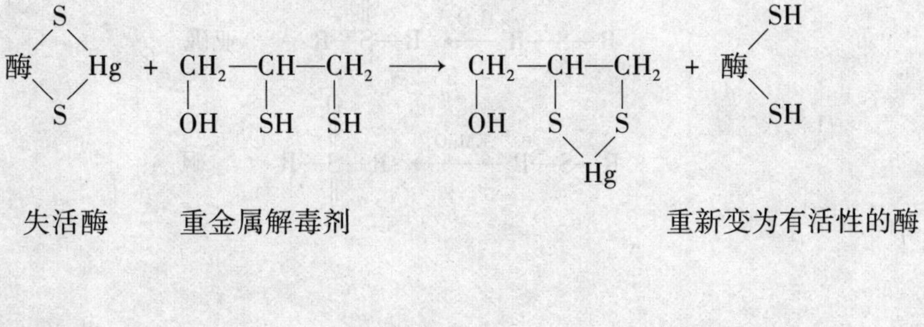

（二）氧化反应

1. 硫醇的氧化反应　由于硫比氧易氧化，故硫醇比醇易氧化。硫醇与强氧化剂（如硝酸、高锰酸钾等）作用时，可氧化成磺酸。

$$CH_3CH_2CH_2SH \xrightarrow[H^+]{KMnO_4} CH_3CH_2CH_2SO_3H$$

在室温条件下，用次碘酸钠或者过氧化氢做氧化剂，硫醇也可被氧化成二硫化物。这种反应是可以定量地进行，因此可用于测定含巯基化合物的含量。

$$2CH_3CH_2SH + H_2O_2 \longrightarrow CH_3CH_2S—SCH_2CH_3 + 2H_2O$$

在二硫化物的分子结构中，由—S—S—组成的化学键称为二硫键。二硫键是两个硫原子相连，这种结构类似于过氧化合物的结构，虽然过氧键不稳定，但二硫键稳定。二硫化物在一定的条件下还可以用还原剂还原为硫醇。

$$CH_3S—SCH_3 \xrightarrow{[H]} 2CH_3SH$$

巯基与二硫键之间的这种氧化还原作用，在生物体中是一个极其重要的生理过程。例如谷胱甘肽（glutathione）是自然界动植物细胞中广泛存在的一个重要三肽，其分子中含有一个巯基-SH，称为还原型谷胱甘肽，简写为 GSH。两分子还原型谷胱甘肽在体内被氧化，肽链间形成二硫键，称为氧化型谷胱甘肽，简写为 GSSG。

$$2GSH \underset{+2H}{\overset{-2H}{\rightleftharpoons}} G—S—S—G$$

两种形式的谷胱甘肽可以相互转化，并完成生理功能。还原型谷胱甘肽为主要形式，占 99% 以上，GSH 不仅是许多酶的辅酶，还可以保护细胞膜免受氧化、自由基或辐射的损伤。

2. 硫醚的氧化反应　醚在空气中长期放置可以被氧化，而硫醚比醚更易被氧化。如果采用的氧化条件不一样，硫醚的氧化产物也是不一样的，通常在室温下，与硝酸、三氧化铬、过氧化氢作用，硫醚可被氧化成亚砜；在高温下，与发烟硝酸或高锰酸钾等强氧化剂作用，硫醚可被氧化成砜。

$$R—S—R \xrightarrow{H_2O_2} R—\overset{\displaystyle O}{\underset{\displaystyle \|}{S}}—R \quad 亚砜$$

$$R—S—R \xrightarrow{KMnO_4} R—\overset{\displaystyle O}{\underset{\displaystyle \|}{\underset{\displaystyle \underset{\displaystyle \|}{S}}{}}}—R \quad 砜$$

二甲亚砜(DMSO)是一个非常重要的有机溶剂，可以与水混溶，能溶解许多其他溶剂不能溶解的物质。二甲亚砜对皮肤的穿透能力很强，所以在医药上用做一些透皮吸收药物的促渗剂。

第五节 重要的化合物

一、甲醇

纯粹的甲醇为无色液体，有很大的毒性，主要是损害人的视神经系统，蒸气与眼接触可引起失明，内服能使人的双目失明甚至中毒死亡。甲醇是重要的工业原料，可用作溶剂、燃料、甲基化试剂。甲醇最早是由木材干馏而得，故甲醇又称木精。工业可以用 CO 和 H_2 或者天然气为原料经高温、高压催化制取。

二、乙醇

乙醇俗称酒精，纯乙醇为无色液体，沸点 78.3℃，能与水以任何比例混溶。乙醇是一个重要的有机溶剂，也是有机合成上的重要原料，70%～75%乙醇的杀菌能力最强，在医药上用作防腐剂、消毒剂。用乙醇作溶剂来溶解药所得制剂称为酊剂，如碘酊（即碘酒）是由碘和碘化钾溶于乙醇而成的。乙醇可以用发酵方法来制备，也可以合成方法制备。

发酵法可以用淀粉为原料，并在酶作用下经过复杂的反应得到葡萄糖，又在酒化酶的作用下得到含酒精的稀溶液。再经过分馏可得浓度较高的乙醇溶液。

$$C_6H_{12}O_6 \xrightarrow[25\sim30℃]{酒化酶} 2C_2H_5OH + 2CO_2$$

目前，工业上利用乙烯在加热、加压并有催化剂存在下，直接加水来制备。

$$H_2C = CH_2 + H_2O \xrightarrow[260\sim290℃7Mpa]{磷酸\text{-}硅藻土} C_2H_5OH$$

三、苯甲醇

苯甲醇是最简单的芳香醇，也称为苄醇，为无色透明黏稠的液体，沸点205℃。具有微弱的芳香气味，微溶于水，易溶于有机溶剂。苯甲醇具有微弱的麻醉作用，既能镇痛又能防腐。但大量接触对眼部、皮肤和呼吸系统有强烈的刺激作用，吞食、吸入对身体有害。医药上在药膏中加入少量的苯甲醇作为防腐剂，加入苯甲醇的注射液可起局部止痛及制剂的防腐作用。

苯甲醇也是一种重要的有机化工原料，可作香料的原料，染色助剂，涂料和油墨的溶剂，并用于制圆珠笔油。

四、苯酚

苯酚俗称石炭酸，是一种具有特殊气味的无色晶体，易溶于乙醚、乙醇、氯仿、苯等有机溶剂中，熔点为43℃，沸点181℃，在空气中放置容易被氧化变为粉红色。苯酚对皮肤有腐蚀性，能凝固蛋白质，并有杀菌效力，最早在外科上用做消毒剂，一般用3%～5%的苯酚水溶液消毒外科手术用具。

苯酚在工业上的用途很广，是制造酚醛树脂、药物、染料、炸药的重要有机合成的原料。

五、甲酚

甲酚有邻、间、对位三种异构体，存在于煤焦油中，故又称煤酚。这三种异构体的沸点相近，不易分离，实际应用的是三种异构体的混合物称为粗甲酚。

甲酚的杀菌力比苯酚大，因为难溶于水，通常配成47%～53%的甲酚肥皂溶液，俗称"来苏尔"，用时可以加水稀释，作为消毒剂来使用。

六、乙醚

醚属于化学惰性的物质，常用作溶剂使用，其中乙醚是用途最广的一个醚。乙醚具有麻醉作用，早年用于外科手术的麻醉剂，但因为恢复期长又有副作用，目前已很少使用。在实际工作中，由于乙醚能溶解许多有机物，所以它是常用的有机溶剂和萃取剂。但乙醚的沸点（34.5℃）低，很容易着火，当它的蒸气和空气混合到一定比例时，遇火能引起猛烈的爆炸，故乙醚应放置在阴冷处，并注意防火。乙醚的蒸气比空气重，在进行与乙醚相关的实验时，为了安全可将反应中逸出的乙醚及时引向外界地面。

七、冠醚

冠醚是分子结构中含有"—O—CH_2—CH_2—"重复单位的大环醚。在这种大环结构的冠醚中，环中间有一个空穴，由于氧原子上含有未共用电子对，可与金属正离子形成配合物，不同冠醚的空穴大小不一样，故只有和空穴大小相当的金属离子才能进入空穴，例如18-冠-6，空穴半径为130～160pm，与钾离子半径133 pm 相当，所以与 $KMnO_4$ 可形成配合物。

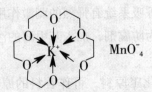

通常利用冠醚的这种具有较高选择性的特性来分离不同的金属离子，或者作为相转移催化剂使用。

小　　结

醇、酚官能团均为羟基，当羟基与脂肪烃基相连接时称为醇；当羟基直接连在芳环上时称为酚；醚的官能团是醚键。由于醇、酚分子之间以及与水分子之间能够形成氢键，它们具有较高的沸点和较好的水溶性。醚分子间不能形成氢键，但醚结构中的氧可以与水分子形成氢键，故醚在水中有一定的溶解度。

醇以系统命名法命名的基本原则为：选择含有羟基的最长碳链为主链，并使羟基所在碳的编号尽可能小，称为 n-某取代基-n′-某醇。

对于简单的酚则是以酚为母体，编号时应使酚环上取代基的编号最小，称为某酚；对于复杂酚，如苯环上还同时连有其他基团时，则要根据官能团级别次序确定一个主官能团后命名。

结构简单的醚命名是在烃基名称之后加"醚"字，称为某醚或某某醚；结构复杂的醚，要采用系统命名法。先根据结构确定母体，一般是把碳链较长的作为母体，碳链较短的烃基连同氧原子作为取代基，称为某烷氧基；如有不饱和烃时，以不饱和程度较大的烃基为母体。

醇分子结构中的 O—H 和 C—O 键，由于氧的电负性较大，都是一种极性共价键，能断裂而发生化学反应。如与钠反应生成醇钠；与无机含氧酸反应生成酯；醇羟基可以被卤原子取代生成卤代烃；醇能发生分子内和分子间脱水。另外，在氧化剂存在下，伯醇被氧化成醛或酸，仲醇被氧化成酮，叔醇不被氧化。

由于酚羟基与芳环直接相连，能够发生 p-π 共轭，使苯环上的电子云密度增加，C—O 键变得比较牢固，而 O—H 键容易断裂，在性质上表现出酚有弱酸性，并且芳环上易发生亲电取代反应。另外，酚极容易被氧化；酚可以与 $FeCl_3$ 发生颜色反应，此法可以鉴别酚羟基的存在。

醚是一个比较惰性的物质，经常是作为溶剂使用。但醚遇到强酸、氧化剂也会发生化学反应，生成锌盐、断裂醚键和生成过氧化物。对于 1,2-环氧类化合物，由于三元环存在着较大的张力，化学性质很活泼，在酸或碱催化下能与多种亲核试剂发生开环加成反应。

硫醇、硫酚和硫醚是含硫的有机化合物，在其分子结构中碳和硫直接相连。硫和氧是同族元素，有着相似的价层电子结构，但硫原子的体积较大，电负性较小，价电子受原子核的束缚力小，所以硫醇、硫酚和硫醚与醇、酚和醚有相似的化学性质，但也有差异。

习　题

1. 命名下列各化合物：

(1) $CH_3CH_2CHCH_2CH_3$
　　　　　　$|$
　　　　　　OH

(2) 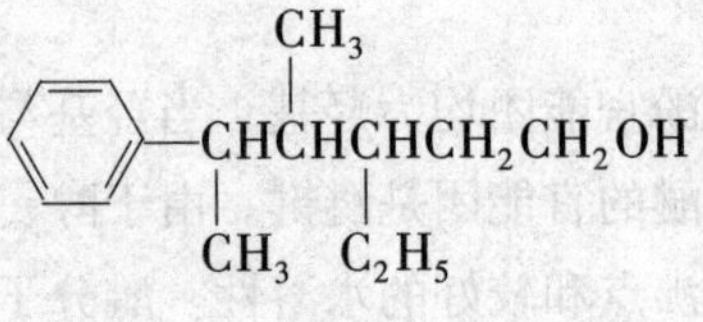
$$\text{(苯基)} - CH_2CHCHCHCH_2CH_2OH$$
　　　　　　　　CH_3（上方）
　　　　　　　　CH_3　C_2H_5

(3) $(CH_3)_3CCH_2CH_2OH$

(4) $H_3C-O-CH_2CH_2CH_3$

(5) $CH_2=CHCH_2C(CH_3)-CH_3$
　　　　　　　　　$|$
　　　　　　　　　OH

(6) $CH_3-CH-CH_2-CH_2-CH-CH_3$
　　　　　　$|$　　　　　　　　$|$
　　　　　CH_3　　　　　OCH_2CH_3

(7) 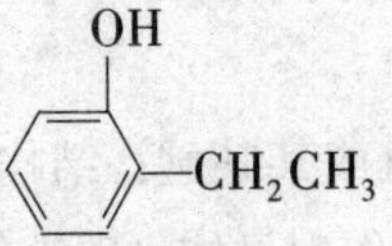 邻乙基苯酚 $-CH_2CH_3$，OH

(8) 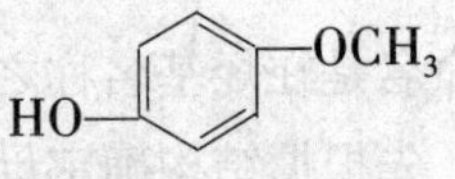 $HO--OCH_3$

(9) $CH_3-CH-CH_2-CH_2-SH$
　　　　　$|$
　　　CH_3

(10) 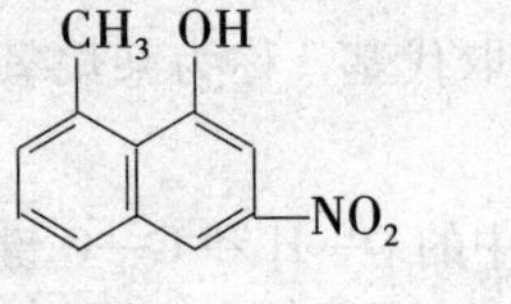 萘环 CH_3　OH　NO_2

2. 写出下列化合物的结构式：

(1) 3-甲基-3-己醇

(2) 异丙醚

(3) 丙三醇（甘油）

(4) 4-甲基-2-氯苯酚

(5) 2,2-二甲基-1-丙醇

(6) 3,5-二硝基苯酚

(7) 2,2-二甲基-1-甲氧基丁烷

(8) 2-甲基-4-氯-3-丁烯-2-醇

(9) 3-乙基苯硫酚

(10) 苯甲硫醚

3. 完成下列各反应方程式：

(1)
$$CH_3-CH-CH_2-CH_2-CH_3 \xrightarrow{Na}$$
　　　　　$|$
　　　　OH

(2) 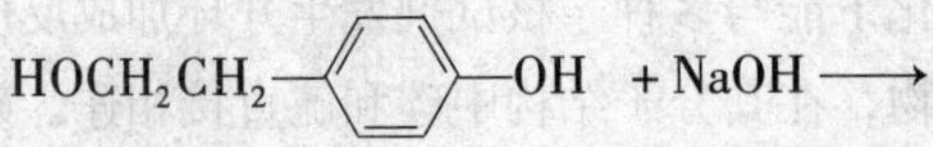 $HOCH_2CH_2--OH + NaOH \longrightarrow$

(3) 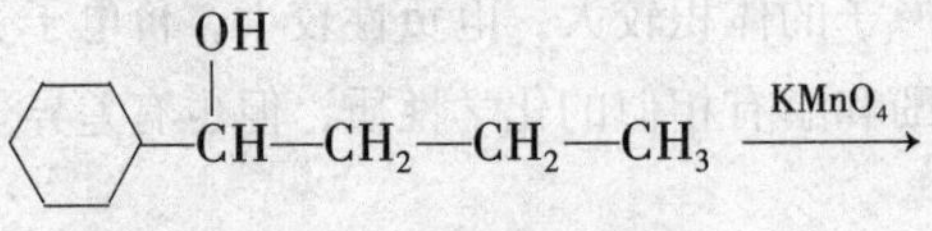
$$\text{(环己基)}-CH-CH_2-CH_2-CH_3 \xrightarrow{KMnO_4}$$
　　　　　　　　　$|$
　　　　　　　　OH

(4) $CH_3CH_2CH_2CH_2OH \xrightarrow[CH_2Cl_2,25℃]{CrO_3\ 吡啶}$

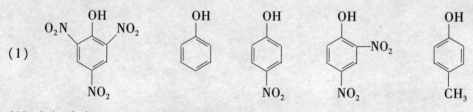

(5) 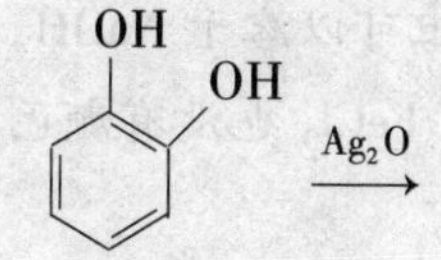 [邻苯二酚] $\xrightarrow{Ag_2O}$

(6) 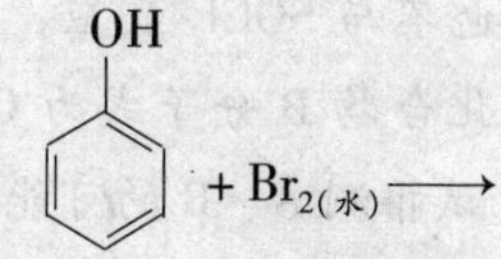 [苯酚] $+ Br_{2(水)} \longrightarrow$

(7) 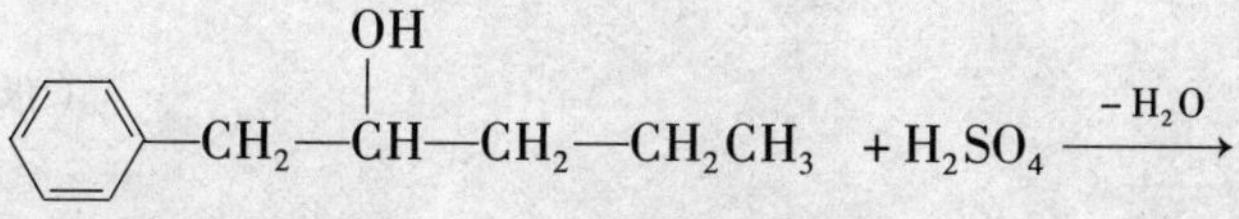 [苯基]$-CH_2-\overset{OH}{\underset{|}{CH}}-CH_2-CH_2CH_3 + H_2SO_4 \xrightarrow{-H_2O}$

(8) 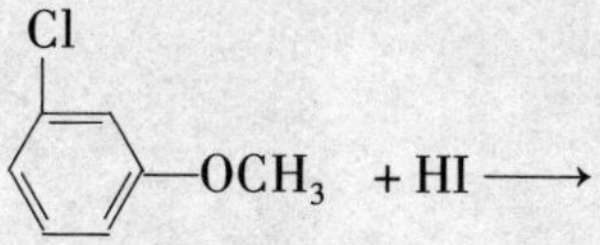 [邻氯苯甲醚]$-OCH_3 + HI \longrightarrow$

4. 下列醇在酸存在下发生分子内脱水的主要产物是什么?

(1) 3,3-二甲基-1-丁醇 　　　　(2) 3-甲基-2-丁醇

(3) 2-甲基-2-丁醇 　　　　　　(4) 2,3-二甲基-2-丁醇

5. 排列下列各组化合物酸性大小:

(1) [2,4,6-三硝基苯酚] [苯酚] [对硝基苯酚] [2,4-二硝基苯酚] [对甲基苯酚]

(2) (a) 碳酸　　　　(b) 乙醇　　　　(c) 水

　　 (d) 苯酚　　　　(e) 邻甲基苯酚　　(f) 邻硝基苯酚

6. 预测下面化合物与卢卡斯(Lucas)试剂、与金属钠反应速度的次序:

(1) 正戊醇　　　　(2) 3-甲基-2-丁醇　　　　(3) 2-甲基-2-丁醇

7. 用简单的化学方法区别下列各组化合物:

(1) 对甲基苯酚、苯甲醚、苯乙醇　　　　(2) 2,3-丁二醇、1,4-丁二醇

8. 写出环己醇与下列试剂反应的产物:

(1) 金属钠　　　　(2) Lucas 试剂　　　　(3) $SOCl_2$

(4) $K_2Cr_2O_7/H_2SO_4$　　(5) 热浓硫酸(分子内脱水)

9. 完成下列转化

(1) 乙醇 $\longrightarrow$ 丙酸　　　(2) 乙醇 $\longrightarrow$ 正丁醇

10. 某化合物的分子式为 $C_5H_{12}O$,可以与金属钠反应,此化合物氧化后生成酮;脱水则生成一种不饱和烃,将此烃用酸性高锰酸钾氧化可生成酮和羧酸两种产物,试推测该化合物的结构式。

11. 某化合物 A 的分子式为 C_7H_8O，不与 $NaHCO_3$ 作用，但可以溶于 NaOH，与 $FeCl_3$ 有颜色反应，试推测 A 的可能结构式。如果 A 不溶于 NaOH，与 $FeCl_3$ 也没有颜色反应，试推测 A 的可能结构式。

12. 某化合物 A 的分子式为 $C_8H_{10}O$，不与金属钠反应，也不与 $SOCl_2$ 反应，A 不溶于浓碱，但溶于浓酸，与 HI 一起加热可以得到两种产物，一种化合物 B 分子式为 C_6H_6O，B 不溶于 $NaHCO_3$，溶于 NaOH；另一种化合物分子式为 C_2H_5I，试推测 A、B 的可能结构式。

（张　枫）

第十七章 醛、酮、醌

碳原子和氧原子以双键形式结合而成的官能团称为羰基（carbonyl group）。醛（alde-

hyde）、酮（ketone）和醌（quinone）因分子中都含有羰基（ $-\overset{\text{O}}{\underset{\|}{C}}-$ ），所以把它们总称为羰基

化合物。这三类化合物在结构上的区别为：醛是羰基碳一端与氢原子相连，另一端与烃基相

连，通式可以写成 $R-\overset{\text{O}}{\underset{\|}{C}}-H$ 。酮是羰基碳两边分别与两个烃基相连，通式表示为

$R-\overset{\text{O}}{\underset{\|}{C}}-R'$ 。醌是一类不饱和的环己二烯二酮。

羰基化合物是一类非常重要的化合物，它存在于动植物体中参与体内的代谢，具有重要
的生理活性，另外，醛、酮还是重要的有机合成原料。

第一节　醛酮的分类和命名

一、醛酮的分类

（一）按羰基连接烃基的不同分类

羰基直接连接在芳环上的醛酮称为芳香醛酮；羰基不是直接连接在芳环上的醛酮称为脂
肪醛酮。例如：

脂肪醛酮：CH_3CH_2CHO　　　$H_3C-\overset{\text{O}}{\underset{\|}{C}}-CH_3$

芳香醛酮：〈苯环〉—CHO　　　〈苯环〉—$\overset{\text{O}}{\underset{\|}{C}}$—$CH_3$

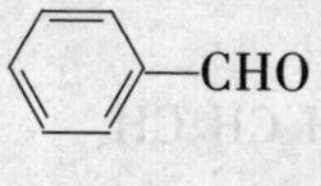

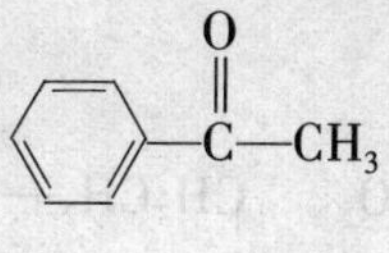

（二）按分子中含有羰基数目分类

$$一元醛酮:CH_3CH_2CH_2CH_2CHO \qquad CH_3CH_2-\overset{\displaystyle O}{\overset{\|}{C}}-CH_2CH_3$$

$$二元醛酮:OHC-CHO \qquad H_3C-\overset{\displaystyle O}{\overset{\|}{C}}-CH_2-\overset{\displaystyle O}{\overset{\|}{C}}-CH_3$$

（三）按烃基连接的饱和程度分类

$$饱和醛酮: \quad CH_3CHO \qquad CH_3\overset{\displaystyle O}{\overset{\|}{C}}CH_3$$

$$不饱和醛酮: \quad CH_2{=}CHCH_2CHO \qquad CH_2{=}CH-\overset{\displaystyle O}{\overset{\|}{C}}-CH_3$$

二、醛酮的命名

（一）普通命名法

适用于比较简单的醛酮的命名。脂肪醛按含碳原子的多少，命名为某醛。酮看成是甲酮的衍生物，即在"甲酮"前面加上两个烃基的名称，称为某（基）某（基）（甲）酮，但酮的这种命名法现在已基本不再采用。例如：

$$CH_3CH_2CH_2CH_2CH_2CHO \qquad\qquad CH_3-CH_2-\overset{\displaystyle O}{\overset{\|}{C}}-CH_3$$

$$己醛 \qquad\qquad\qquad 甲（基）乙（基）（甲）酮，即甲乙酮$$

（二）系统命名法

结构比较复杂的醛酮，一般采用此方法进行命名。基本原则：首先选择含有羰基在内的最长碳链为主链，从离羰基最近的一端开始编号，然后写出名字，同时要指出取代基、羰基的位置。由于醛基总是在碳链的一端，故不必指出醛基的位置。醛命名为：n-某取代基某醛；酮命名为：n-某取代基-n'-某酮，n'为羰基的位置。例如：

$$CH_3CH_2\underset{\displaystyle CH_3}{CHCHO} \qquad CH_3CH_2-\overset{\displaystyle O}{\overset{\|}{C}}-CH_2CH_2CH_3 \qquad CH_3\underset{\displaystyle CH_3}{\overset{\displaystyle CH_3}{CCH_2}}-\overset{\displaystyle O}{\overset{\|}{C}}-CH_2CH_2CH_3$$

$$2-甲基丁醛 \qquad\qquad 3-己酮 \qquad\qquad 2,2-二甲基-4-庚酮$$

另外，醛酮还可以用希腊字母依次编号。醛是把与醛基相连的碳定为 α 位，后面依次为 β，γ，δ，…ω。酮是把与羰基相连的碳定为 α 位和 α' 位，其余类推。一般这种方法常用于醛的命名。例如：

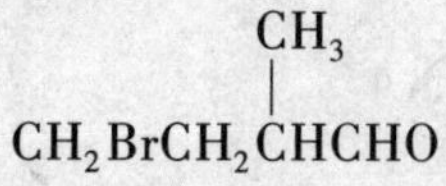

$$CH_2BrCH_2CHCHO \quad \text{（有} CH_3 \text{支链）} \qquad \text{苯基} - CH_2CH_2CHO \qquad BrH_2CCCH_2Cl \text{（含} O \text{）}$$

α-甲基-γ-溴丁醛 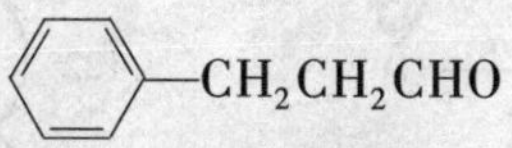   β-苯基丙醛 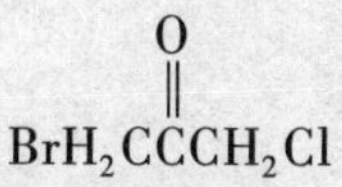   α-氯-α′-溴丙酮

不饱和醛酮的命名，从离羰基最近一端编号，并指出不饱和键所在的位置。有芳基的醛酮，总是把芳基看成取代基。有脂环烃时，如果羰基在环内，称为环某酮，如羰基在环外，将环作为取代基。例如：

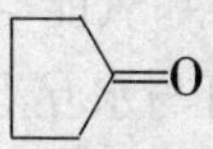

环戊酮 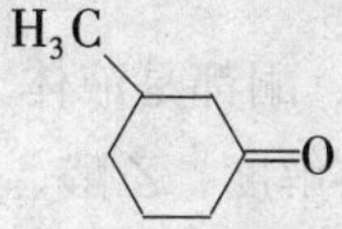   3-甲基环己酮 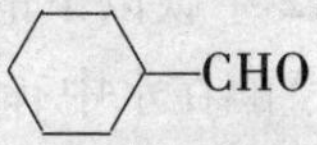   环己基甲醛 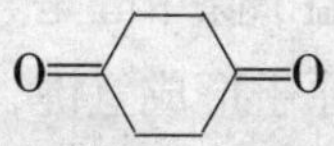   1,4-环己二酮

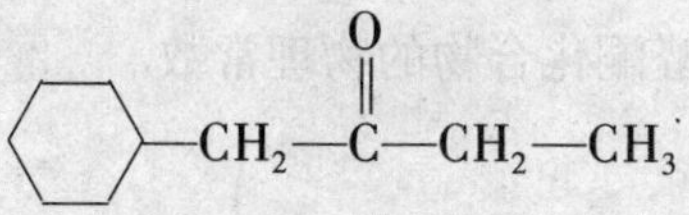

1-环己基-2-丁酮 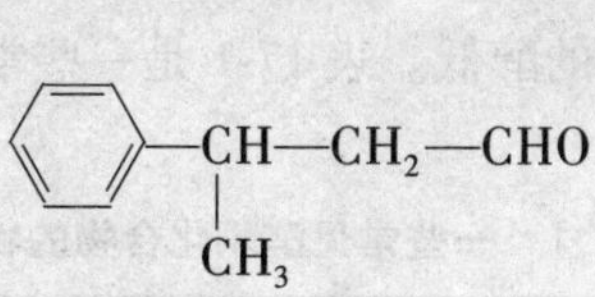   3-苯基丁醛 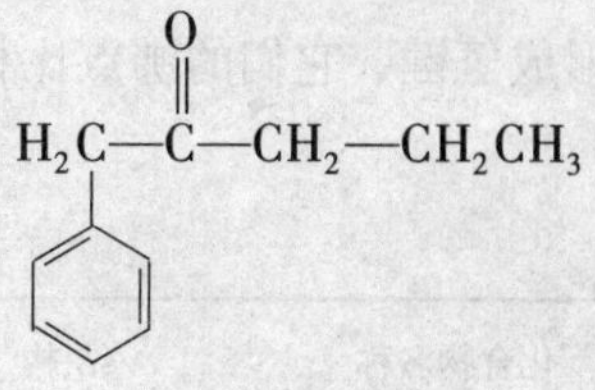   1-苯基-2-戊酮

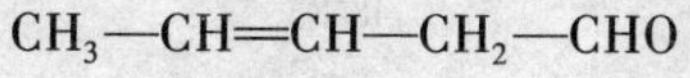

$$CH_3-CH=CH-CH_2-CHO$$

3-戊烯醛

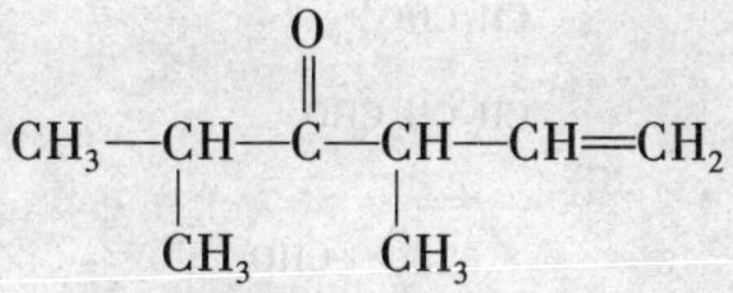

2,4-二甲基-5-己烯-3-酮

第二节   醛酮的结构

羰基是由碳氧双键构成的，碳原子是 sp^2 杂化，碳的 3 个 sp^2 杂化轨道分别与氧和另两个原子形成 3 个 σ 键，这 3 个 σ 键在同一平面上，键角接近于 120℃。羰基碳中未杂化的 p 轨道和氧原子中一个 p 轨道相互平行重叠，形成 π 键。所以羰基碳和氧的双键是由 1 个 σ 键和 1 个 π 键构成。图 17-1 是羰基结构示意图。

从羰基的结构分析可知，碳原子与直接相连的三个原子处于同一平面，这种平面结构有利于试剂的进攻；另外，氧原子的电负性比碳原子大，π 电子云偏向于氧原子一边，羰基氧带部分负电荷，碳带部分正电荷，所以羰基是个极性基团。

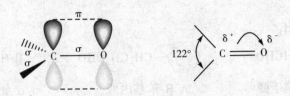

图 17 -1　羰基的结构

第三节　醛酮的物理性质

室温下除甲醛是气体外，12 个碳以下的脂肪醛、酮都是液体。由于羰基氧能与水分子中的氢原子形成氢键，低级醛、酮在水中有很大的溶解度，乙醛、丙酮等可与水互溶，随着分子量的增大，醛、酮的水溶性减小，高级醛、酮微溶或不溶于水中。羰基的极性使醛、酮分子也具有了极性，故它们的沸点比分子量相近的非极性化合物高。由于醛、酮分子之间不能形成氢键，它们的沸点比相应的醇低。表 17-1 是一些常见醛酮化合物的物理常数。

表 17-1　一些常见醛酮化合物的物理常数

化合物名称	结 构 式	熔点(℃)	沸点(℃)	密度(g·cm⁻³)
甲醛	HCHO	-92	-19.5	0.815
乙醛	CH_3CHO	-123	20.8	0.781
丙醛	CH_3CH_2CHO	-81	48.8	0.807
苯甲醛	⬡—CHO	-26	179	1.046
丙酮	$H_3C-\overset{O}{\overset{\|}{C}}-CH_3$	-94.8	56.1	0.792
丁酮	$H_3C-\overset{O}{\overset{\|}{C}}-CH_2CH_3$	-86	79.6	0.805
环己酮	⬡=O	-16.4	156	0.942
苯乙酮	⬡—COCH₃	19.7	202	1.026

第四节 醛酮的化学性质

烯烃中碳碳双键的 π 键断裂会发生加成反应，醛酮羰基的碳氧双键中 π 键也容易断裂发生加成反应。不同的是烯烃中的加成属于亲电加成，醛酮中羰基的加成为亲核加成反应，而亲核加成反应是醛酮化学性质的主要组成部分。由于氧的影响，羰基具有较强的吸电子能力，与之相邻的 α-H 比较活泼，所以醛酮中有涉及 α-H 上的化学反应。另外，醛酮是氧化还原的中间状态，可进一步被氧化，又可被还原，故氧化还原反应也是醛酮的重要化学性质之一。

一、亲核加成反应

亲核加成反应通式如下：

$$
R-\overset{\overset{\displaystyle O^{\delta-}}{\|}}{\underset{\delta+}{C}}-R' + Nu:A \underset{\text{慢}}{\rightleftharpoons} \left[R-\overset{\overset{\displaystyle O^-}{\|}}{\underset{Nu}{C}}-R' \right] \overset{\text{快}}{\underset{A^+}{\rightleftharpoons}} R-\overset{\overset{\displaystyle OA}{\|}}{\underset{Nu}{C}}-R'
$$

首先，由亲核试剂中带负电性的亲核部分 Nu⁻ 进攻羰基的碳原子，π 键断裂形成负氧离子，然后带正电荷的亲电部分 A⁺ 迅速与该负氧离子结合，得到最终的加成产物。由于反应是亲核试剂中带负电性的亲核部分首先进攻，所以此类反应叫亲核加成（nucleophilic addition）反应。

醛酮发生亲核加成反应与羰基碳原子所连基团的空间效应和电性效应有关。

1. 从空间位阻效应来看　羰基碳上连接的基团越小，位阻越小，反应活性就大。酮的羰基碳上连有两个烃基，它的位阻就比醛大。醛类分子中甲醛的位阻最小，所以它的反应活性最强。

2. 从电性效应来看　作为反应中心的羰基碳所带的部分正电荷越多，反应就越容易进行。烷基是斥电子基团，酮分子中羰基连有两个烃基，这会削弱了原来极性羰基碳所带的部分正电荷，所以反应速率变得很慢。尤其对于芳香族甲基酮，由于羰基与苯环相连，可以构成 π-π 共轭体系，电子云向羰基碳偏移，这极大地削弱了原羰基碳所带的部分正电荷，又由于芳环空间位阻也很大，所以很不利于亲核加成。综合以上两种因素，醛酮发生亲核加成反应的活性次序是：

$$
\underset{\text{甲醛}}{H-\overset{\overset{\displaystyle O}{\|}}{C}-H} > \underset{\text{醛}}{R-\overset{\overset{\displaystyle O}{\|}}{C}-H} > \underset{\text{芳香醛}}{Ar-\overset{\overset{\displaystyle O}{\|}}{C}-H} > \underset{\text{甲基酮}}{R-\overset{\overset{\displaystyle O}{\|}}{C}-CH_3} > \underset{\text{酮}}{R-\overset{\overset{\displaystyle O}{\|}}{C}-R'}
$$

　　能够与醛酮发生亲核加成反应的亲核试剂有：氢氰酸、亚硫酸氢钠、醇、格氏试剂和氨的衍生物等。

（一）加氢氰酸

　　醛酮与 HCN 反应，可以生成 α-羟基腈（α-cyanohydrin），又称 α-氰醇。反应通式可以表示为：

$$R-\overset{\overset{\displaystyle O}{\|}}{C}-H\,(R') + HCN \rightleftharpoons R-\overset{\overset{\displaystyle OH}{|}}{\underset{\underset{\displaystyle CN}{|}}{C}}-H\,(R') \quad \alpha\text{-羟基腈}$$

　　上反应是可逆的，实验发现当加一些碱时，可以加速反应的进行；而加酸时，反应速度变慢。如丙酮与氢氰酸反应，在 3~4 小时只有一半原料起作用；而滴加一滴氢氧化钾溶液，反应可在几分钟内完成。这说明：对羰基首先进攻的是 CN^-，不是 H^+，因为加碱有利于弱酸 HCN 的解离，使 CN^- 浓度增加；而加酸则会抑制 HCN 的解离，使 CN^- 浓度降低，不利于亲核反应的进行。

　　由于氢氰酸有剧毒，还具有挥发性，在实际工作中使用氰化钠（钾）滴加无机酸来替代直接加氢氰酸。生成的 α-羟基腈是一类很有用的化合物，氰基在酸性条件下水解为羧基，氰基还可以还原为氨基，所以在有机合成中可以用此反应进行官能团之间的转换。

　　需要指出的是：不是所有的醛酮都能与 HCN 发生化学反应。能够与氢氰酸发生反应的醛酮是所有的醛、脂肪族甲基酮和少于 8 个碳的环酮。例如：

$$\text{环己酮}=O + HCN \rightleftharpoons \overset{\overset{\displaystyle OH}{|}}{\underset{\underset{\displaystyle CN}{|}}{}}$$

（二）加亚硫酸氢钠

　　醛酮与饱和的亚硫酸氢钠溶液（40%）反应，生成 α-羟基磺酸钠的加成物，该加成物能够溶于水中，但不溶于 40% 的亚硫酸氢钠溶液中，并以白色晶体形式析出。

　　能和 $NaHSO_3$ 发生加成反应的醛酮也是所有的醛、脂肪族甲基酮和少于 8 个碳的环酮。反应通式表示为：

$$R-\overset{\overset{\displaystyle O}{\|}}{C}-H\,(R') + HO-\overset{\overset{\displaystyle O}{\|}}{\underset{\cdot\cdot}{S}}-ONa \rightleftharpoons R-\overset{\overset{\displaystyle OH}{|}}{\underset{\underset{\displaystyle SO_3Na}{|}}{C}}-H\,(R') \quad \text{结晶状的 α-羟基磺酸钠析出}$$

　　反应的亲核中心是硫原子，生成的加成产物为 α-羟基磺酸钠。由于产物不溶于饱和的

NaHSO$_3$ 溶液中，反应一旦发生可以看到白色沉淀的现象。如果对加成产物用酸或稀碱处理，又可分解成原来的醛和酮。故此反应不仅可以从生成的白色沉淀鉴别醛酮，还可以通过此反应对醛酮进行分离提纯。例如：

$$
\begin{array}{c}
\text{OH} \\
| \\
R-C-H(CH_3) \\
| \\
SO_3Na
\end{array}
\quad
\begin{cases}
\xrightarrow{\text{HCl}} & R-\overset{\displaystyle O}{\underset{\displaystyle \parallel}{C}}-H(CH_3) + HaCl + SO_2 + H_2O \\
\\
\xrightarrow{\text{Na}_2\text{CO}_3} & R-\overset{\displaystyle O}{\underset{\displaystyle \parallel}{C}}-H(CH_3) + Na_2SO_3 + CO_2 + H_2O
\end{cases}
$$

（三）加醇

在干燥的 HCl 条件下，醛可以与醇发生亲核加成反应，生成半缩醛（hemiacetal）。半缩醛中既有醇的结构，又有醚的结构，本身不稳定，当它继续与另一分子醇脱水时，可以生成稳定的缩醛（acetal）。

$$
R-\overset{\displaystyle O}{\overset{\displaystyle \parallel}{C}}-H + R'OH \xrightarrow{\text{干燥HCl}} \rightleftharpoons R-\overset{\displaystyle OH}{\underset{\displaystyle OR'}{\overset{|}{\underset{|}{C}}}}-H \text{------→ 半缩醛羟基}
$$

半缩醛

$$
R-\overset{\displaystyle OH}{\underset{\displaystyle OR'}{\overset{|}{\underset{|}{C}}}}-H + HOR' \xrightarrow{\text{干燥 HCl}} R-\overset{\displaystyle OR'}{\underset{\displaystyle OR'}{\overset{|}{\underset{|}{C}}}}-H + H_2O
$$

缩醛

缩醛的结构是一个碳原子上连有两个醚键，性质相对稳定，与氧化剂、碱等不反应。但在酸性溶液中不稳定，会水解为原来的醛和酮。例如：

$$
\bigcirc\!\!\!\!-CHO + 2CH_3OH \xrightarrow{\text{干燥 HCl}} \bigcirc\!\!\!\!-\overset{\displaystyle OCH_3}{\underset{\displaystyle OCH_3}{\overset{|}{\underset{|}{CH}}}} \xrightarrow{H^+} \bigcirc\!\!\!\!-CHO + 2CH_3OH
$$

生成缩酮（ketal）的反应比较慢，由于平衡偏向于酮一边，所以得到缩酮的产率比较低，如丙酮与乙醇发生反应，达到平衡时只有 2% 缩酮生成。但有些酮与乙二醇可以顺利地反应，生成结构稳定的五元环状缩酮。

$$
\overset{\displaystyle R}{\underset{\displaystyle R'}{C}}\!\!=\!\!O + \overset{\displaystyle CH_2OH}{\underset{\displaystyle CH_2OH}{|}} \xrightarrow{\text{干燥 HCl}} \overset{\displaystyle R}{\underset{\displaystyle R'}{C}}\overset{O-CH_2}{\underset{O-CH_2}{\big\langle}}
$$

利用生成缩醛和缩酮的反应可以在有机合成中保护羰基（或者相反，在需要时也可以保护醇羟基）。例如：要从 $CH_3—CH=CH—CHO$ 合成 $\underset{\underset{OH}{|}\quad\underset{OH}{|}}{CH_3—CH—CH—CHO}$ ，采取高锰酸钾氧化的方法制备，为防止醛基被氧化，首先要进行保护，方法如下：

$$CH_3—CH=CH—CHO + \underset{CH_2OH}{\overset{CH_2OH}{|}} \xrightarrow{\text{干燥 HCl}} CH_3—CH=CH—CH\underset{O—CH_2}{\overset{O—CH_2}{\underset{\big|}{\big|}}} + H_2O$$

$$CH_3—CH=CH—CH\underset{O—CH_2}{\overset{O—CH_2}{\underset{\big|}{\big|}}} \xrightarrow{KMnO_4/OH^-} CH_3—\underset{OH}{\overset{}{\underset{|}{CH}}}—\underset{OH}{\overset{}{\underset{|}{CH}}}—CH\underset{O—CH_2}{\overset{O—CH_2}{\underset{\big|}{\big|}}}$$

$$CH_3—\underset{OH}{\overset{}{\underset{|}{CH}}}—\underset{OH}{\overset{}{\underset{|}{CH}}}—CH\underset{O—CH_2}{\overset{O—CH_2}{\underset{\big|}{\big|}}} \xrightarrow[H_2O]{H^+} CH_3—\underset{OH}{\overset{}{\underset{|}{CH}}}—\underset{OH}{\overset{}{\underset{|}{CH}}}—CHO + \underset{CH_2OH}{\overset{CH_2OH}{|}}$$

（四）加 Grignard 试剂

Grignard 试剂中的碳镁键是一种很强的极性键。在 $C^{\delta^-}—Mg^{\delta^+}$ 中，碳原子带有部分负电荷，可以作为亲核试剂与醛酮发生亲核加成反应，然后把得到的加成产物直接水解就可以生成醇。醛酮与 Grignard 试剂反应可以得到各种醇类，这是一种重要的制备醇的方法。通式可以表示为：

$$(H)R'—\underset{}{\overset{R}{\underset{}{C}}}=O + R''—Mg—X \xrightarrow{\text{乙醚}} (H)R'—\underset{R''}{\overset{R}{\underset{|}{\overset{|}{C}}}}—OMgX \xrightarrow{H_2O} (H)R'—\underset{R''}{\overset{R}{\underset{|}{\overset{|}{C}}}}—OH + Mg\underset{X}{\overset{OH}{\big\langle}}$$

1. 生成伯醇　在无水乙醚条件下，甲醛与不同的 Grignard 试剂加成，然后水解可以制备相应的伯醇。

$$H—\overset{H}{\underset{}{C}}=O + R—Mg—X \xrightarrow[(2)\,H_2O]{(1)\,C_2H_5OC_2H_5} RCH_2OH$$

$$HCHO + CH_3CH_2CH_2MgBr \xrightarrow[(2)\,H_2O]{(1)\,C_2H_5OC_2H_5} CH_3CH_2CH_2CH_2OH$$

2. 生成仲醇　在无水乙醚条件下，醛（不包括甲醛）与 Grignard 试剂加成，然后水解可以制备仲醇。

$$H-\overset{R}{\underset{}{C}}=O + R''-Mg-X \xrightarrow[(2)\ H_2O]{(1)\ C_2H_5OC_2H_5} H-\overset{R}{\underset{R''}{C}}-OH$$

$$CH_3CHO + \langle\text{苯环}\rangle-CH_2MgCl \xrightarrow[(2)H_2O]{(1)C_2H_5OC_2H_5} CH_3\overset{OH}{\underset{}{C}}HCH_2-\langle\text{苯环}\rangle$$

3. 生成叔醇 在无水乙醚条件下，酮与 Grignard 试剂加成，然后水解可以制备叔醇。

$$R'-\overset{R}{\underset{}{C}}=O + R''-Mg-X \xrightarrow[(2)\ H_2O]{(1)\ C_2H_5OC_2H_5} R'-\overset{R}{\underset{R''}{C}}-OH$$

$$CH_3-\overset{O}{\underset{}{C}}-CH_3 + CH_3CH_2MgCl \xrightarrow[(2)H_2O]{(1)C_2H_5OC_2H_5} CH_3-\overset{OH}{\underset{CH_2CH_3}{C}}-CH_3$$

（五）加氨的衍生物

羟胺（NH_2OH）、肼（NH_2NH_2）、苯肼（$\langle\text{苯环}\rangle-NHNH_2$）、2,4-二硝基苯肼

（ $O_2N-\langle\text{苯环}\rangle\overset{NO_2}{-}-NHNH_2$ ）、氨基脲（ $NH_2NH-\overset{O}{\underset{}{C}}-NH_2$ ）可以看作氨中的一个氢被另一个基团取代后的化合物，称它们是氨的衍生物。由于这些试剂都能与含有羰基的化合物发生加成反应，故也称它们为羰基试剂。此反应可以用通式表示为：

$$(R')H-\overset{R}{\underset{}{C}}=O + H_2\overset{..}{N}-Y \rightleftharpoons (R')H-\overset{R}{\underset{OH}{C}}-NHY$$

由于反应的加成物不稳定，进一步脱水而生成含 C＝N 双键的化合物。

$$(R')H-\overset{R}{\underset{\boxed{OH\ H}}{C}}-NY \xrightarrow{-H_2O} (R')H-\overset{R}{\underset{}{C}}=NY$$

羟胺、肼、苯肼、2,4-二硝基苯肼、氨基脲与醛酮反应得到的相应产物称为肟、腙、苯腙、2,4-二硝基苯腙、缩氨脲。

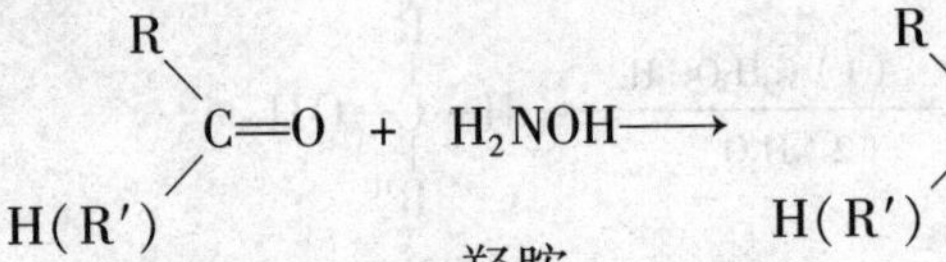

$$\underset{H(R')}{\overset{R}{\diagdown}}C=O + H_2NOH \longrightarrow \underset{H(R')}{\overset{R}{\diagdown}}C=NOH \quad 肟$$

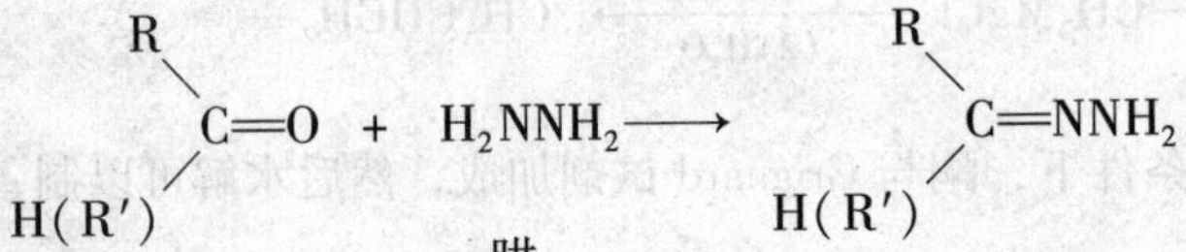

羟胺

$$\underset{H(R')}{\overset{R}{\diagdown}}C=O + H_2NNH_2 \longrightarrow \underset{H(R')}{\overset{R}{\diagdown}}C=NNH_2 \quad 腙$$

肼

$$\underset{H(R')}{\overset{R}{\diagdown}}C=O + H_2NNH\text{—}\bigcirc \longrightarrow \underset{H(R')}{\overset{R}{\diagdown}}C=NNH\text{—}\bigcirc \quad 苯腙$$

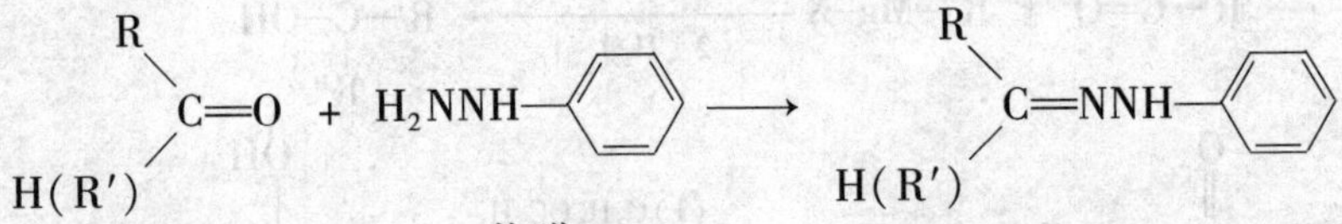

苯肼

$$\underset{H(R')}{\overset{R}{\diagdown}}C=O + H_2NNH\text{—}\bigcirc\text{—}NO_2 \longrightarrow \underset{H(R')}{\overset{R}{\diagdown}}C=NNH\text{—}\bigcirc\text{—}NO_2$$

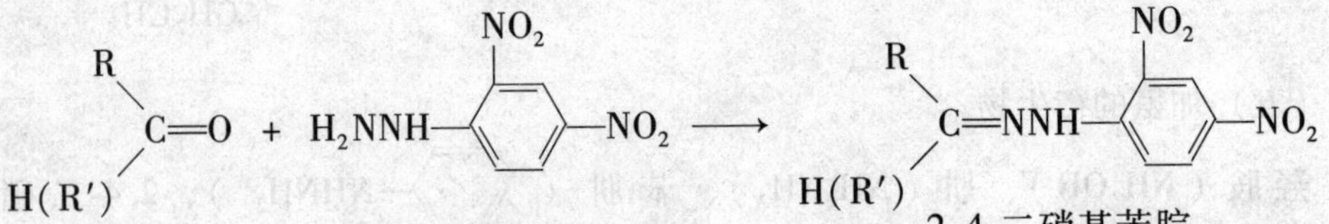

2,4-二硝基苯肼　　　　　　　　　2,4-二硝基苯腙

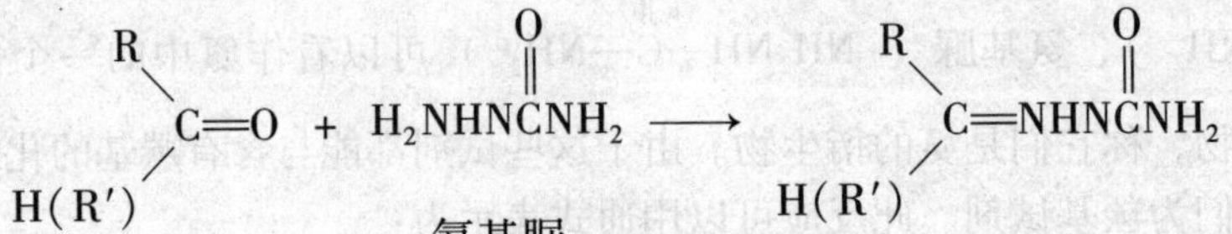

$$\underset{H(R')}{\overset{R}{\diagdown}}C=O + H_2NHNCNH_2 \longrightarrow \underset{H(R')}{\overset{R}{\diagdown}}C=NHNCNH_2 \quad 缩氨脲$$

氨基脲

　　醛酮与氨衍生物加成生成的产物往往是有颜色的固体，并具有一定的熔点，由于现象非常明显，常用它们来鉴别醛和酮。如2,4-二硝基苯肼和醛酮反应可以生成橙黄色的2,4-二硝基苯腙，这是一个专门用来鉴别羰基化合物的试剂。另外，与羰基试剂的加成产物经酸水解又可以回收到原来的醛酮，故也常用于醛酮的分离和提纯。

二、α-氢的反应

　　通常把与羰基直接相连的碳原子称为 α-碳，连在 α-碳上的氢称为 α-氢。醛酮的 α-氢受羰基中电负性较强的氧原子的影响，α 位的碳与氢之间键的极性增大，α-H 有变成质子离去的倾向，具有一定的化学活泼性，可以发生酮式（keto form）-烯醇式（enol form）互变、卤代反应、醇醛缩合（aldol condensation）反应等，表17-2 是几种化合物的 pK_a 值。

表 17-2 化合物的 pK_a 值

化合物	乙烷	乙烯	乙炔	乙醛	丙酮
结构式	$CH_3{-}CH_3$	$CH_2{=}CH_2$	$CH{\equiv}CH$	$\overset{\displaystyle O}{\underset{\displaystyle \parallel}{CH_3C}}{-}H$	$\overset{\displaystyle O}{\underset{\displaystyle \parallel}{CH_3CCH_3}}$
pK_a	50	44	25	17	20

（一）酮式-烯醇式互变

有 α-H 的醛酮分子因受羰基的影响，α-H 变得比较活泼，当以质子形式离去后，形成的碳负离子上的未共用电子对和羰基的 π 键发生 p-π 共轭，即电子可以发生离域，负电荷能够分散到碳和氧上，碳负离子比较稳定。

$$\underset{\text{酮式}}{R{-}\overset{O}{\overset{\parallel}{C}}{-}CH_3} \rightleftharpoons R{-}\overset{O}{\overset{\parallel}{C}}{-}\ddot{C}H_2^- + H^+ \rightleftharpoons \underset{\text{烯醇式}}{R{-}\overset{OH}{\overset{|}{C}}{=}CH_2}$$

在上述平衡中，质子既可以与 α-碳负离子结合，得到原来的醛酮；也可以与氧结合生成烯醇。由于反应是可逆的，所以含有 α-H 的醛酮存在着酮式-烯醇式之间动态平衡相互转变的现象，称为互变异构（tautomerism），互变异构体就是彼此之间能够相互转化的异构体。

一元醛酮的酮式比烯醇式的内能低，较稳定，所以酮式-烯醇式的平衡偏向于酮式一边，在平衡混合物中，酮式的含量较高。例如，丙酮中烯醇式的含量仅为 0.00025%。

二元醛酮，如乙酰丙酮、苯甲酰丙酮的结构中，亚甲基上连有两个羰基吸电子基团，使得 α-H 变得活泼，酸性增强，那么烯醇式结构的含量就会增加，用 $FeCl_3$ 溶液可以明显地检测出烯醇式结构的存在。

乙酰丙酮

$$\underset{\text{酮式含量20\%}}{CH_3{-}\overset{O}{\overset{\parallel}{C}}{-}CH_2{-}\overset{O}{\overset{\parallel}{C}}{-}CH_3} \rightleftharpoons \underset{\text{烯醇式含量80\%}}{CH_3{-}\overset{OH}{\overset{|}{C}}{=}CH{-}\overset{O}{\overset{\parallel}{C}}{-}CH_3}$$

苯甲酰丙酮

$$\underset{\text{酮式含量10\%}}{C_6H_5{-}\overset{O}{\overset{\parallel}{C}}{-}CH_2{-}\overset{O}{\overset{\parallel}{C}}{-}CH_3} \rightleftharpoons \underset{\text{烯醇式含量90\%}}{C_6H_5{-}\overset{OH}{\overset{|}{C}}{=}CH{-}\overset{O}{\overset{\parallel}{C}}{-}CH_3}$$

分析上面类型互变异构体烯醇式结构含量较高的原因是：

1. 当酮式结构中的亚甲基上连有两个吸电子羰基时，亚甲基的 α-H 很活泼，可以迁移到羰基氧上。

2. 烯醇化生成的双键与羰基之间存在着 π-π 共轭体系，这使分子的内能降低。尤其对于含有苯环结构的分子，共轭体系会因此而延长，烯醇式将更加稳定。

3. 当形成烯醇式结构时，还可因此进一步形成六元环状的分子内氢键，这会进一步增强结构的稳定性。

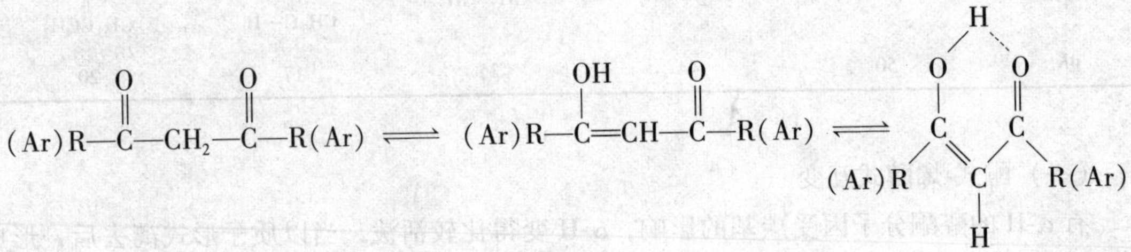

$$(Ar)R-\overset{\overset{O}{\|}}{C}-CH_2-\overset{\overset{O}{\|}}{C}-R(Ar) \rightleftharpoons (Ar)R-\overset{\overset{OH}{|}}{C}=CH-\overset{\overset{O}{\|}}{C}-R(Ar) \rightleftharpoons$$

（二）α-卤代反应

在酸和碱催化下，含有 α-H 的醛酮可以与卤素发生反应，生成一卤代物和多卤代物。例如：

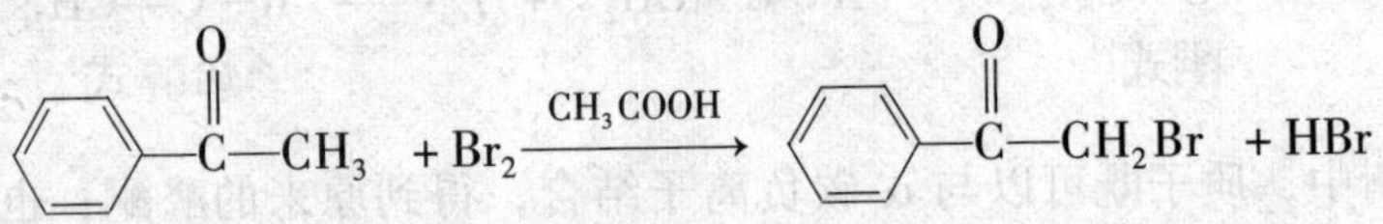

$$\underset{}{\overset{\overset{O}{\|}}{C}-CH_3} + Br_2 \xrightarrow{CH_3COOH} \overset{\overset{O}{\|}}{C}-CH_2Br + HBr$$

在碱催化下，含有 α-H 的醛酮可以与卤素迅速发生反应。特别当含有三个 α-H 的乙醛、甲基酮与卤素在氢氧化钠溶液中，这三个 α-H 都将被卤素取代。例如：

$$H(R)-\overset{\overset{O}{\|}}{C}-CH_3 + X_2 \xrightarrow{OH^-} H(R)-\overset{\overset{O}{\|}}{C}-CX_3$$

上面反应的生成物中，由于三个卤原子的强烈吸电子作用，α-三卤代物非常不稳定，随着碳碳键的极性增加会发生断裂，生成三卤甲烷（卤仿）和羧酸盐，所以此反应又称卤仿反应（haloform reaction）。

$$H(R)-\overset{\overset{O}{\|}}{C} \mathbin{\vdots} CX_3 \xrightarrow{OH^-} H(R)-\overset{\overset{O}{\|}}{C}-ONa + CHX_3$$
$$\text{卤仿}$$

如果卤素采用与碘的氢氧化钠溶液作用，则生成碘仿（CHI_3），反应现象是生成不能溶于反应液的黄色固体沉淀，由于反应进行很快，因此常通过碘仿反应鉴别和确定醛酮的结构。

由于卤素的氢氧化钠溶液具有一定的氧化性（$X_2 + NaOH \rightleftharpoons NaOX + NaX + H_2O$）其中 NaOX 是氧化剂，含有 $R(H)-\overset{\overset{OH}{|}}{C}H-CH_3$ 结构的醇在该反应条件下可被氧化为乙醛、甲

基酮等，也同样可以发生卤仿反应。

$$R(H)—\overset{OH}{\underset{}{CH}}—CH_3 + I_2 + NaOH \longrightarrow R(H)—\overset{O}{\underset{}{C}}—CH_3 \longrightarrow R(H)—\overset{O}{\underset{}{C}}—ONa + CHI_3\downarrow$$
黄色沉淀

（三）醇醛缩合反应

两分子含有 α-氢的醛在稀碱条件下，相互作用生成 β-羟基醛的反应，称为醇醛缩合反应（又称羟醛缩合反应）。反应通式为：

$$RCH_2\overset{O}{\underset{}{C}}—H + RCH_2\overset{O}{\underset{}{C}}—H \xrightarrow{\text{稀 } OH^-} RCH_2\overset{OH}{\underset{R}{CH}}—\overset{}{CH}—\overset{O}{\underset{}{C}}—H \qquad \text{β-羟基醛}$$

反应机制如下：

1. 稀碱首先夺取醛中有一定活泼性的 α-H，并生成负碳离子。

$$RCH_2—\overset{O}{\underset{}{C}}—H + OH^- \underset{}{\overset{-H_2O}{\rightleftharpoons}} \left[R\overset{}{\underset{}{\overset{.}{C}}H}—\overset{O}{\underset{}{C}}—H \longleftrightarrow RCH\!=\!\overset{\overset{-}{O}}{\underset{}{C}}—H \right]$$

2. 负碳离子又作为亲核试剂去进攻另一分子醛的羰基碳，生成负氧离子。

$$RCH_2—\overset{O}{\underset{}{C}}—H + \overset{-}{\underset{R}{\overset{}{C}H}}—\overset{O}{\underset{}{C}}—H \underset{}{\overset{快}{\rightleftharpoons}} RCH_2—\overset{O^-}{\underset{R}{CH}}—\overset{}{CH}—\overset{O}{\underset{}{C}}—H$$

3. 氧负离子会立即与水中质子结合得到醇醛（β-羟基醛）。

$$RCH_2—\overset{O^-}{\underset{R}{CH}}—\overset{}{CH}—\overset{O}{\underset{}{C}}—H + H_2O \underset{}{\overset{快}{\rightleftharpoons}} RCH_2—\overset{OH}{\underset{R}{CH}}—\overset{}{CH}—\overset{O}{\underset{}{C}}—H + OH^-$$

产物 β-羟基醛不稳定，加热时很容易发生分子内脱水，生成 α，β-不饱和醛。

$$RCH_2—\overset{OH}{\underset{R}{CH}}—\overset{}{CH}—\overset{O}{\underset{}{C}}—H \xrightarrow{\Delta} RCH_2—\overset{}{\underset{R}{CH}}\!=\!\overset{}{C}—\overset{O}{\underset{}{C}}—H + H_2O$$

例如：乙醛在稀碱溶液中发生该反应的系列方程式如下

$$CH_3CHO + CH_3CHO \xrightarrow{\text{稀 } OH^-} \overset{\overset{OH}{|}}{H_3C-CH-CH_2CHO} \xrightarrow{\Delta} CH_3CH=CHCHO + H_2O$$

β-羟基丁醛   2-丁烯醛

醇醛缩合反应是有机合成中一种非常重要的增长碳链的反应。但两种不同醛分子间发生醇醛缩合反应可以生成四种缩合产物，这在合成上没有实际意义。当这两种醛中其中有一种没有 α-H 时，采用适宜的操作方法，也可以得到一种产率较高的缩合产物。例如，在含有苯甲醛的碱性溶液中，漫漫滴入含有 α-H 的乙醛，可以得到 3-苯基丙烯醛，产率约为 68%。

$$\bigcirc\!\!\!-CHO + CH_3CHO \xrightarrow[\Delta]{\text{稀 } OH^-} \bigcirc\!\!\!-CH=CH-CHO$$

酮也能发生类似的缩合反应，但比醛困难，反应平衡偏向于反应物一边。

三、氧化还原反应

醛酮既可以发生氧化反应，也可以发生还原反应。氧化可生成羧酸，而还原时，使用不同的还原剂，羰基可以被还原成羟甲基（—CH$_2$OH）或者亚甲基（—CH$_2$—）。另外，由于醛酮在结构上的差异，它们反应的难易程度也不一样。

（一）氧化反应

1. 与强氧化剂反应   醛的羰基碳上连有一个氢原子，与酮相比醛很容易被氧化为同碳数的羧酸。常使用的氧化剂有：$KMnO_4$、$K_2Cr_2O_7$ 和 HNO_3。

$$CH_3(CH_2)_5CHO \xrightarrow[20℃]{KMnO_4/H_2SO_4} CH_3(CH_2)_5COOH$$

酮很难被氧化，但在强氧化剂条件下，如高锰酸钾酸性条件，硝酸等长时间加热情况下，羰基两边的碳链会断裂，生成碳原子数较少的羧酸混合物，由于产物比较复杂，无实际应用价值。

2. 与弱氧化剂的反应   托伦（Tollens）试剂、费林（Fehling）试剂和班乃德（Benedict）试剂称为弱氧化试剂。酮一般是不易被弱氧化试剂所氧化。托伦试剂是由氧化银溶解在氨水中制备的无色溶液。如果所用的试管壁是光滑洁净的，还原得到的金属银会沉积在试管壁上形成银镜，所以该反应又称银镜反应。

$$RCHO + 2[Ag(NH_3)_2]OH \xrightarrow{\Delta} RCOONH_4 + 2Ag\downarrow + 3NH_3 + H_2O$$

Fehling 试剂是由硫酸铜和酒石酸钾钠的氢氧化钠溶液配置而成，Benedict 试剂是由硫酸铜、碳酸钠和柠檬酸钠配置而成，它们的反应结果都是使两价铜还原成红色的氧化亚铜沉淀。反应通式为：

$$RCHO + Cu^{2+} + OH^- \xrightarrow{\Delta} RCOONa + Cu_2O\downarrow + H_2O$$

一般认为，脂肪醛和芳香醛都能与 Tollens 试剂发生反应，而只有脂肪醛能与 Fehling 试剂和 Benedict 试剂发生反应，所以可以用与弱氧化剂的反应来区别不同的醛酮。

（二）还原反应

1. 羰基还原成羟基　通常采用催化氢化的方法，如选择铂、镍等金属作催化剂，醛、酮会分别还原成伯醇和仲醇，如分子中存在 $C=C$，$C\equiv C$ 等也都将被还原。

$$RCHO + H_2 \xrightarrow{Ni} RCH_2OH \qquad 伯醇$$

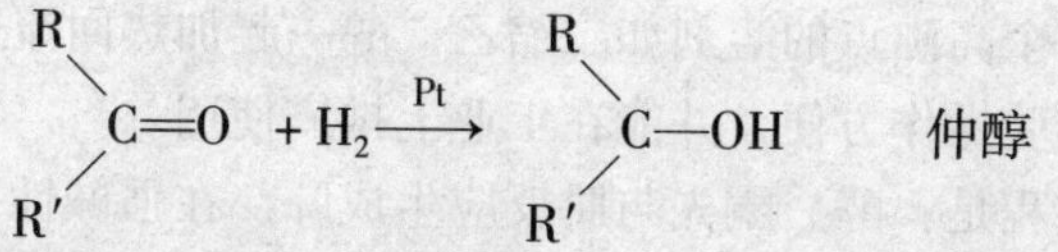

例如：$CH_3CH_2CH_2CHO + H_2 \xrightarrow{Ni} CH_3CH_2CH_2CH_2OH$

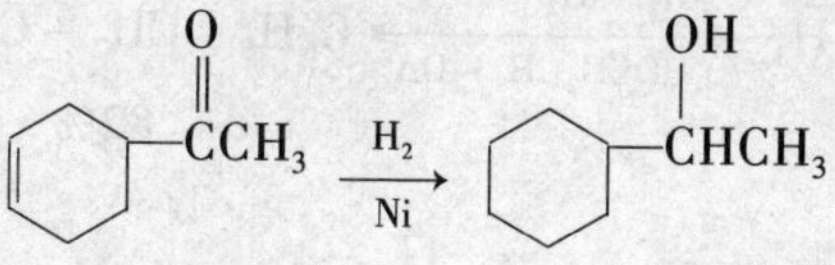

如果采用金属氢化物方法，如氢化铝锂（$LiAlH_4$），硼氢化钠（$NaBH_4$）作还原剂时，只有羰基被还原，分子中的双键和三键不被还原，所以金属氢化物做还原剂具有很好的还原选择性。硼氢化钠不与水、质子性溶剂作用，使用较为方便，是一种比较缓和的还原剂；氢化铝锂比硼氢化钠的还原能力大，但极易水解，反应首先要在无水条件下进行，然后再进行水解得到产物。例如：

$$CH_3CH=CHCH_2CHO \xrightarrow[(2)H_2O]{(1)NaBH_4} CH_3CH=CHCH_2CH_2OH$$

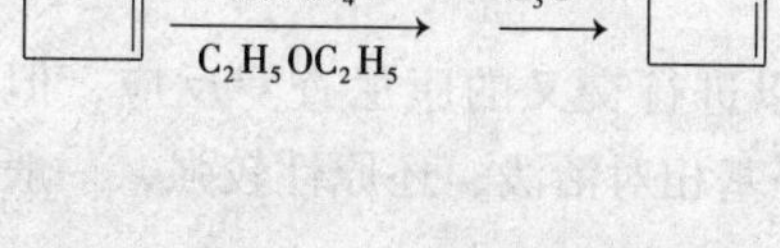

2. 羰基还原成亚甲基

（1）克莱门森还原法：醛酮在锌汞齐和浓盐酸的作用下，羰基可还原成亚甲基，此反应叫克莱门森（Clemmensen）还原法。此方法适用于对酸稳定的化合物，其中芳香醛酮的还原产率较高。

$$R-\overset{\overset{\displaystyle O}{\|}}{C}-R' \xrightarrow[\text{浓 HCl}\Delta]{\text{Zn—Hg}} R-CH_2-R'$$

例如：

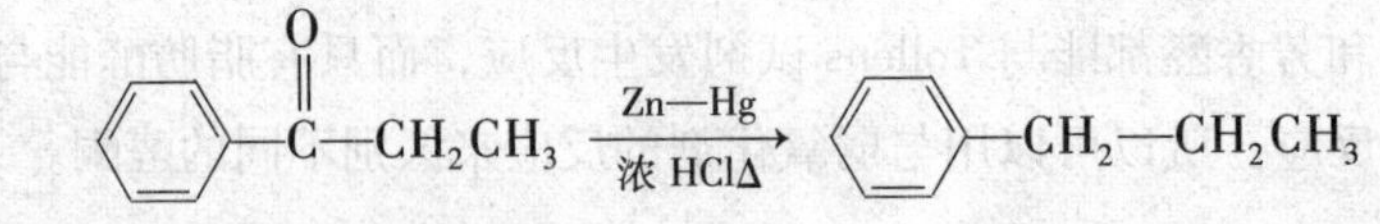

$$C_6H_5-\overset{\overset{\displaystyle O}{\|}}{C}-CH_2CH_3 \xrightarrow[\text{浓 HCl}\Delta]{\text{Zn—Hg}} C_6H_5-CH_2-CH_2CH_3$$

（2）沃尔夫-凯西纳尔-黄鸣龙还原法：对酸不稳定而对碱稳定的醛酮，可采用沃尔夫-凯西纳尔-黄鸣龙（Wolff-Kishner-Huang Minglong）还原法把羰基还原成亚甲基。

最早对于沃尔夫-凯西纳尔（Wolff-Kishne）反应，实验采用的方法是在高温下，醛酮与无水肼、金属钠（钾）在高压锅或高压封管中进行，实验条件要求高，操作不方便。1946年，我国化学家黄鸣龙（1898～1979年）对此法进行了改进，在氢氧化钠（钾）的碱性条件，醛酮与肼的水溶液和一个高沸点的溶剂如二缩乙二醇一起加热回流进行还原，改进后的反应可以在常压下进行，实验操作方便，并能在工业上推广使用。

这个反应的整个过程是：醛、酮先与肼反应生成腙，在强碱性条件下加热，生成的腙会分解释放出氮气形成烷烃。

$$C_6H_5-\overset{\overset{\displaystyle O}{\|}}{C}-CH_2CH_3 \xrightarrow[(HOCH_2CH_2)_2O\Delta]{H_2NNH_2/NaOH} \underset{82\%}{C_6H_5-CH_2-CH_2CH_3} + N_2 + H_2O$$

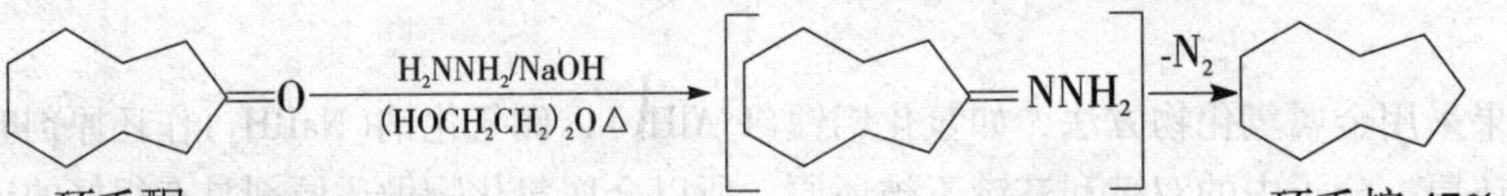

环壬酮 环壬烷 47%

3. 康尼查罗反应 在浓碱条件下，两分子无 α-氢的醛，一分子被氧化为羧酸，另一分子被还原成醇，此反应叫康尼查罗（Cannizzaro）反应，又叫歧化反应。例如：

$$2HCHO \xrightarrow{\text{浓 NaOH}} HCOONa + CH_3OH$$

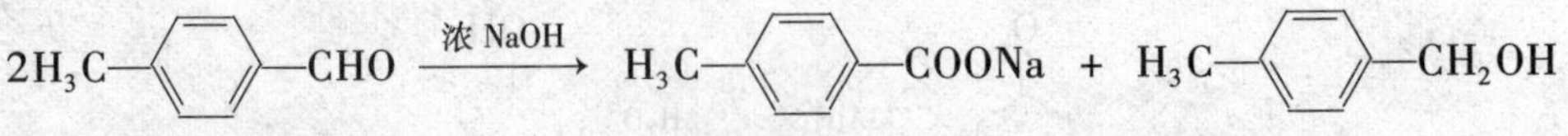

无 α-氢的醛分子之间可以进行交叉的康尼查罗反应，但反应产物较多，无制备价值。若其中有甲醛，由于甲醛的醛基相对活泼，还原性较强，一般是甲醛被氧化为甲酸，另一种醛被还原成醇。例如：

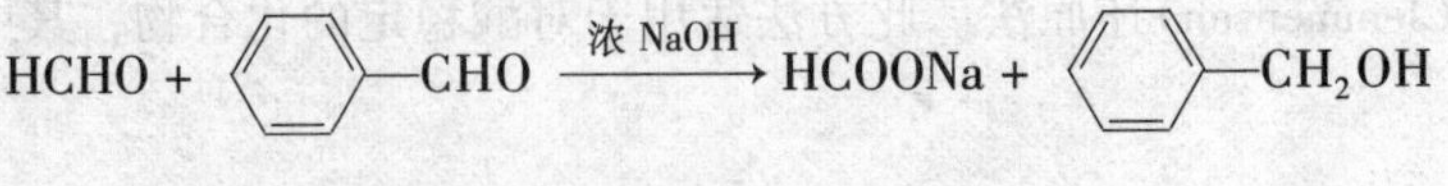

第五节 醌

醌类是指具有共轭体系的环己二烯二酮类化合物，以下为醌的邻位和对位两种结构：

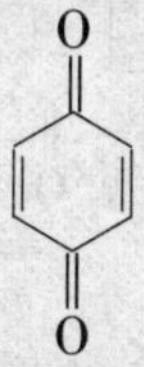

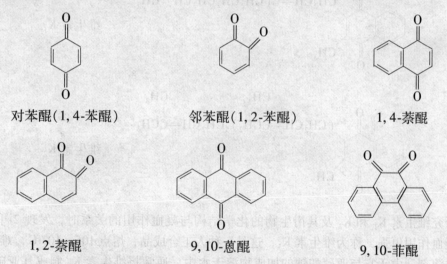

由于醌类是高度共轭的，所以它们都具有颜色，醌类化合物在自然界分布很广，维生素K 就具有醌型结构，有些植物的色素就是属于醌类。

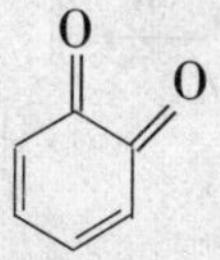

一、醌的命名

醌类通常是以苯醌、萘醌、蒽醌、菲醌为母体，并标出两个羰基的位置。

对苯醌(1,4-苯醌)　　　邻苯醌(1,2-苯醌)　　　1,4-萘醌

1,2-萘醌　　　　9,10-蒽醌　　　　9,10-菲醌

二、醌的化学性质

（一）羰基上的加成

苯醌中的羰基可与亲核试剂发生加成反应，例如与羟胺可以发生加成反应。

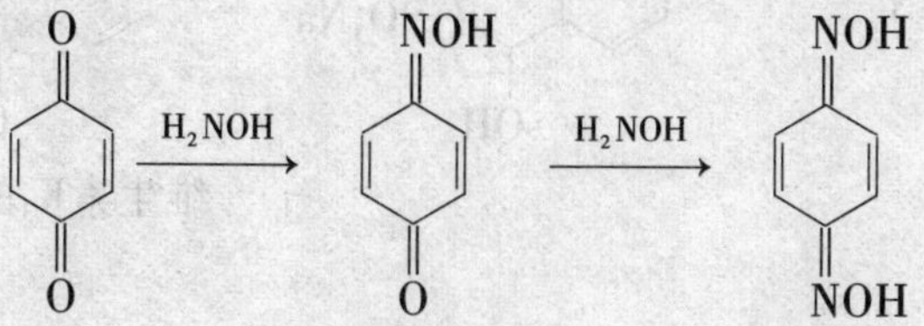

对苯醌单肟　　　对苯醌二肟

（二）烯键上的加成

苯醌中存在两个碳碳双键，它们如同烯烃分子一样，可以与 X_2 和 HX 发生加成反应。

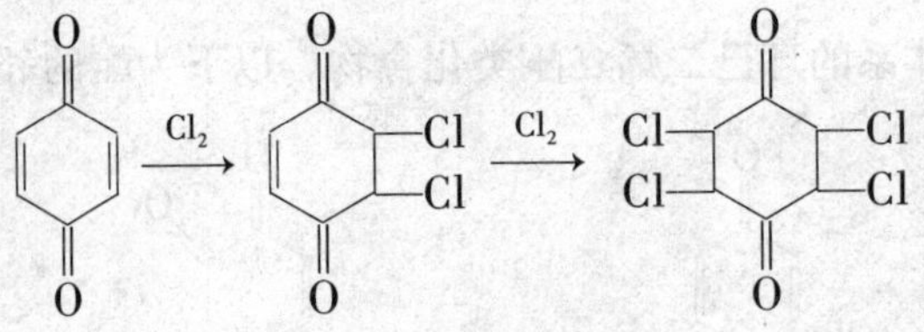

三、α-萘醌和维生素 K

醌类化合物在自然界分布很广，许多醌的衍生物存在于动植物体内。α-萘醌为黄色挥发性固体。在动植物体内许多具有生理活性的化合物都含有 α-萘醌的结构。例如具有促进凝血功能的维生素 K 就含有 α-萘醌的结构。下面是维生素 K_1 和 K_2 的结构。

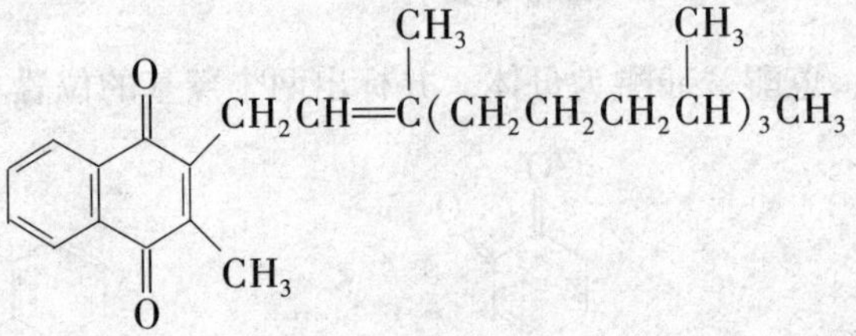

维生素 K_1

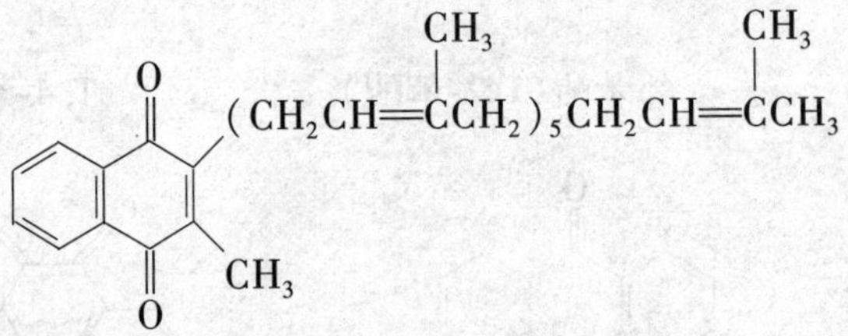

维生素 K_2

在研究维生素 K_1 和 K_2 及其衍生物的化学结构与凝血作用的关系时，发现 2-甲基-1,4-萘醌的凝血作用更强，称为维生素 K_3，这是一种人工合成品，熔点 105～107℃，难溶于水，溶于有机溶剂。由于它与亚硫酸钠的加成物溶于水中，通常将维生素 K_3 制成其亚硫酸氢钠的加成物，反应方程式如下：

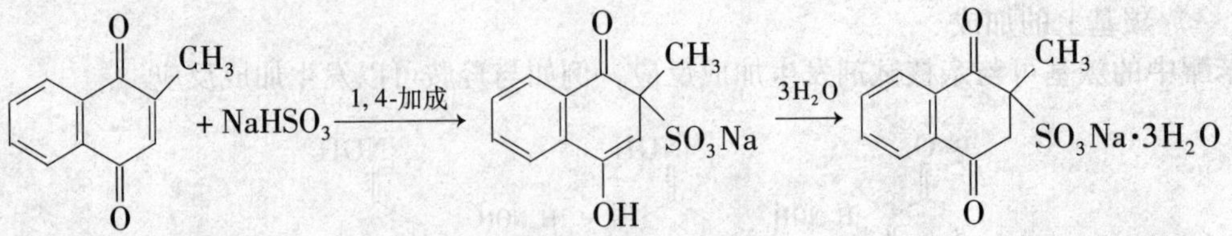

2-甲基-1,4-萘醌　　　　　　　　　　　　　　　　维生素 K_3 的亚硫酸氢钠加成物

第六节 重要的化合物

一、甲醛

甲醛是一种无色、有刺激性气味的气体，易溶于水和醇中。在工业上甲醛是通过甲醇氧化脱氢来生产的。甲醛大量用于酚醛树脂、脲醛树脂、纤维以及季戊四醇的合成上。

甲醛有凝固蛋白的作用，故有杀菌和防腐能力，用于消毒剂和生物标本的防腐剂。含甲醛40%，甲醇8%的水溶液叫"福尔马林"，是保存解剖动物标本的防腐剂。甲醛非常容易聚合，长期放置甲醛的浓溶液能产生多聚甲醛的白色沉淀，多聚甲醛加热到180~200℃时，又会重新分解出甲醛。所以甲醛通常以含37%~40%甲醛水溶液或多聚甲醛的形式储存或运输。

室内装饰材料中含有大量的甲醛，这也成为新装修房屋的主要污染源之一。高浓度的甲醛会对神经系统、免疫系统、肝造成损害。根据流行病学的调查研究，长期接触甲醛可引发鼻、咽、皮肤和消化道的癌症，而且甲醛已被世界卫生组织确定为致癌和致畸形物质。

二、乙醛

乙醛是无色、有刺激性气味的液体，沸点21℃。可以溶于水及一些有机溶剂中，也容易发生氧化和聚合。乙醛也是重要的有机合成原料，工业上使用乙烯在催化剂条件下，在空气中氧化得到乙醛。

$$H_2C\!=\!\!CH_2 + O_2 \xrightarrow{\text{PdCl}_2 - \text{CuCl}_2} CH_3CHO$$

乙醛中通入 Cl_2 可得三氯乙醛，三氯乙醛中由于三个氯原子的诱导作用，可以与水形成水合氯醛，在临床上10%的三氯乙醛水溶液用作镇静催眠药。

三、苯甲醛

苯甲醛为无色液体，具有苦杏仁味，又称为苦杏仁油，沸点179℃。微溶于水，易溶于乙醇和乙醚。苯甲醛通常以结合状态存在于水果果实的种子中，其中苦杏仁中含量最高，通常是以糖苷结合的形式，即苦杏苷存在。

苯甲醛容易氧化，长期在空气中放置可被氧化成白色的苯甲酸晶体。苯甲醛也是有机合成中重要的原料，是制造染料用的中间体。苯甲醛不仅本身用作香料及调味料，还用于加工其他香料及调味料。

四、丙酮

丙酮是无色有香味的液体，易溶于水中，可以溶解多种有机物质，是最常用的有机溶剂。丙酮最早是由粮食发酵的方法得到，现在主要由工业法制备。例如，在工业上可通过异丙苯氧化的方法，同时制苯酚和丙酮两种重要的有机化工原料。

$$CH_3-\underset{\underset{\bigcirc}{|}}{\overset{CH_3}{\underset{|}{C}}}H \xrightarrow[\text{催化剂}]{O_2} CH_3-\underset{\underset{\bigcirc}{|}}{\overset{CH_3}{\underset{|}{C}}}-O-O-H \xrightarrow{\text{稀 }H_2SO_4} \underset{\bigcirc}{OH} + H_3C-\overset{O}{\overset{\|}{C}}-CH_3$$

正常人的血液和尿液中丙酮的含量很低，患有糖尿病的人由于体内糖代谢紊乱，往往有过量的丙酮从尿液中排出或随呼吸中呼出。要证明病人是否患有糖尿病时，在临床上除检查尿中的葡萄糖外，还要检查是否有丙酮的存在，可用碘仿反应检查丙酮。

五、鱼腥草素

鱼腥草素是中草药鱼腥草抗菌消炎的有效成分，其中的主要成分是癸酰乙醛。癸酰乙醛为黄色油状液体，不稳定，它的亚硫酸氢钠加成物相对稳定，是一种白色针状晶体，作为药用的合成鱼腥草素来使用，且能溶于水中，临床上用于治疗呼吸道感染、急慢性支气管炎、宫颈炎、小儿肺炎等。

$$CH_3(CH_2)_8\overset{O}{\overset{\|}{C}}CH_2\overset{O}{\overset{\|}{C}}-H \qquad\qquad CH_3(CH_2)_8\overset{O}{\overset{\|}{C}}CH_2\underset{\underset{SO_3Na}{|}}{\overset{OH}{\underset{|}{C}}}-H$$

　　　　癸酰乙醛　　　　　　　合成鱼腥草素（癸酰乙醛的亚硫酸氢钠加成物）

小　结

醛、酮、醌结构中都含有羰基，羰基碳一端与氢原子相连，另一端与烃基相连时为醛，羰基碳两边分别与两个烃基相连时称为酮。醌是一类具有共轭体系的环己二烯二酮类化合物，其中最简单的醌是苯醌。

醛酮采用系统命名法的基本原则为：选择含有羰基在内的最长碳链为主链，从离羰基最近的一端编号，醛是从醛基一端编号，命名为 n-某取代基某醛，酮命名为 n-某取代基-n′-某酮，n′是指羰基的位置。醌类作为相应的芳烃的衍生物来命名，由苯衍生而来的称为苯醌，其他相应的有萘醌、蒽醌、菲醌等。

在羰基的碳氧双键中，氧原子的电负性比碳原子大，π 电子云会偏向于氧原子一边，氧原子带部分负电荷(δ-)，碳原子带部分正电荷(δ+)，故羰基是个极性基团，能够发生亲核加成反应。可以与氢氰酸、亚硫酸氢钠、醇、格氏试剂和氨的衍生物等发生亲核加成反应。

含有 α-H 的醛酮，因受羰基吸电子诱导效应的影响，α-H 具有一定的活泼性，能发生酮式-烯醇式互变，卤仿反应和醇醛缩合反应。

醛酮还能发生氧化还原反应，醛可以很容易被氧化生成羧酸，可以与弱氧化试剂如托伦试剂、费林试剂和班乃德试剂发生反应。酮不能被弱氧化试剂，在强烈的氧化条件下，羰基两边的碳链会断裂，生成碳原子数较少的羧酸混合物。醛酮被还原时，羰基可以被还原成羟甲基（—CH_2OH）或者亚甲基（—CH_2—）。通过催化氢化和用金属氢化物能够把醛和酮的羰基还原为羟基，分别得到伯醇和仲醇。采用克莱门森还原法、沃尔夫-凯西纳尔-黄鸣龙还原方法可以把羰基还原成亚甲基。而对于无 α-氢的醛，还可以发生自身氧化还原反应，即两分子的醛中，一分子被氧化成为羧酸，另一分子被还原成为醇，这称为歧化反应，也叫康尼查罗反应。

由于醌的基本结构是一个共轭的环己二烯二酮，分子中的碳碳双键可以发生亲电加成，羰基可以发生亲核加成等反应。

习　题

1. 命名下列醛、酮、醌化合物：

（1） 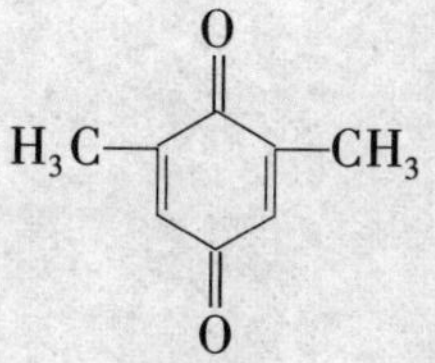　H_3C ... CH_3（对苯醌结构）

（2） 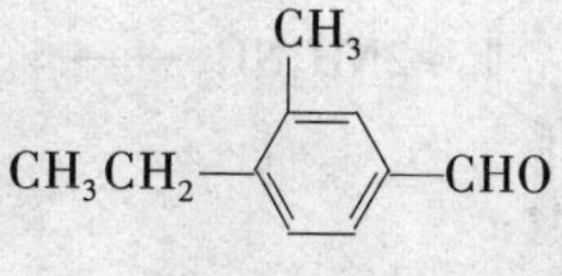　CH_3CH_2 ... CHO（苯环，含 CH_3）

（3）　$CH_3-\overset{O}{\overset{\|}{C}}-CH_2-CH_2-\overset{O}{\overset{\|}{C}}-CH_3$

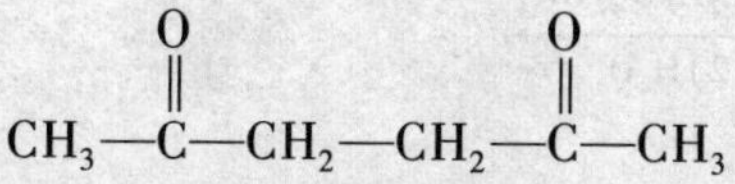

（4） 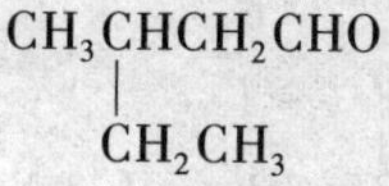　CH_3CHCH_2CHO ，CH_2CH_3

（5） 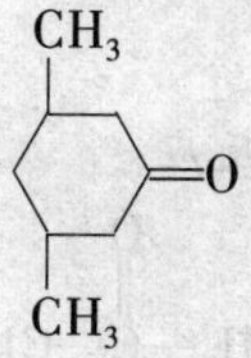　含 CH_3 取代的环己酮（两个 CH_3）

（6） 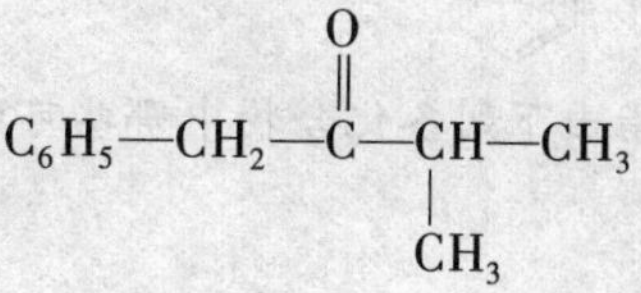　$C_6H_5-CH_2-\overset{O}{\overset{\|}{C}}-\overset{}{\underset{CH_3}{CH}}-CH_3$

（7） 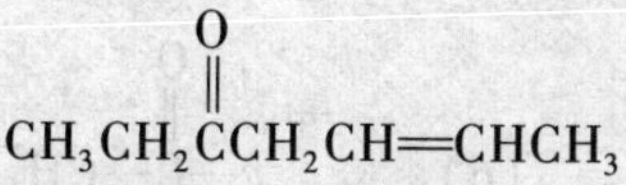　$CH_3CH_2CCH_2CH=CHCH_3$（含 O）

（8） 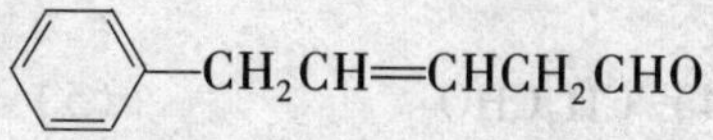　苯基—$CH_2CH=CHCH_2CHO$

2. 写出下列醛、酮、醌的结构式：

（1）3-甲基-1,2-苯醌

（2）4-甲基-1,2-萘醌

（3）邻羟基苯甲醛

（4）2,3-丁二酮

（5）对甲基苯乙酮

（6）3-溴-2-丁酮

（7）2,2-二甲基环戊酮

（8）3-环己基丙醛

（9）5-甲基-3-己烯-2-酮

（10）3-戊烯醛

3. 完成下列各反应方程式：

（1） 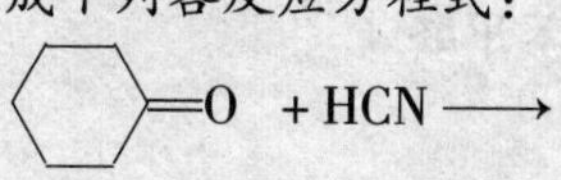　环己酮 $C=O$ + HCN ⟶

（2） 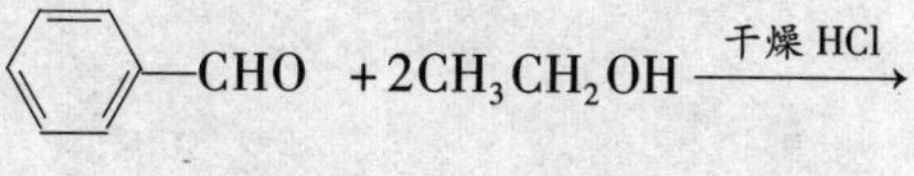　苯基—CHO + 2CH_3CH_2OH $\xrightarrow{\text{干燥 HCl}}$

(3)　$H_3C-\overset{O}{\overset{\|}{C}}-CH_3$ + NaHSO$_3$ ⟶

(4) 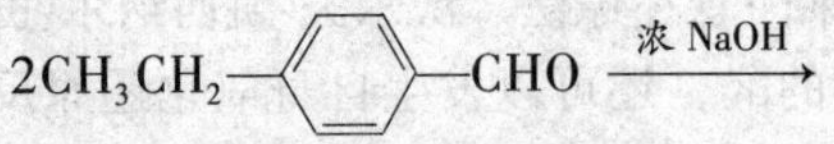　2CH$_3$CH$_2$—⟨benzene⟩—CHO $\xrightarrow{\text{浓 NaOH}}$

(5) 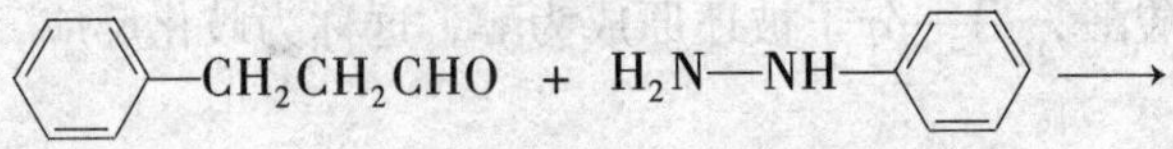　⟨benzene⟩—CH$_2$CH$_2$CHO + H$_2$N—NH—⟨benzene⟩ ⟶

(6) 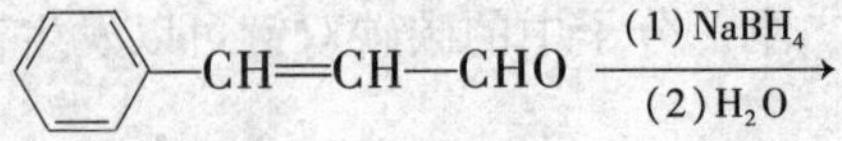　⟨benzene⟩—CH=CH—CHO $\xrightarrow[\text{(2)H}_2\text{O}]{\text{(1)NaBH}_4}$

(7) 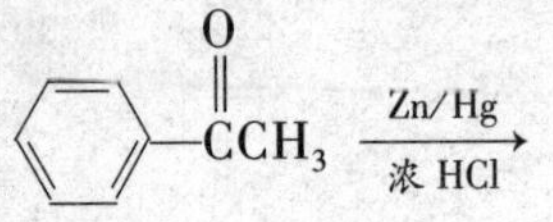　⟨benzene⟩—$\overset{O}{\overset{\|}{C}}CH_3$ $\xrightarrow[\text{浓 HCl}]{\text{Zn/Hg}}$

(8) 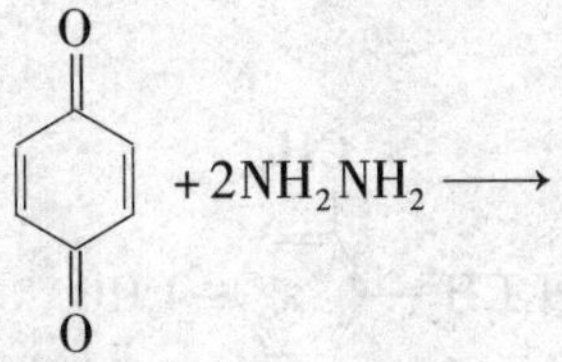　⟨quinone⟩ + 2NH$_2$NH$_2$ ⟶

(9) 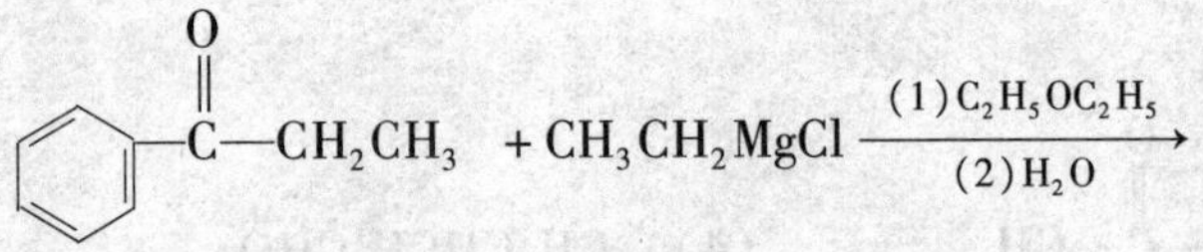　⟨benzene⟩—$\overset{O}{\overset{\|}{C}}$—CH$_2CH_3$ + CH$_3$CH$_2$MgCl $\xrightarrow[\text{(2)H}_2\text{O}]{\text{(1)C}_2\text{H}_5\text{OC}_2\text{H}_5}$

(10) 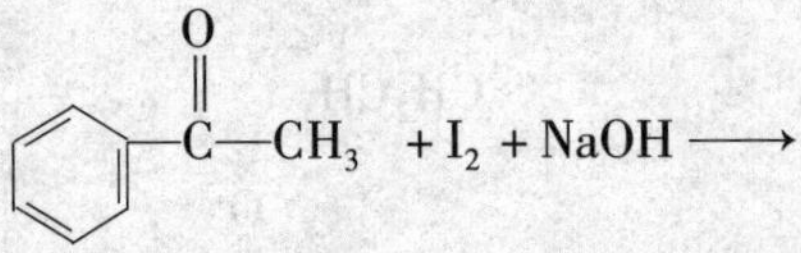　⟨benzene⟩—$\overset{O}{\overset{\|}{C}}$—CH$_3$ + I$_2$ + NaOH ⟶

4.　指出下列各化合物中哪些可以与 HCN 加成，哪些可以发生碘仿反应：

(1)　CH$_3$CH$_2$CH$_2$OH　　　　(2)　CH$_3$CH$_2$CH$_2$CHO　　　　(3)　CH$_3$CH$_2$—$\overset{O}{\overset{\|}{C}}$—CH$_3$

(4)　CH$_3$CHO　　　　　　　(5) 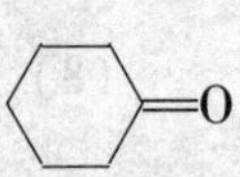　⟨cyclohexanone⟩O　　　　(6) 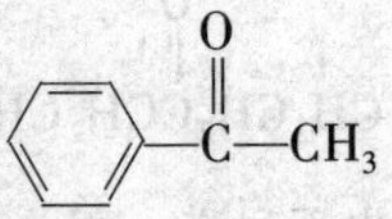　⟨benzene⟩—$\overset{O}{\overset{\|}{C}}$—CH$_3$

5.　写出苯甲醛与下列各组试剂反应的产物：

(1)　苯肼　　　　　　　　　　(2)　甲醇，干燥 HCl

(3)　羟胺　　　　　　　　　　(4)　HCN

(5)　浓 NaOH

6.　下列化合物中哪些可进行醇醛缩合反应，哪些可进行康尼查罗反应：

(1)　2,2-二甲基丁醛　　　　　(2)　苯乙醛

(3)　丁醛　　　　　　　　　　(4)　对氯苯甲醛

7.　用简单的化学方法区别下列各组化合物：

(1)　丙酮、苯乙酮

(2)　2-己醇、2-己酮

（3）2-戊酮、3-戊酮、环己醇

8. 排出下列化合物发生羰基亲核加成反应从易到难的顺序：

（1）CH_3CHO　　　　　（2）$CH_3CH_2COCH_3$　　　　（3）—CHO

（4）◯—$COCH_3$　　　（5）CH_3COCH_3　　　　　（6）$HCHO$

9. 排出下列化合物与氢氰酸反应从易到难的顺序：

（1）CH_3CH_2CHO　　　（2）$BrCH_2CHO$　　　　　（3）FCH_2CHO

（4）CH_3COCH_3　　　（5）CH_3CHO　　　　　　（6）$ClCH_2CHO$

10. 写出下列化合物的烯醇式结构：

（1）CH_3COCH_3

（2）$CH_3CH_2\overset{O}{\overset{\|}{C}}CH_2\overset{O}{\overset{\|}{C}}CH_2CH_3$

（3）环己酮结构式

（4）1,3-环己二酮结构式

11. 完成下列转化

（1）苯 —— 正丙苯　　　　　（2）苯甲醛 —— 3-苯基-2-丙烯-1-醇

12. 分子式为 C_3H_6O（A）的化合物，能与亚硫酸氢钠作用，生成白色晶体，但无碘仿反应。此化合物还原可得分子式为 C_3H_8O（B）的化合物。B 经浓硫酸脱水得到化合物 C_3H_6（C），试写出 A、B、C 的结构式。

13. 某化合物分子式 $C_4H_{10}O$（A）可与溴的氢氧化钠溶液作用，A 与浓硫酸共热得 C_4H_8（B），A 氧化得 C_4H_8O（C），试写出 A、B、C 的结构式。

14. 化合物 A 不能与 Tollens 试剂反应，与苯肼作用可以得到一橘红色的固体，化合物 A 与氰化钠和盐酸反应可以得到分子式为 $C_6H_{11}NO$ 的化合物 B。化合物 A 用氢化铝锂还原得到化合物 C，化合物 C 与碘的氢氧化钠溶液作用可产生黄色固体沉淀，化合物 C 用浓硫酸脱水得到 2-戊烯，试写出化合物 A、B、C 可能的结构式。

（张　枫）

第十八章　羧酸、取代羧酸和羧酸衍生物

羧酸（carboxylic acid）是一类具有酸性的有机化合物，羧基（carboxyl）是这类物质的官能团；除甲酸以外，羧酸可看作是烃分子中的氢被羧基取代的化合物，结构通式表示为

$$R(Ar)—\overset{\overset{\displaystyle O}{\|}}{C}—OH$$

。当羧酸上的烃基氢被其他原子或基团取代后形成的化合物称为取代羧酸（substituted carboxylic acids），取代羧酸的分子结构中不仅含有羧基，同时还含有其他官能团。当羧基中的羟基被其他原子或基团取代后形成的化合物，称为羧酸衍生物（derivatives of carboxylic acid），主要包括酰卤（acyl halide）、酸酐（acid anhydride）、酯（ester）和酰胺（amide）等。

第一节　羧　　酸

一、羧酸的分类和命名

根据羧酸分子中所含羧基的数目不同，可分为一元酸、二元酸和多元酸；根据羧基所连烃基的种类，可分为脂肪酸和芳香酸；根据羧基所连烃基饱和程度的不同，可分为饱和羧酸和不饱和羧酸。

羧酸类化合物常采用俗名，即根据它的来源命名，例如，蚁酸、醋酸、草酸、苯甲酸、酒石酸、软脂酸和硬脂酸等。

羧酸的系统命名法与醛相似。命名时选择含有羧基的最长碳链作为主链，从羧基端开始给主链上的碳原子编号，编号时可采用阿拉伯数字或者用希腊字母 α、β、γ、δ 表示取代基位次，根据主链上碳原子数目称为 n-某取代基某酸。命名二元羧酸时，选择含有两个羧基在内的最长碳链为主链，称为某二酸。当羧酸中含有脂肪环和芳香环时，通常以脂肪族羧酸为母体，脂肪环和芳香环作为取代基。例如：

$$
\begin{array}{ccc}
\underset{\underset{\displaystyle CH_3}{|}}{CH_3CHCOOH} & \underset{\underset{\displaystyle Br}{|}}{CH_3CHCH_2COOH} & HOOC—COOH \\
\text{2-甲基丙酸（α-甲基丙酸）} & \text{3-溴丁酸（β-溴丁酸）} & \text{乙二酸（草酸）}
\end{array}
$$

$$
\begin{array}{ccc}
HOOC—CH_2CH_2—COOH & H_3C—(CH_2)_{14}—COOH & H_3C—CH\overset{—COOH}{\underset{—COOH}{}} \\
\text{丁二酸（琥珀酸）} & \text{十六碳酸（软脂酸）} & \text{2-甲基丙二酸}
\end{array}
$$

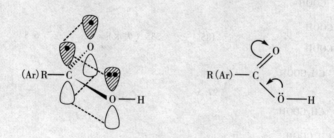

苯甲酸(安息香酸)　　邻苯二甲酸　　3-苯基丙酸(β-苯基丙酸)

2-甲基-3-环己基丁酸(α-甲基-β-环己基丁酸)

二、羧酸的结构

羧酸中羧基的 C 原子为 sp^2 杂化，三个 sp^2 杂化轨道分别与相连接的原子（一个碳原子和两个氧原子）形成 3 个 σ 键，这 3 个 σ 键在同一个平面上；未杂化的 p 轨道与羰基氧原子的 p 轨道平行重叠形成 π 键，羟基氧原子上的一对 p 电子与 π 键侧面重叠形成一个 p-π 共轭体系。图 18-1 表示的是羧酸的结构。

图 18 -1　羧酸的结构

三、羧酸的物理性质

常温下，低级脂肪酸是液体，而且易溶于水，在水中的溶解度随分子量的增加而降低。高级脂肪酸是蜡状固体，无味，不溶于水，多元酸的水溶性大于相同碳原子数的一元酸，芳香族羧酸的水溶性比较小。

羧酸分子之间可以形成氢键，往往以二聚体和多聚体形式存在，当从液体变为气体时，破坏这些氢键需要较高的能量。故羧酸的沸点比相同分子量的醇要高，例如，乙酸的分子量是 60，沸点 118℃；而丙醇的分子量也是 60，沸点为 98℃。

羧酸二聚体　　　　　　　　　羧酸多聚体

一元羧酸的熔点随着碳原子数的增加而升高；二元羧酸的熔点比分子量相近的一元羧酸

的熔点高，原因是二元羧酸两端有两个羧基，分子间的引力大，因而熔点会高一些。

表 18-1　一些羧酸化合物的物理常数

化合物名称	结 构 式	熔点(℃)	沸点(℃)	溶解度[g·(100g 水)$^{-1}$]	PKa_1	PKa_2
甲酸	HCOOH	8.4	100.5	∞	3.77	
乙酸	CH$_3$COOH	16.6	118	∞	4.76	
丙酸	CH$_3$CH$_2$COOH	-22	141	∞	4.88	
丁酸	CH$_3$(CH$_2$)$_2$COOH	-4.7	162.5	∞	4.82	
戊酸	CH$_3$(CH$_2$)$_3$COOH	-34.5	187	3.7	4.86	
乙二酸	COOH | COOH	189	>100（升华）	10	1.23	4.19
丙二酸	CH$_2$<COOH COOH	135	–	140	2.83	5.69
丁二酸	CH$_2$COOH | CH$_2$COOH	185	235（失水）	6.8	4.19	5.45
戊二酸	CH$_2$<CH$_2$COOH CH$_2$COOH	97.5	–	–	4.34	5.42
己二酸	CH$_2$CH$_2$COOH | CH$_2$CH$_2$COOH	151	–	2	4.43	5.41
苯甲酸	⬡—COOH	121.7	249	0.34	4.17	
苯乙酸	⬡—CH$_2$COOH	78	265	1.66	4.28	
丙烯酸	H$_2$C=CHCOOH	13	141	∞	4.26	

四、羧酸的化学性质

羧酸是有机化合物中的有机酸，酸性是它的主要性质之一。虽然羧基是由羰基和羟基组成，但由于羧基中羰基和羟基的氧可形成 p-π 共轭，致使羰基碳的正电性降低，羧酸中羰基不能发生象醛酮一样的亲核加成反应，羧酸中 α-氢也不如醛酮的 α-氢活泼，但在催化剂存在下羧酸中 α-氢可被卤代。羧基中的羟基可以被其他原子和基团取代，生成相应的衍生物。

（一）酸性

羧酸具有明显的酸性，这是由于羧基中羰基和羟基的氧可形成 p-π 共轭，在水中氢解离

后，负电荷可分散于两个电负性较强的氧上（$R-\overset{\overset{O}{\|}}{C}-O^-$或者$R-\overset{\overset{O^{-1/2}}{|}}{\underset{O^{-1/2}}{C}}($ ）$ ），使能量降低，并形成稳定的羧酸根负离子。

$$RCOOH + H_2O \rightleftharpoons RCOO^- + H_3O^+$$

一般来说，一元羧酸的 pKa 为 3～5，比碳酸（$pKa = 6.5$）和苯酚（$pKa = 9.96$）的酸性强，所以羧酸既可以与氢氧化钠反应，也可以与碳酸氢钠反应，反应通式如下：

$$RCOOH + NaOH \longrightarrow RCOONa + H_2O$$
$$RCOOH + NaHCO_3 \longrightarrow RCOONa + CO_2 + H_2O$$

从 pKa 的比较我们知道，酚类比碳酸的酸性弱，它可以与氢氧化钠反应，但不能够与碳酸氢钠反应，根据这一性质可以鉴别和分离酚类与羧酸类化合物。

羧酸的钠盐和钾盐易溶于水，利用这一性质在制药工业中将含有羧基的药物变成盐类，使其水溶性增大。如可将含有羧基的水溶性较差的青霉素、氨苄西林变成其钠、钾盐类，增加水溶性，以利于临床使用。

一元羧酸中甲酸的酸性最强，随着碳原子数的增加，酸性减弱。当羧酸分子中连有取代基时，羧酸的酸性强弱还与所连原子和基团的性质、位置、数目等有关。一般来说，凡能使羧基电子云密度降低的原子和基团（吸电子基）增加其酸性；反之，使羧基电子云密度增加的原子和基团（斥电子基）则使酸性降低。例如：

（1）所连接原子电负性不同时，电负性大的使酸性增加大。

$$FCH_2COOH > ClCH_2COOH > BrCH_2COOH$$
$$pKa \qquad 2.67 \qquad\quad 2.86 \qquad\quad 2.91$$

（2）所连接原子个数不同时，连接的原子个数越多，对酸性的影响越大。

$$Cl_3CCOOH > Cl_2CHCOOH > ClCH_2COOH$$
$$pKa \qquad 0.66 \qquad\quad 1.30 \qquad\quad 2.86$$

二元羧酸的酸性与两个羧基的相对距离有关，随二元羧酸碳原子数的增加，酸性逐渐减弱。一般来说，二元羧酸的酸性强于相应碳数的一元羧酸。

（二）α-氢的反应

羧酸中 α-碳上的氢原子在羧基吸电子作用的影响下，变得比较活泼，但较醛酮中的 α-氢原子活泼性差，不能直接卤代，需用少量红磷或三卤化磷做催化剂。卤素取代 α-氢原子，生成 α-卤代酸。

$$RCH_2COOH \xrightarrow[P]{X_2} R\overset{}{\underset{X}{CH}}COOH \xrightarrow[P]{X_2} R\overset{X}{\underset{X}{C}}COOH$$

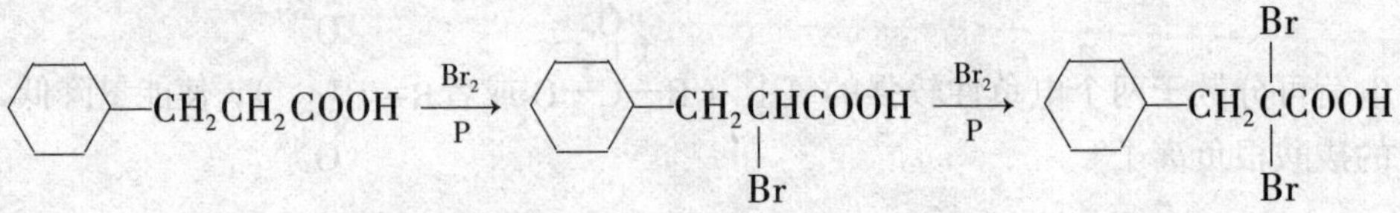

控制好卤素的用量，可以得到一卤代物，二卤代物等。此反应称为赫尔-乌尔哈-泽林斯基(Hell-Volhard-Zelinsky)反应。本反应是制备α-氯代酸和α-溴代酸的常用方法。因为α-卤代酸通常是合成反应的中间体，通过它可以得到不同的取代羧酸。

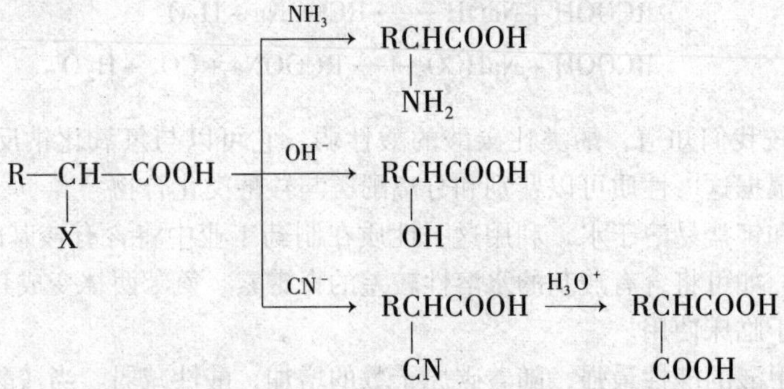

（三）生成羧酸衍生物

羧基上的羟基可以被卤原子(—X)，酰氧基($R-\overset{O}{\overset{\|}{C}}-O-$)，烷氧基(—OR)，氨基($-NH_2$)取代，分别生成酰卤、酸酐、酯和酰胺等衍生物。

1. 生成酰卤　羧基上的羟基被卤原子取代的产物叫酰卤。羧酸与三卤化磷(PX_3)、五卤化磷(PX_5)、氯化亚砜($SOCl_2$)反应，都可以生成酰卤。

$$R-\overset{O}{\overset{\|}{C}}-OH + PCl_3 \longrightarrow R-\overset{O}{\overset{\|}{C}}-Cl + H_3PO_3$$

$$R-\overset{O}{\overset{\|}{C}}-OH + PCl_5 \longrightarrow R-\overset{O}{\overset{\|}{C}}-Cl + POCl_3 + HCl$$

$$R-\overset{O}{\overset{\|}{C}}-OH + SOCl_2 \longrightarrow R-\overset{O}{\overset{\|}{C}}-Cl + SO_2 + HCl$$

实验室中通常采用羧酸与过量的$SOCl_2$进行反应来制备酰氯，因为副产物氯化氢和二氧化硫都是气体，非常容易与反应体系分离，过量的氯化亚砜因沸点较低（79℃），也容易蒸馏出来。

酰卤（通常用酰氯）是一类具有高度反应活性的化合物，在有机合成、制药工业中常用作提供酰基的试剂，称做酰化剂(acylating agent)。

2. 生成酸酐　羧酸（除甲酸外）在脱水剂（如P_2O_5、乙酰氯、乙酸酐等）存在下加热，或者有些羧酸在直接加强热的情况下，羧基分子间失水可以生成酸酐。

$$R-\overset{\overset{O}{\|}}{C}-OH + HO-\overset{\overset{O}{\|}}{C}-R \xrightarrow{P_2O_5} R-\overset{\overset{O}{\|}}{C}-O-\overset{\overset{O}{\|}}{C}-R + H_2O$$

例如：

$$2CH_3CH_2CH_2-\overset{\overset{O}{\|}}{C}-OH \xrightarrow{P_2O_5} CH_3CH_2CH_2-\overset{\overset{O}{\|}}{C}-O-\overset{\overset{O}{\|}}{C}-CH_2CH_2CH_3 + H_2O$$

丁酸酐

5 员或 6 员的环状酸酐，通过直接加热相应的二元羧酸，经过分子内失水就可以得到。例如：

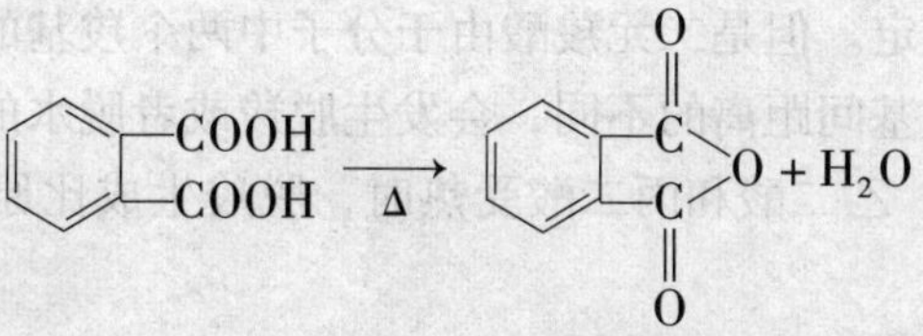

邻苯二甲酸　　　　　　邻苯二甲酸酐

酸酐同酰卤一样也可用做有机合成中的酰化剂，但它的活性没有酰卤高。

3. 生成酯　羧酸和醇，在酸催化的条件下加热可以生成酯。用有机酸和醇直接作用生成酯的反应称为酯化反应（esterification）；酯在酸或碱溶液中也可以水解，其在碱溶液中的水解叫皂化反应。

$$RCOOH + R'OH \underset{\Delta}{\overset{H^+}{\rightleftharpoons}} RCOOR' + H_2O$$

由于酯化反应是一个可逆反应，在实际工作中，如果想要提高酯的产率，往往是让反应物中的一种廉价试剂大大过量，同时采用水分离器，及时地使生成的水不断地从反应体系中排出，保持平衡向产物方向移动。

例如：下面生成 4-苯基丁酸乙酯的反应中就可以采用乙醇过量的方法。

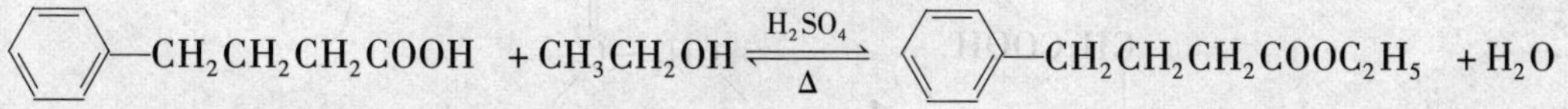

$$\text{〈〉}-CH_2CH_2CH_2COOH + CH_3CH_2OH \underset{\Delta}{\overset{H_2SO_4}{\rightleftharpoons}} \text{〈〉}-CH_2CH_2CH_2COOC_2H_5 + H_2O$$

在生成酯的反应中，反应物醇和羧酸的结构对反应速度的大小也有影响，如果反应点附近有取代基时，空间位阻大的将使酯化反应速度变慢，一般来说酯化反应由易到难的规律如下：

羧酸：$HCOOH > CH_3COOH > RCH_2COOH > R_2CHCOOH > R_3CCOOH$

醇：$CH_3OH > RCH_2OH > R_2CHOH > R_3COH$

4. 生成酰胺　羧酸不能通过直接被氨基或烃氨基取代生成酰胺，而是羧酸先与氨（或

胺）反应生成羧酸铵，羧酸铵再经加强热失水得到相应的酰胺，酰胺结构中 $-\overset{O}{\underset{}{\overset{\parallel}{C}}}-\overset{H}{\underset{}{\overset{|}{N}}}-$ 是酰胺键。

$$RCOOH \xrightarrow{NH_3} RCOONH_4 \xrightarrow[\Delta]{-H_2O} R-\overset{O}{\overset{\parallel}{C}}-NH_2$$

$$RCOOH \xrightarrow{H_2NR'} RCOONH_3R' \xrightarrow[\Delta]{-H_2O} R-\overset{O}{\overset{\parallel}{C}}-NHR'$$

（四）二元羧酸的热分解反应

一元羧酸对热比较稳定。但是二元羧酸由于分子中两个羧基的相互影响，二元羧酸在受热时不稳定，随着两个羧基间距离的不同，会发生脱羧或者脱水的反应。

1. 乙二酸和丙二酸　乙二酸和丙二酸受热时，脱羧生成比原来二元酸少一个碳的一元羧酸和 CO_2。

$$HOOC—COOH \xrightarrow{\Delta} HCOOH + CO_2 \uparrow$$

$$HOOC—CH_2—COOH \xrightarrow{\Delta} CH_3COOH + CO_2 \uparrow$$

2. 丁二酸和戊二酸　丁二酸和戊二酸受热时，分子内失水生成相应的环状酸酐和 H_2O。

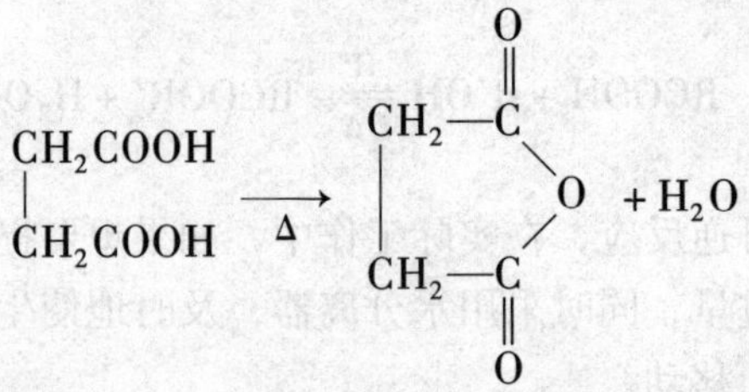

丁二酸酐

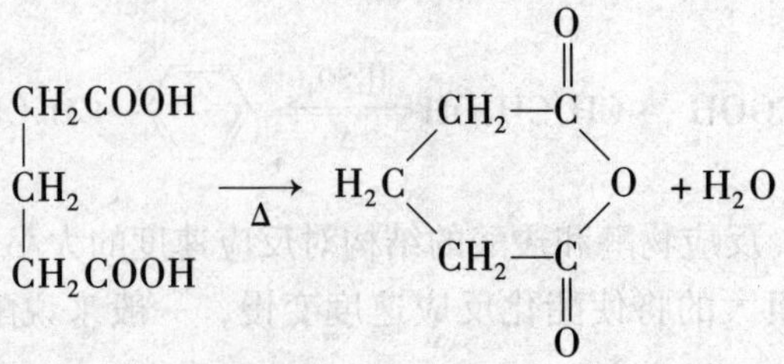

戊二酸酐

3. 己二酸和庚二酸　己二酸和庚二酸受热时，生成比原来二元酸少一个碳的环酮、CO_2 和 H_2O。

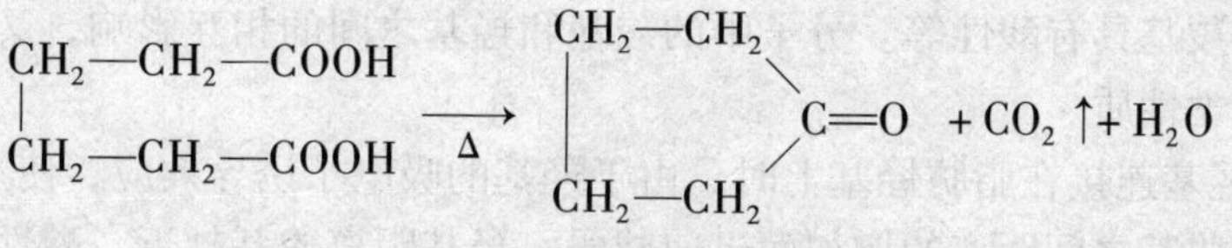

$$CH_2—CH_2—COOH$$
$$CH_2—CH_2—COOH \xrightarrow{\Delta} \begin{array}{c} CH_2—CH_2 \\ | \quad\quad C=O \\ CH_2—CH_2 \end{array} + CO_2\uparrow + H_2O$$

环戊酮

$$\begin{array}{c} CH_2—CH_2—COOH \\ H_2C \\ CH_2—CH_2—COOH \end{array} \xrightarrow{\Delta} \begin{array}{c} CH_2—CH_3 \\ H_2C \quad\quad C=O \\ CH_2—CH_2 \end{array} + CO_2\uparrow + H_2O$$

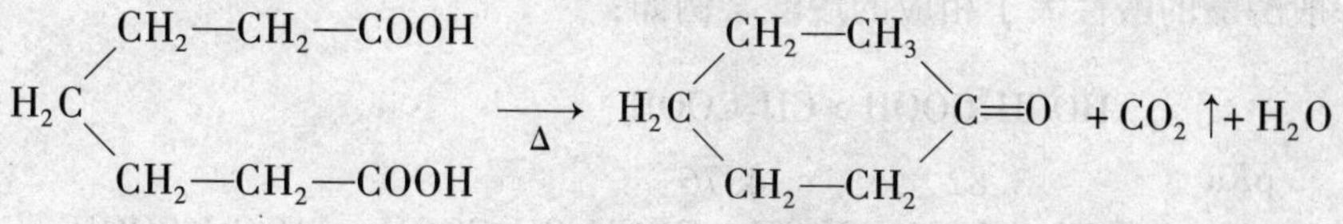

环己酮

碳链大于 7 个碳的二元羧酸受热时，会发生分子间脱水，生成高分子的聚酐。

第二节 取代羧酸

羧酸分子中烃基上的氢原子被其他原子或基团取代后形成的化合物，称为取代羧酸。取代羧酸是多官能团化合物，官能团之间可能会发生相互影响，因此这类化合物除具有其官能团的典型性质外，还具有一些特殊的反应性质，本节重点讨论羟基酸和酮酸。

一、羟基酸

羟基酸是分子中同时含有羟基和羧基两种官能团的化合物。羧酸中脂肪烃基中的氢被羟基取代后形成的化合物称为醇酸；芳香烃基中的氢被羟基取代后所形成的化合物称为酚酸。

（一）羟基酸的命名

羟基酸较多存在于动植物体内，这类化合物中的俗名多是根据来源得到的。系统命名法是以羧酸为母体，羟基作为取代基，并用阿拉伯数字或者希腊字母 α、β、γ、δ…等标明羟基的位置。例如：

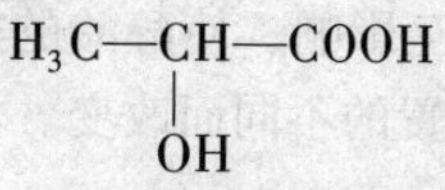

$$H_3C—\underset{\underset{OH}{|}}{CH}—COOH \qquad HOOC—\underset{\underset{OH}{|}}{CH}—CH_2—COOH \qquad HOOC—CH_2—\underset{\underset{OH}{|}}{\overset{\overset{COOH}{|}}{CH}}—CH_2—COOH$$

α-羟基丙酸（乳酸） 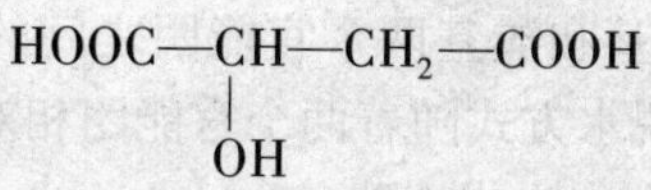　　　　羟基丁二酸（苹果酸） 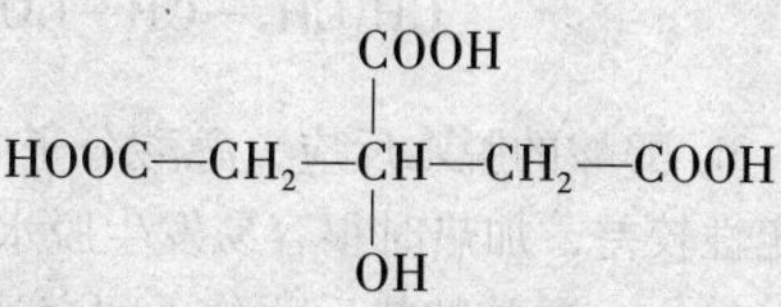　　　　3-羧基-3-羟基戊二酸（柠檬酸）

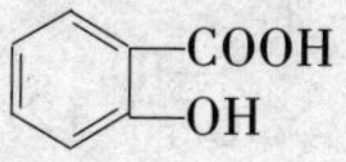

邻羟基苯甲酸（水杨酸） 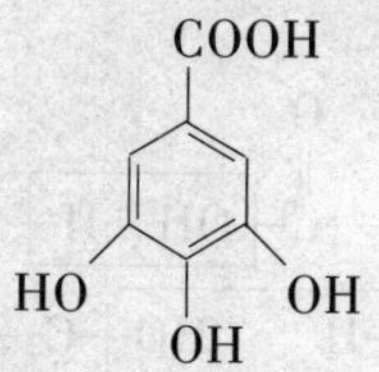　　　　3,4,5-三羟基苯甲酸（没食子酸）

（二）羟基酸的化学性质

羟基酸具有醇、酚和羧酸的性质。例如，醇羟基可以被氧化、酯化，酚羟基能与 $FeCl_3$

发生显色反应，羧基具有酸性等。分子中的羧基和羟基之间的相互影响，又使羟基酸表现出了一些特殊的化学性质。

1．酸性　羟基连接在脂肪烃基上时，由于羟基的吸电子诱导效应，使羧基的酸性增加，其酸性随羟基与羧基之间距离的增加而迅速减弱。羟基距离羧基越近，酸性越强；反之酸性越弱。故一般醇酸的酸性大于相应的羧酸。例如：

$$HOCH_2COOH > CH_3COOH$$

p*K*a　3.82　4.76

$$CH_3CH(OH)COOH > HOCH_2CH_2COOH > CH_3CH_2COOH$$

p*K*a　3.87　4.50　4.88

酚酸的酸性受氢键、诱导、共轭和邻位等多种效应的影响，随酚羟基与羧基相对位置不同而强弱不同，当羟基位于羧基的邻位时，可以形成分子内氢键，电离出氢质子后，羧基负离子比较稳定，故邻位酚酸的酸性较强。

例如：

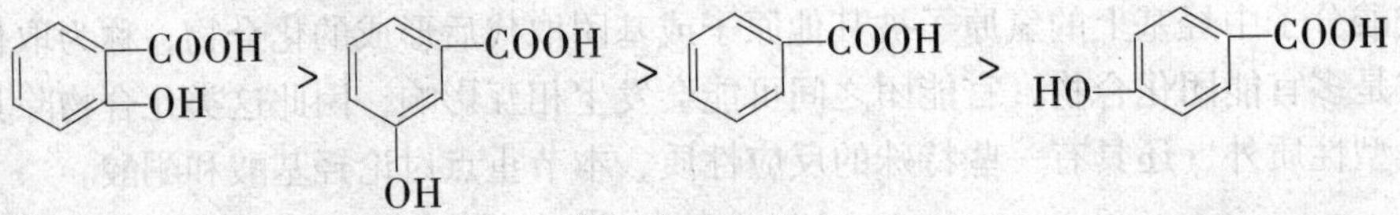

p*K*a　2.98　4.12　4.17　4.54

2．羟基的氧化　醇酸分子中的羟基受羧基吸电子诱导效应的影响，比醇分子中的羟基容易氧化。弱氧化剂 Tollens 试剂、稀硝酸就可将醇酸氧化。如将 α-醇酸氧化为 α-酮酸。

$$R-\underset{}{\overset{OH}{\overset{|}{C}H}}-COOH \xrightarrow{\text{稀 }HNO_3} R-\overset{O}{\overset{\|}{C}}-COOH$$

$$CH_3CH_2-\overset{OH}{\overset{|}{C}H}-COOH \xrightarrow{\text{Tollens 试剂}} CH_3CH_2-\overset{O}{\overset{\|}{C}}-COOH + Ag$$

3．醇酸的脱水反应　醇酸分子中羟基和羧基两个官能团之间的相互影响，使醇酸的热稳定性较差，加热时很容易发生脱水，脱水方式随着两个官能团相对位置的不同而改变。

（1）α-醇酸加热后两分子间交叉脱水，生成交酯(lactide)。

交酯

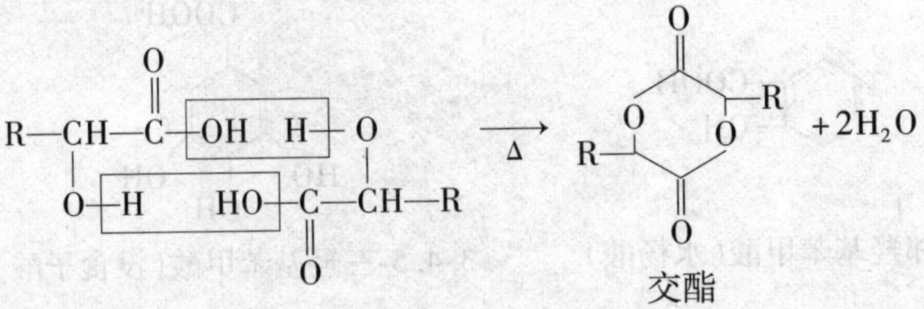

（2）β-醇酸分子中 α-H 由于受到羟基和羧基两个官能团的共同影响，变得比较活泼，

受热时与 β-碳上羟基结合脱去一分子水，生成 α、β-不饱和酸。

$$R-CH-CH-COOH \xrightarrow{\Delta} RCH=CH-COOH + H_2O$$
$$\boxed{OH \quad H}$$

（3）γ-醇酸和 δ-醇酸易发生分子内脱水，形成较为稳定的 5 元和 6 元环内酯（lactone）。γ-醇酸比 δ-醇酸更容易形成内酯，室温下游离的 γ-醇酸很难存在，只有变成盐后才稳定。

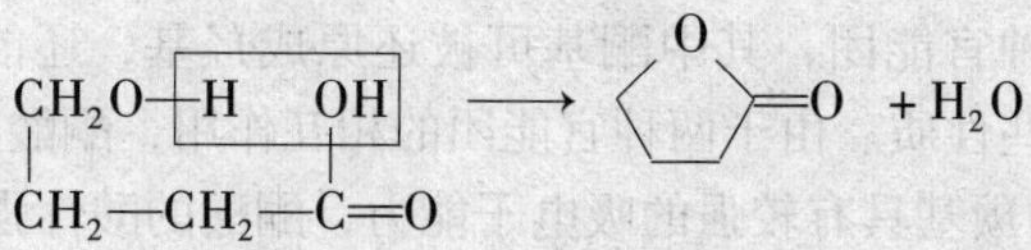

$$CH_2O-H \quad OH \longrightarrow \quad + H_2O$$

γ-丁内酯

$$CH_2O-H \quad OH \longrightarrow \quad + H_2O$$

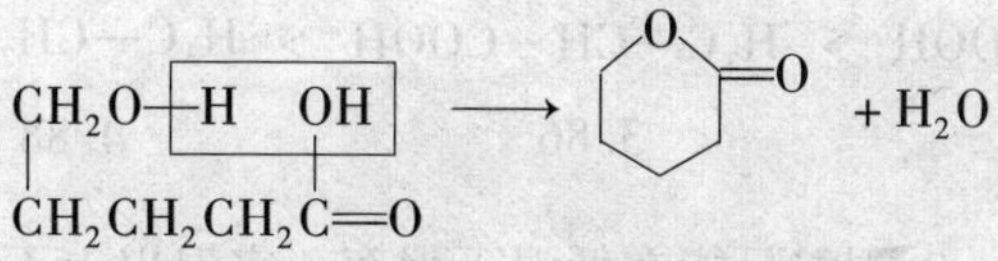

δ-戊内酯

4. 酚酸的脱羧反应 酚酸对热不稳定，在加热到熔点以上时，可分解为相应的酚和二氧化碳。

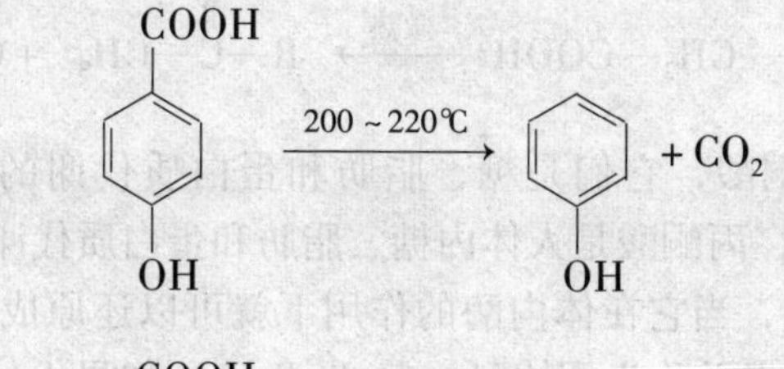

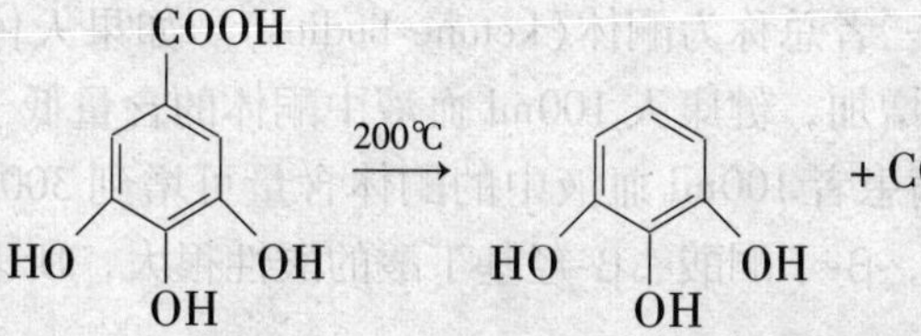

$$\text{（对羟基苯甲酸）} \xrightarrow{200\sim220℃} \text{（苯酚）} + CO_2$$

$$\text{（没食子酸）} \xrightarrow{200℃} \text{（焦性没食子酚）} + CO_2$$

二、酮酸

羧酸分子中烃基的氢被氧原子替代后形成的氧代羧酸称为酮酸（keto acid）。酮酸分子中含有羰基和羧基，所以它们既有羰基的性质，也有羧基的性质。

（一）酮酸的分类和命名

根据酮酸分子中羰基与羧基的相对位置的不同，酮酸分为 α、β、γ 酮酸。

酮酸的命名法与醇酸相似，以羧酸为母体，酮基为取代基，称为某酮酸，或者按照系统命名法称为 n-氧代某酸，氧代表示羰基。

$$H_3C-\overset{\overset{\displaystyle O}{\|}}{C}-COOH \qquad CH_3-CH_2-\overset{\overset{\displaystyle O}{\|}}{C}-COOH \qquad CH_3-\overset{\overset{\displaystyle O}{\|}}{C}-CH_2-COOH$$

丙酮酸	2-丁酮酸	3-丁酮酸
（α-丙酮酸）	（α-丁酮酸）	（β-丁酮酸）
（2-氧代丙酸）	（2-氧代丁酸）	（3-氧代丁酸）

（二）酮酸的化学性质

酮酸分子中含有二种官能团，其中酮基可被还原成羟基，还能与羰基试剂发生加成反应；羧基具有羧酸的一些性质。由于两种官能团的相互作用，酮酸也有一些特殊的反应。

1. 酸性　酮酸中的羰基具有较强的吸电子能力，酮酸的酸性强于相应的醇酸。

$$例如：\quad H_3C-\overset{\overset{\displaystyle O}{\|}}{C}-COOH \;>\; H_3C-\overset{\overset{\displaystyle OH}{|}}{CH}-COOH \;>\; H_3C-CH_2-COOH$$

pKa	2.49	3.86	4.88

2. 酮酸的分解反应　β-酮酸只能在低温下保存，室温以上不稳定，非常容易脱羧，原因之一是酮基上氧原子具有吸电子诱导作用；另外，酮基上的氧原子与羧基上的氢可以形成分子内氢键，所以受热时很容易脱羧。

$$R-\overset{\overset{\displaystyle O}{\|}}{C}-CH_2-COOH \xrightarrow{\text{微热}} R-\overset{\overset{\displaystyle O}{\|}}{C}-CH_3 \;+\; CO_2$$

人体内存在有醇酸和酮酸，它们是糖、脂肪和蛋白质代谢的中间产物。α-羟基丙酸（乳酸）氧化可得到丙酮酸，丙酮酸是人体内糖、脂肪和蛋白质代谢的中间产物；其中 β-丁酮酸是脂肪代谢的中间产物，当它在体内酶的作用下就可以还原成 β-羟基丁酸。其中 β-丁酮酸、β-羟基丁酸和丙酮三者总称为酮体（ketone bodies）。如果人体的代谢发生异常，酮体的含量在血液和尿液中会增加，健康人 100ml 血液中酮体的含量低于 1mg，一昼夜从尿排出的酮体为 40mg。而糖尿病患者 100ml 血液中的酮体含量可增到 300mg 以上。晚期糖尿病病人血液中的酮体含量很高，β-丁酮酸、β-羟基丁酸的酸性很大，所以这种病人很容易发生酸中毒。

第三节　羧酸衍生物

一、羧酸衍生物的命名

羧基中的羟基被其他原子或基团取代后产生的化合物，称为羧酸衍生物。羧酸衍生物酰卤、酸酐、酯和酰胺中都含有酰基，它们的名称都是从相应的羧酸和酰基而来，以下介绍酰卤、酸酐、酯和酰胺的命名方法。

（一）酰基的命名

当羧酸分子中除去羧基中的羟基后，余下的结构称为酰基（acyl），表示为：

$$R(Ar)—\overset{\overset{\displaystyle O}{\|}}{C}—$$ 。例如：

$$CH_3COOH \qquad 乙酸 \qquad H_3C—\overset{\overset{\displaystyle O}{\|}}{C}— \qquad 乙酰基$$

$$\text{（苯环）}—COOH \qquad 苯甲酸 \qquad \text{（苯环）}—\overset{\overset{\displaystyle O}{\|}}{C}— \qquad 苯甲酰基$$

（二）酰卤的命名

根据分子中所含的酰基，把相应酰基中的"基"字去掉，加上卤素的名称，命名为：某酰卤。例如：

$$CH_3CH_2CH_2—\overset{\overset{\displaystyle O}{\|}}{C}—Br \qquad \text{（苯环）}—\overset{\overset{\displaystyle O}{\|}}{C}—Cl \qquad H_3C—\text{（苯环）}—CH_2—\overset{\overset{\displaystyle O}{\|}}{C}—Cl$$

$$\quad\quad 丁酰溴 \qquad\qquad\qquad 苯甲酰氯 \qquad\qquad\qquad 对甲基苯乙酰氯$$

（三）酸酐的命名

根据相应的羧酸命名为：某酸酐，或简称为某酐；由不同的羧酸形成的酸酐命名为：某某（酸）酐，通常把简单的羧酸写在前面，复杂的写在后面。例如：

$$CH_3—\overset{\overset{\displaystyle O}{\|}}{C}—O—\overset{\overset{\displaystyle O}{\|}}{C}—CH_3 \qquad H_3C—\overset{\overset{\displaystyle O}{\|}}{C}—O—\overset{\overset{\displaystyle O}{\|}}{C}—CH_2CH_3$$

邻苯二甲酸酐结构

$$\qquad\qquad 乙（酸）酐 \qquad\qquad\qquad\qquad 乙丙酐 \qquad\qquad\qquad\qquad 邻苯二甲酸酐$$

（四）酯的命名

根据相应的羧酸和醇的名称，先命名"某"酸，然后命名"某"醇，同时把"醇"字改为"酯"字，全名为：某酸某酯。例如：

$$H_3C—\overset{\overset{\displaystyle O}{\|}}{C}—OCH_2(CH_2)_2CH_3 \qquad \text{（苯环）}—CH_2—O—\overset{\overset{\displaystyle O}{\|}}{C}—CH_2CH_3 \qquad \begin{array}{l}COOCH_2CH_2CH_3 \\ | \\ COOCH_2CH_3\end{array}$$

$$\qquad 乙酸丁酯 \qquad\qquad\qquad\qquad 丙酸苯甲酯 \qquad\qquad\qquad\qquad 乙二酸乙丙酯$$

（四）酰胺的命名

根据相应的羧酸和氨（胺）的名称，将相应的羧酸的"酸"字去掉，加"酰胺"即可。若酰胺氮原子连有取代基，需在取代基名前加"N"，表示取代基连在氮原子上。例如：

苯甲酰胺　　　　　　　　N, N-二甲基乙酰胺

二、羧酸衍生物的物理性质

酰卤、酸酐、酯因分子间不能形成氢键，酰卤、酯的沸点比相应的羧酸低，酸酐的沸点比分子质量相当的羧酸低。

酰卤在空气中可发生水解生成卤化氢而具有刺激性气味。低级酸酐也可发生水解而具有不愉快刺激性酸味，低级酸酐是无色液体，高级酸酐是固体。低级羧酸酯是具有花果香味的无色液体，高级羧酸酯是液体或固体。

酰胺分子间能通过氮原子上的氢形成氢键而缔合，其熔点、沸点都比相应的羧酸高。低级酰胺能与水混溶，是一种很好的非质子性溶剂。一些羧酸衍生物的物理常数见表18-2。

表 18-2　一些羧酸衍生物的物理常数

化合物名称	结构式	熔点(℃)	沸点(℃)	密度(g·cm^{-3})
乙酰氯	CH_3COCl	-112	51	1.104
苯甲酰氯	C_6H_5COCl	-1	197	1.212
乙（酸）酐	$(CH_3CO)_2O$	-3	140	1.082
甲酸甲酯	$HCOOCH_3$	-99.8	32	0.974
乙酸乙酯	$CH_3COOCH_2CH_3$	-84	77	0.901
苯甲酸苄酯	$C_6H_5COOCH_2C_6H_5$	21	324	1.114 (18℃)
乙酰胺	CH_3CONH_2	82	221	1.159
N, N-二甲基甲酰胺	$HCON(CH_3)_2$	-61	152.8	0.9445

三、羧酸衍生物的化学性质

羧酸衍生物分子中羰基碳上带部分正电荷，容易受到亲核试剂的进攻，所以它们的化学性质主要表现在其酰基的亲核取代反应。亲核取代反应是通过加成和消除过程完成，通式可以表示为：

$$R{-}\overset{\overset{\delta^-}{O}}{\underset{\delta^+}{C}}{-}Z + Nu^- \underset{\xleftarrow{\text{亲核加成}}}{} \left[R{-}\overset{O^-}{\underset{Nu}{C}}{-}Z \right] \underset{\xrightarrow{\text{消除}Z^-}}{} R{-}\overset{O}{C}{-}Nu + Z^-$$

四面体中间体

（一）水解、醇解、氨（胺）解反应

羧酸衍生物与水、醇、氨等作用，被称为水解（hydrolysis）、醇解（alcoholysis）、氨（胺）解（aminolysis）反应。由于羧酸衍生物中酰基所连接的基团（卤素、酰氧基、烷氧基和氨基）不同，受电子效应、空间效应以及离去基团离去能力的共同影响，它们在进行亲核加成和消除两步反应活性不同，综合各因素，酰卤、酸酐、酯、酰胺在发生亲核取代反应的活性顺序为：酰卤 > 酸酐 > 酯 > 酰胺。

酰卤、酸酐、酯、酰胺发生水解、醇解、氨解反应的通式可表示为：

$$R{-}\overset{O}{C}{-}Z + \begin{cases} H{-}OH \longrightarrow R{-}\overset{O}{C}{-}OH + HZ \\ H{-}OR' \longrightarrow R{-}\overset{O}{C}{-}OR' + HZ \\ H{-}NH_2 \longrightarrow R{-}\overset{O}{C}{-}NH_2 + HZ \end{cases}$$

Z 分别代表：—X、$R{-}\overset{O}{C}{-}O{-}$、—OR'、—NH₂。

1. 水解反应 酰卤的水解反应很迅速，如乙酰氯水解反应剧烈，在湿空气中发烟。酸酐的水解反应可在中性、酸性或碱性介质中进行。酰卤的分子量增大，水溶性降低，水解速率减慢。如果酸酐不溶于水，反应速度慢，则需加热或使其成为均相水解。

$$R{-}\overset{O}{C}{-}X + H_2O \longrightarrow R{-}\overset{O}{C}{-}OH + HX$$

$$\overset{H_3C}{\underset{}{}}\text{（顺丁烯二酸酐）} + H_2O \xrightarrow{\Delta} \begin{matrix} H_3C & COOH \\ & \\ & COOH \end{matrix}$$

羧酸酯的水解反应是酯化反应的逆反应，需在酸、碱催化条件下进行。酸性条件下水解反应是可逆的，碱性条件下水解（即皂化反应）为不可逆反应，碱性水解反应用于制皂工业。

$$R-\overset{\overset{\displaystyle O}{\|}}{C}-OR' + H_2O \underset{}{\overset{H^+}{\rightleftharpoons}} R-\overset{\overset{\displaystyle O}{\|}}{C}-OH + HOR'$$

　　酰胺的水解反应需要在酸、碱催化条件下加热回流进行。在酸催化下，可使羰基氧质子化，并中和所产生的氨（胺），使水解平衡反应向右移动。在碱的催化下，HO^- 进攻羰基碳，并中和形成的酸成盐，同样使平衡右移。由于酰胺能水解，因此含酰胺结构的药物，在保存和使用的过程中，应防止水解变质。如青霉素（含酰胺键）的钠盐只能制成粉针剂，其含水量限制在 1% 以下，配成溶液后只能低温保存，而且不能放置过久。当在临床上需要使用时，才加水配成注射液。

$$\langle\!\!\!\!\!\langle\rangle\!\!\!\!\!\rangle-CH_2CONH_2 \xrightarrow[\text{回流}]{35\%\ HCl} \langle\!\!\!\!\!\langle\rangle\!\!\!\!\!\rangle-CH_2COOH + NH_4^+ + Cl^-$$

　　2. 醇解反应　酰氯经醇解形成酯的反应，广泛用于酯的合成，尤其是实验室合成。酸酐也很容易醇解，也可用于合成酯，特别是用于各种醇的乙酰化及多羟基醇如纤维素的乙酰化。

$$(CH_3)_3CC-Cl + HO-\langle\!\!\langle\rangle\!\!\rangle \xrightarrow{\text{吡啶}} (CH_3)_3CC-O-\langle\!\!\langle\rangle\!\!\rangle + \langle\!\!\langle N\rangle\!\!\rangle\cdot HCl$$

$$(CH_3\overset{\overset{\displaystyle O}{\|}}{C})_2O + HOC(CH_3)_3 \longrightarrow CH_3\overset{\overset{\displaystyle O}{\|}}{C}OC(CH_3)_3 + CH_3COOH$$

　　酯醇解后生成新酯的反应又称为酯交换反应，反应需在酸（HCl，H_2SO_4，对甲苯磺酸）或碱（RONa）的催化下进行，常用来从低级醇制备高级醇。

$$RCOOR' + R''OH \underset{}{\overset{H^+ \text{或} OR''}{\rightleftharpoons}} RCOOR'' + R'OH$$

　　酰胺醇解相对困难，也需要在酸或碱催化下才能进行。

　　3. 氨解反应　由于氨（或胺）的亲核性比水强，因此氨解反应比水解反应容易进行。酰氯和酸酐与氨或胺在较低温度下即可反应生成酰胺，用于合成酰胺。反应中酰氯常用乙酰氯和苯甲酰氯，酸酐常用醋酐。

$$\langle\!\!\langle\rangle\!\!\rangle-\overset{\overset{\displaystyle O}{\|}}{C}-Cl + HN\langle\!\!\langle\rangle\!\!\rangle \xrightarrow{NaOH} \langle\!\!\langle\rangle\!\!\rangle-\overset{\overset{\displaystyle O}{\|}}{C}-N\langle\!\!\langle\rangle\!\!\rangle + NaCl + H_2O$$

$$(CH_3\overset{\overset{\displaystyle O}{\|}}{C})_2O + NH_3 \longrightarrow CH_3\overset{\overset{\displaystyle O}{\|}}{C}NH_2 + CH_3COONH_4$$

酯的氨解反应一般只需加热，不需酸碱催化就能生成酰胺。酰胺的氨（胺）解为胺的交换反应，作为反应物的胺的碱性应比离去胺的碱性强，且需过量。

$$\text{C}_6\text{H}_5\text{COC}_2\text{H}_5 + \text{C}_6\text{H}_5\text{-NH}_2 \longrightarrow \text{C}_6\text{H}_5\text{CNH-C}_6\text{H}_5 + \text{C}_2\text{H}_5\text{OH}$$

$$\text{CH}_3\text{CNH}_2 + \text{CH}_3\text{NH}_2 \xrightarrow{\Delta} \text{CH}_3\text{CNHCH}_3 + \text{NH}_3$$

（二）酯缩合反应

酯缩合反应又称克莱森（Claisen）缩合反应。具有 α-H 的酯在碱（醇钠）的作用下，一分子酯的 α-H 被另一分子酯的酰基取代生成 β-酮酸酯，该反应称为酯缩合反应或克莱森缩合反应。酯缩合反应在有机和药物合成方面具有很重要的价值。

例如，乙酸乙酯在乙醇钠作用下，发生酯缩合反应得到乙酰乙酸乙酯。

$$\text{CH}_3\text{C-O-C}_2\text{H}_5 + \text{CH}_3\text{C-O-C}_2\text{H}_5 \xrightarrow[\text{(2)H}_3^+\text{O}]{\text{(1)C}_2\text{H}_5\text{ONa}} \text{CH}_3\text{CCH}_2\text{COC}_2\text{H}_5 + \text{C}_2\text{H}_5\text{OH}$$

其反应机制如下：

$$\text{CH}_3\text{COOC}_2\text{H}_5 \underset{}{\overset{\text{C}_2\text{H}_5\text{ONa}}{\rightleftharpoons}} {}^-\text{CH}_2\text{COOC}_2\text{H}_5 \underset{}{\overset{\text{CH}_3\text{COOC}_2\text{H}_5}{\rightleftharpoons}}$$

$$\left[\begin{matrix} \text{O}^- \\ | \\ \text{CH}_3\text{C-CH}_2\text{COOC}_2\text{H}_5 \\ | \\ \text{OC}_2\text{H}_5 \end{matrix} \right] \longrightarrow \text{CH}_3\text{COCH}_2\text{COOCH}_2\text{CH}_3 + \text{CH}_3\text{CH}_2\text{O}^-$$

氧负离子中间体　　　　　乙酰乙酸乙酯（β-丁酮酸乙酯）

首先由碱性试剂醇钠夺取酯分子中的 α-H，生成碳负离子。然后生成的负离子进攻另一分子酯的羰基碳原子，经亲核加成-消除过程，得到乙酰乙酸乙酯。

不同的酯进行酯缩合，称为交叉克莱森缩合。若两种酯都有 α-H，当发生酯缩合反应时会有四种产物生成，混合物的分离很困难，在合成上没有意义。但若用一个含 α-H 的酯与无 α-H 的酯进行酯缩合反应时，控制好反应条件，可以得到单一产物。例如：

$$\text{C}_6\text{H}_5\text{-COOC}_2\text{H}_5 + \text{CH}_3\text{COOC}_2\text{H}_5 \xrightarrow{\text{C}_2\text{H}_5\text{ONa}} \text{C}_6\text{H}_5\text{-COCH}_2\text{COOC}_2\text{H}_5 + \text{C}_2\text{H}_5\text{OH}$$

第四节 重要的化合物

一、甲酸

甲酸俗名为蚁酸，易溶于水。甲酸是一种具有很强腐蚀性，并具有刺激性气味的无色液体，最初是从蚂蚁和荨麻中获得，当人们受蚁蜇或荨麻刺伤时，会感觉皮肤肿痛，这是由于甲酸强烈的刺激性所引起的。

甲酸的酸性在饱和一元酸中酸性最强，由于甲酸的结构中既有羧基，又具有醛基，所以它有较强的还原性，能与托伦试剂等弱氧化试剂发生反应。甲酸在工业上用作还原剂，橡胶的凝聚剂等。

二、乙酸

纯品乙酸是无色有刺激性的液体，沸点118℃，熔点16.6℃，在低温时凝结成冰状，所以又称冰醋酸，乙酸易溶于水和其他有机物，是常用的有机溶剂，乙酸俗名为醋酸，很早就被人发现了，当酒过度发酵时就转变为醋酸，普通食醋中含6%~10%的乙酸。

以前通过木材干馏或谷物发酵可以制备乙酸；现在在工业上可通过乙醛催化氧化成乙酸。乙酸在制药和有机工业中广泛用作原料和溶剂。通常在医药上配成0.5%~2%稀溶液作为消毒防腐的药，用于对烫伤等感染的创面进行洗涤。

三、乳酸

乳酸学名为2-羟基丙酸，无色黏稠液体，能溶于水、乙醇和乙醚中，乳酸最初是从酸牛奶中获得。乳酸本身具有消毒防腐作用，可治疗阴道滴虫病；乳酸钙是补充体内钙质的药物；此外，在食品及饮料工业中也大量地用到乳酸。

四、苹果酸

苹果酸学名羟基丁二酸，可以从未成熟的苹果中提取得到，自然界存在的是左旋苹果酸。苹果酸为无色晶体，易溶于水和乙醇，微溶于乙醚。苹果酸是体内糖代谢的中间产物，苹果酸钠在临床上用于禁盐病人的食盐代用品，此外它还广泛用于制药工业及食品工业中。

五、水杨酸

水杨酸学名为邻羟基苯甲酸，存在于柳树和水杨树皮中。水杨酸为白色针状晶体，熔点159℃，76℃可以升华；微溶于冷水，易溶于乙醇、乙醚、沸水中，与$FeCl_3$水溶液呈紫色。

水杨酸可用作消毒剂、防腐剂；具有解热、镇痛作用，但因对胃有刺激作用，医药上用其衍生物乙酰水杨酸，商品名为阿司匹林（ 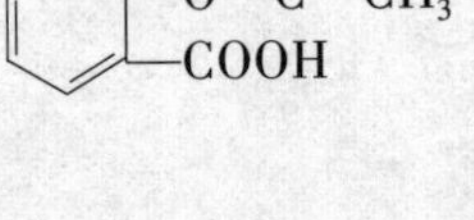 ）作为解热镇痛药。

水杨酸甲酯俗称冬青油（ 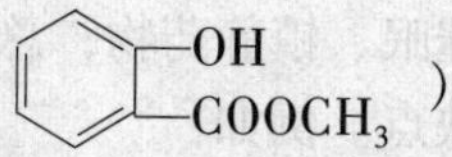 ），是由冬青树叶提取来的，具有特殊的气味，可用于扭伤时的外擦药以及牙膏、糖果中的添加剂。

六、尿素

尿素（ $H_2N\overset{O}{\underset{\|}{C}}NH_2$ ）又称脲，是碳酸的二元酰胺。它是哺乳动物中蛋白质的最终代谢产物，成人每天约排泄 30g 尿素。尿素为白色晶体，熔点 133℃，易溶于水和乙醇，难溶于乙醚。尿素可用作高效固体氮肥，还可作为合成塑料或药物的原料。药用的尿素配成注射液使用，对降低颅压及眼压有显著的疗效。

七、胍

胍又称亚氨基脲，在结构上可看作是尿素分子中的氧被亚氨基($\diagdown$ NH)取代而生成的衍生物。胍是有机强碱，碱性与氢氧化钠相当。游离的胍不稳定，容易水解，因此胍常以盐的形式保存。胍分子中去掉一个氢原子后剩余的部分称为胍基；去掉一个氨基后剩余的部分称为脒基。

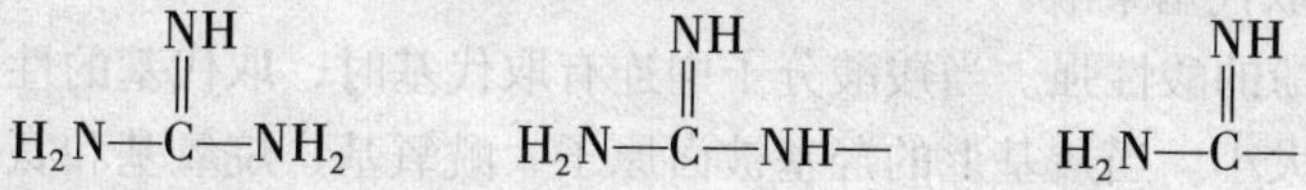

$$H_2N\overset{NH}{\underset{\|}{C}}NH_2 \qquad H_2N\overset{NH}{\underset{\|}{C}}NH- \qquad H_2N\overset{NH}{\underset{\|}{C}}-$$

胍   胍基   脒基

许多胍的衍生物具有良好的药理作用。如治疗糖尿病的药物苯乙双胍、有降压作用的胍乙啶、具有抗菌作用的链霉素和抗病毒作用的玛啉胍等。

八、丙二酰脲

丙二酰脲是尿素酰化后生成的一类化合物。其分子中存在两个酰亚氨基和活泼亚甲基，在溶液中能发生酮式和烯醇式的互变异构。

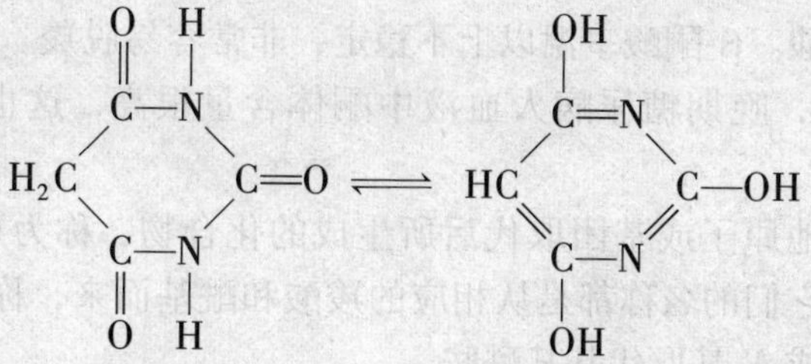

酮式   烯醇式

丙二酰脲烯醇式的酸性，比醋酸的酸性强，因此丙二酰脲又称巴比妥酸。巴比妥酸本身没有药理作用，但是巴比妥酸分子中亚甲基上的两个氢原子被取代后形成的衍生物，具有催眠镇静作用，是临床上使用的一类重要的催眠、镇静药物，总称为巴比妥类药物。但是这类药物具有成瘾性和用药过量会危及生命的缺点。例如：

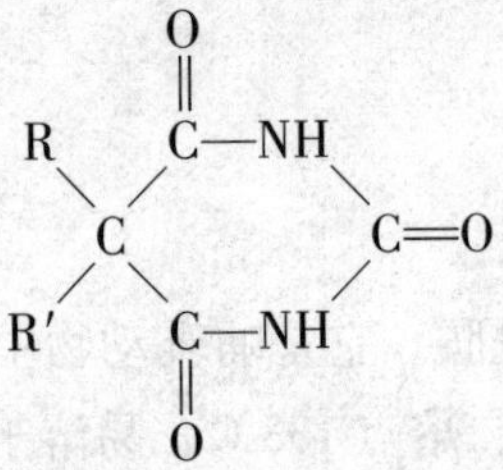

若 $R = C_2H_5$，$R' = C_2H_5$，为巴比妥；

若 $R = C_6H_5$，$R' = C_2H_5$，为苯巴比妥。

小　结

羧酸是指分子中含有羧基（—COOH）的化合物。羧酸的官能团为羧基，羧基中存在p-π共轭，在水中氢解离后，负电荷可分散于两个电负性较强的氧上，并形成稳定的羧酸根负离子，所以羧酸属于有机酸，并且羧酸有一元、二元、多元酸等。

很多羧酸类化合物有俗名，羧酸的系统命名法的基本原则是：选择含有羧基在内的最长碳链为主链，从羧基一端给主链编号，可采用阿拉伯数字或者希腊字母 α、β、γ、δ…进行编号，命名为 n-某取代基某酸。

羧酸的酸性比酚的酸性强。当羧酸分子中连有取代基时，取代基的性质、位置、数目都会影响羧酸的酸性大小。当羧基上的羟基被卤原子、酰氧基、烷氧基和氨基取代，分别生成酰卤、酸酐、酯和酰胺。一元羧酸对热比较稳定，二元羧酸对热比较敏感，在加热时，随着两个羧基间距离的增加，会发生脱羧、脱水或者两者兼有的反应。

羧酸分子中烃基上的氢原子被其他原子或基团取代后所形成的化合物，称为取代羧酸。对于羟基酸，羟基有吸电子诱导效应，因此醇酸的酸性大于相应的羧酸。酚酸的酸性受氢键、诱导、共轭和邻位等多种效应的影响，随酚羟基与羧基相对位置不同而有明显差异。醇酸比醇中的羟基更容易被弱氧化剂 Tollens 试剂、稀硝酸氧化。醇酸分子中羟基与羧基之间的相互影响，使醇酸的热稳定性较差，加热时很容易发生脱水，随着两个官能团相对位置的不同而得到不同的产物。酮酸分子中含有羰基和羧基，羰基具有较强的吸电子能力，因此酮酸的酸性强于相应的醇酸。β-酮酸室温以上不稳定，非常容易脱羧。β-丁酮酸、β-羟基丁酸和丙酮三者总称为酮体，晚期糖尿病人血液中酮体含量很高，这也是发生酸中毒的根本原因。

羧基中的羟基被其他原子或基团取代后所生成的化合物，称为羧酸衍生物，主要有酰卤、酸酐、酯和酰胺。它们的名称都是从相应的羧酸和酰基而来，称为某酰卤、某某（酸）酐；某酸某酯；某酰胺或 N-某取代基某酰胺。

羧酸衍生物能发生亲核取代反应，但受电子效应、空间效应以及离去基团离去能力的共同影响，酰卤、酸酐、酯、酰胺发生水解、醇解、氨解反应的活性的顺序为：酰卤 > 酸酐 > 酯 > 酰胺。

　　具有 α-H 的酯在碱（醇钠）的作用下，一分子酯的 α-H 被另一分子酯的酰基取代生成 β-酮酸酯，该反应称为酯缩合反应或克莱森缩合反应。酯缩合反应在有机和药物合成方面具有很重要的价值。

习　题

1. 命名下列化合物：

（1） 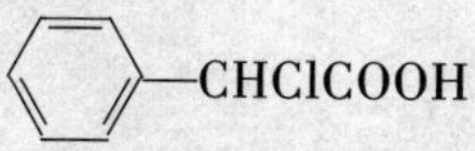　—CHClCOOH

（2）　$CH_3CH_2COCH_2CH_2COOH$

（3） 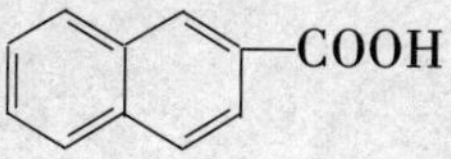　—COOH

（4） 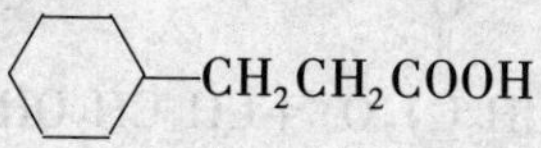　—CH_2CH_2COOH

（5） 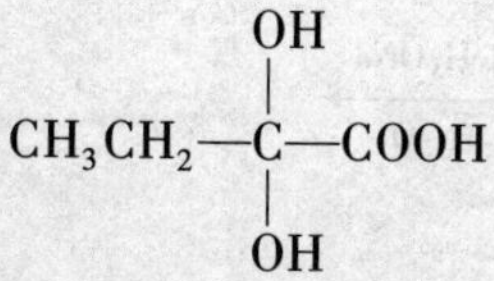　$CH_3CH_2\overset{\displaystyle OH}{\underset{\displaystyle OH}{-C-}}COOH$

（6） 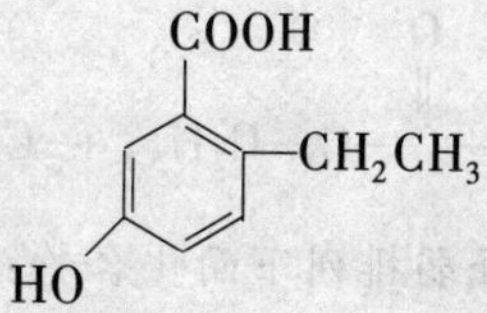　（带 COOH、CH₂CH₃、HO 取代的苯环）

（7）　$C_6H_5COOCH_2CH_2CH_3$

（8） 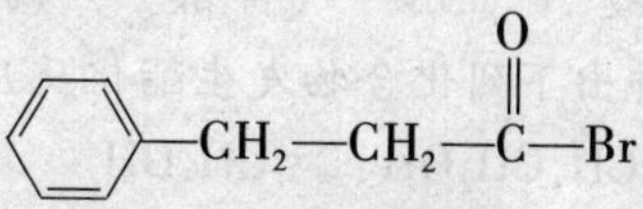　—CH_2—CH_2—$\overset{O}{C}$—Br

（9） 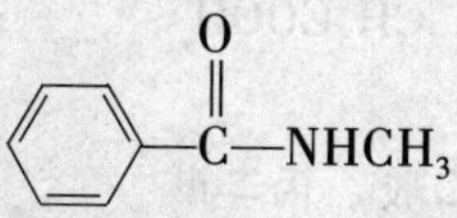　—$\overset{O}{C}$—$NHCH_3$

（10） 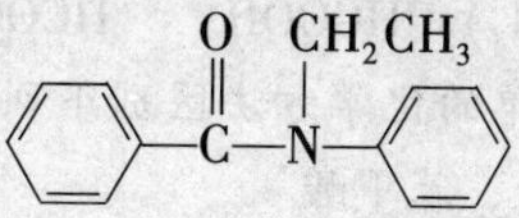　—$\overset{O}{C}$—$N\overset{CH_2CH_3}{\underset{}{}}$—$$

2. 写出下列化合物的结构式：

（1）苯甲酸酐

（2）3,4,5-三羟基苯甲酸（没食子酸）

（3）对硝基苯甲酸

（4）2,3-二羟基丁二酸（酒石酸）

（5）α-酮戊二酸

（6）2-丁酮酸（2-氧代丁酸）

（7）DMF

（8）苯甲酰苄酯

3. 完成下列反应方程式：

（1）　$CH_3CH_2CH_2—COOH + Br_2 \xrightarrow{P}$

（2） 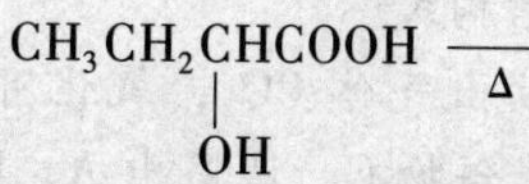　$CH_3CH_2\underset{\displaystyle OH}{CHCOOH} \xrightarrow{\Delta}$

（3） 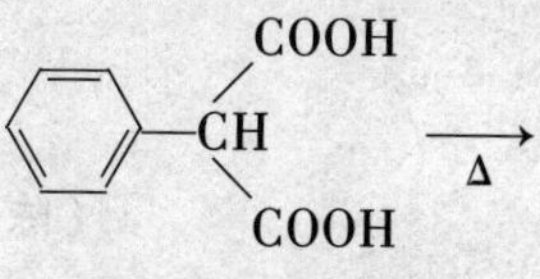　—$CH\underset{\displaystyle COOH}{\overset{\displaystyle COOH}{}} \xrightarrow{\Delta}$

（4）　$CH_3CH_2CH_2CH_2COOH + PCl_3 \longrightarrow$

（5） 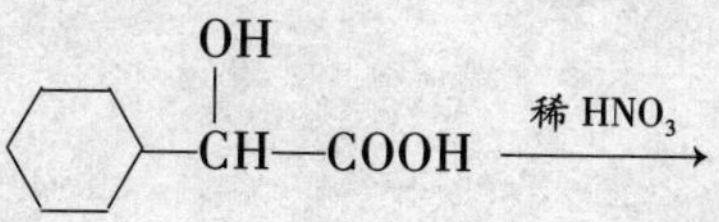　—$\underset{\displaystyle OH}{CH}—COOH \xrightarrow{稀 HNO_3}$

(6)　$2CH_3CH_2CH_2COOH \xrightarrow{P_2O_5}$

(7)　$H_3C-\!\!\!\!\bigcirc\!\!\!\!-\overset{\overset{\displaystyle OH}{|}}{CH}-CH_2-COOH \xrightarrow{\Delta}$

(8)　$HO-\!\!\!\!\bigcirc\!\!\!\!-COOH \xrightarrow{200\sim220℃}$

(9)　$(CH_3)_2CH-\overset{\overset{\displaystyle O}{||}}{C}-CH_2COOH \xrightarrow{微热}$

(10)　$(CH_3\overset{\overset{\displaystyle O}{||}}{C})_2O + CH_3CH_2OH \longrightarrow$

(11)　$CH_3-\overset{\overset{\displaystyle O}{||}}{C}-O-C_2H_5 + CH_3-\overset{\overset{\displaystyle O}{||}}{C}-O-C_2H_5 \xrightarrow[(2)\ H_3^+O]{(1)\ C_2H_5ONa}$

4. 按酸性强弱排列下面化合物：
丙二酸　　乙酸　　甲酸　　丙酸　　草酸　　苯酚　　碳酸

5. 排出下列化合物发生酯化反应的难易顺序：

(1) CH_3CH_2OH　　　CH_3OH　　　$(CH_3)_2CHOH$　　　$(CH_3)_3COH$

(2) $(CH_3)_2CHCOOH$　　　$HCOOH$　　　$(CH_3)_3CCOOH$　　　CH_3COOH

6. 用简单的化学方法区别下列各组化合物：

(1) 苯酚、苯甲酸　　　　　　　　　　(2) 甲酸、乙酸、丙二酸

7. 化合物 A 的分子式为 C_5H_8O，可使溴水褪色，又可与 2,4-二硝基苯肼作用。用酸性 $KMnO_4$ 氧化 A，可得 1 分子丙酮和一种具有酸性的化合物 $C_2H_2O_4$（B），B 加热后有 CO_2 产生，并生成化合物 C，C 仍有还原性，还可与 Tollens 试剂发生反应，试写出 A、B、C 的结构式。

8. 已知四个化合物 A、B、C、D 的分子式都为为 $C_4H_8O_2$ 的化合物。其中 A 和 B 能与 $NaHCO_3$ 作用放出 CO_2，C 和 D 不能。已知 B 是一个无支链的化合物，C 和 D 在 NaOH 中加热可以水解，水解后再分别经酸中和后，C 的中和液可与碘的 NaOH 作用有黄色沉淀产生，D 的中和液可与 Tollens 试剂反应，试写出 A、B、C、D 的结构式。

9. 分子式为 $C_5H_{10}O_3$ 的化合物 A，与 $NaHCO_3$ 作用放出气体 CO_2，氧化可以生成 B（$C_5H_8O_3$）。已知 A 可发生分子内脱水生成一个 5 元环的化合物 C，试写出 A、B、C 的结构式。

（陈双玲）

第十九章　胺

胺（amine）是氨（NH_3）的烃基取代物。含氮有机化合物的种类繁多，胺是一种重要的含氮有机化合物，在有机合成、医药工业、天然产物研究和生命科学中都占有重要的地位。

第一节　胺的分类和命名

一、胺的分类

根据氨分子中被烃基取代的氢原子数目，可分为一级（伯）胺（primary amine）、二级（仲）胺（secondary amine）、三级（叔）胺（tertiary amine）、四级（季）铵（quaternary ammonium）类化合物。季铵类化合物可以看作铵根离子 NH_4^+ 的四个氢原子全部被烃基取代的产物，包括季铵盐（$R_4N^+Cl^-$）和季铵碱（$R_4N^+OH^-$）。伯胺、仲胺和叔胺的官能团分别为氨基（-NH_2）、亚氨基（ ＼NH ）和次氨基（ ＼—N ）。

$$R—NH_2 \qquad R—NH—R' \qquad R—\overset{\displaystyle R'}{\underset{\displaystyle |}{N}}—R'' \qquad R_4N^+X^- \qquad R_4N^+OH^-$$

伯胺　　　　　仲胺　　　　　　叔胺　　　　　季铵盐　　　　季铵碱

根据氮原子上所连接的烃基的种类，胺可分为脂肪胺和芳香胺。

$$CH_3CH_2CH_2NH_2 \qquad\qquad \overset{\displaystyle NH_2}{\underset{\displaystyle}{\bigcirc}}$$

脂肪胺　　　　　　　　　芳香胺

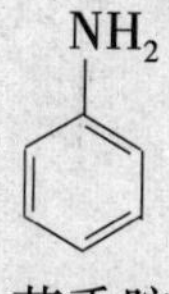

根据分子中所含氨基（—NH_2）的数目，胺又可分为一元胺、二元胺和多元胺。

$$CH_3NH_2 \qquad\qquad H_2NCH_2CH_2NH_2$$

甲胺（一元胺）　　　　乙二胺（二元胺）

二、胺的命名

简单胺的命名一般以胺为母体，与氮原子相连的烃基名称写在"胺"前面，称为"某胺"。烃基相同时，合并相同烃基，并冠以中文数字，称为"二某胺"或"三某胺"；烃基不同时，把简单的烃基写在前面，复杂的烃基写在后面，称为"某某胺"。例如：

$CH_3{-}NH_2$ 甲胺

（苯环）NH_2 苯胺

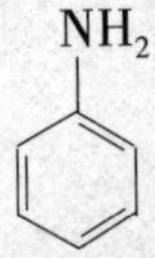

$CH_3{-}NH{-}CH_2CH_3$ 甲乙胺

$H_2N{-}CH_3{-}CH_3{-}NH_2$ 乙二胺

芳香仲胺和叔胺的命名是以芳胺为母体，脂肪烃基作为取代基写在母体名称前，并冠以"N"表示脂肪烃基是连在氮原子上，而不是芳环上。例如：

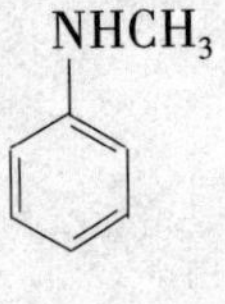

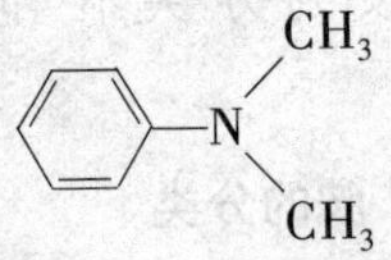

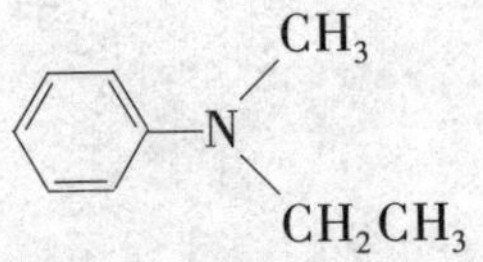

N-甲基苯胺 N,N-二甲基苯胺 N-甲基-N-乙基苯胺

复杂胺是以烃作为母体，氨基作为取代基来命名。例如：

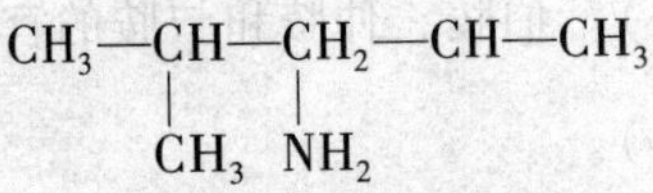

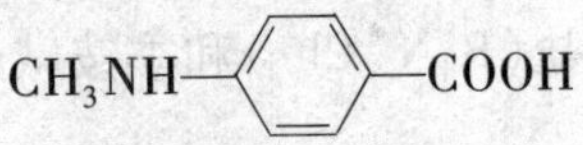

$CH_3{-}CH{-}CH_2{-}CH{-}CH_3$
       CH_3 NH_2
2-甲基-3-氨基戊烷

$CH_3NH{-}$（苯环）${-}COOH$
4-甲胺基苯甲酸

季铵类化合物的命名与无机铵类化合物类似，可直接叫做"某胺某酸盐"（或"某酸某铵"）或"氢氧化某铵"。例如：

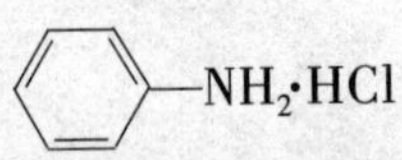

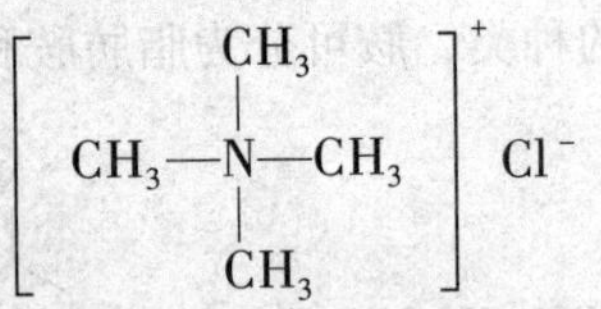

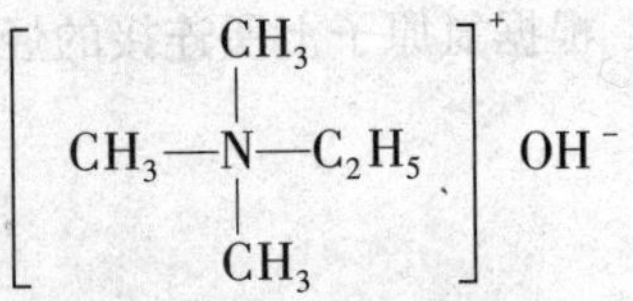

（苯环）${-}NH_2 \cdot HCl$
苯胺盐酸盐(或盐酸苯胺)

$\left[\begin{array}{c} CH_3 \\ CH_3{-}N{-}CH_3 \\ CH_3 \end{array}\right]^+ Cl^-$
氯化四甲铵

$\left[\begin{array}{c} CH_3 \\ CH_3{-}N{-}C_2H_5 \\ CH_3 \end{array}\right]^+ OH^-$
氢氧化三甲乙铵

命名时要注意区分"氨"、"胺"，"铵"。表示取代基时用"氨"字，表示氨的烃基衍生物时，用"胺"字，表示铵类化合物或胺的离子型化合物时，用"铵"字。

第二节 胺的结构

氨分子中氮原子为不等性 sp^3 杂化，其中三个 sp^3 杂化轨道分别和三个氢原子的 s 轨道重叠形成 3 个 σ 键，N 处在四面体的中心，N 原子的一对孤对电子占据另一个 sp^3 轨道，处在棱锥的顶端。脂肪族胺与氨的电子结构类似，N 原子的三个 sp^3 轨道分别与氢原子或碳原子形成 3 个 σ 键，整个构型呈棱锥型。

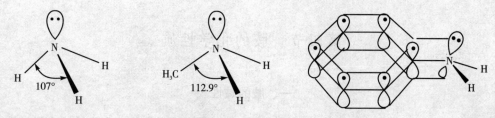

图 19-1　氨、甲胺和苯胺的结构

芳香胺中的氮原子更趋向于 sp^2 杂化，孤对电子所在轨道能与苯环上的 π 轨道重叠，氮原子上的电子云向苯环上偏移，形成一个 7 原子 8 电子的 p-π 共轭体系，见图 19-1。

第三节　胺的物理性质

低级脂肪胺为气体或易挥发的液体，有难闻的臭味。如腌鱼的臭味、鱼肉腐烂时产生的极臭而有毒的 1,4-丁二胺（腐胺）和 1,5-戊二胺（尸胺）等。由于伯、仲、叔胺可与水分子形成氢键，所以低级胺易溶于水。高级脂肪胺为固体，难溶或不溶于水。芳香胺为高沸点的液体或低熔点的固体，具有特殊臭味，难溶于水，易溶于有机溶剂。芳香胺有一定的毒性，如苯胺可引起皮肤起疹、恶心、视物不清等症状；联苯胺、β-萘胺还具有强致癌作用。

由于伯胺和仲胺分子中的氮都连接有氢原子，能形成分子间氢键，因此它们的沸点较相对分子质量相近的烃的沸点高。但是胺间的氮氢键不如醇、羧酸间的氧氢键强，所以胺的沸点比相对分子质量相近的醇、羧酸的沸点低。常见胺的物理常数见表 19-1。

表 19-1　常见胺的物理常数

化合物	熔点（℃）	沸点（℃）	溶解度[g·(100g 水)$^{-1}$]	pK_b
甲胺	-93.5	-6.3	易溶	3.37
二甲胺	-93	-7.4	易溶	3.22
三甲胺	-117.2	2.9	91	4.20
乙胺	-81	16.6	易溶	3.36
二乙胺	-48	56.3	易溶	3.05
三乙胺	-115	89.3	14	3.25
乙二胺	8.5	116.5	稍溶	3.0
己二胺	41~42	196	易溶	
苯胺	-6.3	184	3.7	9.12
二苯胺	54	302	不溶	13.2
三苯胺	126	384	不溶	
N-甲基苯胺	-57	196.3	3.7	9.20
N,N-二甲基苯胺	2.5	194	1.4	9.42

第四节 胺的化学性质

一、胺的碱性

胺和氨相似，分子中有一对未共用电子对，能与质子结合，使胺在水溶液中呈碱性。

$$R—NH_2 + H—OH \Longrightarrow R—NH_3^+ + OH^-$$

对于脂肪胺来说，伯、仲、叔胺的碱性大小受下面三种因素的共同影响：

1. 溶剂化效应 氮上的氢愈多，它与水形成氢键的机会愈大（即水的溶剂化程度愈大），铵正离子就愈稳定，则碱性愈强。水的溶剂化程度影响使胺碱性排列顺序为：伯胺 > 仲胺 > 叔胺。

2. 电子效应 氮原子上的电子云密度愈高，对质子的吸引能力愈强，从而能更好地分散铵离子上的正电荷，使铵正离子愈稳定。电子效应的影响使胺碱性排列顺序为：叔胺 > 仲胺 > 伯胺。

3. 空间效应 氮原子连接的烷基愈多、愈大，则占据空间的位置愈大，对质子接近氮原子的阻碍也愈大，使胺的碱性降低。空间效应影响使胺碱性排列顺序为：伯胺 > 仲胺 > 叔胺。

在水的溶剂化效应、电子效应和空间效应三种因素的综合作用下，脂肪胺的碱性大小顺序变为：仲胺 > 伯胺和叔胺。

对于芳香胺来说，由于分子中存在 p-π 共轭效应，氮原子上的电子云向苯环偏移，氮原子接受质子的能力降低，所以碱性比脂肪胺、氨都弱。而季铵碱是强碱，碱性与氢氧化钠和氢氧化钾接近。根据以上分析可知胺类化合物的碱性强弱顺序为：

季铵碱 > 脂肪仲胺 > 脂肪伯胺和脂肪叔胺 > 氨 > 芳香胺

胺是弱碱，可与酸成盐，但遇强碱会重新游离析出，实验室也常利用这一性质分离和提纯胺类化合物。例如：

$$CH_3NH_2 \underset{OH^-}{\overset{HCl}{\Longrightarrow}} CH_3NH_2 \cdot HCl$$
甲胺盐酸盐

胺盐具有水溶性大、较稳定以及无臭味的优点，因此常将一些胺类药物与强酸（如盐酸）反应制成盐。例如：

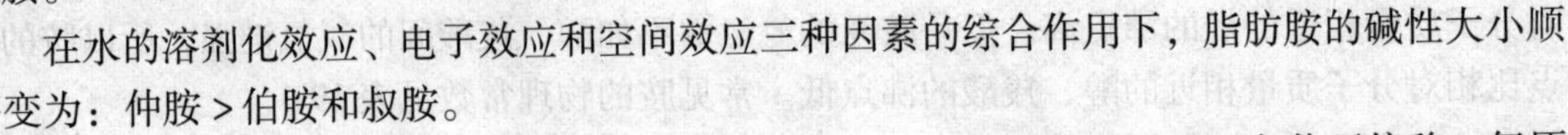

$$H_2N— \!\!\bigcirc\!\! —COOCH_2CH_2N(C_2H_5)_2 + HCl \longrightarrow H_2N— \!\!\bigcirc\!\! —COOCH_2CH_2N(C_2H_5)_2 \cdot HCl$$

盐酸普鲁卡因（局部麻醉药，可肌内注射用）

另外，在生理条件下，胺易与核酸及蛋白质的酸性基团进行作用，形成铵离子，氮原子又能参与氢键的形成，因此易与多种受体部位结合，显示出多种生理活性。

二、烃基化反应

胺类化合物中氮原子上有一对未共用电子，具有亲核性，可以与卤代烃发生亲核取代反应。例如，伯胺与卤代烷反应，通常按 S_N2 历程进行，得到仲铵盐。

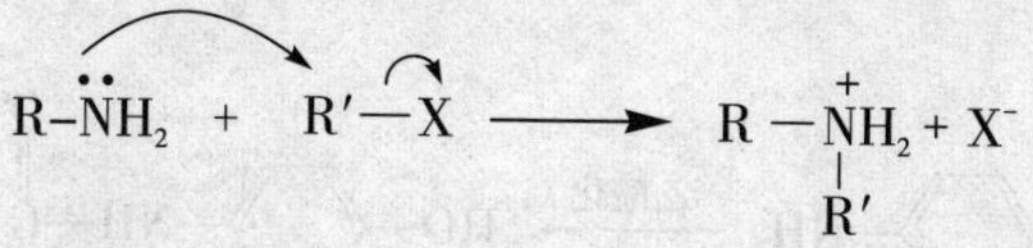

$$R-\overset{..}{N}H_2 + R'-X \longrightarrow R-\overset{+}{\underset{R'}{N}}H_2 + X^-$$

仲铵盐经过质子转移，得到仲胺。

$$R-\overset{+}{\underset{R'}{N}}H_2 + R-NH_2 \longrightarrow R-\underset{R'}{N}H + R-\overset{+}{N}H_3$$

仲胺的氮原子上仍有未共用电子对，还可以继续发生类似的反应，生成叔胺。如果采用过量的卤代烃，反应最终可生成季铵盐。

$$RNH_2 \xrightarrow{R'X} RNHR' \xrightarrow{R'X} RNR'_2 \xrightarrow{R'X} \overset{+}{R}NR'_3X^-$$

三、芳香胺的亲电取代反应

由于芳香胺氮原子上未成键的电子对与苯环的 π 电子发生共轭，苯环电子云密度增加，使芳香胺更容易进行亲电取代反应。氨基是邻对位定位基，取代反应主要发生在氨基的邻位和对位。例如苯胺与溴水在常温下即可反应，生成 2,4,6-三溴苯胺的白色沉淀物，该反应能定量完成，可用于苯胺的定性与定量分析。

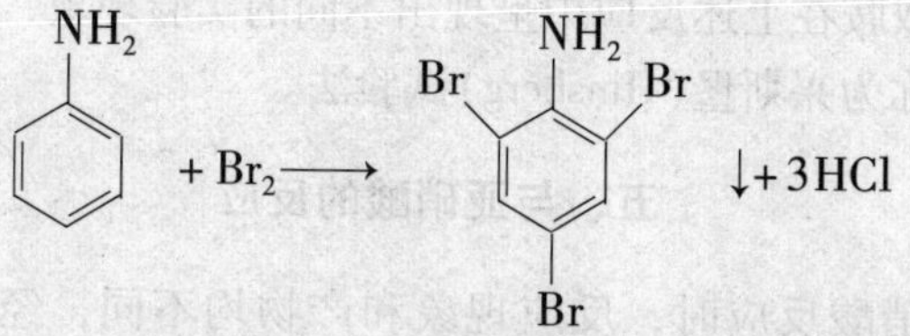

四、酰化和磺酰化反应

伯胺和仲胺能与酰化剂（如酰卤、酸酐）作用；叔胺因氮原子上无氢，不能发生酰化反应。

$$CH_3CH_2NH_2 + Cl-\overset{O}{\overset{\|}{C}}-CH_3 \longrightarrow CH_3CH_2-NH-\overset{O}{\overset{\|}{C}}-CH_3 + HCl$$

N-乙基乙酰胺

酰化反应是一个很重要的反应。多数胺为液体，经酰化反应得到的酰胺是具有一定熔点的晶体，通过测量其熔点可以鉴别原来的胺，所以通过酰化反应可以鉴别伯胺、仲胺和叔胺。在胺类药物中引入酰基后，能增加药物的脂溶性，改善体内的吸收，延长或提高其疗效，降低药物的毒性。例如，把对氨基苯酚乙酰化后得到对羟基乙酰苯胺（扑热息痛），能够降低毒性增强疗效。

$$HO\text{—}\bigcirc\text{—}NH_2 \xrightarrow{\text{乙酰化}} HO\text{—}\bigcirc\text{—}NH\text{—}\overset{\overset{\displaystyle O}{\|}}{C}\text{—}CH_3$$

对氨基苯酚　　　　　　　　对羟基乙酰苯胺（扑热息痛）

酰胺在酸性或碱性条件下水解，可以除去酰基，恢复氨基。在有机合成和药物制备中，常用此法来保护芳香胺的氨基。

伯胺和仲胺可与磺酰氯作用生成磺酰胺，磺酰胺一般不溶于水。

$$RNH_2 + Cl\text{—}\overset{\overset{\displaystyle O}{\|}}{\underset{\underset{\displaystyle O}{\|}}{S}}\text{—}\bigcirc\text{—}CH_3 \longrightarrow R\text{—}\underset{\underset{\displaystyle H}{|}}{N}\text{—}\overset{\overset{\displaystyle O}{\|}}{\underset{\underset{\displaystyle O}{\|}}{S}}\text{—}\bigcirc\text{—}CH_3 \text{（溶于氢氧化钠溶液）}$$

$$RNHR' + Cl\text{—}\overset{\overset{\displaystyle O}{\|}}{\underset{\underset{\displaystyle O}{\|}}{S}}\text{—}\bigcirc\text{—}CH_3 \longrightarrow R\text{—}\underset{\underset{\displaystyle R'}{|}}{N}\text{—}\overset{\overset{\displaystyle O}{\|}}{\underset{\underset{\displaystyle O}{\|}}{S}}\text{—}\bigcirc\text{—}CH_3 \text{（不溶于氢氧化钠溶液）}$$

由伯胺生成的磺酰胺，氮原子上的氢原子受强吸电子基磺酰基的影响，显示出弱酸性，可以与氢氧化钠成盐而溶于水。由仲胺生成的磺酰胺的氮原子上没有氢原子，不能溶于氢氧化钠溶液。而叔胺因没有可以离去的氢原子，所以不能发生磺酰化反应，加入氢氧化钠溶液无变化。伯胺、仲胺和叔胺在上述反应中呈现出不同的实验现象，因此利用磺酰化反应可以鉴别这三种胺，此方法称为兴斯堡（Hinsberg）试验法。

五、与亚硝酸的反应

伯、仲、叔胺与亚硝酸反应时，反应现象和产物均不同，经常通过此反应来鉴别伯、仲、叔胺。因亚硝酸很不稳定，实际反应中常用亚硝酸钠和盐酸或硫酸作用产生。

（一）伯胺与亚硝酸的反应

$$R\text{—}NH_2 + NaNO_2 \xrightarrow{HCl} R\text{—}OH + N_2\uparrow + H_2O$$

$$\bigcirc\text{—}NH_2 + NaNO_2 \xrightarrow{HCl} \bigcirc\text{—}OH + N_2\uparrow + H_2O$$

伯胺在常温下与亚硝酸反应可以放出氮气，所以根据所测量的氮气体积，能够对伯胺进行定量测定。芳香伯胺在低温下，过量的强酸存在时，生成芳香族重氮盐（diazonium salt），这种反应称为重氮化反应（diazotization）。

$$\text{C}_6\text{H}_5-\text{NH}_2 + \text{NaNO}_2 \xrightarrow[0\sim5℃]{\text{HCl}} \text{C}_6\text{H}_5-\text{N}_2^+\text{Cl}^- + \text{H}_2\text{O}$$

芳香族重氮盐在水溶液和低温下才稳定，加热至室温时则分解放出氮气。干燥的重氮盐对热和震动都很敏感，易爆炸，因此制备时一般不从溶液中分离出来。

$$\text{C}_6\text{H}_5-\text{N}_2^+\text{Cl}^- \xrightarrow{\text{室温}} \text{N}_2\uparrow + \text{C}_6\text{H}_5-\text{OH} + \text{H}_2\text{O}$$

（二）仲胺与亚硝酸的反应

仲胺与亚硝酸反应生成的 N-亚硝基胺（nitroso amine），为黄色油状物或固体，不溶于水和酸。

$$\text{R}_2\text{NH} + \text{NaNO}_2 \xrightarrow{\text{HCl}} \text{R}_2\text{N}—\text{N}=\text{O} + \text{H}_2\text{O}$$
N-亚硝基胺

$$\text{C}_6\text{H}_5-\text{NH}—\text{CH}_3 + \text{NaNO}_2 \xrightarrow{\text{HCl}} \text{C}_6\text{H}_5-\underset{\overset{|}{\text{CH}_3}}{\text{N}}—\text{N}=\text{O} + \text{H}_2\text{O}$$
N-甲基-N-亚硝基苯胺

N-亚硝胺类化合物有强烈的致癌作用，如 N,N-二甲基亚硝胺可诱发肺、肾、食管等部位的肿瘤。现在 N-亚硝胺类化合物已被中国医学百科全书列为化学致癌物。N-亚硝胺类还有可能诱发胎儿畸形。用作防腐剂和保鲜剂的亚硝酸盐，进入人体后，在胃肠道会和机体的仲胺作用生成致癌的亚硝基胺，成为潜在的危险因素。但是维生素 C 能还原亚硝胺盐，阻断亚硝胺在胃中的合成。因此，多吃富含维生素 C 的食物，有助于预防癌症。

（三）叔胺与亚硝酸的反应

脂肪族叔胺因氮上没有氢，和亚硝酸作用只能生成不稳定的亚硝酸盐。它在强碱的作用下会重新还原为叔胺。

$$\text{R}_3\text{N} + \text{NaNO}_2 \xrightarrow{\text{HCl}} \text{R}_3\text{NH}^+\text{NO}_2^- \xrightarrow{\text{NaOH}} \text{R}_3\text{N} + \text{NaNO}_2 + \text{H}_2\text{O}$$

芳香叔胺与亚硝酸可发生环上的取代反应，生成黄色的对位 C-亚硝基取代物。若对位已被占据，则亚硝基取代发生在邻位。

$$\text{C}_6\text{H}_5-\text{N}(\text{CH}_3)_2 + \text{NaNO}_2 \xrightarrow{\text{HCl}} \text{O}=\text{N}-\text{C}_6\text{H}_4-\text{N}(\text{CH}_3)_2$$

六、重氮盐的反应

芳香伯胺在低温下，过量的强酸溶液中，与亚硝酸生成芳香族重氮盐。重氮盐含有重氮

基 —$\overset{+}{N}\equiv N$ ，如果一端与烃基相连，另一端与非碳原子或原子团相连的化合物称为重氮化合物。最重要的重氮化合物是芳香重氮盐，它是离子型化合物。重氮正离子 Ar—$\overset{+}{N}\equiv N$ 的结构如图 19-2 所示。

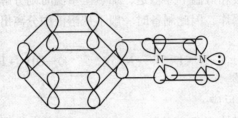

图 19-2　苯重氮正离子的结构

（一）重氮盐的取代反应

重氮盐很活泼，可用来合成多种类型的化合物。重氮盐在不同条件下可以被羟基、氰基、卤素或氢原子取代，同时放出氮气。应用这类反应可以将氨基转变为其他基团。

$$
\text{Ph—}N\equiv\overset{+}{N}HSO_4^- \begin{cases} \xrightarrow{H_2O/H^+} & \text{Ph—OH} + N_2\uparrow \\ \xrightarrow{CuCN/KCN} & \text{Ph—CN} + N_2\uparrow \\ \xrightarrow{CuX/HX} & \text{Ph—X} + N_2\uparrow \\ \xrightarrow{H_3PO_2/H_2O} & \text{Ph} + N_2\uparrow \end{cases}
$$

（二）重氮盐的偶联反应

偶氮化合物（azo compound）是指含有（—N ＝N—）基，并且两端均与烃基相连的化合物。重氮盐在适当的条件下，与芳胺或酚类作用，生成一类有颜色的偶氮化合物的反应称为偶联反应（coupling reaction），又称保留氮的反应。

芳香重氮正离子是一种较弱的亲电试剂，只能与芳胺或酚类这些活泼性强的芳环发生亲电取代反应。反应通常发生在氨基或羟基的对位，如对位被其他取代基占据时，偶联反应发生在邻位。

$$
\text{Ph—}N_2^+Cl^- + \text{HO—Ph} \xrightarrow[0℃]{\text{弱碱性}} \text{Ph—N}=\text{N—Ph—OH} + HCl
$$

对羟基偶氮苯（橘黄色）

$$
\text{Ph—}N_2^+Cl^- + \text{Ph—N(CH}_3)_2 \xrightarrow[0℃]{\text{弱酸性或中性}} \text{Ph—N}=\text{N—Ph—N(CH}_3)_2 + HCl
$$

对二甲氨基偶氮苯（黄色）

最简单的芳香族偶氮化合物是偶氮苯 $\langle \ \rangle$—N=N—$\langle \ \rangle$ 。偶氮化合物都是有颜色的，多数的偶氮化合物可以用作染料，被称为偶氮染料。在医学上可用于组织和细菌的染色。有些偶氮化合物随溶液的酸碱性的不同，发生结构上的变化而呈现不同的颜色，常被用作酸碱指示剂。常见的偶氮染料和偶氮指示剂有酸性橙Ⅰ，酸性橙Ⅱ，刚果红、甲基橙等。但是大多数偶氮染料都是致癌物。

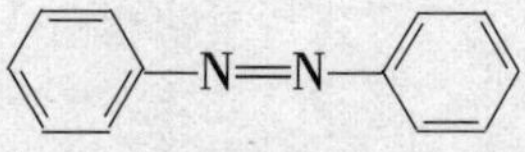

第五节 重要的化合物

一、多巴胺

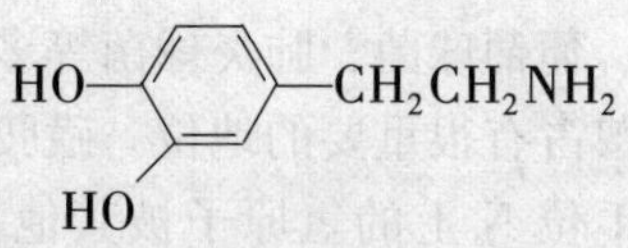

HO—$\langle \ \rangle$—CH$_2$CH$_2$NH$_2$
HO

在人体中担负神经冲动传导作用的化学介质大多为胺类，一般称为生源胺。多巴胺是去甲肾上腺素生物合成的前体，也是中枢神经系统中的一种生源胺。它能够兴奋心脏，增强心肌收缩率，加快心率。在临床上使用中、小剂量多巴胺的盐酸盐，可以治疗心肌梗死、创伤、内毒素等各种类型的休克。此外，也常用来治疗急性肾功能衰竭。

二、胆碱

胆碱[$HOCH_2CH\overset{+}{N}(CH_3)_3OH^-$]是一种季胺碱，B族维生素之一，在生物体中广泛存在，脑组织和蛋黄中含量较多，是乙酰胆碱和卵磷脂的组成部分。它在体内参与脂肪代谢，有抗脂肪肝的功能。它的衍生物氯化胆碱[$HOCH_2CH_2\overset{+}{N}(CH_3)_3Cl^-$]可以治疗脂肪肝和肝硬化。

三、新洁尔灭

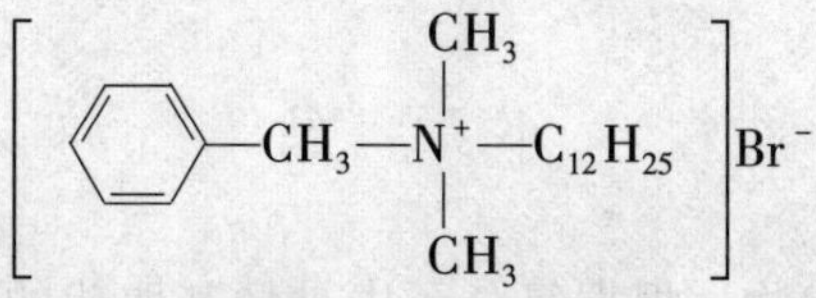

$$\left[\langle \ \rangle—CH_2—\overset{\overset{\displaystyle CH_3}{|}}{\underset{\underset{\displaystyle CH_3}{|}}{N^+}}—C_{12}H_{25} \right] Br^-$$

新洁尔灭(溴化二甲基十二烷基苄铵)

新洁尔灭是具有长链烷基的季铵盐，属于阳离子表面活性剂，也是消毒剂。新洁尔灭常温下为微黄色的黏稠液，水溶液呈碱性。临床上用于皮肤黏膜表面、器械及手术前的消毒。

四、苯丙胺类药物

苯异丙胺的化学名为1-苯基-2-丙胺。在1887年首次合成，是第一个合成的兴奋剂。近年来，它逐渐被N-甲基苯异丙胺取代，但是由于它们的致幻性和成瘾性，已被列为一类精神药物进行管制。

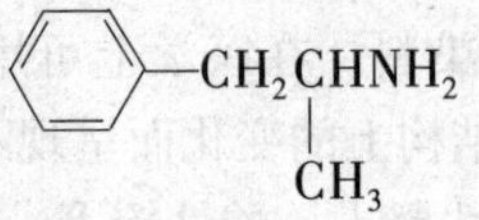

$$\text{苯基}-CH_2CHNH_2 \qquad \text{苯基}-CH_2CHNHCH_3$$
$$\qquad\quad CH_3 \qquad\qquad\qquad\quad CH_3$$

苯异丙胺 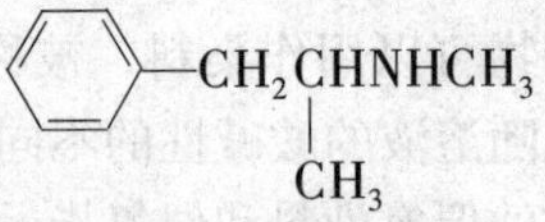　　　　　　　　　N-甲基苯异丙胺

N-甲基苯异丙胺是无色透明晶体，形状像冰糖，俗称"冰毒"，是世界上严禁的毒品。它对心、肺、肝、肾及神经系统有毒害作用，对人体的损害比海洛因更大，吸、食或注射0.2g，即可致死。由于冰毒成瘾性强，一般吸食1～2周，就会产生严重的依赖性而上瘾。

五、磺胺类药物

磺胺类药物能够抑制链球菌、葡萄球菌、肺炎球菌等多种细菌，是治疗多种细菌感染疾病的药物，在化学药物治疗史上曾占有很重要的地位。磺胺类药物的基本结构是对氨基苯磺酰胺，简称磺胺。研究发现，当1位N上的氢原子被其他基团取代后，能使磺胺的抑菌作用增强，而4位N上的氢原子被其他基团取代后，会减低或丧失抑菌作用。

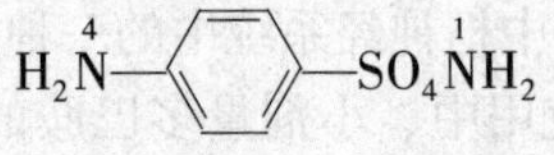

$$H_2\overset{4}{N}{-}\!\!\!\!\!\!\bigcirc\!\!\!\!\!\!{-}SO_4\overset{1}{N}H_2$$

磺胺口服时副作用很大，现在仅外用治疗化脓性创伤。为减少磺胺的副作用，以磺胺为基本结构，多用一些杂环基团取代1位N上的氢原子，并生成一系列的磺胺类药物。这些磺胺类药物的副作用相对较小，且能够不同程度地增强抑菌作用。例如：

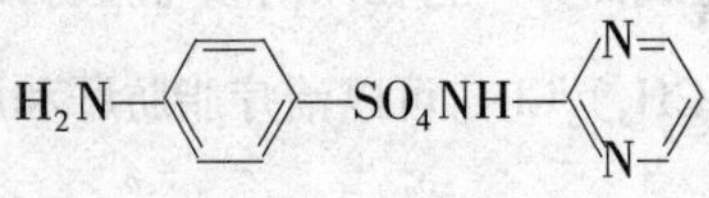

磺胺嘧啶 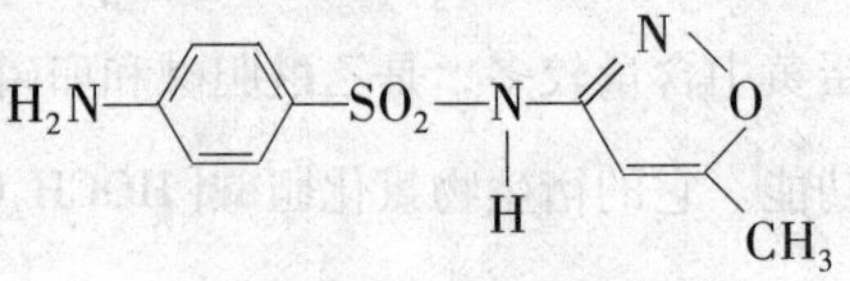　　　　　　　　　磺胺甲基异噁唑

小　结

胺是氨(NH_3)的烃基取代物。根据氨分子中被烃基取代的氢原子数目，可分为一级胺（伯胺）、二级胺（仲胺）、三级胺（叔胺）；根据氨分子中与氮原子直接相连的烃基的种类不同，可分为脂肪胺和芳香胺。铵根离子NH_4^+的四个氢原子全部被烃基取代的产物称为季铵盐或季铵碱。

简单胺的命名一般以胺为母体，称为"某胺"。烃基相同时，烃基的数目和名称写在前面，称为"二某胺"或"三某胺"；烃基不同时，按照简单的烃基在前，复杂的烃基在后的顺序进行命名。复杂胺是以烃作为母体，氨基作为取代基来命名。芳香仲胺和叔胺的命名是以芳胺为母体，脂肪烃基作为取代基写在母体名称前，并冠以"*N*"表示脂肪烃基是连在N

原子上。季铵类化合物可命名为"某胺某酸盐"（或"某酸某铵"）或"氢氧化某铵"。

胺分子中氮原子为不等性 sp^3 杂化，具有棱锥型的结构。苯胺中的氮原子更趋向于 sp^2 杂化，孤对电子所在轨道能与苯环上的 π 轨道可形成 $p\text{-}\pi$ 共轭体系。

胺和氨相似，能与质子结合而在水溶液中呈碱性。胺在水溶液中的碱性取决于与水的溶剂化程度、电子效应和空间效应三个因素。三个因素共同影响的结果，各类胺的碱性强弱顺序是：季胺碱 > 脂肪胺 > 氨 > 芳香胺。

胺可与卤代烷发生亲核取代反应，生成高一级的胺。伯胺和仲胺能与酰化剂作用，生成酰胺。叔胺因氮原子上无氢，不能发生酰化反应。利用兴斯堡（Hinsberg）实验可以用来鉴别和分离伯胺、仲胺和叔胺。反应现象为：伯胺能与磺酰氯作用生成磺酰胺，产物能溶于碱溶液中；仲胺与磺酰氯作用生成磺酰胺不溶于碱溶液；叔胺不能与磺酰氯发生反应。

伯、仲、叔胺与亚硝酸反应时，也产生不同的反应现象和产物。伯胺在常温下与亚硝酸反应放出氮气。仲胺与亚硝酸反应生成 N-亚硝基胺，为黄色油状物或固体，不溶于水和酸。脂肪族叔胺因氮上没有氢，与亚硝酸作用生成不稳定的亚硝酸盐；芳香叔胺与亚硝酸可发生环上的取代反应，生成黄色的 C-亚硝基取代物。

芳香伯胺在低温下与亚硝酸反应，生成芳香重氮盐，芳香重氮盐在低温下才稳定。重氮盐在不同条件下可以被羟基、氰基、卤素或氢原子取代，同时放出氮气，应用这类反应可以合成多种类型的化合物。重氮盐在适当的条件下，与芳胺或酚类作用能够生成有颜色的偶氮化合物。

习　题

1. 命名下列各胺，并注明其属于 1°胺、2°胺还是 3°胺：

(1) $CH_3CH_2CH_2NH_2$　　　　(2) $C_2H_5NHC_3H_7$　　　　(3) $(CH_3)_3N$

(4) $C_2H_5NHC_2H_5$　　　　(5) $C_6H_5NH_3^+Cl^-$　　　　(6) $(C_2H_5)_4N^+OH^-$

(7) 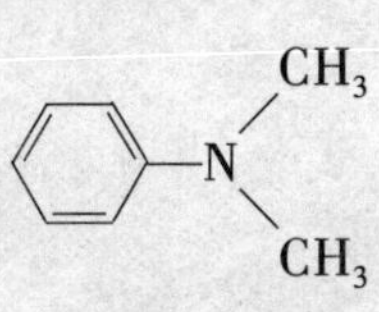　　　　(8) 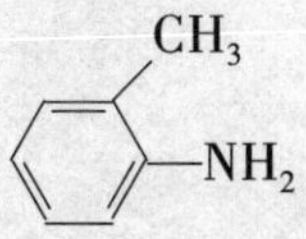　　　　(9)

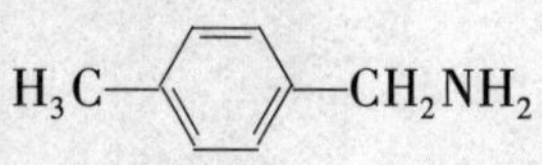

2. 写出下列胺类化合物的结构式：

(1) 正丁胺　　　　(2) 甲乙胺　　　　(3) 2-氨基乙醇

(4) 氯化三甲基苯基铵　　　　(5) N,N-二甲基苯胺　　　　(6) 2-甲氨基丁烷

3. 写出下列反应的主要产物：

(1)

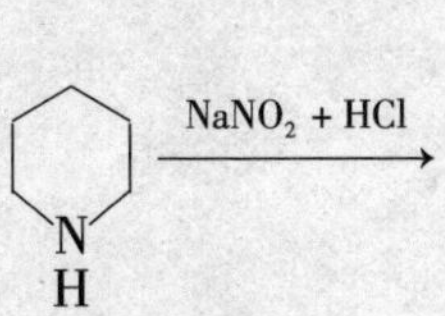

(2)

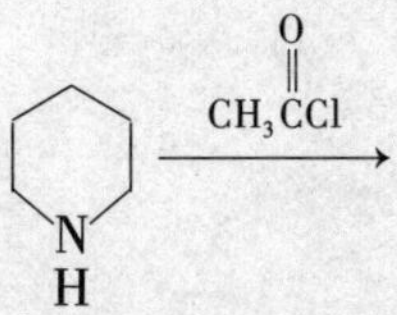

(3)

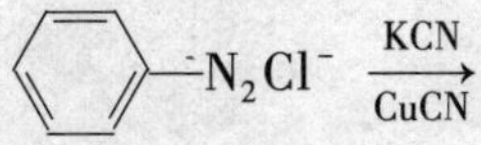

(4)

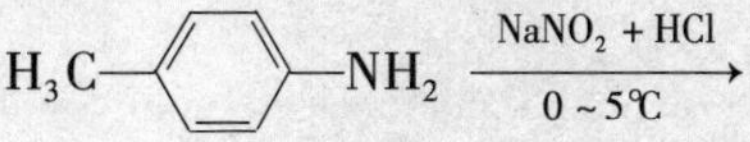

（5）　$CH_3NH_2 \xrightarrow{HCl}$

（6）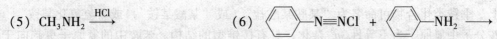 N≡NCl + ◯—NH₂ ⟶

4.　试比较氨、二甲胺、三甲胺、苯胺、N-甲基苯胺、三苯胺的碱性强弱。

5.　用化学方法鉴别下列各组化合物：

（1）◯N—H 、◯—NH₂

（2）丙胺、甲乙胺、三甲胺

（3）异丁胺、对-甲苯胺

6.　试以苯胺为原料，用重氮反应合成 1,3,5-三溴苯。

7.　某一碱性物质 $A(C_7H_9N)$，与乙酰氯反应生成 $B(C_9H_{11}NO)$。A 与亚硝酸钠的盐酸溶液作用生成不溶于水和酸的黄色固体物质 C。试写出 A、B、C 的结构式。

8.　化合物 A 的分子式为 C_7H_9N，具有碱性。A 的盐酸盐与亚硝酸作用生成 B（$C_7H_7N_2Cl$），B 加热后能放出氮气而生成对甲苯酚。在碱性溶液中，B 与苯酚作用生成具有颜色的化合物 C（$C_{13}H_{12}ON_2$）。试写出 A、B、C 的结构式。

（陈双玲）

第二十章 杂环化合物

由碳原子和非碳原子组成的环状有机化合物称为杂环化合物（heterocyclic compound）。其中非碳原子称为杂原子，常见的杂原子有氮、氧和硫等。

本章讨论的杂环化合物在结构上与芳香族化合物类似，大多数具有 6π 电子闭合共轭体系的芳香结构，因此这类化合物比较稳定，不易开环，反应活性上与苯类似，有不同程度的芳香性。

杂环化合物（尤其是含氮杂环化合物）是生物体的重要组成成分，在生物体中承担着重要的生理功能，例如高等动物输送氧气的血红素、人类健康所必需的维生素、在细胞复制和物种遗传中起主要作用的核酸等等。天然药物中的各种生物碱和合成药物中的抗生素、磺胺药、抗肿瘤药等也多含有杂环化合物的结构。

第一节 杂环化合物的分类与命名

一、杂环化合物的分类

杂环化合物按杂环的骨架可分为单杂环（single heterocycle）和稠杂环（fused heterocycle）。单杂环按环的大小可细分为五元杂环（five-membered ring）和六元杂环（six-membered ring），环上可含有一个或多个杂原子；稠杂环按其稠合环形式又可分为苯稠杂环和稠杂环。常见的杂环化合物如表 20-1 所示。

表 20-1 杂环化合物的结构和名称

杂环种类			重 要 杂 环
单杂环	五元杂环	一个杂原子	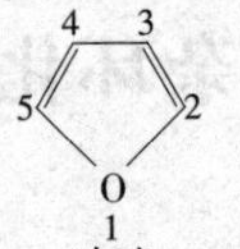 呋喃 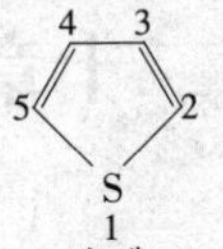　噻吩 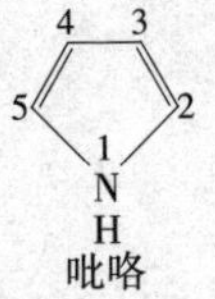　吡咯
		两个杂原子	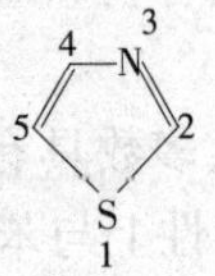 噻唑 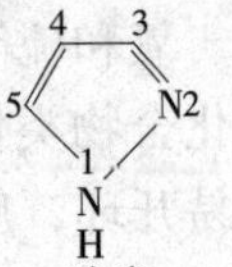　吡唑 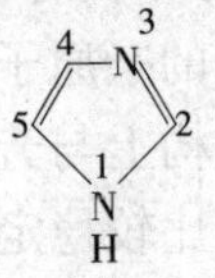　咪唑 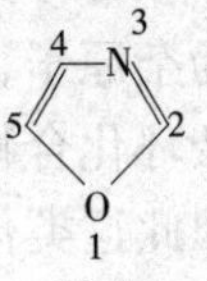　噁唑 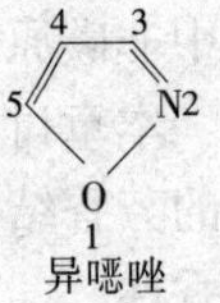　异噁唑
	六元杂环	一个杂原子	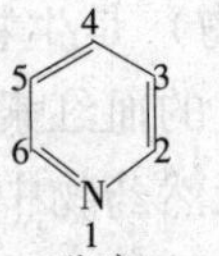 吡啶 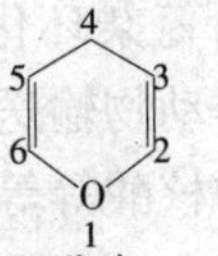　吡喃
		两个杂原子	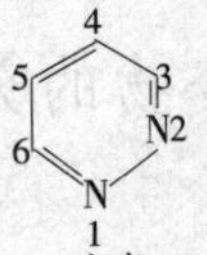 哒嗪 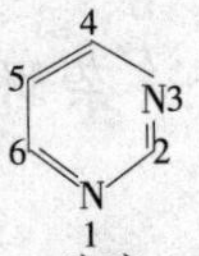　嘧啶 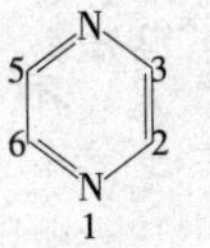　吡嗪
苯稠杂环			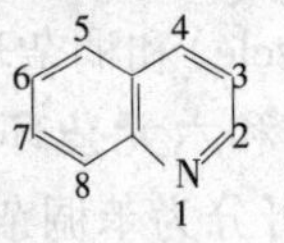 喹啉 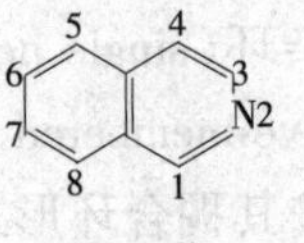　异喹啉 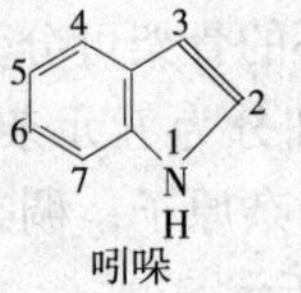　吲哚 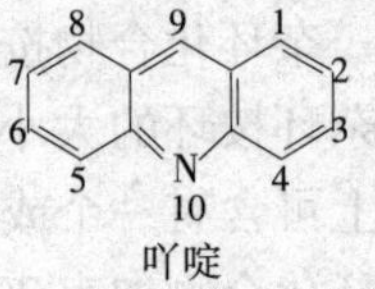　吖啶
稠杂环			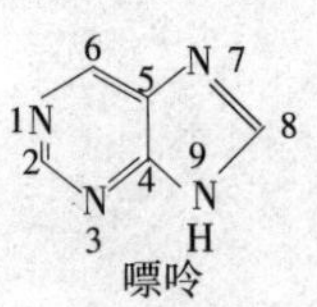 嘌呤 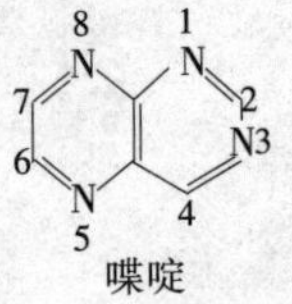　喋啶

二、杂环化合物的命名

杂环母环名称的命名通常采用音译法，选用与译音相同的同音汉字加"口"旁组成音译名。例如呋喃(furan)、嘧啶(pyrimidine)。当杂环上连有—R、—X、—OH、—NH$_2$ 等取代基时，以杂环为母体进行命名，将取代基的位置、数目、名称依次写在杂环母体名称之前，并将环上的原子进行编号。除个别稠杂环固定编号外，编号原则上是从杂原子开始，顺着环编号，使取代基的位次和最小。环上只有一个杂原子时，杂原子的编号为1。也可以采用希腊字母 α、β 及 γ 进行编号，邻近杂原子的碳原子为 α，其次为 β，再次为 γ。例如：

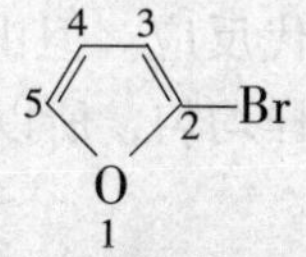

α-溴呋喃
（1-溴呋喃）

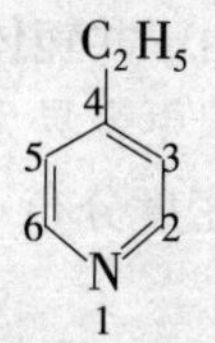

4-乙基吡啶
（γ-乙基吡啶）

如果环上杂原子不同时，则按氧、硫、氮的次序编号。如果环上有两个或两个以上相同杂原子时，从连接有氢或取代基的杂原子开始编号，并尽可能使杂原子编号之和最小。例如：

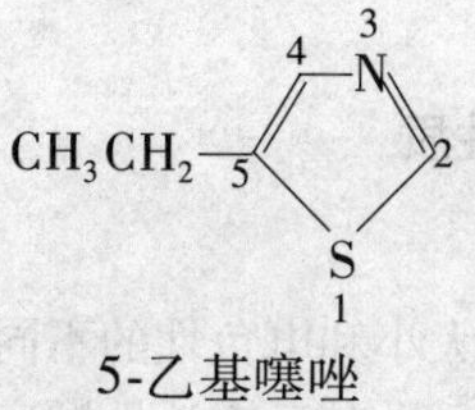

5-乙基噻唑

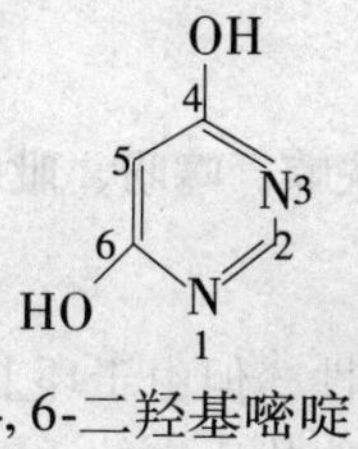

4,6-二羟基嘧啶

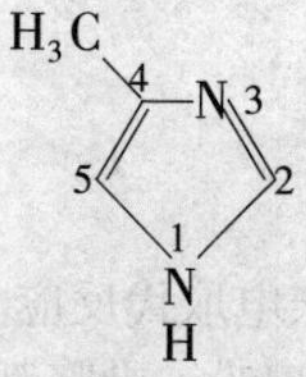

4-甲基咪唑

另有一些特殊固定编号的杂环化合物，如嘌呤、异喹啉等，见表20-1。为了使命名更加简便，当环上连有—CHO、—COOH、—SO$_3$H 等时，可将杂环结构作为取代基，以相应的醛、酸和磺酸为母体进行命名。例如：

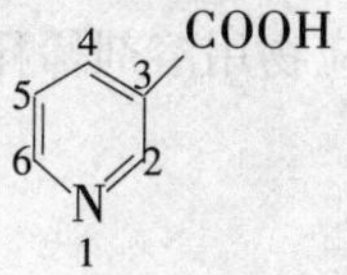

3-吡啶甲酸

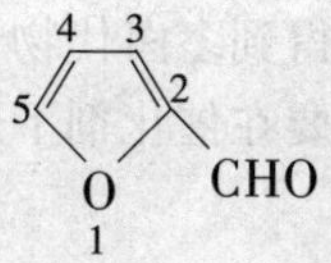

2-呋喃甲醛（糠醛）

第二节　五元杂环化合物

五元杂环化合物包括环中含有一个杂原子的五元单杂环，如呋喃（furan）、吡咯（pyrrole）和噻吩（thiophene）；含有两个杂原子的五元单杂环，如吡唑和咪唑；含有一个杂原子的稠杂环，如吲哚等。

一、五元杂环化合物的结构

呋喃、噻吩和吡咯具有与苯相似的电子结构，构成环的四个碳原子和杂原子 O、S、N 均为 sp^2 杂化，它们之间以 σ 键连接，处在一个平面内。每个碳原子和杂原子都剩下一个未参与杂化的 p 轨道，互相平行重叠，每个碳原子的 p 轨道上的一个 p 电子和杂原子 p 轨道上的 2 个电子，形成了一个闭合的 6 电子共轭体系，如图20-1 所示。环上 π 电子数符合 $4n+2$

规则，因此它们具有芳香性。由于共轭体系中的 6 个 π 电子分散在 5 个原子上，使整个环的 π 电子云密度较苯大，它们较苯更容易发生亲电取代反应。但由于杂原子 O、S、N 的电负性比碳大，杂环上的 π 电子云密度分布不像苯环那样均匀，所以它们的稳定性比苯差。

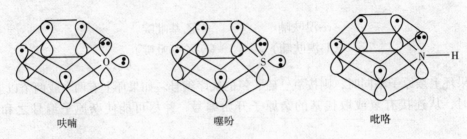

图 20-1　呋喃、噻吩和吡咯的分子轨道示意图

二、呋喃、噻吩、吡咯的化学性质

（一）亲电取代反应

呋喃、噻吩、吡咯都具有芳香性，但由于环上杂原子的大小和电负性的不同，对芳环的影响也不一样，所以它们发生亲电取代反应的活性有一定差异，其反应活性顺序为：吡咯 > 呋喃 > 噻吩 > 苯。

呋喃、噻吩、吡咯的亲电取代反应主要发生在 α-位，原因是由于在共轭体系中杂原子有给电子作用，使 α-位电子云密度比 β-位相对高一些。

1. 卤代反应　呋喃、噻吩、吡咯一般不需要催化剂就可直接卤代。呋喃、噻吩在室温下与氯或溴反应十分强烈，得到多卤代物，若将反应物用溶剂稀释并在低温下反应，可以得到一取代产物。碘代反应需要在催化剂下进行。

吡咯反应活性最大，得到四卤代产物。

2. 硝化反应和磺化反应　呋喃、噻吩、吡咯的硝化和磺化反应一般避免用硝酸和硫酸进行。由于它们在酸作用下可发生质子化，质子化主要发生在 α-位，例如：

质子化后破坏了各自的芳香体系，形成了一个带正电荷的离子分子，这个带正电荷的离子分子具有很强的亲电性，容易发生开环、氧化、聚合等反应。所以呋喃、噻吩、吡咯进行硝化反应时应采用较温和的非质子化硝化剂——硝酸乙酰酯。

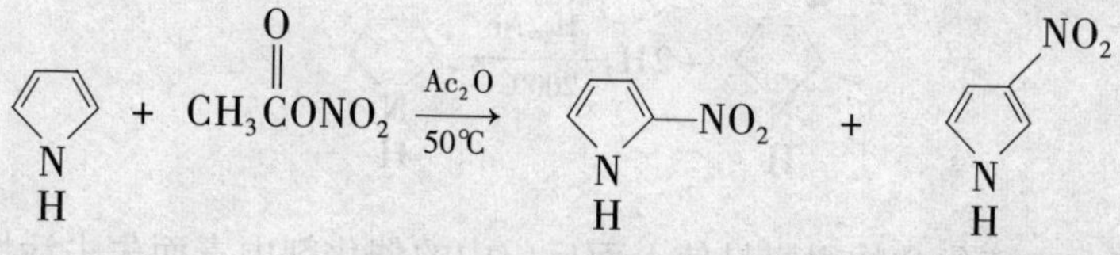

α-硝基吡咯 83% β-硝基吡咯 17%

呋喃、噻吩、吡咯进行磺化反应时一般采用三氧化硫和吡啶的配合物作为磺化剂。

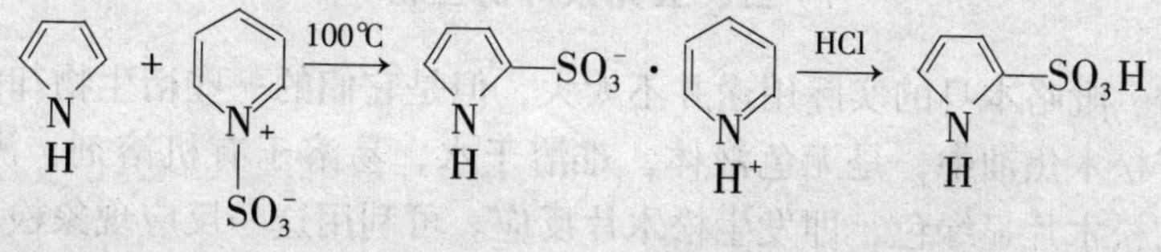

由于噻吩比较稳定，可以在室温下直接用浓硫酸磺化，但产物不如用上述试剂所得到的产率高。

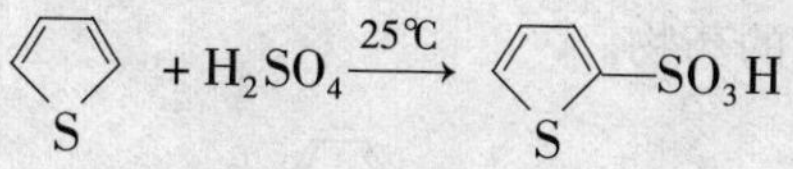

α-噻吩磺酸（69%~76%）

3. 傅-克酰基化反应　呋喃、噻吩、吡咯进行傅-克烷基化反应时，与苯类似得到多烷基化产物，不易分离，因而无实际意义。但它们进行傅-克酰基化反应时可以得到一元取代产物。它们的傅-克酰基化反应常采用较温和的催化剂，如 $SnCl_4$、BF_3 等。活性较大的吡咯可以在无催化剂条件下，直接与乙酸酐反应得到 α-酰基化产物。

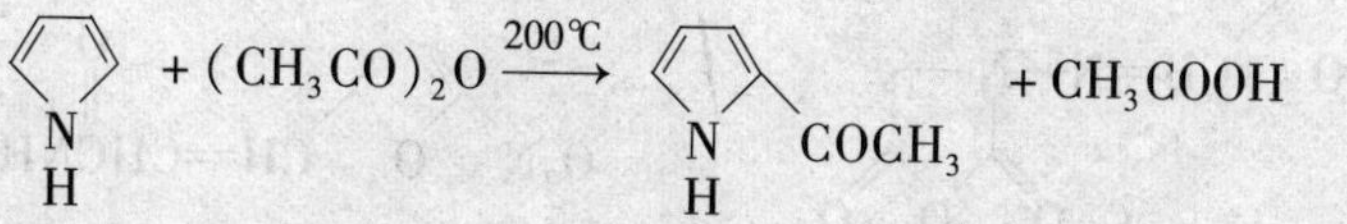

（二）吡咯的弱酸性

吡咯虽是一个环状仲胺，但在吡咯分子结构中，因氮原子上的未共用电子对参与了环的共轭使氮原子上的电子云密度降低，失去了与质子结合的能力，所以吡咯的碱性极弱（$pK_b=13.6$）。另一方面，由于氮原子上的电子云密度降低，氮原子上的氢原子容易以质子的形式解离，而使吡咯呈弱酸性。其酸性比乙醇强，较苯酚弱，能与固体氢氧化钾加热成为钾盐。

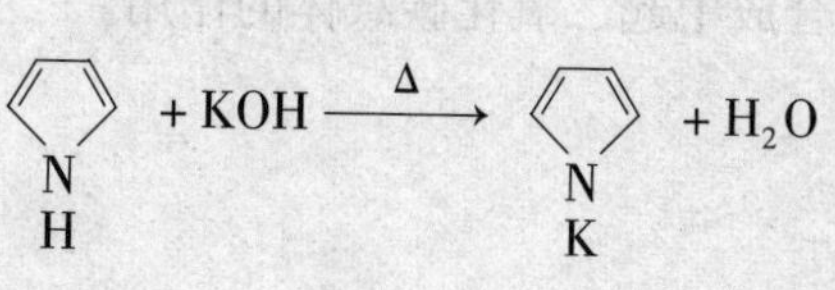

（三）氧化还原反应

呋喃、噻吩、吡咯都很容易发生催化加氢反应，被还原为饱和体系四氢呋喃、四氢噻吩、四氢吡咯。

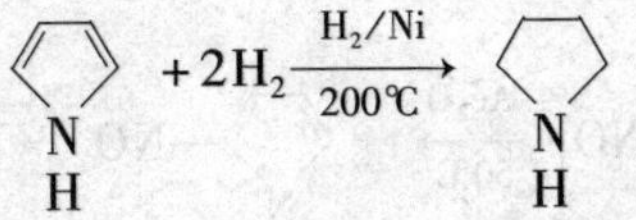

$$\text{（呋喃环）} + 2H_2 \xrightarrow[200℃]{H_2/Ni} \text{（四氢吡咯环）}$$

噻吩中含有硫，含硫化合物很容易使上面反应中的催化剂中毒而失去活性，需要用特殊的催化剂如二硫化钼（MoS_2）等。

三、五元杂环衍生物

呋喃、噻吩、吡咯本身的实际用途并不太大，但是它们的一些衍生物却很重要。

呋喃存在于松木焦油中，是无色液体，难溶于水，易溶于有机溶剂，沸点32℃。呋喃能使浸过盐酸的松木片显绿色，即发生松木片反应。可利用这一反应现象检验呋喃的存在。

呋喃的衍生物如 α-呋喃甲醛（俗名糠醛），它可从米糠、玉米芯、高粱杆或花生壳等农副产品中提取，是合成药物的重要原料。α-呋喃甲醛的硝化产物可制备一系列的抗菌药物，例如：呋喃唑酮（痢特灵）用于治疗细菌性痢疾；呋喃妥因（呋喃坦丁）用于治疗泌尿性感染；呋喃丙胺是治疗血吸虫病的药物。

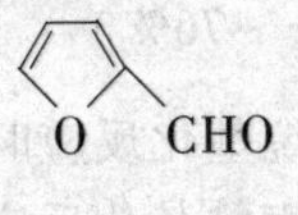

糠醛

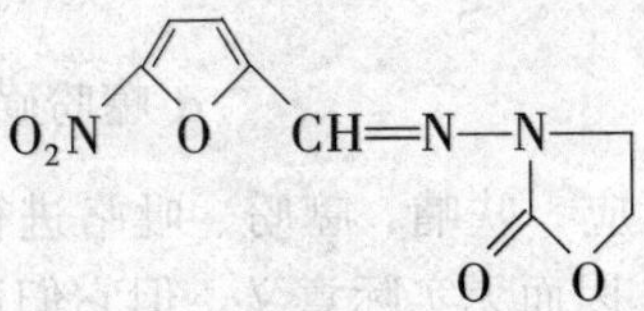

呋喃唑酮

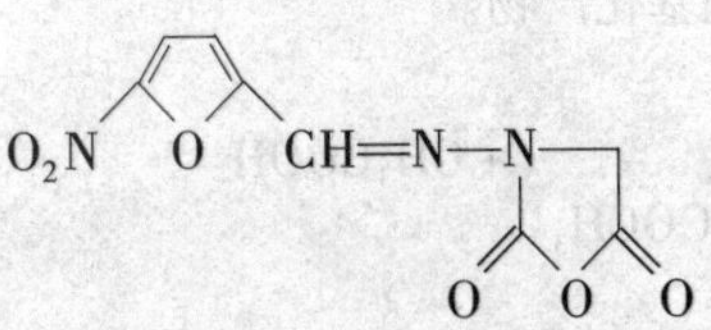

呋喃妥因（呋喃坦丁）

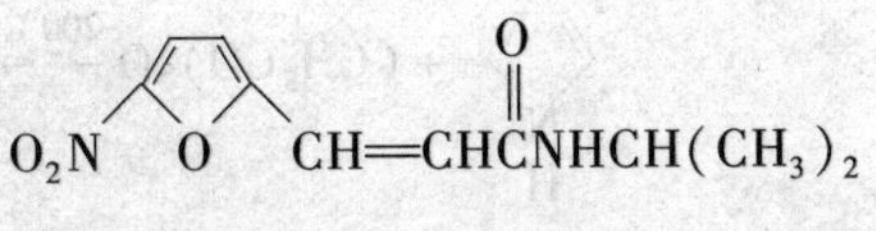

呋喃丙胺

最重要的噻吩衍生物是生物素（biotin），又称维生素 H，是一种含硫水溶性维生素。在它的八种同形异构体中，只有右旋生物素（D-biotin）是存在于自然界中，具有维生素的功能。它以微量的含量广泛地存在于动物及植物的组织中，在酵母菌、肝、肾中含量丰富，在鸡蛋黄中含量很高。它是维生素 B 复合体之一，是很多动植物生长发育所必需的物质。它也是多种羧化酶的辅酶，在生物合成中起二氧化碳载体的作用。

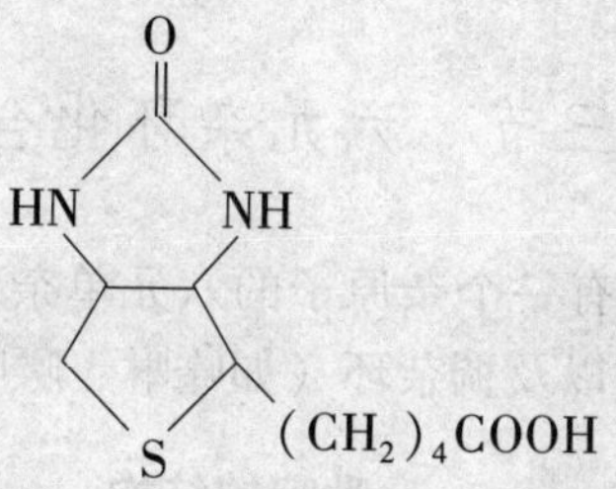

O
HN NH
$(CH_2)_4COOH$
S

生物素

吡咯存在于煤焦油和骨焦油中，是无色液体，沸点131℃。吡咯的蒸气可使浸有盐酸的松木片产生红色，称为吡咯的松木片反应。吡咯的衍生物有叶绿素、血红素、维生素 B_{12}、胆红素和一些生物碱，它们都具有重要的生理活性。在叶绿素、血红素、维生素 B_{12} 的结构中，都含有卟吩环的基本骨架。卟吩环是 4 个吡咯环的 α-碳原子通过次甲基（ —CH= ）连接而成的共轭体系。以血红素为例，它是卟吩环以共价键及配位键与亚铁离子形成的配合物，同时在吡咯环的 β 位连有不同的取代基。血红素与蛋白质结合成血红蛋白，存在于高等动物的红细胞中，是运输氧气的物质。

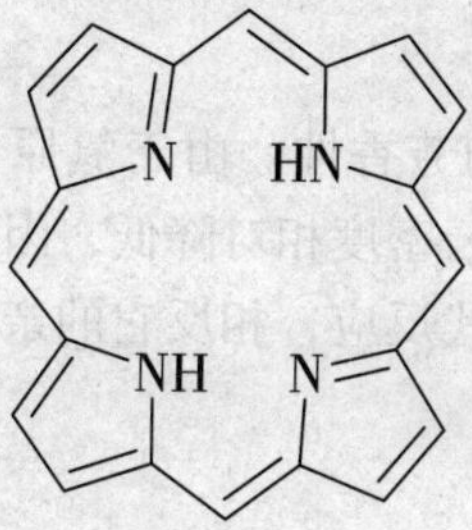

卟吩

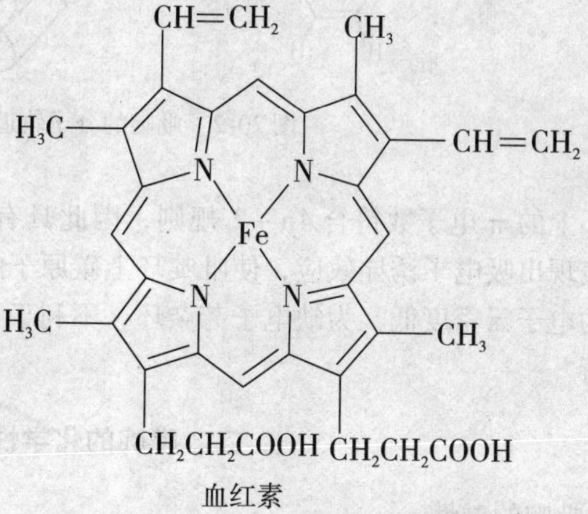

血红素

含两个杂原子的五元杂环化合物主要有 1, 2-唑类（异噁唑、异噻唑和吡唑）和 1, 3-唑类（噁唑、噻唑和咪唑）。其中咪唑的衍生物广泛存在于自然界中，如构成蛋白质成分之一的组氨酸。组氨酸在体内分解为组胺，组胺具有收缩血管的作用。人体内的组胺含量过多时，会发生过敏反应。

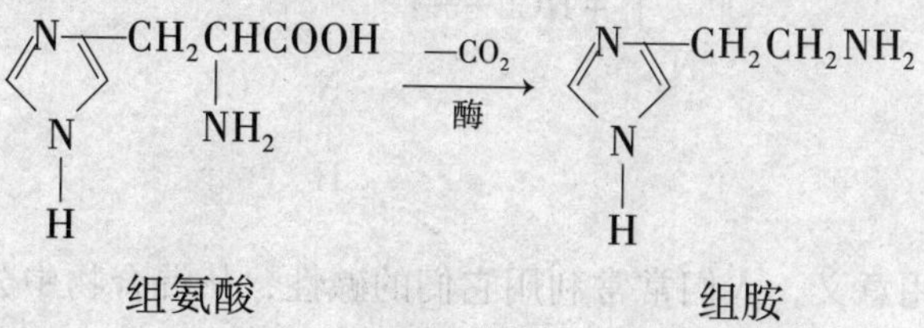

组氨酸

组胺

第三节　六元杂环化合物

六元杂环化合物包括环中含有一个杂原子的六元单杂环，如吡啶（pyridine）；含有多个杂原子的六元单杂环（如嘧啶）以及稠杂环（如喹啉、嘌呤等）。

一、吡啶的结构

吡啶的结构可看作是苯环中的—CH＝被—N＝取代而成。构成环的五个碳原子和一个氮原子均为 sp^2 杂化，它们之间以 σ 键连接，处在一个平面内。每个碳原子和杂原子都剩下一个未参与杂化的 p 轨道，每个 p 轨道上各有一个电子，它们相互平行重叠，形成了一个闭合的 6 电子共轭体系。吡啶的分子轨道结构如图 20-2。

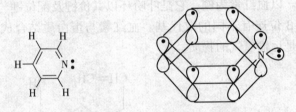

图 20-2　吡啶的分子轨道示意图

吡啶环上的 π 电子数符合 4n + 2 规则，因此具有一定的芳香性。由于氮原子的电负性比碳大，表现出吸电子诱导效应，使吡啶环上碳原子的电子云密度相对降低，因此环上较苯中碳原子的电子云密度低，为缺电子芳杂环，不利于亲电取代反应，相反它的亲核取代反应更容易进行。

二、吡啶的化学性质

（一）吡啶的碱性

由于吡啶氮原子上的一对未共用电子对占据在 sp^2 杂化轨道上，它与环共平面，未参与环的共轭体系，可以与质子结合，使吡啶呈弱碱性（$pK_b = 8.8$）。吡啶的碱性比一般脂肪胺、氨都弱，但比苯胺强，能与强酸结合成盐。

吡啶的碱性有实用意义，人们常常利用它们的碱性，从混合物中分离吡啶类化合物。如从煤焦油中分离吡啶及其同系物，可使用硫酸水溶液将它们萃取出来。

（二）亲电取代反应

吡啶从结构上分析属于缺电子芳杂环，碳原子上电子云密度较低，不利于进行亲电取代反应。另外，在亲电取代反应中，亲电试剂常先与碱性的氮原子生成吡啶盐，使环上电子云密度进一步降低，因此吡啶进行亲电取代反应的活性较差，与硝基苯相似。

吡啶进行卤代反应、硝化反应、磺化反应都需要强烈的反应条件，反应主要发生在 β-位。吡啶的卤代反应需要在催化剂的作用下，较高温度下进行。

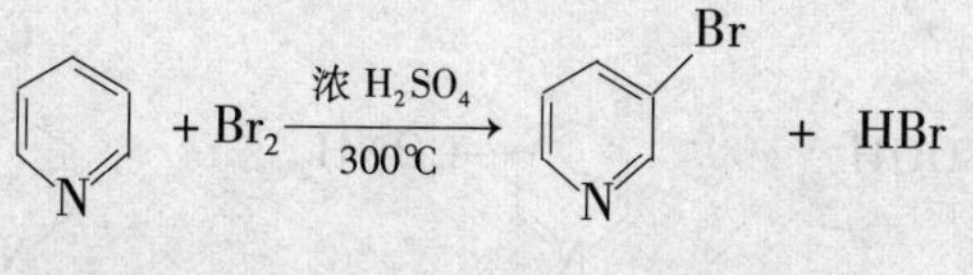

吡啶的硝化反应需要在浓酸和高温下进行。

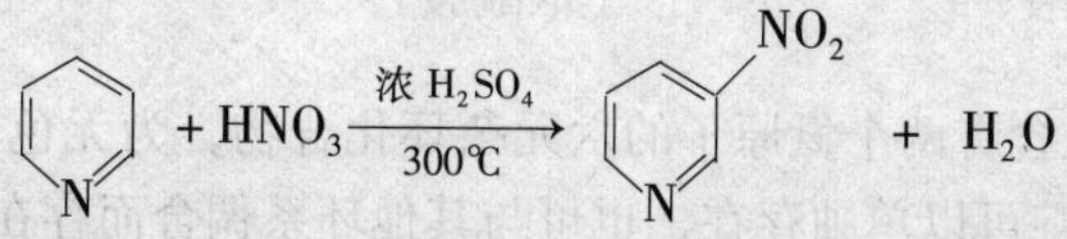

吡啶磺化反应在硫酸汞的催化下，加热的条件下进行。吡啶不能进行傅-克烷基化和酰基化反应。

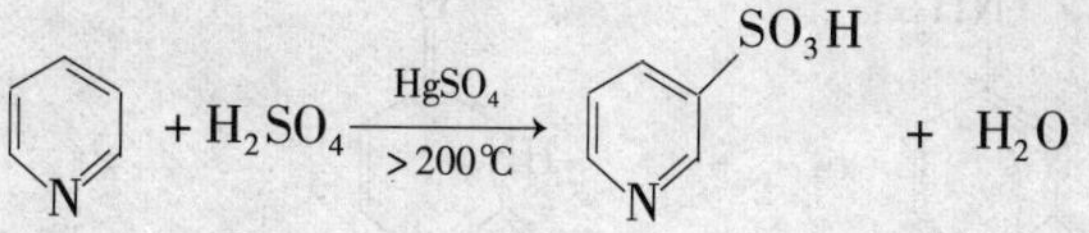

（三）氧化还原反应

由于吡啶环上氮原子的吸电子作用，使吡啶环较稳定，不容易被氧化，较苯更难氧化。吡啶的衍生物在强氧化剂作用下可发生侧链氧化。

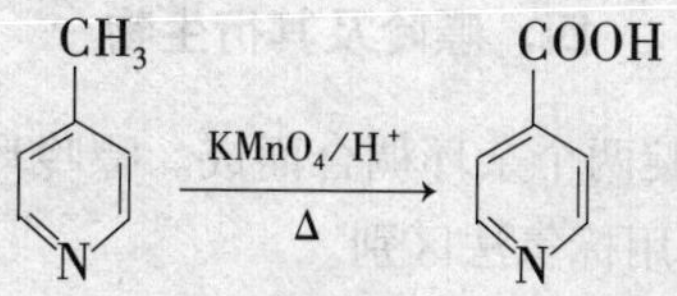

吡啶较苯容易还原，用催化氢化或钠加乙醇的方法均可将其还原为六氢吡啶。

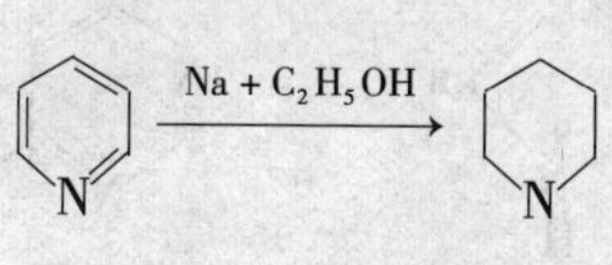

三、六元杂环衍生物

吡啶存在于煤焦油中，是具有特殊臭味的无色或微黄色液体，沸点为115℃，与水、乙醇、乙醚等互溶，能溶解大多数有机化合物，可作为溶剂。它本身并不能以游离状态存在于自然界中，但是它的各种衍生物广泛存在于生物体中，并大多具有较强的生物活性，在生物体的生长发育中起着重要作用。

　　吡啶的衍生物有维生素 PP，异烟肼等，在医药上有重要作用。维生素 PP 是 B 族维生素之一，包括 β-吡啶甲酸（烟酸）和 β-吡啶甲酰胺（烟酰胺），它们参与机体的氧化-还原过程，促进组织新陈代谢，降低血中胆固醇含量。体内缺乏维生素 PP 时，能引起糙皮病。异烟肼为白色晶体，是抗结核病的良好药物。

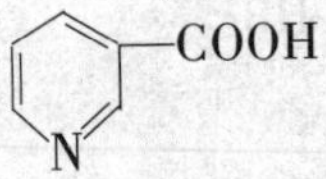

β-吡啶甲酸
（烟酸）

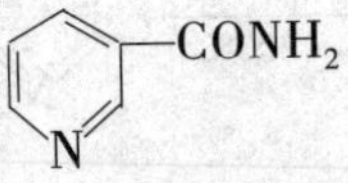

β-吡啶甲酰胺
（烟酰胺）

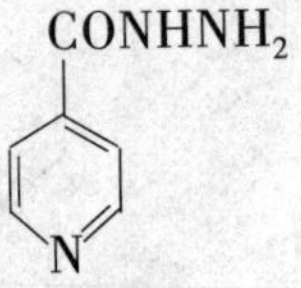

异烟肼

　　嘧啶（pyrimidine）是含有两个氮原子的六元杂环化合物，为无色固体，熔点为 22℃，易溶于水，具有碱性。嘧啶可以单独存在，也可与其他环系稠合而存在于维生素、生物碱及蛋白质中。许多维生素类、磺胺类和巴比妥类药物中，都含有嘧啶环。嘧啶的衍生物如胞嘧啶、尿嘧啶、胸腺嘧啶等更是核酸的组成成分。

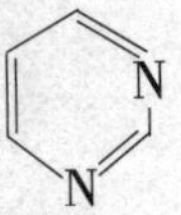

嘧啶

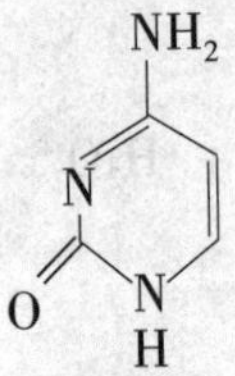

胞嘧啶
（4-氨基-2-氧嘧啶）

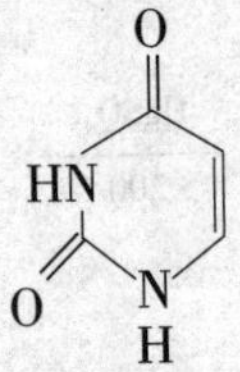

尿嘧啶
（2,4-二氧嘧啶）

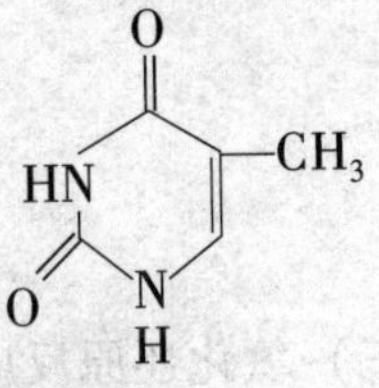

胸腺嘧啶
（5-甲基-2,4-二氧嘧啶）

四、嘌呤及其衍生物

　　嘌呤（purine）是由咪唑和嘧啶两个杂环稠合而成。嘌呤环上共有四个氮原子，编号比较特殊，它有两种互变异构体，常用标氢法区别。

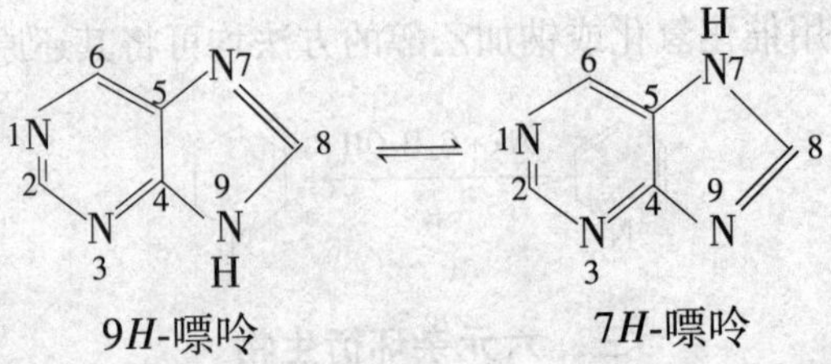

9H-嘌呤

7H-嘌呤

　　药物分子中多为 7H-嘌呤，生物体中则 9H-嘌呤更为常见。嘌呤本身在自然界并不存在，但它的衍生物却广泛存在于动、植物体内，并具有重要的生物活性，如腺嘌呤、鸟嘌呤、咖啡因等。其中腺嘌呤、鸟嘌呤是核酸的组成成分。

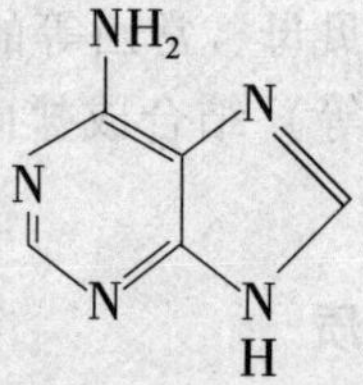

腺嘌呤(6-氨基嘌呤) 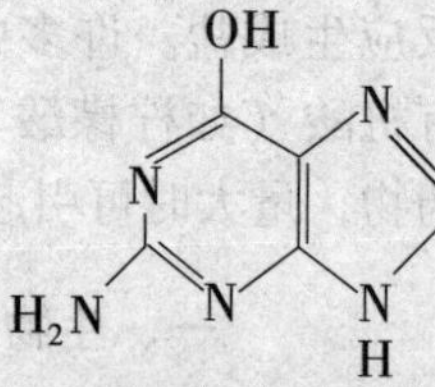　　　　鸟嘌呤(2-氨基-6-羟基嘌呤)

黄嘌呤、次黄嘌呤和尿酸是腺嘌呤与鸟嘌呤在体内的代谢产物，存在于尿和血中。

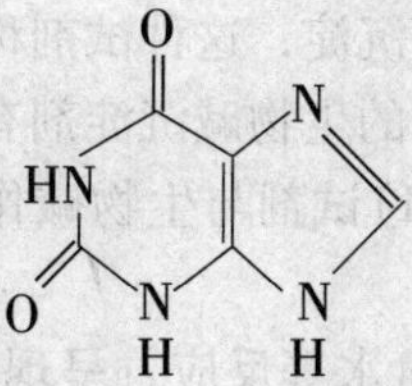

黄嘌呤(2,6-二氧嘌呤) 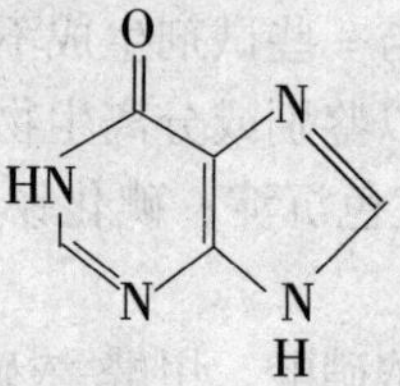　　次黄嘌呤(6-氧嘌呤) 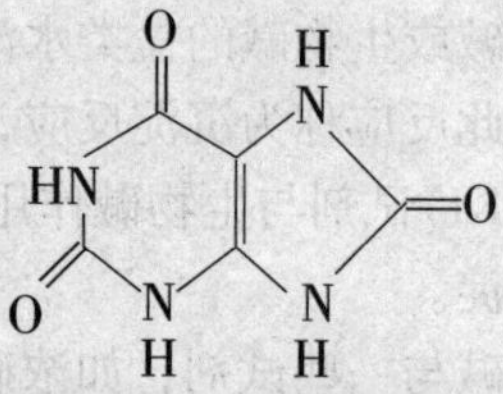　　尿酸(2,6,8-三氧嘌呤)

尿酸为无色晶体，极难溶于水，有弱酸性。健康人每天尿酸的排泄量为 0.5g ~ 1g。当代谢不正常时，尿中的尿酸含量过高，会形成尿结石。当血中的尿酸含量过高时，可能沉积在关节等处，形成痛风石。上述嘌呤衍生物均有酮式和烯醇式的互变异构现象，如尿酸和黄嘌呤。

尿酸

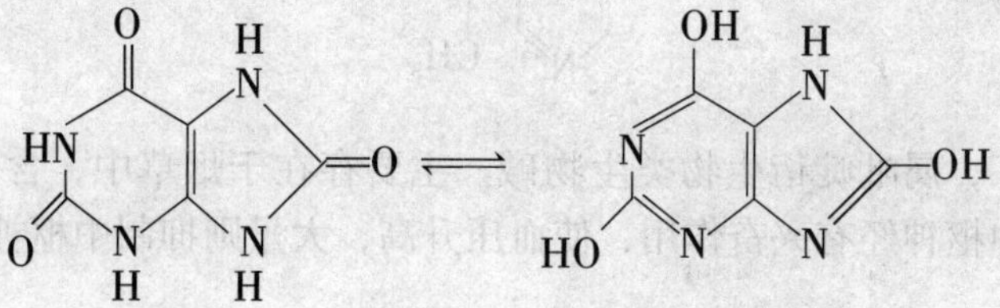

酮式　　　　　　　　　　　烯醇式

黄嘌呤

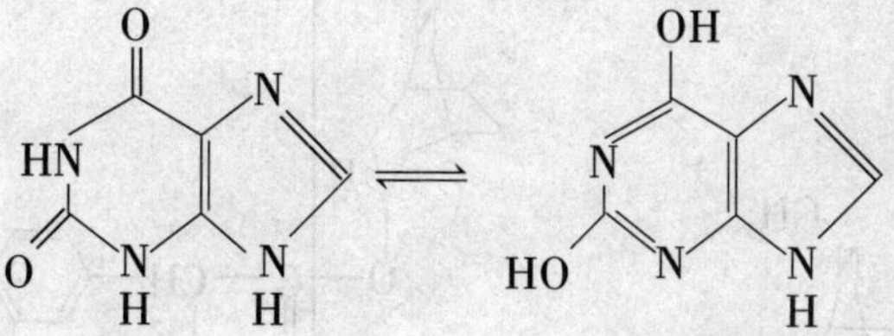

酮式　　　　　　　　　　　烯醇式

第四节　生　物　碱

生物碱(plant alkaloid)是一类主要存在于植物体内，对人和动物有着强烈生理作用的含氮碱性化合物，能与酸反应生成盐。许多中药如当归、贝母、常山等的有效成分都是生物碱，它们在植物中常与有机酸（如柠檬酸、乳酸、草酸等）结合成盐而存在。生物碱的毒性极强，量小时可作为药物，量大时可引起中毒。

一、生物碱的结构和性质

生物碱的分子结构多数属于仲胺、叔胺或季铵类，少数为伯胺类。大多数生物碱含有较复杂的杂环结构，氮原子多在环上，具有旋光性，多为左旋体。生物碱大多数为无色固体，少数为液体，味苦，难溶于水，易溶于乙醇、乙醚、氯仿等有机溶剂。

生物碱或生物碱的盐类水溶液能与一些试剂生成不溶性盐而沉淀，这种试剂称为生物碱沉淀剂。此反应称为沉淀反应，可用以鉴别或分离生物碱。常用的生物碱沉淀剂有：碘化汞钾（$HgI_2 \cdot 2KI$）试剂与生物碱作用生成黄色沉淀；碘化铋钾（$BiI_3 \cdot KI$）试剂与生物碱作用多生成黄褐色沉淀。

生物碱与一些试剂，如浓硫酸、浓硝酸、甲醛-浓硫酸、浓氨水等反应，呈现各种颜色。此种显色反应可用于鉴别生物碱。例如，钒酸胺的浓硫酸溶液，与吗啡反应显棕色，与阿托品反应显红色，与可待因反应显蓝色。

二、重要的生物碱

（一）烟碱

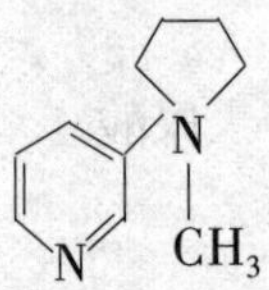

烟碱又名尼古丁，属吡啶衍生物类生物碱。主要存在于烟草中，含量为 2% ~ 8%。烟碱有剧毒，少量对中枢神经有兴奋作用，使血压升高，大量则抑制中枢神经系统，使心脏停搏以至死亡。

（二）莨菪碱和阿托品

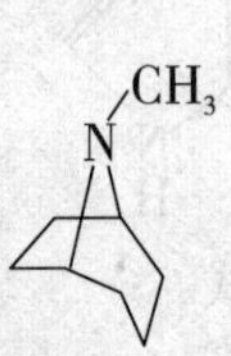

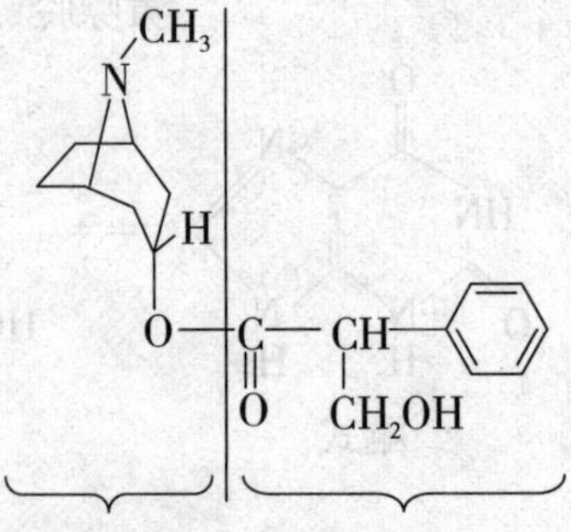

莨菪烷　　　　莨菪醇　　　　莨菪酸

莨菪碱和阿托品属于莨菪烷衍生物类生物碱，分布于茄科植物（如颠茄、莨菪、曼陀罗、洋金花等）中，总称为颠茄生物碱。

莨菪碱是由莨菪醇和莨菪酸缩合形成的酯。莨菪醇是由四氢吡咯环和六氢吡啶环稠合而成的双环结构。莨菪碱是左旋体。由于莨菪酸部分的手性碳原子上的氢处于官能团羰基的 α-位，容易发生酮式-烯醇式互变异构而外消旋。当莨菪碱在碱性条件下或受热时易发生消旋作用，变成外消旋的莨菪碱，即阿托品。

在临床上，常用硫酸阿托品作抗胆碱药，能抑制唾液、汗腺等多种腺体的分泌，并能扩散瞳孔；还可用于平滑肌痉挛、胃和十二指肠溃疡病；也可作有机磷、锑剂中毒的解毒剂。

（三）麻黄碱

麻黄碱又称麻黄素，是存在于中药麻黄中的一种主要生物碱。一般常用的麻黄碱是指左旋麻黄碱，它与右旋的伪麻黄碱互为对映异构体。它们在苯环上的侧链上有两个手性碳原子，理论上应有四个对映异构体，但在中药麻黄植物中含有较多的是两种，并且两者是非对映异构体。

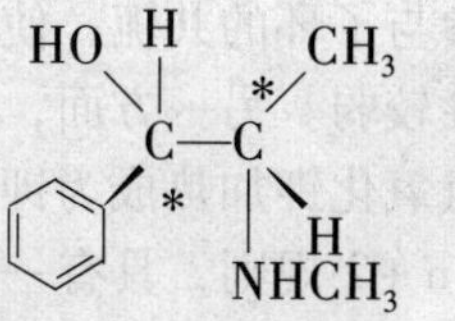

（－）-麻黄碱 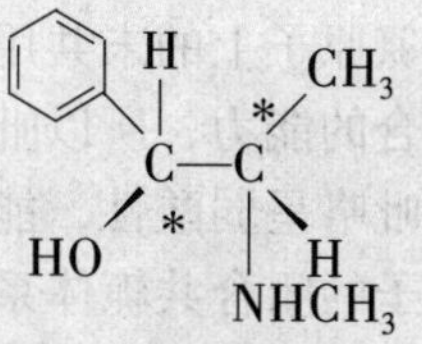   （＋）-伪麻黄碱

（－）-麻黄碱具有兴奋中枢神经、升高血压、扩大支气管、收缩鼻黏膜、止咳作用和散瞳作用。临床上常用盐酸麻黄碱治疗支气管哮喘、过敏性反应、鼻黏膜肿胀及低血压等病症。

（四）吗啡和可待因

吗啡（morphine）和可待因是罂粟科植物鸦片中比较重要的生物碱，属于异喹啉衍生物类，可看作六氢吡啶环与菲环相稠合而成的基本结构。

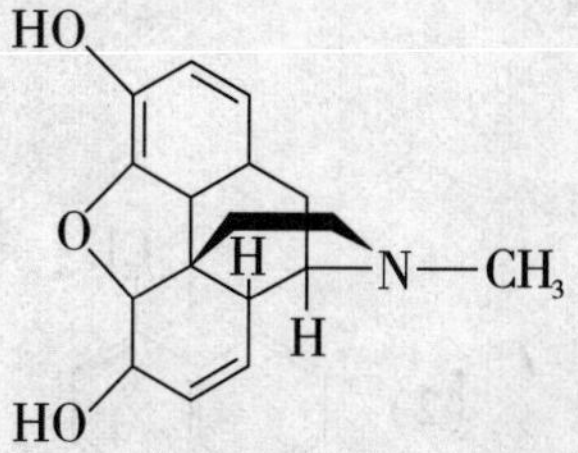

吗啡 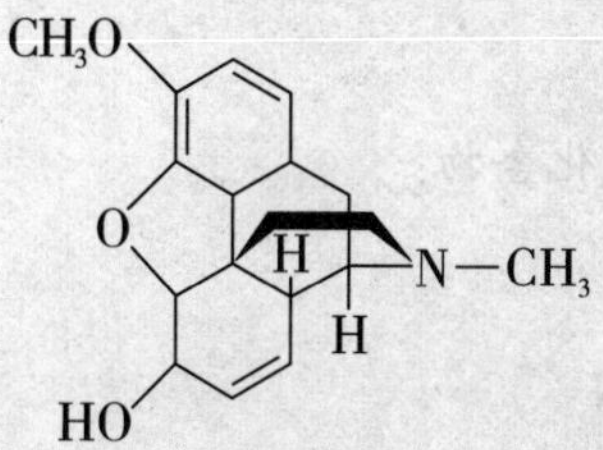   可待因

吗啡对中枢神经有麻醉作用和强镇痛作用，但有易成瘾和抑制呼吸的缺点。可待因是吗啡的甲基醚。它与吗啡有相似的生理作用，临床上主要用作镇咳剂。

小　　结

由碳原子和非碳原子组成的环状有机化合物称为杂环化合物。其中非碳原子称为杂原子，常见的杂原子有氮、氧和硫等。杂环化合物按杂环的骨架可分为单杂环和稠杂环。单杂环按环的大小分为五元杂环和六元杂环，环上可含有一个或多个杂原子；稠杂环按其稠合环形式又可分为苯稠杂环和稠杂环。

杂环母环名称的命名通常采用音译法，选用与译音相同的同音汉字加"口"旁组成音译名。当杂环上连有取代基的杂环化合物，以杂环为母体，注明取代基的位次、个数和名称，并将环上的原子进行编号。除个别稠杂环有固定编号外，环上原子的编号原则是从杂原子开始顺着环进行编号，并使取代基的位次和最小。如果环上有两个或两个以上的相同杂原子时，应从连接有氢或取代基的杂原子开始编号，并尽可能使杂原子编号之和最小。如果环上杂原子不同时，则按氧、硫、氮次序编号。

呋喃、噻吩和吡咯均为 5 个原子 6 电子的富电子共轭体系，符合 $4n+2$ 规则，具有一定的芳香性，较苯更容易发生亲电取代反应。由于杂原子的大小和电负性的不同，它们发生亲电取代反应活性顺序为：吡咯 > 呋喃 > 噻吩 > 苯，且取代位置多发生在 α-位。

由于吡咯分子结构氮原子上的未共用电子对参与了环的共轭，使氮原子上的电子云密度降低，失去了与质子结合的能力，所以吡咯的碱性较弱。另一方面，氮原子上的氢原子容易以质子的形式解离，使吡咯呈弱酸性，能与固体氢氧化钾加热成为钾盐。

吡啶为 6 原子 6 电子的闭合共轭体系，符合 $4n+2$ 规则，具有一定的芳香性。由于氮原子的电负性比碳大，产生吸电子诱导效应，使吡啶环上碳原子的电子云密度降低，不利于亲电取代反应。吡啶环较稳定，不容易被氧化，容易被还原。另外，吡啶的碱性比脂肪胺、氨弱，但比苯胺强，能与强酸结合成盐。

生物碱是一类主要存在于植物体内，对人和动物有着强烈生理作用的含氮碱性化合物。生物碱大多数为固体，少数为液体，味苦，难溶于水，易溶于有机溶剂。生物碱的分子结构多数属于仲胺、叔胺或季铵类，具有旋光性。生物碱与一些试剂作用可生成沉淀或呈现各种颜色，这可用以分离或鉴别生物碱。

习　题

1. 命名下列化合物：

(1)

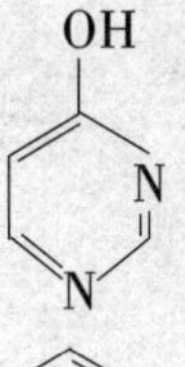

(2)

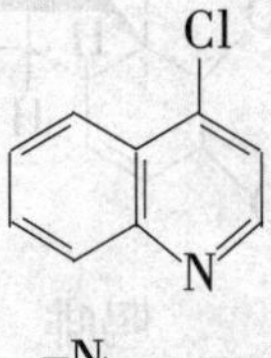

(3)

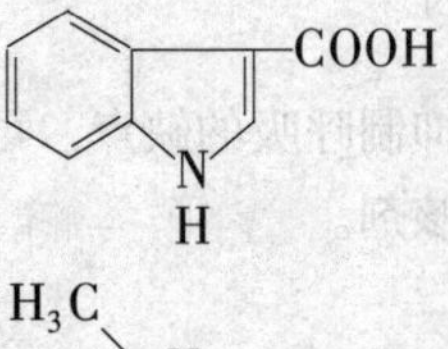

(4)

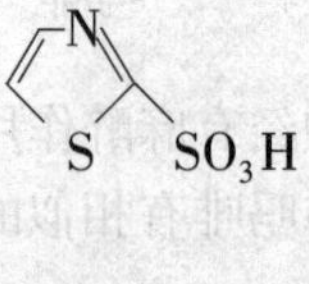

(5)

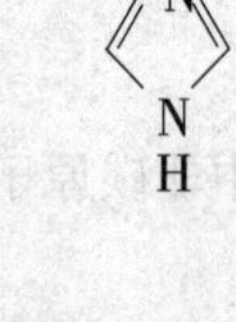

(6)

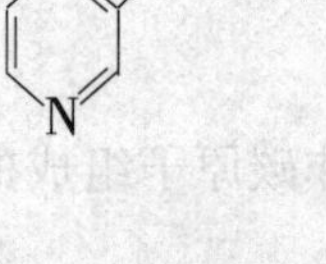

2．写出下列化合物的结构式：

（1）四氢呋喃　　　　　　（2）糠醛　　　　　　　（3）β-吡咯甲酰胺

（4）4-氯噻唑-2-甲酸　　　（5）3-吲哚丙酸

3．比较下列化合物的碱性：甲胺、苯胺、吡啶、吡咯、氨。

4．完成下列反应方程式，写出下列反应的产物。

（1） 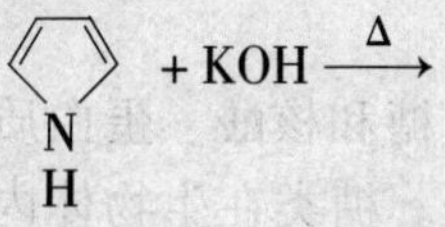　　+ KOH $\xrightarrow{\Delta}$

（2） 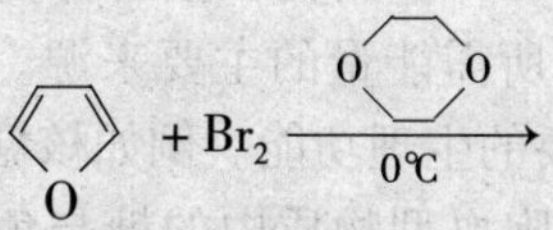　　+ Br$_2$ $\xrightarrow[0℃]{}$

（3） 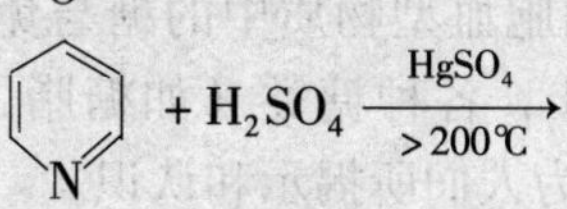　　+ H$_2$SO$_4$ $\xrightarrow[>200℃]{HgSO_4}$

（4）　　+ H$_2$ $\xrightarrow[加压]{Pt}$

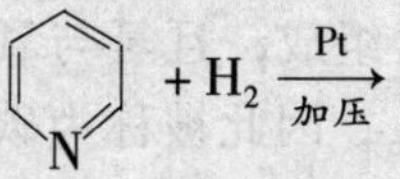

（5） 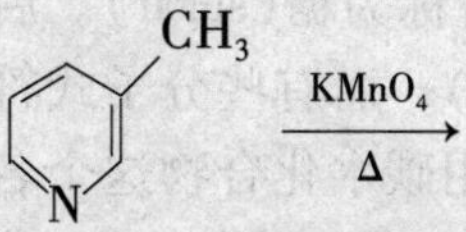　　$\xrightarrow[\Delta]{KMnO_4}$

5．比较吡咯和吡啶结构特点和主要化学性质。

6．解释嘧啶的碱性比吡啶弱。

7．什么叫生物碱？它们多属于哪一类化合物。

（陈双玲）

第二十一章　糖　类

　　糖类（saccharide）是自然界中存在最多的一类有机化合物。糖和核酸、蛋白质一起构成生命体的三大物质基础。在植物体中，糖类约占其干重的 80%。糖类在生物体内可被氧化成 CO_2 和 H_2O，同时释放出能量，是生物体维持生命活动所需能量的主要来源。此外，糖类是动植物体内重要的信息物质，在生命过程中发挥着重要的生理功能。例如核糖和脱氧核糖是核酸的组成成分，肝脏中的肝素有抗凝血作用，红细胞血型物质中的糖与免疫活性有关。随着细胞生物学的发展和近代分析、分离技术的进步，各种糖类（如糖脂、糖蛋白）的结构和功能之间的关系以及在生命活动中的作用将逐步为人们所揭示和认识。

　　最初人们发现，自然界中有一类物质由碳、氢、氧三种元素组成，且氢与氧的比例是 2:1，可以用通式 $C_m(H_2O)_n$ 表示，如葡萄糖和果糖为 $C_6(H_2O)_6$，因此被称为碳水化合物（carbohydrate），又因这些物质具有晶形，溶于水，有甜味，俗称为糖（sugar）。后来发现有些糖类分子的元素组成不符合此通式，如脱氧核糖（$C_5H_{10}O_4$）；而有些分子式符合该通式的化合物，如乙酸（$C_2H_4O_2$）等，却不具有糖的性质。因此用碳水化合物这个名称来定义糖类化合物是不确切的，现糖类的定义是多羟基醛或多羟基酮，或水解能产生这类多羟基醛酮的化合物。糖类化合物可根据水解的情况分为三类：

　　1. 单糖（monosaccharide）　不能再被水解成更小分子的糖，如葡萄糖、果糖等。

　　2. 寡糖（oligosaccharide）　又称低聚糖，水解后生成 2~10 个单糖分子的糖，其中二糖最常见，如蔗糖、麦芽糖、乳糖等。

　　3. 多糖（polysaccharide）　能水解生成 10 个以上单糖分子的糖。如淀粉、糖原、纤维素等。天然的多糖一般由 100~300 个单糖组成。

　　糖类化合物按照其化学性质可分为还原性糖和非还原性糖；按照其立体化学构型可分为 D 型糖和 L 型糖，自然界中存在的单糖大多为 D 构型。

　　糖类一般不采用系统命名法命名，多根据其来源而采用俗名。

第一节　单　糖

一、单糖的分类

　　根据羰基结构的不同，单糖可以分为醛糖（aldose）和酮糖（ketose）。最简单的醛糖是甘油醛，最简单的酮糖是二羟基丙酮。

$$\begin{array}{c} CHO \\ | \\ {}^*CHOH \\ | \\ CH_2OH \end{array} \qquad \begin{array}{c} CH_2OH \\ | \\ C{=}O \\ | \\ CH_2OH \end{array}$$

甘油醛(丙醛糖)　　　　二羟基丙酮(丙酮糖)

按单糖含有的碳原子数目，单糖又可分为三碳糖(triose)、四碳糖(tetrose)、五碳糖(pentose)、六碳糖(hexose)等。自然界中常见的是五碳糖和六碳糖，其中与医学关系密切的有葡萄糖、甘露糖、半乳糖、果糖、核糖和脱氧核糖，这里我们以葡萄糖和果糖为例进行介绍。

二、单糖的结构

(一) 葡萄糖的结构

1. 葡萄糖的开链结构和构型　葡萄糖(glucose)的分子式为 $C_6H_{12}O_6$，是己醛糖，分子中含有五个羟基和一个醛基。天然葡萄糖是 D-葡萄糖，它的开链结构和 Fischer 投影式表示如下：

$$\begin{array}{c} {}^1CHO \\ | \\ H{-}{}^2C{-}OH \\ | \\ HO{-}{}^3C{-}H \\ | \\ H{-}{}^4C{-}OH \\ | \\ H{-}{}^5C{-}OH \\ | \\ {}^6CH_2OH \end{array} \qquad \begin{array}{c} CHO \\ H{-}\!\!\!-OH \\ HO{-}\!\!\!-H \\ H{-}\!\!\!-OH \\ H{-}\!\!\!-OH \\ CH_2OH \end{array} \text{或} \begin{array}{c} CHO \\ | \\ | \\ | \\ | \\ CH_2OH \end{array}$$

D-葡萄糖(开链结构)　　　　D-葡萄糖的Fischer投影式

其中 C_2、C_4、C_5 的—OH 在右侧，而 C_3 的—OH 在左侧。单糖对映异构体，命名时常用 D，L 构型标记法，以 D-甘油醛为标准，将编号最大的手性碳原子的构型与之比较，若手性碳上的羟基在右边则称 D-构型，在左边则称 L-构型。

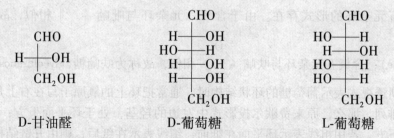

D-甘油醛　　　　　　D-葡萄糖　　　　　　L-葡萄糖

自然界中存在的单糖多为 D-型糖，如 D-葡萄糖、D-果糖、D-核糖、D-甘露糖等。其中 D-葡萄糖由于能使平面偏振光向右旋，称为 D-(+)-葡萄糖，简称 D-葡萄糖。

2. 葡萄糖的环状结构和变旋光现象　葡萄糖的开链结构可以通过一些化学反应证实，

但它却不能解释另外一些实验事实，如醛糖分子中的醛基应该和两分子醇形成缩醛类化合物，实验结果表明，醛糖只能和一分子醇形成稳定的化合物。于是有人提出：葡萄糖分子内的醛基能与醇羟基形成环状半缩醛结构。后来通过 X-射线衍射的测定，证实了这一提法：晶体葡萄糖是六元环状半缩醛结构。

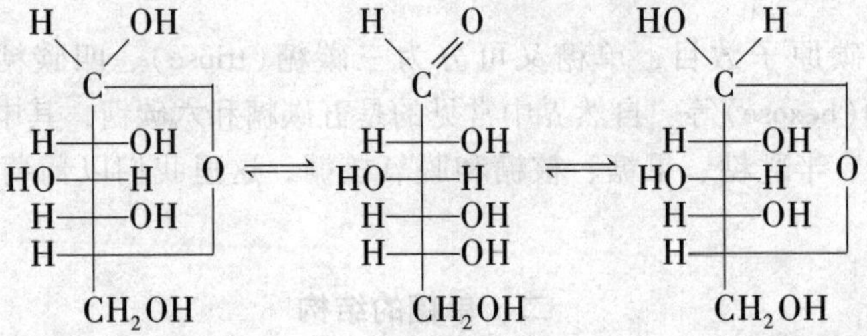

α-D-葡萄糖　　　　D-葡萄糖　　　　β-D-葡萄糖

　　成环后原来的醛基碳原子 C_1 变成了手性碳原子，C_1 所连接的羟基称为半缩醛羟基。若半缩醛羟基与原来的 C_5 上的羟基在碳链同侧，则称为 α-型；在异侧，则称为 β-型。α 型和 β 型是非对映异构体，它们的区别仅在于 C_1 的构型不同，因此又称为异头物或端基异构体（anomer）。实验表明从冷乙醇中结晶出来的是 α-D-葡萄糖，熔点 146℃，比旋光度 $[\alpha]_D^{20} = +112°$；从热吡啶中结晶出来的是 β-D-葡萄糖，熔点 150℃，比旋光度 $[\alpha]_D^{20} = +18.7°$。

　　在结晶状态下，α-D-葡萄糖和 β-D-葡萄糖可稳定存在。但在水溶液中，随着放置时间的延长，它们的比旋光度均会发生变化，最后都变为 +52.7°。这种糖的晶体在溶液中旋光度自行转变并趋向一个定值的现象，称为变旋光现象（mutarotation）。产生变旋光现象的原因是在水溶液中糖的两种环状结构通过开链结构互相转化，在形成动态平衡体系过程中比旋光度发生变化所引起的。当经过一段时间后，三种异构体达到平衡，其比旋光度就不再改变。在这个平衡混合物中，β-D-葡萄糖约占 64%，α-D-葡萄糖约占 36%，开链结构极少，仅占 0.003%。所有具有环状半缩醛结构的单糖，都会产生变旋光现象。

　　3. 葡萄糖的哈沃斯式和构象式　　葡萄糖的开链结构是以费歇尔投影式表示其构型，而环状结构若用费歇尔投影式表示，则环上的氧原子价键太长，与实际相差太远。为了较真实地表示单糖的环状结构，通常采用哈沃斯（Haworth）式。单糖形成的环状结构多以含氧六元杂环或含氧五元杂环的形式存在。由于含氧六元杂环与吡喃 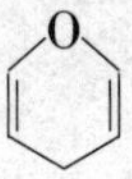 相似，故称为吡喃糖（glycopyranose）；含氧五元杂环与呋喃 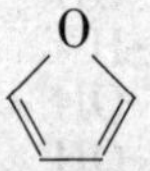 相似，故称为呋喃糖（glycofuranose）。

　　用哈沃斯透视式表示葡萄糖的环状结构时，通常把环上的氧原子写在右上角，碳原子按顺时针方向排列。那么，原来费歇尔投影式中左边的羟基，处于环平面上方；右边的羟基，处于环平面下方。若用粗线表示环平面在纸前，细线表示在纸后，则由开链结构的费歇尔投影式经过半缩醛反应，转变为环状结构的哈沃斯透视式的过程，表示如下：

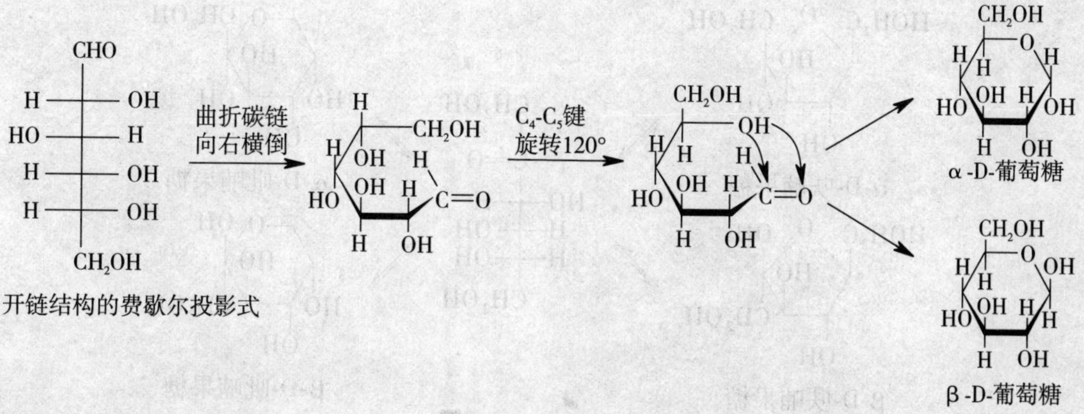

开链结构的费歇尔投影式

α-D-葡萄糖

β-D-葡萄糖

　　由上可知，C_5 上的—CH_2OH 在环上方的，为 D-型；C_5 上的—CH_2OH 在环下方的，为 L-型。D-葡萄糖的两个异头物中，C_1 羟基若在环下方则为 α-构型；C_1 羟基在环上方则为 β-构型。

　　哈沃斯式中，成环原子在同一平面上，原子和基团垂直排布在环的上、下方，并不符合真实的空间构象。事实上，吡喃糖与环己烷相似，以稳定的椅式构象存在。α-D-葡萄糖和 β-D-葡萄糖的构象式如下：

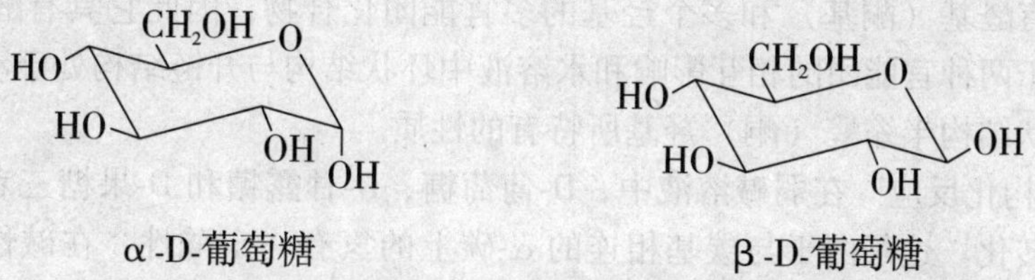

α-D-葡萄糖　　　　　　　β-D-葡萄糖

　　可以看出，α-D-葡萄糖的 C_1 上—OH 在 a 键上，其他大基团均在 e 键上，而 β-D-葡萄糖中包括 C_1 上—OH 在内的大基团均在 e 键。根据大基团在 e 键上能够产生较稳定的优势构象原则，β-D-葡萄糖比 α-D-葡萄糖内能更低、更稳定。这可能是在 D-葡萄糖水溶液的平衡混合物中，β-D-葡萄糖的百分比（约64%）大于 α-D-葡萄糖（约36%）的原因。

　　（二）果糖的结构

　　果糖(fructose)的分子式为 $C_6H_{12}O_6$，是己酮糖，分子中含有五个羟基和一个酮基。天然存在的果糖是 D-果糖，为无色晶体，是最甜的单糖。它以游离状态存在于水果和蜂蜜中，易溶于水，可溶于乙醇和乙醚，比旋光度为 −92°。D-果糖是左旋的，所以又称左旋果糖。

　　果糖与葡萄糖相似，也具有开链式和氧环式结构，在水溶液中它的开链结构和环状互变，最后形成含有 5 种结构的动态平衡体系，其中 D-果糖主要以 C_5 的羟基和羰基生成的五元环状半缩酮形式存在。

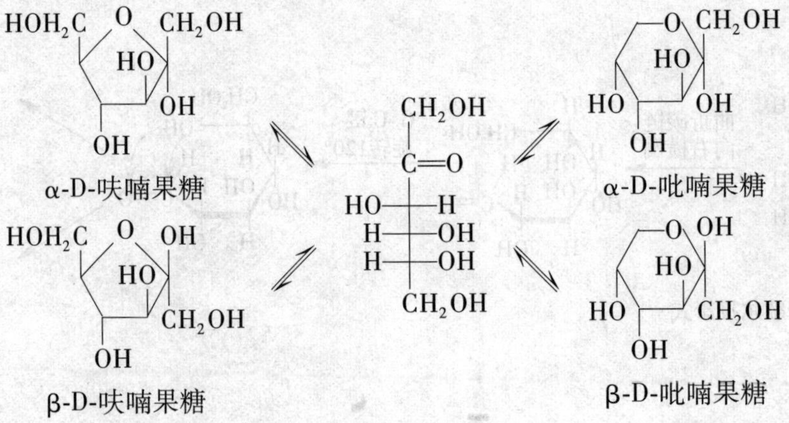

α-D-呋喃果糖　　　　　　　　　　　　　α-D-吡喃果糖

β-D-呋喃果糖　　　　　　　　　　　　　β-D-吡喃果糖

三、单糖的性质

　　单糖是具有甜味的晶体，由于分子中含有多个羟基，所以在水中溶解度很大，尤其在热水中溶解度极大，常能形成过饱和溶液糖浆。但是它难溶于醇，不溶于乙醚等有机溶剂。单糖除二羟基丙酮外，都有一定的旋光性。例如 D-甘露糖的比旋光度为 $+14.6°$，D-阿拉伯糖的比旋光度为 $-105°$。旋光性是鉴定糖的一种重要指标。

　　单糖是含有醛基（酮基）和多个羟基的多官能团化合物，因此它具有醛（酮）和醇的一般性质。由于两种官能团的相互影响和水溶液中环状结构与开链结构处于动态平衡，所以单糖还具有环状结构半缩醛（酮）羟基所特有的性质。

　　1. 互变异构化反应　　在弱碱溶液中，D-葡萄糖、D-甘露糖和 D-果糖三者可以通过烯二醇中间体相互转化。这是由于与羰基相连的 α-碳上的氢有一定酸性，在碱性条件下发生重排反应形成烯二醇结构。烯二醇的醇羟基也具有明显酸性，在碱性条件下发生类似的重排，得到几种单糖的混合物。

　　在含有多个手性碳原子并具有旋光性的异构体之间，若只有一个手性碳原子的构型不同，则互称为差向异构体(epimer)。D-葡萄糖与 D-甘露糖结构上只有 C_2 构型不同，因此它们是 C_2 差向异构体。差向异构体之间的转化称为差向异构化(epimerism)。在生物体内，单糖在异构酶的作用下经常会发生类似的差向异构化、醛糖与酮糖的转化。如糖代谢过程中，6-磷酸葡萄糖在异构酶作用下转变为 6-磷酸果糖。

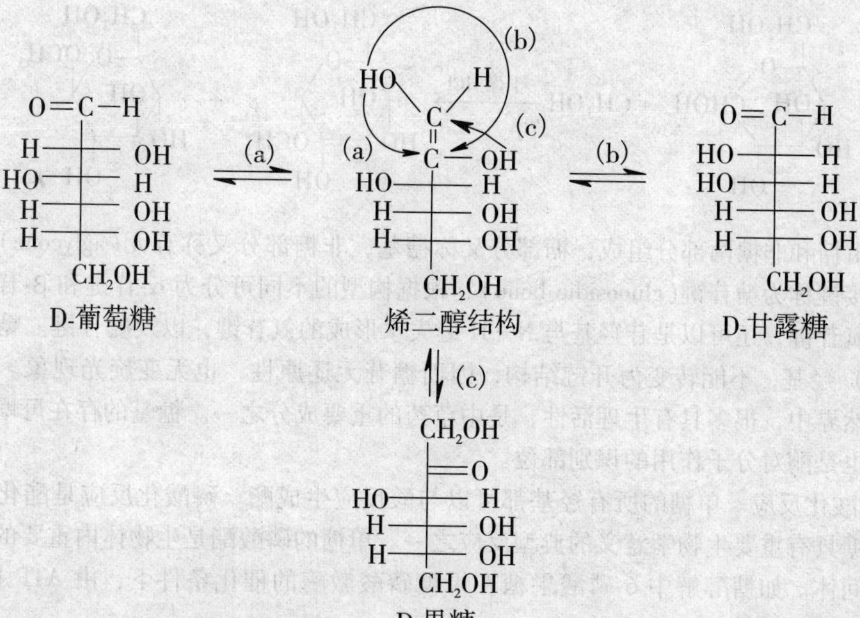

O=C—H $\xrightarrow{(a)}$ 烯二醇结构 $\xrightarrow{(b)}$ O=C—H

D-葡萄糖　　　　烯二醇结构　　　　D-甘露糖

$\updownarrow$ (c)

D-果糖

2. 氧化反应　醛糖、酮糖都可以与碱性弱氧化剂反应，常见的碱性弱氧化剂有托伦试剂、斐林试剂和班乃德试剂。凡能与弱氧化剂发生反应的糖称为还原性糖，否则称非还原性糖。具有半缩醛（酮）羟基的糖都具有还原性。

$$单糖 + Ag_2O(托伦试剂) \xrightarrow{\Delta} 复杂的氧化产物 + 2Ag\downarrow$$

$$单糖 + Cu(OH)_2(斐林试剂或班乃德试剂) \xrightarrow{\Delta} 复杂的氧化产物 + Cu_2O\downarrow$$

此外，可以用溴水来区别醛糖和酮糖。醛糖可以被溴水氧化成糖酸，而酮糖一般不被氧化。在体内，葡萄糖的醛基可被氧化为羧基，生成葡萄糖酸，它在肝脏中可与一些醇、酚等有毒物质结合，排出体外，起到解毒作用。

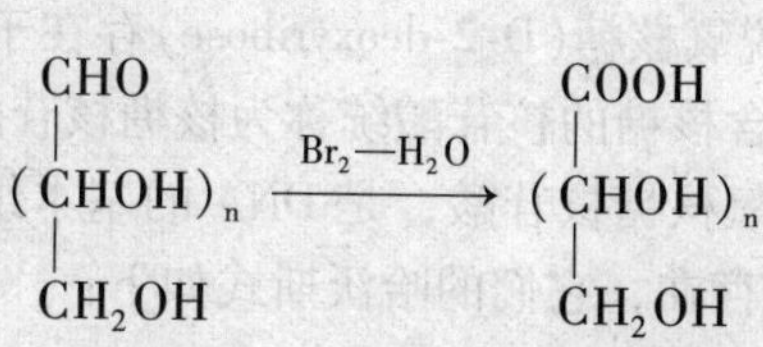

$$
\begin{array}{c}
CHO \\
| \\
(CHOH)_n \\
| \\
CH_2OH
\end{array}
\xrightarrow{Br_2-H_2O}
\begin{array}{c}
COOH \\
| \\
(CHOH)_n \\
| \\
CH_2OH
\end{array}
$$

醛糖　　　　　　　　糖酸

3. 成苷反应　成苷反应是单糖的半缩醛（酮）羟基与其他含—OH 或活泼氢（如—SH、—NH）的化合物进行的分子间脱水，生成的缩醛称为糖苷(glycoside)。参与成苷反应的半缩醛（酮）羟基又称为苷羟基。

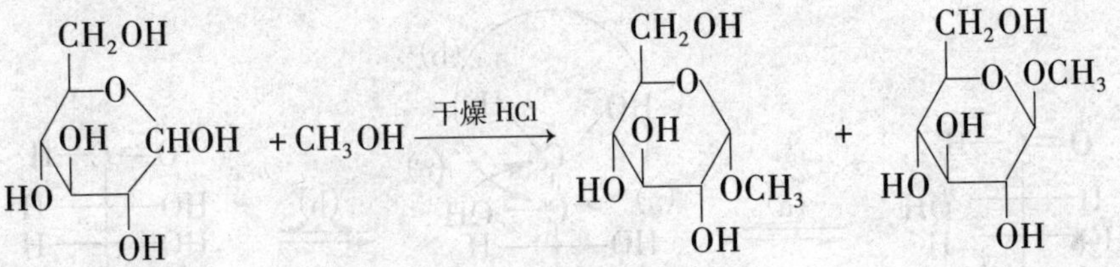

糖苷由糖和非糖两部分组成，糖部分又称糖基，非糖部分又称苷元（aglycone）。糖基与苷元的连接键称为糖苷键（glucosidic bond），根据构型的不同可分为 α-苷键和 β-苷键。糖苷键可以是氧苷键，还可以是苷羟基与 N—H 键失水形成的氮苷键，以及硫苷键。糖苷中无半缩醛（酮）羟基，不能转变为开链结构，因而糖苷无还原性，也无变旋光现象。糖苷广泛存在于自然界中，很多具有生理活性，是中草药的重要成分之一。糖基的存在可增大糖苷的水溶性，也是酶对分子作用的识别部位。

4. 磷酸化反应　单糖的所有羟基都可以与酸反应生成酯。磷酸化反应是酯化反应的一种，是单糖具有重要生物学意义的典型反应之一。单糖的磷酸酯是生物体内重要的代谢产物和合成中间体。如糖酵解中 6-磷酸果糖在果糖磷酸激酶的催化条件下，由 ATP 提供能量，形成 1,6-二磷酸果糖。

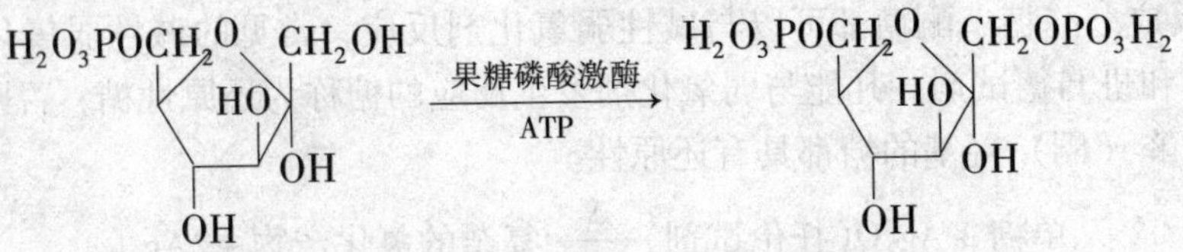

1,6-二磷酸果糖可以在临床上用于急救及抗休克等的辅助治疗。

四、重要的单糖

（一）D-核糖和 D-2-脱氧核糖

D-核糖（D-ribose）和 D-2-脱氧核糖（D-2-deoxyribose）存在于核酸以及某些酶和维生素中，是生物体中最重要的戊醛糖。含核糖的核苷酸统称为核糖核苷酸，是 RNA 的基本组成单位；含脱氧核糖的核苷酸统称为脱氧核糖核苷酸，是 DNA 的基本组成单位。D-核糖和 D-2-脱氧核糖通常以 β-型呋喃环的形式存在，它们的哈沃斯式如下：

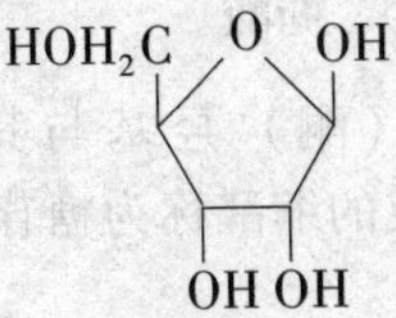

β-D-核糖 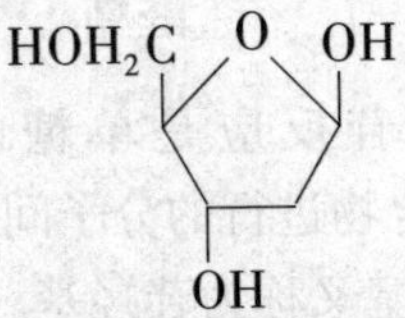　　　β-D-2-脱氧核糖

（二）D-半乳糖

D-半乳糖（D-galactose）与葡萄糖结合成乳糖，存在于哺乳动物的乳汁中。脑髓中一些结构复杂的脑磷脂也含有半乳糖。半乳糖还以多糖的形式存在于许多植物（如黄豆、咖啡等）

的种子中。D-半乳糖是葡萄糖的 C_4 差向异构体。在人体内半乳糖是食物中乳糖的水解产物，在酶的催化下可通过差向异构化反应转变为 D-葡萄糖。

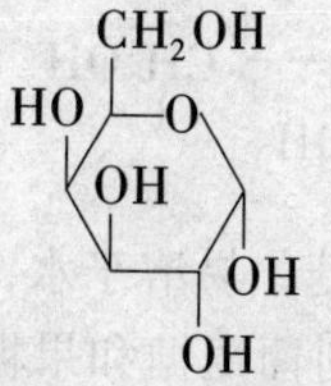

α-D-吡喃半乳糖 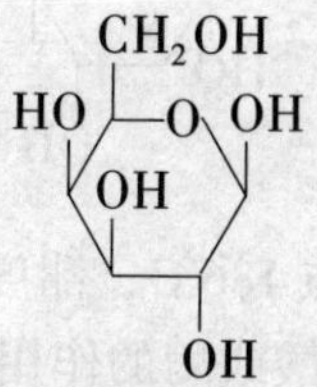　　　　　β-D-吡喃半乳糖

（三）氨基糖

天然氨基糖（amino sugar）是己醛糖分子中 C_2 上的羟基被氨基取代的衍生物。氨基糖常以结合状态存在于糖蛋白和黏多糖中，如 β-D-氨基葡萄糖和 β-D-氨基半乳糖。这两种氨基糖的氨基乙酰化形成的产物是甲壳质和软骨素中多糖的基本组成单位。

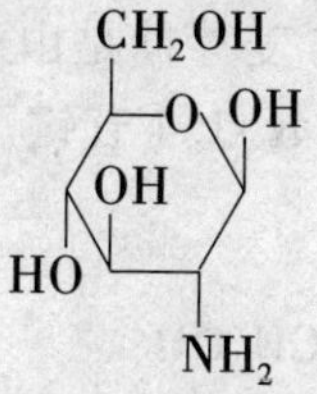

β-D-氨基葡萄糖 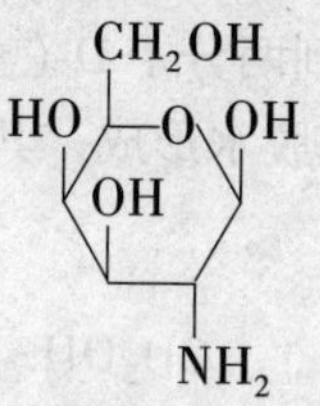　　　　　β-D-氨基半乳糖

第二节　二　糖

二糖（disaccharide）是由两分子单糖缩合而成的苷，它是寡糖中最重要的一类。

根据其脱水方式的不同，二糖可分为还原性二糖和非还原性二糖。若一个单糖的苷羟基与另一个单糖的醇羟基脱水，生成的二糖还含有一个苷羟基，具有此苷羟基的单糖结构在水溶液中可以转变成开链结构，具有还原性和变旋光现象，称为还原性二糖，如麦芽糖和乳糖。若一个单糖的苷羟基与另一个单糖的苷羟基脱水，则生成的二糖无苷羟基，没有还原性和变旋光现象，称为非还原性二糖，如蔗糖。在酸或酶的催化下，二糖水解得到组成它的单糖。

一、蔗糖

蔗糖（sucrose）主要存在于甘蔗和甜菜中，是自然界中分布最广的非还原性二糖。它是由 α-D-吡喃葡萄糖的 C_1 苷羟基和 β-D-呋喃果糖的 C_2 苷羟基脱水形成，其结合键称为 α，β-1,2-苷键。蔗糖属非还原性糖，结构式如下：

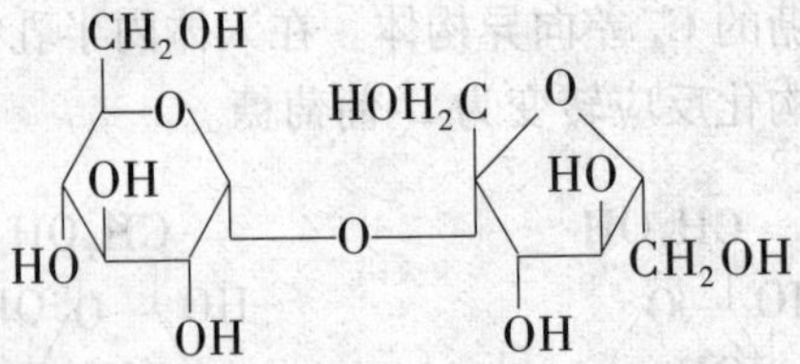

蔗糖是无色晶体，熔点 186℃，甜度仅次于果糖，易溶于水，难溶于乙醇，水溶液的比旋光度为 +66.5°。蔗糖在酸或酶的作用下水解得到葡萄糖和果糖的混合物，其比旋光度为 −19.7°。由于水解前后旋光方向发生了改变，因此蔗糖的水解又称为转化，水解后的产物被称为转化糖，蜂蜜的主要成分就是转化糖。蔗糖在食品工业中可用作饮料和食品的着色剂；在医药上用作矫味剂，常制成糖浆使用。

二、麦芽糖

麦芽糖（maltose）存在于麦芽中，麦芽中含有淀粉酶，可将淀粉水解成麦芽糖，在酸或麦芽糖酶的作用下水解得到两分子 D-(+)-葡萄糖。麦芽糖是由 α-D-葡萄糖的 C_1 苷羟基和 D-葡萄糖的 C_4 上的醇羟基脱水形成，其结合键称为 α-1,4 苷键。麦芽糖属还原性糖，结构式如下：

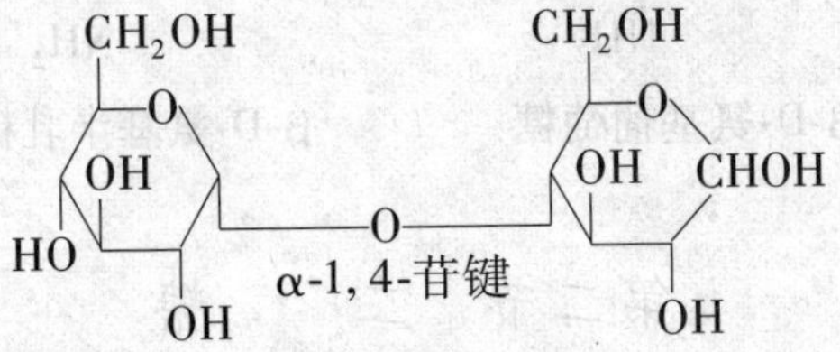

麦芽糖是白色晶体，易溶于水，比旋光度为 +136°，麦芽糖可用作营养剂和细菌培养基。

三、乳糖

乳糖（lactose）存在于哺乳动物的乳汁中，人乳中含 7% ~ 8%，牛乳中含 4% ~ 6%。乳糖是由 β-D-半乳糖的 C_1 苷羟基和 D-葡萄糖的 C_4 上的醇羟基脱水形成，其结合键称为 β-1,4-苷键。半乳糖属还原性糖，结构式如下：

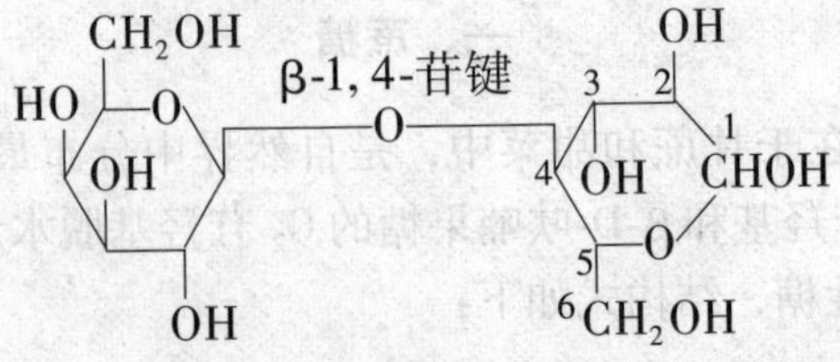

乳糖是白色晶体，微甜，在糖中溶解度较小，比旋光度为 +53.5°。医药上常利用其吸湿性小的特点，作为药物的稀释剂来配制散剂和片剂。

四、纤维二糖

纤维二糖(celloiose)是纤维素经一定方法处理后部分水解的产物,也是纤维素的基本结构单元。纤维二糖水解后也得两分子 D-(+)-葡萄糖。与麦芽糖的结构区别是麦芽糖以 α-1,4-糖苷键相连,而纤维二糖以 β-1,4-糖苷键相连。纤维二糖也属还原性糖,结构式如下:

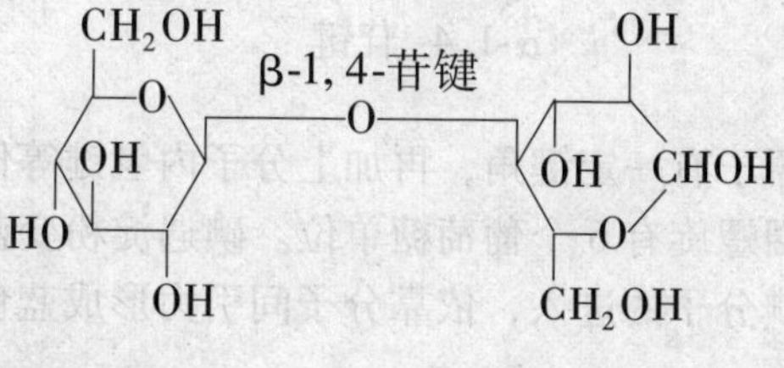

在自然界不存在游离的纤维二糖,在乙醇水溶液中可得细粒结晶的纤维二糖。

第三节 多 糖

多糖又称多聚糖,是由几百至数千个单糖分子以苷键结合而成的天然高分子化合物。多糖可以分为匀多糖和杂多糖两类。水解后只生成一种单糖的多糖称为匀多糖,如淀粉、纤维素、糖原等;水解后生成两种以上的单糖或单糖衍生物的多糖为杂多糖,如阿拉伯胶的最终水解产物是半乳糖和阿拉伯糖。多糖因结构与单糖、二糖有较大区别,故无还原性及变旋光现象。多糖在酸或酶的催化下水解,得到组成它的各种单糖及其衍生物。

多糖在生命过程中承担着重要的生理功能。它们参与形成动植物体的支持组织,如植物中的纤维素、甲壳类动物的甲壳素;多糖也是为生物体供能的重要物质,如植物体内的淀粉和动物体内的糖原;许多植物多糖还有重要的生理活性,如香菇多糖、茯苓多糖有明显抑制肿瘤生长的作用。

一、淀粉

淀粉(starch)在稻米、小麦、玉米及薯类中含量丰富,是我们从食物中摄取能量的主要来源。淀粉为白色粉末,是由直链淀粉和支链淀粉组成的混合物。直链淀粉又称糖淀粉,溶于热水成为胶体,在淀粉中含量约 20%;支链淀粉又称胶淀粉,难溶于水,在热水中膨胀成糊状,在淀粉中含量约 80%。两类淀粉均可在酸催化作用下,先水解生成各种糊精和麦芽糖等中间产物,最终得到 D-葡萄糖。在体内,在淀粉酶的催化作用下,淀粉先水解成麦芽糖,麦芽糖再在麦芽糖酶的作用下水解成葡萄糖供给机体利用。

（一）直链淀粉

直链淀粉是由 250～300 个 D-葡萄糖分子通过 α-1,4-苷键连接而成的链状化合物,支链很少,在淀粉酶的作用下可水解为麦芽糖。

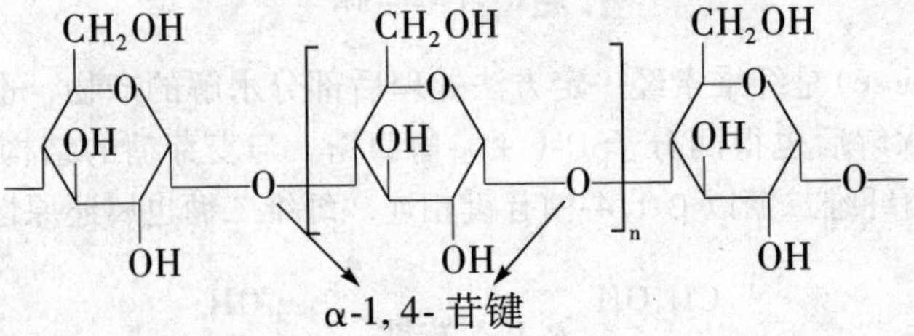

α-1,4-苷键

由于 α-1,4-苷键的氧原子有一定键角，再加上分子内氢键等作用，这种链状分子形成了螺旋状的空间排列，每一圈螺旋有 6 个葡萄糖单位。碘遇淀粉变蓝，就是由于直链淀粉螺旋结构的中空部分正好适合碘分子的进入，依靠分子间引力形成蓝色配合物而导致的现象。

（二）支链淀粉

支链淀粉含 6 000～40 000 个 D-葡萄糖，主链由 α-1,4-苷键连接，分枝处由 α-1,6-苷键连接，一般每相隔 20～25 个葡萄糖单位有一个 α-1,6-苷键连接的分枝。支链淀粉与碘生成紫红色的配合物，支链淀粉的结构如下：

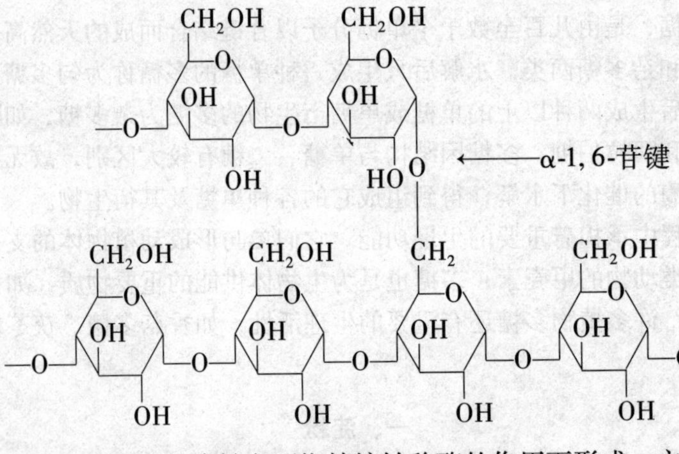

α-1,6-苷键

环糊精（cyclodextrin,CD）是淀粉在环糊精糖转移酶的作用下形成，主要由 6、7、8 个 D-葡萄糖以 α-1,4-苷键连接而成的环状寡糖的总称。环六糊精、环七糊精和环八糊精分别称为 α-，β-，γ-环糊精。环糊精的形状好像一个上端大、下端小的无底圆筒，内部结构存在有不同内径的空腔。圆筒状环糊精的外围上端为 C_2、C_3 上的羟基，下端为羟甲基，因此环糊精的外围是亲水的；内腔由于存在 C-C、C-H、C-O 键，因此圆筒内腔是亲油的。

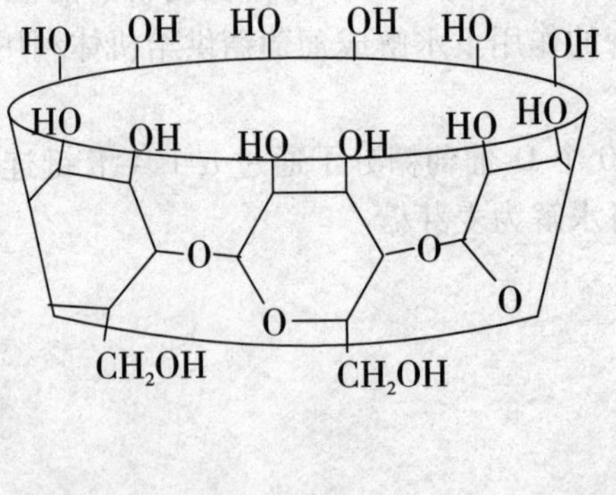

环糊精作为主体，筒状内腔可以容纳某些非极性客体，形成稳定性较好的环糊精包合物。这种环糊精包合物可以改变客体分子的理化性质，如溶解性、稳定性、气味等，广泛应用在食品、医药及化学分析中，已成为目前广泛研究的酶模型之一。

二、糖原

糖原(glycogen)是在人和动物体内，以颗粒形式在肝细胞和肌肉中储存的多糖，由食物消化所得的葡萄糖转变形成。当血糖浓度低于正常水平时，糖原经酶催化分解为葡萄糖进入血液，从而保持了正常血糖水平，为组织提供能量。糖原的结构与支链淀粉相似，α-D-葡萄糖由 α-1,4-苷键连接成直链，分枝处以 α-1,6-苷键相连。由于糖原是相隔 8～10 个葡萄糖单位便有一个 α-1,6-苷键连接的分枝，所以糖原的分支程度更高，支链更多、更短。糖原是无定形粉末，有甜味，具有旋光性，遇碘呈紫红色。

三、纤维素

纤维素(cellulose)是植物中最重要的多糖，是自然界分布最广的有机物。如在棉花中含量占98%，木材中含量占50%，脱脂棉花和滤纸几乎都是由纤维素组成。

纤维素是由 300～15 000 个 β-D-葡萄糖以 β-1,4-苷键连接而成的直链分子，无支链。在分子链间氢键的作用下，纤维素分子链拧成像绳索状的结构。这种物质具有一定的机械强度和韧性，因此在植物体中起支撑作用。

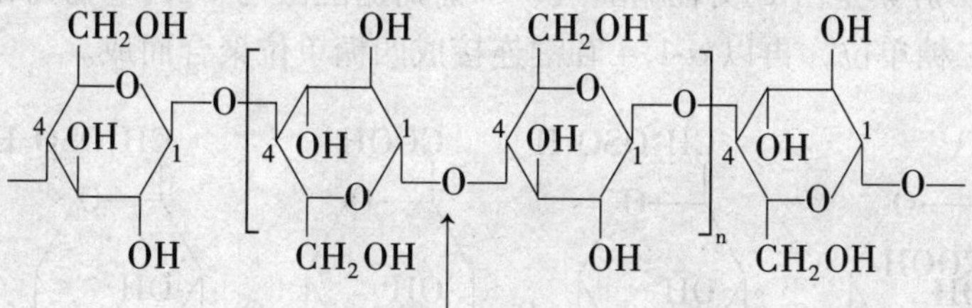

β-1,4-苷键

纤维素是白色物质，不溶于水，无还原性，遇碘不变色。纤维素比淀粉难水解，一般需要在稀酸催化、高温和加压的条件下，最终的水解产物为 D-葡萄糖。人的消化道中因无水解 β-1,4-苷键的酶，所以不能将纤维素转化为葡萄糖加以利用。但它可以促进胃肠蠕动，具有通便作用。纤维素的用途广泛，可用来造纸、制成人造丝、人造棉、玻璃纸、火棉胶、电源胶片和硝基漆等。

四、黏多糖

黏多糖(mucopolysaccharide)又称氨基多糖，是由 N-乙酰氨基己糖与糖醛酸组成的二糖单位聚合而成的直链高分子化合物，广泛存在于结缔组织、组织间质及腺体分泌的黏液中，具有黏稠性。生物体中黏多糖常与蛋白质结合成为黏蛋白。一个黏蛋白分子常可结合多个黏多糖，黏多糖的比例常超过蛋白质部分，因此又称蛋白多糖。重要的蛋白多糖有透明质酸、肝素等。

（一）透明质酸

透明质酸（hyaluronic acid）与蛋白质结合，存在于眼球玻璃体、角膜、脐带和结缔组织中。它与水形成黏稠凝胶，起润滑和保护细胞的作用。透明质酸是由 N-乙酰氨基葡萄糖和D-葡萄糖醛酸通过 β-1,3-苷键连接成的二糖结构单元聚合而成的，是最简单的一种黏多糖。

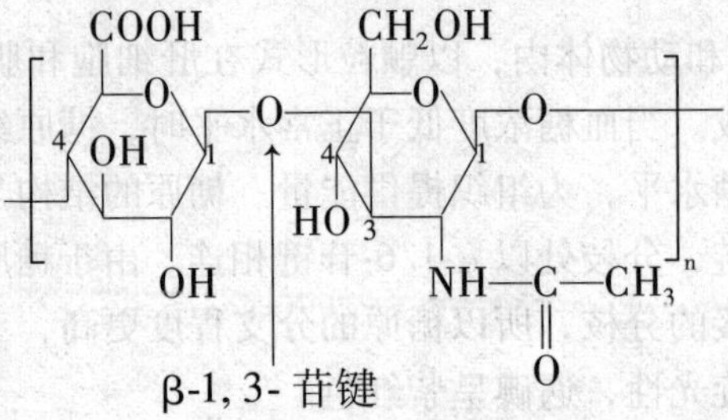

β-1,3-苷键

在某些蛇毒、细菌、蜂毒和恶性肿瘤中含有透明质酸酶，它可以使组织中的透明质酸水解、降低黏性，从而使毒液和病原体侵入进行传播。精液中也含有透明质酸酶，它可水解卵子外表的透明质酸，使精子易与卵子结合而受精。

（二）肝素

肝素（heparin）是因为最初在肝中发现而得名。它常与蛋白质结合，存在于肝、肺、皮肤、肠及肥大细胞和嗜碱性细胞中。由于来源不同，肝素可分为 α-肝素、β-肝素。肝素的结构较复杂，如 α-肝素是由 L-艾杜糖醛酸、D-葡萄糖醛酸与 D-氨基葡萄糖以 α-1,4 苷键分别连接成为两种二糖单位，再以 α-1,4 苷键连接成四糖单位聚合而成。

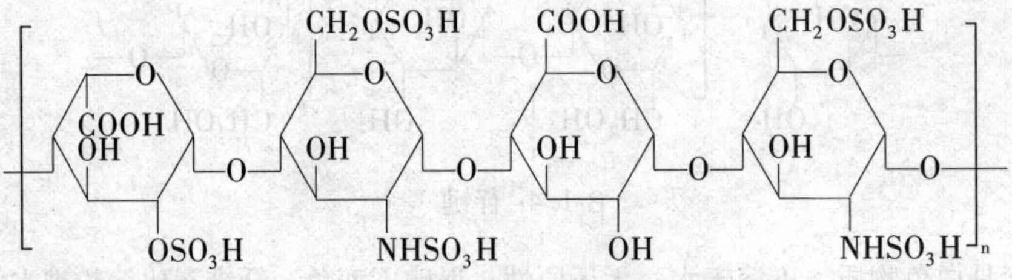

L-艾杜糖醛酸　　　　　　　　D-葡萄糖醛酸

肝素具有抗凝血作用，临床上输血时用作血液抗凝剂，也常用于防止血栓形成。

第四节　糖缀合物

生物体中的糖类常以苷键与脂类、蛋白质的多肽链相结合，形成糖缀合物（glycoconjugate），也称复合糖类。糖缀合物主要包括甘油糖脂、糖蛋白及蛋白聚糖，糖缀合物大多存在于细胞表面，是糖与脂或蛋白的共价键合物。

由糖和脂类结合而成的复合糖称为糖脂（glycolipid），包括甘油糖脂和鞘糖脂。甘油糖脂是由二酯酰甘油的第三个羟基与单糖或寡糖链通过苷键结合而成。鞘糖脂是由神经酰胺和糖组成，其中糖部分是由葡萄糖、半乳糖、氨基半乳糖及岩藻糖等单糖构成的寡糖链。鞘糖脂存在于动物大脑及神经组织中，与细胞的免疫、血型的特异性和细胞之间的识别都有关系。

糖蛋白(glycoprotein)由糖类与多肽、蛋白质通过共价键连接而成，其中糖部分的含量为1%~85%，是由半乳糖、葡萄糖、甘露糖等单糖及其衍生物组成的寡糖链。包括血浆糖蛋白、黏液的糖蛋白等。它存在于一切生物体中，有些承担着重要的生理功能，如膜蛋白、运载蛋白、核蛋白、酶、激素等。糖蛋白是生物信息的极好载体，对生物信息的传递和细胞间的识别起着重要的作用。

小　　结

糖类是多羟基醛或多羟基酮、或水解能产生这类多羟基醛酮的化合物。糖类可根据水解的情况分为三类：单糖、寡糖（也称低聚糖）和多糖。糖类化合物按照其化学性质可分为还原性糖和非还原性糖；糖有 D 型糖和 L 型糖，自然界中存在的单糖大多为 D 构型。糖类一般不采用系统命名法命名，多根据其来源而采用俗名。

单糖按结构可分为醛糖和酮糖，自然界中常见的是五碳、六碳的醛糖和酮糖。核糖是五碳的醛糖，葡萄糖是六碳醛糖，果糖是六碳酮糖。单糖分子有开链状和环状结构，在水溶液中主要以环状结构存在，根据成环后半缩醛羟基方向的不同分为 α-型和 β-型。当把糖的晶体放在水溶液中，α-型和 β-型这两种环状结构可通过开链结构互相转化，并且它们旋光度会自行转变并趋向一个定值，我们称之为变旋光现象。

单糖除具有醛（酮）和醇的一般性质外，单糖在弱碱性溶液中通过烯二醇中间体相互转化。与托伦、斐林、班乃德等弱氧化试剂可以发生反应。单糖的半缩醛（酮）羟基与含有活泼氢(如—OH、—SH、—NH)的化合物进行分子间脱水生成糖苷。糖苷中无半缩醛（酮）羟基，不能转变为开链结构，因而糖苷无还原性，也无变旋光现象。单糖的所有羟基都可以与酸反应生成酯，磷酸化反应是酯化反应的一种，单糖的磷酸酯是生物体内重要的代谢产物和合成中间体。

二糖是由两分子单糖缩合而成的苷。根据其脱水方式的不同，二糖可分为还原性二糖和非还原性二糖。蔗糖由两个 α-D-吡喃葡萄糖分子以 α，β-1,2-苷键结合而成，因缺少苷羟基，属于非还原性二糖，麦芽糖、乳糖、纤维二糖结构中还含有一个苷羟基，此苷羟基的单糖在水溶液中可以转变成开链结构，具有还原性和变旋光现象，属于还原性糖。

多糖又称多聚糖，是由几百至数千个单糖分子以苷键结合而成的天然高分子化合物。多糖可以分为匀多糖和杂多糖两类。水解后只生成一种单糖的多糖为匀多糖，如淀粉、纤维素、糖原等；水解后生成两种以上的单糖或单糖衍生物的多糖为杂多糖，如阿拉伯胶。多糖因结构与单糖、二糖有较大区别，故无还原性及变旋光现象。多糖在生命过程中承担着重要的生理功能，参与形成动植物体的支持组织，糖也是为生物体供能的重要物质，许多植物多糖还有重要的生理活性。

习　　题

1. 写出 D-核糖的开链结构和环状结构的哈沃斯式的互变平衡体系。

2. 根据下列化合物的结构式写出各化合物名称；有无还原性和变旋光性；能否水解，水解产物有无还原性？

(A) 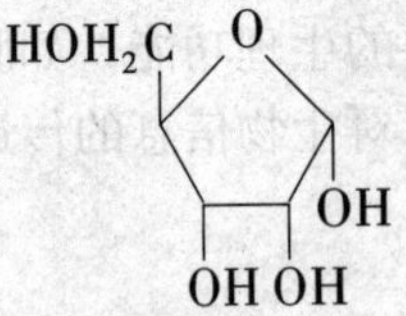   (B) 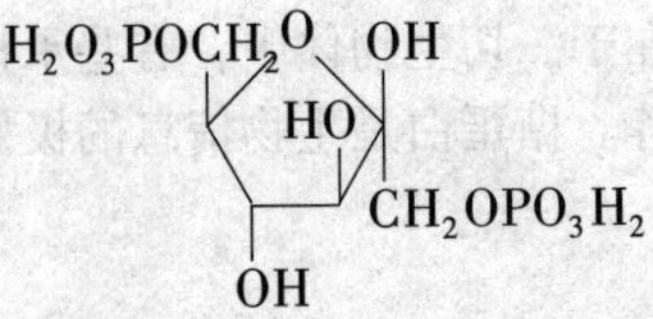   (C)

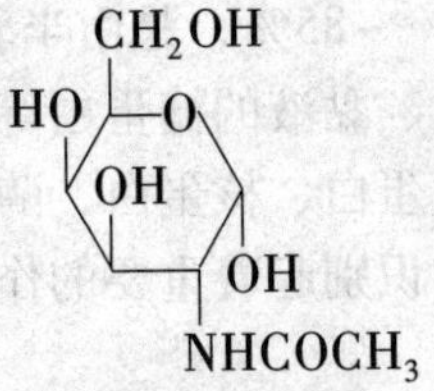

3. 写出下列戊糖的名称、构型（D 或 L），哪些互为对映体？哪些互为差向异构体？

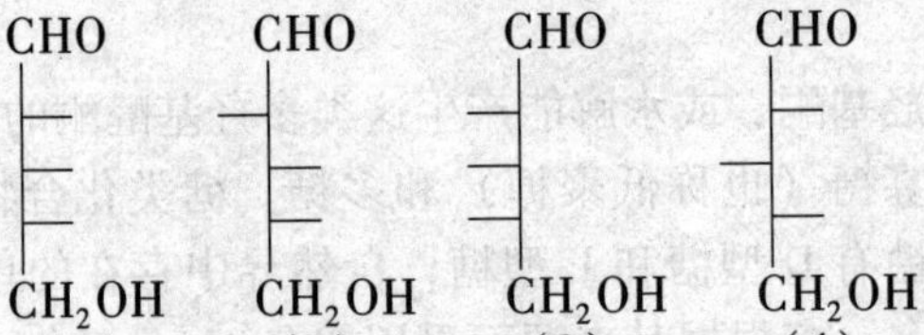

$$CHO \quad CHO \quad CHO \quad CHO$$

$$CH_2OH \quad CH_2OH \quad CH_2OH \quad CH_2OH$$

(1)　　(2)　　(3)　　(4)

4. 完成下列反应式，写出主要产物：

(1) 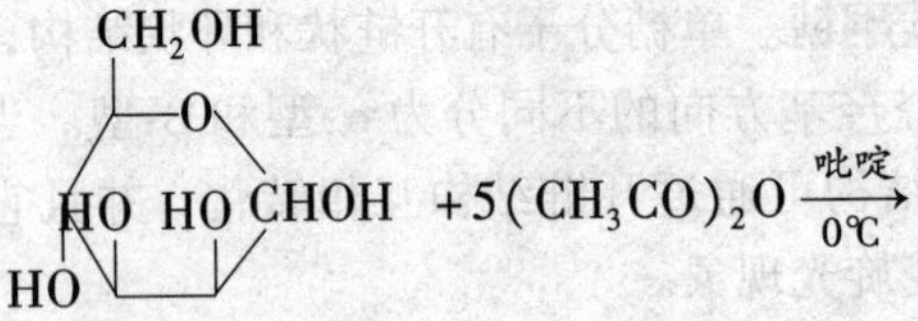 $\quad$ HO HO CHOH $+5(CH_3CO)_2O \xrightarrow[0℃]{吡啶}$

(2) 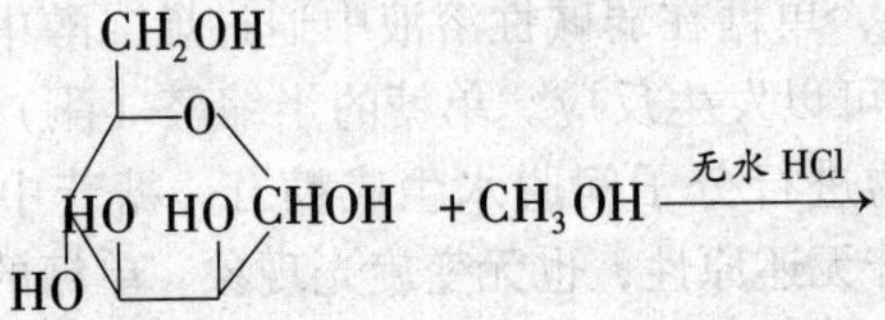 $\quad$ HO HO CHOH $+CH_3OH \xrightarrow{无水 HCl}$

5. 试解释下列名词：

(1) 变旋光现象　　　　　(2) 端基异构体　　　　　(3) 差向异构体

(4) 还原性糖与非还原性糖　(5) 苷键

6. 用简便化学方法鉴别下列各组化合物：

(1) 葡萄糖和果糖　　　　(2) 蔗糖和麦芽糖　　　　(3) 淀粉和纤维素

7. 从 D-半乳糖的开链结构，写出它的 β-吡喃型哈沃斯式及其构象式。

8. 还原性二糖和非还原性二糖有哪几种？比较它们的组成、是否有还原性和变旋光现象？

9. 虽然淀粉、糖原和纤维素的基本结构单位都是 D-葡萄糖，但是它们之间结合的苷键类型和分子形状各不相同。试比较这种异同。

（陈双玲）

第二十二章 脂类和甾族化合物

脂类（lipid）广泛存在于自然界里，是生物体内一大类重要的有机化合物，包括油脂（grease）和类脂（lipoid）。油脂包括油（oil）和脂肪（fat）；类脂主要包括磷脂、糖脂等。脂类化合物在化学结构上有很大的差异，但它们具有共同的特征是：难溶于水，易溶于有机溶剂，如乙醚、氯仿、丙酮等。

脂类在生物体内具有许多功能，是细胞内四大生物分子之一，是维持正常生命活动不可缺少的物质。油脂是动物体内重要的能源物质，1g 油脂完全氧化释放 38.91kJ 的热量，比 1g 糖类物质或蛋白质多 1 倍，所以当人体内能量供应不足时，首先消耗的是脂肪。同时，油脂还是脂溶性维生素 A、D、E、K 等物质的良好溶剂，有助于人体对这类维生素的吸收。磷脂和糖脂是构成生物膜的重要成分；此外，脂肪还作为生物体对外界的屏障，防止机体热量散失，而且也是许多组织和器官的保护层。脂类作为细胞的表面物质，与细胞识别物种特异性和组织免疫等有密切关系。因此，脂类与生命活动密切相关。

第一节 油 脂

一、油脂的组成、结构和命名

油脂是油和脂肪的总称，是甘油与脂肪酸组成的中性酯。室温下呈液态的油脂称为油，通常来源于植物；室温下呈固态或半固态的油脂称为脂肪，通常来源于动物。天然油脂是含各种高级脂肪酸的混甘油酯的混合物，此外还含有少量游离脂肪酸、高级醇、高级烃、维生素和色素等。

自然界存在的油脂是多种物质的混合物，其主要成分是 1 分子甘油和 3 分子高级脂肪酸形成的酯，称为三脂酰甘油（triacylglycerol），医学上常称为甘油三酯（triglyceride）。甘油酯可分为单甘油酯和混甘油酯。组成单甘油酯的 3 个脂肪酸是相同的，而混甘油酯所含的 3 个脂肪酸则不相同。油脂的结构可表示如下：

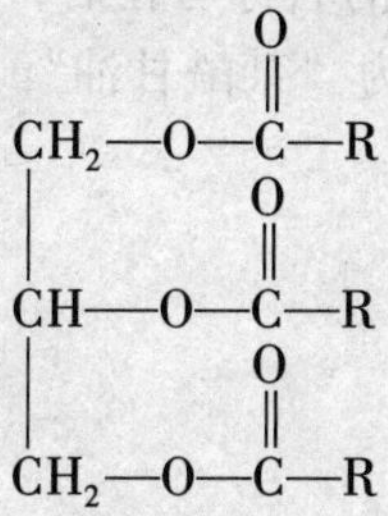

$$
\begin{array}{ll}
\text{CH}_2\text{—O—C—R} & \text{CH}_2\text{—O—C—R} \\
\text{CH—O—C—R} & \text{CH—O—C—R}' \\
\text{CH}_2\text{—O—C—R} & \text{CH}_2\text{—O—C—R}'' \\
\text{单甘油酯} & \text{混甘油酯}(\text{R}\neq\text{R}'\neq\text{R}'')
\end{array}
$$

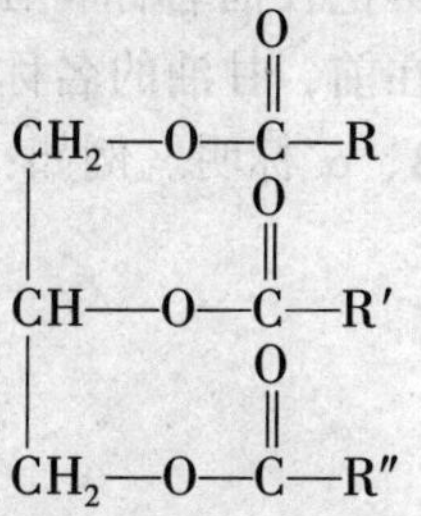

组成油脂的脂肪酸分为饱和脂肪酸和不饱和脂肪酸。常见脂肪酸为 16～22 个偶数碳原子的直链羧酸。饱和脂肪酸主要是软脂酸和硬脂酸；不饱和脂肪酸主要是油酸、亚油酸、亚麻酸、花生四烯酸、EPA 和 DHA 等。多数脂肪酸在体内都可以通过代谢合成，但亚油酸、亚麻酸、花生四烯酸等多双键不饱和脂肪酸，哺乳动物自身不能合成，必须由食物供给，故称为营养必须脂肪酸(essential fatty acid)。营养必须脂肪酸对人体的健康是必不可少的。目前，已发现一些多双键不饱和脂肪酸具有广泛而重要的生物活性，对于稳定细胞膜、调控基因表达、维持细胞因子和脂蛋白平衡、促进生长发育和抗心脑血管疾病有着极其重要的意义。EPA 和 DHA 在深海鱼的脂肪中含量很高，习惯称为鱼油。鱼油具有健脑促智、降血脂、降血压、抗血栓和抗炎作用。油脂中常见的脂肪酸见表 21-1。

表 21-1　油脂中常见的脂肪酸

类型	名　称	结　构　式
饱和脂肪酸	月桂酸（十二碳酸）	$CH_3(CH_2)_{10}COOH$
	豆蔻酸（十四碳酸）	$CH_3(CH_2)_{12}COOH$
	软脂酸（十六碳酸）	$CH_3(CH_2)_{14}COOH$
	硬脂酸（十八碳酸）	$CH_3(CH_2)_{16}COOH$
	花生酸（二十碳酸）	$CH_3(CH_2)_{18}COOH$
	掬焦油酸（二十四碳酸）	$CH_3(CH_2)_{22}COOH$
不饱和脂肪酸	油酸（9-十八碳烯酸）	$CH_3(CH_2)_7CH=CH(CH_2)_7COOH$
	亚油酸（9，12-十八碳二烯酸）	$CH_3(CH_2)_3(CH_2CH=CH)_2(CH_2)_7COOH$
	α-亚麻酸（9，12，15-十八碳三烯酸）	$CH_3(CH_2CH=CH)_3(CH_2)_7COOH$
	γ-亚麻酸（6，9，12-十八碳三烯酸）	$CH_3(CH_2)_3(CH_2CH=CH)_3(CH_2)_4COOH$
	花生四烯酸（5，8，11，14-二十碳四烯酸）	$CH_3(CH_2)_3(CH_2CH=CH)_4(CH_2)_3COOH$
	EPA（5，8，11，14，17-二十碳五烯酸）	$CH_3CH_2(CH=CHCH_2)_5(CH_2)_2COOH$
	DHA（4，7，10，13，16，19-二十二碳六烯酸）	$CH_3CH_2(CH=CHCH_2)_6CH_2COOH$

通常含不饱和脂肪酸甘油酯成分较多的油脂，熔点较低，在室温下呈液态；而含饱和脂肪酸甘油酯成分较多的油脂，在室温下呈固态。

甘油酯的命名，通常把甘油名称写在前，脂肪酸的名称写在后，称为"甘油某酸酯"；也可以把脂肪酸名称放在前，甘油的名称放在后，称为"某酰甘油"。若为混甘油酯，要把各脂肪酸的位次用 α、β、α′标明。例如：

$$CH_2-O-\overset{\displaystyle O}{\overset{\|}{C}}-(CH_2)_{16}CH_3$$
$$CH-O-\overset{\displaystyle O}{\overset{\|}{C}}-(CH_2)_{16}CH_3$$
$$CH_2-O-\overset{\displaystyle O}{\overset{\|}{C}}-(CH_2)_{16}CH_3$$

三硬脂酰甘油
（甘油三硬脂酸酯）

$$^{\alpha}CH_2-O-\overset{\displaystyle O}{\overset{\|}{C}}-(CH_2)_{14}CH_3$$
$$^{\beta}CH-O-\overset{\displaystyle O}{\overset{\|}{C}}-(CH_2)_{16}CH_3$$
$$^{\alpha'}CH_2-O-\overset{\displaystyle O}{\overset{\|}{C}}-(CH_2)_{7}CH=CH(CH_2)_{7}CH_3$$

α-软脂酰-β-硬脂酰-α′-油酰甘油
（甘油-α-软脂酸-β-硬脂酸-α′-油酸酯）

"酯"和"脂"的含义是不相同的，能够被生物体利用的"酯"，通常称为"脂"而加以区别。

二、油脂的物理性质

纯净的油脂为无色、无味、无臭的中性物质。天然油脂（尤其是来源于植物的油脂）常因混有色素、维生素和游离脂肪酸而带有特殊的颜色和气味。油脂的密度都小于$1g\cdot cm^{-3}$，不溶于水，易溶于乙醚、石油醚、氯仿、苯及热乙醇等有机溶剂，可以利用这些溶剂提取动植物组织中的油脂。由于天然油脂都是混合物，所以无恒定的熔点和沸点；而且由于不饱和脂肪酸的熔点比相应的饱和脂肪酸低，因此油脂的熔点随分子中不饱和脂肪酸的含量增加而降低。

三、油脂的化学性质

油脂是脂肪酸的甘油酯，具有酯的典型反应。此外，构成各种油脂的脂肪酸都不同程度含有碳碳双键，还可以发生加成反应、氧化反应等。

（一）水解反应

在氢氧化钠（或氢氧化钾）溶液中，油脂能够完全水解，产物为甘油和高级脂肪酸钠盐（或钾盐）。高级脂肪酸的钠盐（或钾盐）称为肥皂。因此，油脂在碱性溶液中的水解也称为皂化，广义的皂化反应含义可泛指羧酸酯的碱性水解。

$$\begin{array}{l}CH_2-O-\overset{\displaystyle O}{\overset{\|}{C}}-R\\CH-O-\overset{\displaystyle O}{\overset{\|}{C}}-R'\\CH_2-O-\overset{\displaystyle O}{\overset{\|}{C}}-R''\end{array}+3NaOH\xrightarrow{\Delta}\begin{array}{l}CH_2-OH\\CH-OH\\CH_2-OH\end{array}+\begin{array}{l}RCOONa\\R'COONa\\R''COONa\end{array}$$

肥皂

1g 油脂完全皂化时所需氢氧化钾的质量（单位为 mg），称为皂化值（saponification number）。皂化值的大小与油脂的平均相对分子质量成反比，根据皂化值的大小可以推测油脂的平均相对分子质量，皂化值越大，油脂的平均相对分子质量越小，也表示油脂中相对分子质量小的脂肪酸越多。另外，各种油脂都有一定的皂化值范围，根据皂化值的大小可以判断油脂的纯度，皂化值越大，油脂的纯度越大。

油脂在酸、碱或酶的作用下，可水解生成 1 分子甘油和 3 分子脂肪酸。人体摄入的油脂主要在小肠内进行水解，此过程即为消化。水解产物通过小肠壁被吸收，进一步合成人体自身的脂肪。

天然油脂多为复杂的混合物，常含有少量(1% ~3%)的不被皂化的物质，称为非皂化物，如甾醇、脂溶性维生素 A、D、E、K 以及蜡等，它们不与碱发生反应，也不溶于水，但能溶于乙醚、石油醚等有机溶剂中。

（二）加成反应

含不饱和脂肪酸的油脂，分子中的不饱和双键可以与氢、卤素等试剂发生加成反应。

1. 加氢　油脂中不饱和脂肪酸的碳碳双键可以催化加氢，转化为含饱和脂肪酸的油脂，使液态的油变为半固态或固态的脂肪，这一过程称为油脂的氢化，又称为油脂的硬化。硬化后的油脂，不仅熔点升高，而且不易氧化变质（酸败），便于贮存和运输，还可以利用这一反应制造人造奶油等。

2. 加碘　油脂中不饱和脂肪酸的碳碳双键能与碘发生加成反应。从一定量的油脂所能吸收碘的质量，可以测定油脂的不饱和程度。通常将 100g 油脂所能吸收的碘的质量(单位为g)称为油脂的碘值(iodine number)。油脂的碘值越大，说明油脂的不饱和程度越高。由于单质碘与碳碳双键的加成反应很慢，所以碘值是用氯化碘或溴化碘与油脂反应而得的。研究表明，长期食用低碘值的油脂（含饱和脂肪酸较多的油脂），可导致动脉硬化等疾病，对人体健康有害，所以科学家建议人们多食用含不饱和脂肪酸多的油脂（植物油、鱼油等）。

3. 酸败　油脂在空气中放置时间过长，会产生难闻的气味，这种变化称为酸败(rancidity)。引起酸败的主要原因有空气氧化分解和微生物或酶催化的氧化分解，油脂被氧化生成了低级的醛、酮、酸等物质。

油脂中游离脂肪酸含量的增加是油脂酸败的重要标志。中和 1g 油脂中的游离脂肪酸所需要氢氧化钾的质量 （单位为 mg） 称为油脂的酸值(acid number)。通常酸值大于 6.0 的油脂不宜食用。为了防止酸败，油脂应贮存于密闭的容器中，放置在阴凉处。另外，也可以添加适当的抗氧化剂防止氧化。

皂化值、碘值和酸值是油脂分析中的重要理化指标，我国药典对药用油脂的上述指标都有一定的严格要求。

第二节　磷脂和糖脂

磷脂(phospholipid)是一类含磷的脂类化合物，广泛分布于动植物组织中，在动物的脑和神经组织、骨髓、心、肝、肾等器官中以及蛋黄、植物的种子及胚芽、大豆中都含有丰富的磷脂。磷脂是构成细胞原生质的固定组成成分。磷脂水解后可以得到醇、脂肪酸、磷酸和含氮有机碱等 4 种不同种类的物质。

糖脂是指含糖成分的脂类化合物。

一、磷脂

磷脂还可以细分为分子中含甘油的磷脂和不含甘油的磷脂。

（一）甘油磷脂

1. 卵磷脂　卵磷脂（lecithin）又称磷脂酰胆碱或胆碱磷酸甘油酯，在脑、神经、肾上腺、红细胞中含量很高，尤其在蛋黄中含量更高，可达 8% ~ 10%。在卵磷脂中，甘油的 3 个羟基中 2 个与 2 分子高级脂肪酸、1 个与磷酸结合，而磷酸再与胆碱（一种含氮有机碱）结合，结构式如下：

$$
\begin{array}{c}
 O \\
 \| \\
 CH_2-O-C-R \\
O | \\
\| | \\
R'-C-O-C-H O \\
| \| + \\
CH_2-O-P-O-CH_2CH_2\overset{+}{N}(CH_3)_3 \\
| \\
O^-
\end{array}
$$

天然的卵磷脂是几种磷脂酰胆碱的混合物，主要区别是脂肪酸的组分不同。组成卵磷脂的高级脂肪酸中，常见的有软脂酸、硬脂酸、油酸、亚油酸、亚麻酸和花生四烯酸等。胆碱在人体内与脂肪代谢关系密切，可促使油脂迅速生成磷脂，因而可以防止脂肪在肝内大量存积。

卵磷脂是白色蜡状固体，难溶于水和丙酮，易溶于乙醚、乙醇和氯仿。新鲜制品吸水性强，在空气中久置后变为黄色或棕色，这是由于卵磷脂分子中不饱和脂肪酸被氧化的结果。研究表明，卵磷脂通过食补对防止肝硬化、动脉粥样硬化、大脑功能缺陷和记忆障碍等多种疾病有奇特的效果。

2. 脑磷脂　脑磷脂（cephalin）又称磷脂酰乙醇胺或乙醇胺磷酸甘油酯，脑磷脂与卵磷脂共存于动植物的各种组织器官中，如神经组织、脑、骨髓、心、肝、肾，以脑中含量最多，在蛋黄和大豆中含量也较丰富。脑磷脂与卵磷脂的结构颇为相似，不同之处在于脑磷脂的结构中含氮有机碱是胆胺（也称乙醇胺或 β-氨基乙醇）而不是胆碱。脑磷脂的结构式为：

$$
\begin{array}{c}
 O \\
 \| \\
 CH_2-O-C-R \\
O | \\
\| | \\
R'-C-O-C-H O \\
| \| + \\
CH_2-O-P-O-CH_2CH_2\overset{+}{N}H_3 \\
| \\
O^-
\end{array}
$$

脑磷脂水解后得到的脂肪酸有软脂酸、硬脂酸、油酸和花生四烯酸等。

脑磷脂易溶于乙醚，难溶于丙酮和冷乙醇，利用其在冷乙醇中溶解度小的性质，可将脑磷脂与卵磷脂分离。脑磷脂极易吸水，在空气中易被氧化成黑褐色。脑磷脂与血液凝固有关，血小板内能促使血液凝固的凝血激酶就是脑磷脂和蛋白质组成的。

在脑磷脂和卵磷脂的分子中，既有疏水长链的烃基，又有亲水的偶极离子，所以磷脂类化合物是一类具有生理活性的表面活性剂，在生物体细胞膜中起着重要的生理作用。此外，在各种酶的催化下，磷脂水解并生成一系列的化学信息分子，如花生四烯酸、前列腺素、前列环素、白三烯等。

甘油磷脂除卵磷脂和脑磷脂外，还有磷脂酰丝氨酸（丝氨酸磷脂）和磷脂酰肌醇（肌醇磷脂）等存在形式。

（二）鞘磷脂

鞘磷脂（sphingomyelin）是鞘脂（sphingolipid）的一种，它不是磷脂酸的衍生物，而是一个长链不饱和醇即鞘氨醇（sphingosine）（神经氨基醇）与脂肪酸、磷酸和胆碱各 1 分子结合而成的化合物。人体内鞘磷脂中含量最多的是神经鞘磷脂，其结构式如下：

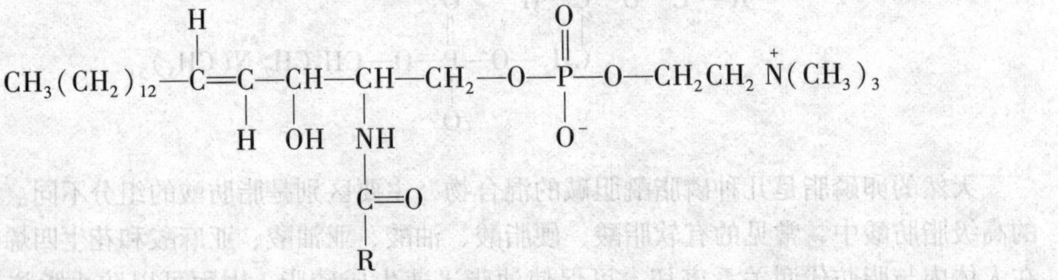

$$CH_3(CH_2)_{12}-\overset{\overset{\displaystyle H}{|}}{C}=\overset{|}{C}-\overset{\overset{\displaystyle OH}{|}}{CH}-\overset{\overset{\displaystyle NH}{|}}{CH}-CH_2-O-\overset{\overset{\displaystyle O}{\|}}{\underset{\underset{\displaystyle O^-}{|}}{P}}-O-CH_2CH_2-\overset{+}{N}(CH_3)_3$$

在机体不同组织中，发现组成鞘磷脂的脂肪酸也不相同。鞘磷脂水解后得到的脂肪酸有软脂酸、硬脂酸、掬焦油酸、15-二十四碳烯酸（神经烯酸）等。

鞘磷脂是白色晶体，在空气中不易被氧化。鞘磷脂难溶于丙酮和乙醚，易溶于热乙醇。鞘磷脂是构成细胞膜的重要磷脂之一，大量存在于脑和神经组织中，是围绕着神经纤维鞘结构的一种成分。鞘磷脂去除酰胺键上的酰基，就得到溶血鞘磷脂。近年来的研究表明：这些化合物具有多种细胞活性，是细胞调控的一类内源性介质，是转换中生成的一类第二信使。鞘磷脂经酰基鞘氨醇代谢至鞘氨醇时，它们对蛋白激酶 C 起抑制作用，而蛋白激酶 C 是肿瘤激动剂作用的中介物质，因此鞘氨醇和其活性类似物有可能抑制细胞体系对肿瘤激动剂的应答，有可能作为药物应用于医学临床。

二、糖脂

糖脂是指含有糖成分的脂类，可分为糖鞘脂和甘油糖脂两类。糖鞘脂是含有糖、脂肪酸、神经氨基醇，而不含磷酸、胆碱或胆胺的类脂，常与磷脂共存。各种糖脂所含的脂肪酸和糖类各不相同。糖脂中最重要的是脑苷脂，是最简单的中性糖鞘脂，主要存在于脑和神经组织中。存在于脑和神经组织中的 β-半乳糖脑苷脂的结构式如下：

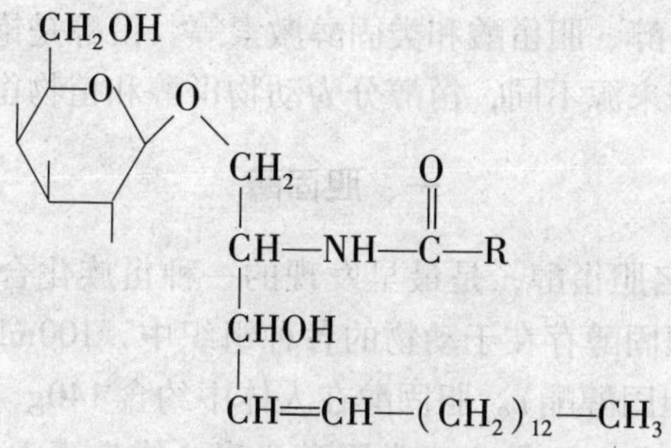

$$CH_2OH$$

（脑苷脂结构式）

$$CH_2$$
$$CH-NH-C-R$$
$$CHOH$$
$$CH=CH-(CH_2)_{12}-CH_3$$

　　脑苷脂水解后得到神经氨基醇、单糖（半乳糖或葡萄糖）及脂肪酸。在脑的脑苷脂中主要是半乳糖，肝脾等实质性器官和血清中主要是葡萄糖。

　　糖脂是白色蜡状物，溶于热乙醇、丙酮和苯中，难溶于乙醚。糖脂是细胞表面的重要成分，红细胞表面的糖脂使血液具有不同的血型。现在已经有人用 α-半乳糖苷酶处理 B 型血使其转变为 O 型血获得成功。

　　磷脂、糖脂和蛋白质是组成生物膜的重要成分。生物膜不仅是细胞结构的组织形式，而且也是生命活动的主要基础结构，许多基本生命过程如能量转换、物质运输、信息传递与识别等都与生物膜有关。

第三节　甾族化合物

　　甾族化合物（steroid）也称类固醇化合物，广泛存在于生物体内，并在动植物生命活动中起着重要的作用。甾族化合物也是细胞膜的重要组成成分，动、植物的细胞经过破碎，用有机溶剂可以提取得到甾族化合物。一般在脑中、肝中甾族化合物的含量较高。

　　甾族化合物的共同特点是分子中都含有一个环戊烷与氢化菲稠合的基本骨架，命名为环戊烷并氢化菲，4 个环分别用 A、B、C、D 表示，环上的碳原子有固定的编号。在 C_{10}、C_{12} 处常连有甲基 R_1 和 R_2，称为角甲基；C_{17} 处常连有含碳原子数较多的侧链 R_3。甾族化合物的"甾"字形象地表示了这类化合物的基本骨架，"田"表示 4 个环，"巛"表示 3 个侧链。

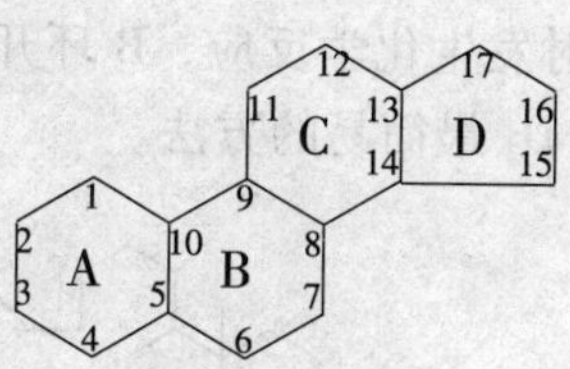

环戊烷并氢化菲 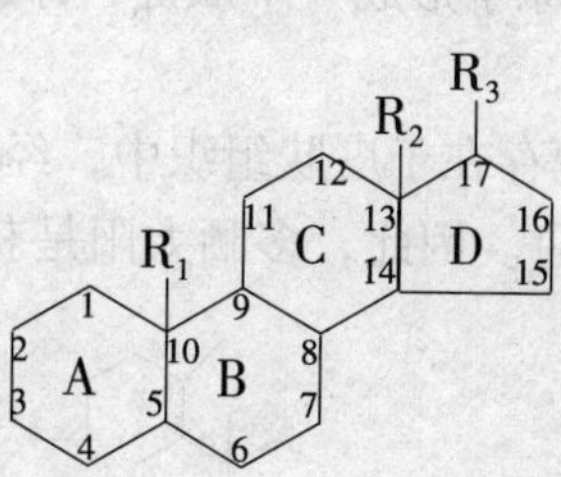　　　　　　　甾族化合物基本骨架

　　甾族化合物的结构较为复杂，在分子中的 A、B、C、D 4 个环中，每相邻的两个环之间都可以按顺式或反式稠合；此外，环上有多个手性碳原子，理论上能产生许多对映异构体；因此，甾族化合物的立体化学应十分复杂。但因甾环中的手性碳原子都处于两环共用的位置，从而限制了它们的空间构型，使实际存在的异构体数目大为减少。

甾族化合物主要分为甾醇、胆甾酸和类固醇激素等。甾醇是饱和或不饱和的仲醇，广泛存在于动植物组织中。根据来源不同，甾醇分为动物甾醇和植物甾醇两类。

一、胆固醇

胆固醇(cholesterol)又名胆甾醇，是最早发现的一种甾族化合物，最初是从胆结石中得到的固体醇，因而得名。胆固醇存在于动物的各种组织中，100ml 正常人的血清约含 200mg 总胆固醇（游离胆固醇和胆固醇酯）。胆固醇在人体中约含 140g，是机体内主要的固醇类物质，它既是细胞膜的重要成分，又是合成类固醇激素、维生素 D 及胆甾酸等生物活性物质的前体。人体内胆固醇的来源，一是从膳食中摄取，人类每天从膳食中可摄取 0.3~0.8g 的胆固醇，主要来自动物内脏、脑、蛋黄和奶油等；另一是人体组织细胞合成。当人体内胆固醇摄取过多或代谢发生障碍时，血液中胆固醇含量就会增加，这是促进动脉血管硬化的主要原因，也是结石的主要原因。胆固醇的结构如下：

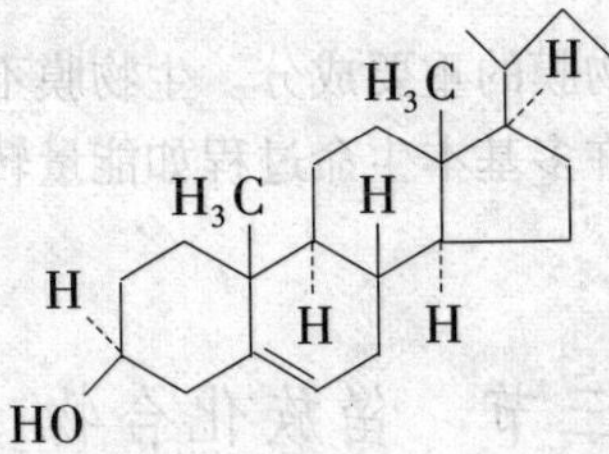

胆固醇是无色或略带黄色的结晶，熔点为 148℃，难溶于水，易溶于热乙醇、乙醚、氯仿等有机溶剂。将胆固醇溶于氯仿中，再加入醋酸酐和少量浓硫酸，即呈现红→紫→褐→绿色的一系列颜色变化，这个反应称为李伯曼-布查(Libermann—Burchard)反应，它是甾类母核的颜色反应，常用于胆石类型及强心苷、甾体皂苷等的定性检验。胆固醇在组织中一般以游离状态存在于生物膜中；但在肾上腺、血浆及肝中，胆固醇大多以分子中的羟基与脂肪酸结合生成酯的形式存在，其中胆固醇油酸酯最多，也有少量的亚油酸酯和花生四烯酸酯。

胆固醇在酶的催化下氧化生成7-脱氢胆固醇，它也是一种动物固醇。胆固醇分子中 C_7、C_8 各脱去一个 H 原子形成一个双键，即成为 7-脱氢胆固醇，所以在 7-脱氢胆固醇分子的 B 环中有共轭双键。

7-脱氢胆固醇存在于皮肤组织中，经紫外线照射发生化学反应，B 环开环而形成维生素 D_3（又称胆钙化醇）。因此，多晒太阳是获取维生素 D_3 最简易的方法。

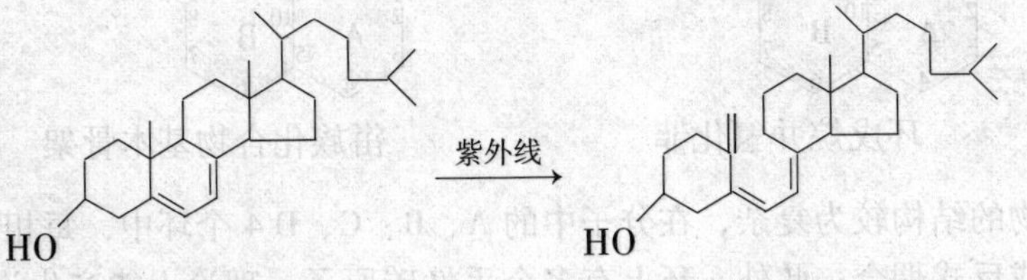

7-脱氢胆固醇　　　　　　紫外线　　　　　　维生素D_3

维生素 D_3 参与调节钙磷代谢，是从小肠中吸收 Ca^{2+} 离子过程中的关键化合物。体内维

生素 D_3 浓度过低，会引起 Ca^{2+} 离子缺乏，不足以维持骨骼的正常生长发育。

维生素 D_3 属于 D 族维生素，也称为抗佝偻病维生素。抗佝偻病维生素有多种同效物，如维生素 D_2、D_3、D_4、D_5、D_6 和 D_7，它们的结构相似，仅侧链不同，维生素 D_3 是其中生理活性最强的之一。维生素 D_3 多存在于奶、肝脏和蛋黄中，尤其是海产鱼肝油中含量丰富。当维生素 D 严重缺乏时，儿童易患佝偻病，成人则患软骨病。

二、胆甾酸

在动物的胆汁中除含胆甾醇外，还含有几种结构与胆甾醇类似的羧酸，统称为胆甾酸，如胆酸、脱氧胆酸、鹅胆酸和石胆酸等，它们都是以胆固醇为原料直接合成的。其中最重要的是胆酸和脱氧胆酸，它们的结构分别如下：

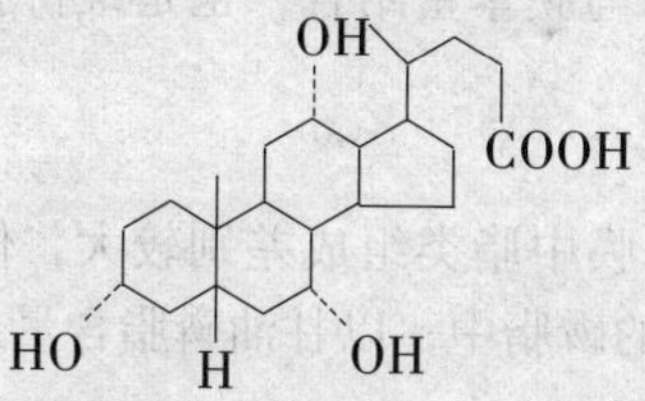

胆酸 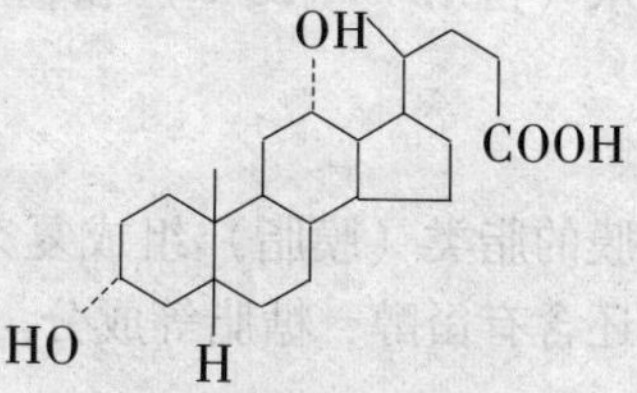　　　　　　　　　　　脱氧胆酸

胆甾酸在胆汁中多与甘氨酸（H_2NCH_2COOH）或牛磺酸（$H_2NCH_2CH_2SO_3H$）通过酰胺键结合成甘氨胆甾酸或牛磺胆甾酸，这种结合胆甾酸总称为胆汁酸（bile acid），体内的胆汁酸是由胆固醇演变而成的。在碱性环境中，胆汁酸是以钠盐或钾盐的形式存在，形成胆汁酸盐。

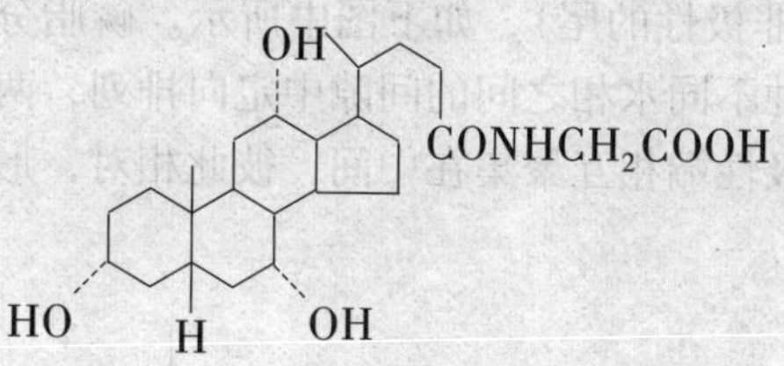

甘氨胆酸 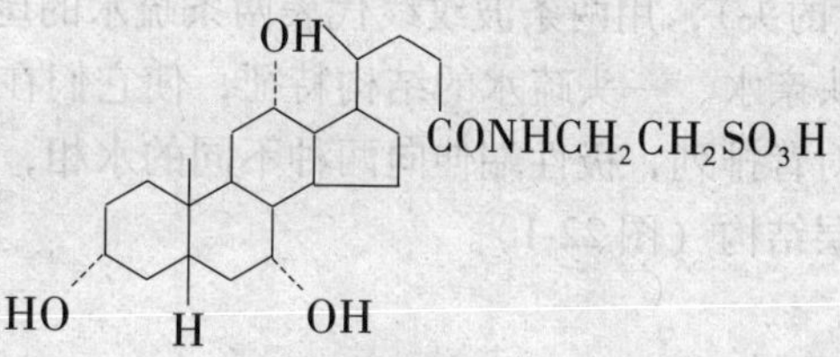　　　　　　　　　　牛磺胆酸

胆汁酸盐分子中既含有亲水的羟基、羧基或磺酸基，又有疏水的甾环，因此是一种良好的表面活性剂。其生理作用是使油脂在肠中乳化，易于水解、消化和吸收，因此胆汁酸盐被称为"生物肥皂"，同时它还有助于类脂在水溶液中的运输。临床上常用于治疗胆汁分泌不足所引起疾病的利胆药，就是甘氨胆酸钠和牛磺胆酸钠的混合物。此外，胆汁酸盐还可使胆汁中的胆固醇分散形成可溶性的微团，避免结晶而形成结石。

第四节　生　物　膜

细胞及各种细胞器的表面都包裹着一层半透过性的薄膜，总称为生物膜（biomembrane），包括细胞膜、细胞器膜（如核膜、溶酶体膜及线粒体内外膜等），还有的形成连续的细胞器膜（如内质网）分布于整个细胞中。广义的生物膜除了细胞膜和细胞器膜外，还包括细胞壁、荚膜、鞘膜、套膜和高等动物体内的复合膜（如胸膜、腹膜、角膜、视网膜等）。在真核细胞中，膜系结构可占细胞干重的 70% ~80%，许多生命现象都与生物膜密切相关。

一、生物膜的化学组成

脂类和蛋白质是组成生物膜的主要成分，生物膜随种类的不同，其中脂类和蛋白质的比值表现出较大的差别，并且脂类和蛋白质的比值变化还常与膜的功能密切相关。通常代谢旺盛的膜含有较多的蛋白质，蛋白质比值越高，其功能越复杂多样。例如，神经纤维的髓鞘膜功能简单，主要起绝缘作用，其脂类所占比例高达 78%，而线粒体内膜中脂类所占比例则为 25%，二者剩下部分主要是蛋白质，这种量上的差异表明脂类主要是给其上的蛋白质提供结构上的骨架。此外，生物膜所含有的糖类都是以糖脂或糖蛋白的形式存在。生物膜中还含有一定量的水（占 15% ~25%）和金属离子。水与膜紧密结合，也是维持膜结构所必需的成分。

（一）脂类

构成生物膜的脂类（膜脂）组成复杂，不同的膜中脂类组成差别较大，但总是以磷脂为主，多数膜还含有甾醇、糖脂等成分。在构成膜的磷脂中，以甘油磷脂含量最多，鞘磷脂次之。

磷脂总是以双分子层形式存在于生物膜中，这是由于磷脂分子结构有一个共同的特征：甘油磷脂和鞘磷脂都有一个亲水的头和两个疏水的尾。亲水的头是高度极化的磷酸根阴离子与铵基阳离子部分；两个疏水的尾，在甘油磷脂分子中是两条长的非极性的脂肪酸链，在鞘磷脂中是一条长的脂肪酸链和一条鞘氨醇的长碳链。常用一个小圆圈代表磷脂分子亲水的头（极性的头），用两条波纹线代表两条疏水的尾（非极性的尾），如下图中所示。磷脂分子这种一头亲水、一头疏水的结构特征，使它们在两种不同水相之间的间隙中定向排列，两排分子背对背排列，极性端伸向两种不同的水相，非极性端相互聚集在中间，彼此相对，形成双分子层结构（图 22-1）。

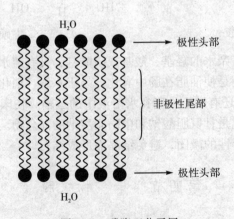

图 22-1 磷脂双分子层

脂质双层是生物膜的最基本结构，固醇类分子安插在磷脂分子中间，与磷脂的烃链相互作用，对脂质双层的流动性影响较大。磷脂分子中脂肪酸链的不饱和程度是影响膜的流动性的重要因素，磷脂双分子层所含的不饱和脂肪酸越多，膜的流动性越大。另外，在细胞膜中卵磷脂与鞘磷脂的比值也直接影响细胞膜的流动性。衰老和动脉粥样硬化，都伴随着卵磷脂与鞘磷脂比值的降低。大量研究表明：膜的许多功能都与其流动性密切相关，合适程度的流动性对膜功能的正常表达是一个极其重要的条件。

脂质双层中脂类分子的分布是不对称的。例如，红细胞膜外层脂类富含磷脂酰胆碱、神经鞘磷脂，内层多为磷脂酰乙醇胺，而糖脂则全部分布于外层。这种膜脂的不均一分布，与膜的生物功能密切相关。例如，磷脂酰乙醇胺和磷脂酰丝氨酸有促进血液凝固的作用，经常存在于脂质双层内层，一旦翻转于外部，则可促进血液凝固；又如与细胞识别有关的糖脂全部分布于外层，这样有利于提高细胞对外界环境变化的敏感性。

（二）蛋白质

生物膜的各种功能都与膜中的蛋白质紧密相关，因此膜蛋白的种类要多于脂类。这些膜蛋白的主要作用是：催化细胞代谢、物质运输、膜上组分及细胞的运动、细胞对外界信息的接受和传递，以及维持细胞结构等。组成膜的蛋白质可以嵌入脂质双分子层中，也可以伸出双分子层外。例如，有运输功能的蛋白质，由于可以得到各种合适的构象，因此可以在膜内自由运动，保证运输任务的完成。

（三）糖类

膜中的糖类常以寡糖链形式与蛋白质或脂类结合，形成糖蛋白或糖脂。糖脂中的糖基均通过 O-糖苷键与甘油或鞘氨醇相连。暴露于细胞表面的糖基与细胞的一些特性有重要关联，例如，决定血型 ABO 抗原之间的差别，只在于寡糖链末端糖基组成的不同，A 型抗原的糖链末端必须是乙酰氨基半乳糖基，B 型的是半乳糖基，而 O 型则比 A、B 型都缺少一个糖基。已有人用 α-半乳糖苷酶处理 B 型血，使之转变成 O 型血获得成功。乙酰神经氨酸（一种唾液酸）含一个羧基，常出现在糖蛋白或糖脂的糖链末端，能对抗许多酶的水解，对细胞膜起保护作用和识别作用。

二、生物膜的结构和功能

生物膜中的许多脂类和蛋白质都在不断地进行流动。膜蛋白质每分钟可以扩散几个纳米，而磷脂分子能在 1 秒钟内从细胞质膜的一端扩散到另一端。膜脂和膜蛋白双层之间的翻转扩散则很慢。膜的流动性是生物膜表现各种正常功能所必需的。许多药物的作用机制与膜的流动性相关，例如麻醉剂一般都具有增加膜流动性的作用。

脂质双层是生物膜的基本结构，整个脂质双层构成液晶态的基质，其非极性脂烃链的运动决定了膜的流动状态。脂质双层既可以作为其内在蛋白质的介质，又构成一道通透性的屏障。而膜蛋白象"海洋"中漂浮的"冰山"，或插入流动性脂质双层中，或浮于其表面，并随脂质双层的流动性而运动。一部分膜脂紧密地结合在蛋白周围，它们是维持这些蛋白质的构象和功能所必需的。膜蛋白质除少数外，多数是游离的，可以在脂性介质中横向扩散，但不能从膜的一侧表面翻转到另一侧表面。糖类通过共价键连接在脂类极性头部或蛋白质的侧链上，形成糖脂或糖蛋白。糖蛋白及糖脂分子中的糖链全部暴露在细胞外表，显示重要生物功能。膜糖、膜脂和膜蛋白在膜上的分布具有不均一性。这是生物膜的流动镶嵌模式，虽已被广泛引用，但其结构理论尚在发展中。

生物膜具有多种功能，例如，大多数细胞能吸收蛋白质、多核苷酸及多糖中较大的颗粒通过质膜进入胞内，细胞把大分子产物通过质膜排出胞外。质膜对维持细胞内外渗透压平衡、维持细胞内环境的稳定、信息的传递和放大、能量的转换以及物质的交换、激素作用等起着极其重要的作用。

小　结

脂类广泛存在于自然界里，是生物体内一大类重要的有机化合物，包括油脂和类脂。它们具有共同的特征是：难溶于水，易溶于有机溶剂。油脂是油和脂肪的总称，是甘油与脂肪酸组成的中性酯。自然界存在的油脂是多种物质的混合物，其主要成分是 1 分子甘油和 3 分子高级脂肪酸形成的酯，称为三脂酰甘油，医学上常称为甘油三酯。甘油酯可分为单甘油酯和混甘油酯。组成单甘油酯的 3 个脂肪酸是相同的，而混甘油酯所含的 3 个脂肪酸则不相同，组成油脂的脂肪酸分为饱和脂肪酸和不饱和脂肪酸。饱和脂肪酸主要是软脂酸和硬脂酸；不饱和脂肪酸主要是油酸、亚油酸、亚麻酸、花生四烯酸、EPA 和 DHA 等。多数脂肪酸在体内都可以通过代谢合成，但亚油酸、亚麻酸、花生四烯酸等多双键不饱和脂肪酸。哺乳动物自身不能合成，必须由食物供给，故称为营养必须脂肪酸。

对于油酯的命名，通常是把甘油名称写在前，脂肪酸的名称写在后，称为"甘油某酸酯"。油脂是脂肪酸的甘油酯，具有酯的典型反应。此外，构成各种油脂的脂肪酸都不同程度含有碳碳双键，还可以发生加成反应、氧化反应等。

磷脂是一类含磷的脂类化合物，磷脂还可以细分为分子中含甘油的磷脂和不含甘油的磷脂。甘油磷脂除卵磷脂和脑磷脂外，还有磷脂酰丝氨酸和磷脂酰肌醇等存在形式。糖脂是指含有糖成分的脂类，可分为糖鞘脂和甘油糖脂两类，各种糖脂所含的脂肪酸和糖类各不相同。磷脂、糖脂和蛋白质是组成生物膜的重要成分。

甾族化合物也称类固醇化合物，甾族化合物的共同特点是分子中都含有一个环戊烷与氢化菲稠合的基本骨架，命名为环戊烷并氢化菲，甾族化合物主要分为甾醇、胆甾酸和类固醇激素。

细胞及各种细胞器的表面都包裹着一层半透过性的薄膜，总称为生物膜，脂类和蛋白质是组成生物膜的主要成分。其中膜中脂类组成复杂、差别较大，但总是以磷脂为主，多数膜还含有甾醇、糖脂等成分。脂质双层是生物膜的基本结构，生物膜不仅是细胞结构的组织形式，而且也是生命活动的主要基础结构，许多基本生命过程如能量转换、物质运输、信息传递与识别等都与生物膜有关。

习　题

1. 写出下列化合物的结构式

三硬脂酰甘油　　　　　胆固醇　　　　　胆酸

2. 什么是皂化值、碘值和酸值，它们能说明油脂的哪些问题？

3. 什么是必需脂肪酸？月桂酸、亚油酸、软脂酸和亚麻酸哪些是必需脂肪酸？

4. 什么是甾族化合物？

5. 为何磷脂酰乙醇胺、磷脂酰胆碱等磷脂具有偶极离子结构？为何有乳化性质？

6. 判断下列说法是否正确

（1）甘油磷脂和鞘磷脂水解时生成的共同产物为磷酸。

（2）卵磷脂和脑磷脂水解时生成的共同产物只有甘油。

（3）甘油磷脂和鞘磷脂能在生物细胞膜中起重要作用主要由于都含有脂肪酸。

（4）糖脂是不含磷酸的复合脂类。

（5）7-脱氢胆固醇能经紫外线照射形成抗佝偻病的维生素。

（6）在碱性胆汁中胆汁酸是以甘氨胆酸形式存在。

7. 简述生物膜的化学组成和功能。

（张建伟）

第二十三章　氨基酸、多肽和蛋白质

氨基酸(amino acid)是构成生物活性肽(active peptide)及蛋白质(protein)的基本结构单位。生物活性肽、蛋白质几乎在所有的生物过程中起着关键作用，从最简单的病毒、细菌等微生物到各种动植物，直至高等动物和人类，一切生命过程和种族的繁衍活动都与生物活性肽和蛋白质的合成、分解和变化密切相关。蛋白质不仅决定物种的性状和新陈代谢的类型，而且在构成生命的呼吸、心跳、消化、排泄、营养运输、神经传导以及遗传信息控制等生命现象中，最终都是通过蛋白质的介导来表达和实现的，因此，没有蛋白质就没有生命。对蛋白质、糖、脂以及核酸等大分子的研究，是当代生命科学前沿的重要课题，是认识生命的开始。

第一节　氨　基　酸

氨基酸是蛋白质水解的最终产物，也是组成各种蛋白质的基本结构单位。在生命现象中起重要作用的蛋白质都是由氨基酸通过酰胺键（也称肽键）连接而成。蛋白质分子中氨基酸的种类、数量、排列顺序和理化性质的不同，可以形成种类繁多、结构复杂、生物功能各异的蛋白质。

一、氨基酸的结构

自然界中存在的氨基酸约有 300 多种，但存在于生物体内合成蛋白质的氨基酸只有 20 种。这 20 种氨基酸是能被 DNA 分子中所含的特异遗传密码所编码的，故又称为编码氨基酸。它们在化学结构上都具有共同的特征，即均属于 α-氨基酸（脯氨酸为 α-亚氨基酸）。

在生理 pH 情况下，氨基酸中的羧基几乎以 —COO⁻ 的形式存在，大多数氨基也主要以 —NH₃⁺ 的形式存在，用通式表示如下：

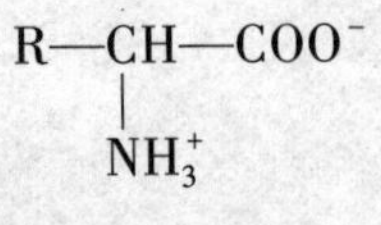

$$R\!-\!\underset{\underset{NH_3^+}{|}}{CH}\!-\!COO^-$$

式中 R 代表侧链基团，不同的 α-氨基酸只是 R 基团的不同。

20 种编码氨基酸除 R 基团为 H 的甘氨酸外，其他各种氨基酸分子中的 α-碳原子均为手性碳原子，故具有旋光性。氨基酸的构型通常采用 D、L 标记法，生物体内具有旋光活性的编码氨基酸均为 L 型。

二、氨基酸的命名和分类

氨基酸的命名虽可采用系统命名法，但习惯上往往根据其来源或某些特性而采用俗名。

如天冬氨酸源于天门冬植物，甘氨酸因具有甜味而得名。

　　根据 R 基团的结构和性质，氨基酸有不同的分类方法，如按 R 基团的结构可分为脂肪族氨基酸、芳香族氨基酸和杂环氨基酸。但在医学上，常根据氨基酸侧链 R 基团的极性及所带电荷，将 20 种编码氨基酸分为 4 类，见表 23-1，这对于研究蛋白质的空间折叠形式将大有裨益。

表 23-1　20 种编码氨基酸

名称	英文缩写		中文缩写	在生理状态下（pH = 6~7）的结构式	pK_1 (α-COO$^-$)	pK_2 (α-NH$_3^+$)	pK_R (R 基团)	pI
	三字母	单字母						
非极性氨基酸								
甘氨酸	Gly	G	甘	H—CH—CH$_2^-$ （NH$_3^+$）	2.34	9.60		5.97
丙氨酸	Ala	A	丙	CH$_3$—CH—CO$_2^-$ （NH$_3^+$）	2.34	9.69		6.02
亮氨酸*	Leu	L	亮	(H$_3$C)$_2$CH—CH$_2$—CH—CO$_2^-$ （NH$_3^+$）	2.36	9.60		5.98
异亮氨酸*	Ile	I	异亮	H$_3$C,CH$_3$CH$_2$—CH—CH—CO$_2^-$ （NH$_3^+$）	2.36	9.68		6.02
缬氨酸*	Val	V	缬	(H$_3$C)$_2$CH—CH—CO$_2^-$ （NH$_3^+$）	2.32	9.62		5.97
脯氨酸	Pro	P	脯	环状结构—CO$_2^-$	1.99	10.96		6.48
苯丙氨酸*	Phe	F	苯	C$_6$H$_5$—CH$_2$—CH—CO$_2^-$ （NH$_3^+$）	1.83	9.13		5.48
蛋氨酸*	Met	M	甲硫	CH$_3$—S—CH$_2$—CH$_2$—CH—CO$_2^-$ （NH$_3^+$）	2.28	9.21		5.75
极性氨基酸								
丝氨酸	Ser	S	丝	HO—CH$_2$—CH—CO$_2^-$ （NH$_3^+$）	2.21	9.15	13.60	5.68

续　表

名称	英文缩写 三字母	单字母	中文缩写	在生理状态下(pH = 6~7)的结构式	pK_1 (α-COO$^-$)	pK_2 (α-NH$_3^+$)	pK_R (R 基团)	pI
谷氨酰胺	Gln	Q	谷酰	$H_2N-\overset{O}{\overset{\|}{C}}-CH_2-CH_2-\overset{NH_3^+}{\overset{\|}{CH}}-CO_2^-$	2.17	9.31		5.65
苏氨酸*	Thr	T	苏	$CH_3-\overset{OH}{\overset{\|}{CH}}-\overset{NH_3^+}{\overset{\|}{CH}}-CO_2^-$	2.09	9.10	13.60	5.60
半胱氨酸	Cys	C	半胱	$HS-CH_2-\overset{NH_3^+}{\overset{\|}{CH}}-CO_2^-$	1.96	10.28	8.18 (巯基)	5.07
天冬酰胺	Asn	N	天酰	$H_2N-\overset{O}{\overset{\|}{C}}-CH_2-\overset{NH_3^+}{\overset{\|}{CH}}-CO_2^-$	2.02	8.80		5.41
酪氨酸	Tyr	Y	酪	$HO-\text{〈苯环〉}-CH_2-\overset{NH_3^+}{\overset{\|}{CH}}-CO_2^-$	2.20	9.11	10.07 (酚羟基)	5.66
色氨酸*	Trp	W	色	〈吲哚环〉$-CH_2-\overset{NH_3^+}{\overset{\|}{CH}}-CO_2^-$	2.38	9.39		5.89
酸性氨基酸								
天冬氨酸	Asp	D	天	$^-O-\overset{O}{\overset{\|}{C}}-CH_2-\overset{NH_3^+}{\overset{\|}{CH}}-CO_2^-$	2.09	9.60	3.86 (β-羧基)	2.98
谷氨酸	Glu	E	谷	$^-O-\overset{O}{\overset{\|}{C}}-CH_2-CH_2-\overset{NH_3^+}{\overset{\|}{CH}}-CO_2^-$	2.19	9.67	4.25 (γ-羧基)	3.22
碱性氨基酸								
赖氨酸*	Lys	K	赖	$H_3\overset{+}{N}-CH_2CH_2CH_2CH_2-\overset{NH_3^+}{\overset{\|}{CH}}-CO_2^-$	2.18	8.95	10.53 (α-氨基)	9.74
精氨酸	Arg	R	精	$H_2N-\overset{NH_2^+}{\overset{\|}{C}}-NHCH_2CH_2CH_2-\overset{NH_3^+}{\overset{\|}{CH}}-CO_2^-$	2.17	9.04	12.48 (胍基)	10.76
组氨酸	His	H	组	〈咪唑环〉$-CH_2-\overset{NH_3^+}{\underset{}{CH}}-CO_2^-$	1.82	9.17	6.00 (咪唑基)	7.59

*为营养必需氨基酸

　　不同蛋白质中所含氨基酸的种类和数目各异，有些氨基酸在人体内不能合成或合成数量不足，必须由食物蛋白质补充才能维持机体的正常生长发育，这类氨基酸称为营养必需氨基酸，主要有 8 种（表 23-1 中带"＊"者）。此外，组氨酸和精氨酸在婴幼儿和儿童时期因体内合成不足，也需依赖食物补充一部分。蛋白质含有的营养必需氨基酸数量越多，其营养价值越高。

三、氨基酸的性质

组成蛋白质的氨基酸均为无色晶体，熔点较高，一般在 200℃ 以上，加热易放出二氧化碳，而不熔融。α-氨基酸大多难溶于有机溶剂，而易溶于强酸、强碱等极性溶剂中，在水中的溶解度也各异。

氨基酸分子中含有氨基和羧基，因此氨基酸既具有氨基的性质，又具有羧基的性质，同时由于这两种官能团相互影响的结果，又致使氨基酸具有某些特性。此外，因为各种氨基酸分子中 R 基团的不同，所以还具有 R 基团特有的反应。

（一）两性解离与等电点

由于氨基酸中给出质子的酸性基团和接受质子的碱性基团的数目和能力各异，因此它们在水溶液中呈现不同的酸碱性。对于含有 1 个羧基和 1 个氨基的氨基酸，当它在水溶液中电离时，由于羧基的电离大于氨基接受质子的能力，因此其水溶液呈弱酸性，此时氨基酸主要带负电荷。对于酸性氨基酸而言，它在水溶液中显酸性，氨基酸带负电荷；而对于碱性氨基酸而言，它在水溶液中显碱性，氨基酸带正电荷。此外，氨基酸在水溶液中所带电荷除决定于其本身的结构组成外，还取决于溶液的 pH 值。

在不同 pH 值的氨基酸溶液中，氨基酸以阳离子、偶极离子和阴离子三种形式存在，它们之间形成一种动态平衡。举例表示氨基酸在溶液中的电离状态如下：

$$
\underset{\substack{\text{（Ⅰ）}\\ \text{pH} < \text{pI}\\ \text{阳离子}}}{R-\underset{\underset{\text{COOH}}{|}}{\overset{\overset{\text{NH}_3^+}{|}}{C}}-H}
\underset{\text{H}^+}{\overset{\text{OH}^-}{\rightleftharpoons}}
\underset{\substack{\text{（Ⅱ）}\\ \text{pH} = \text{pI}\\ \text{偶极离子}}}{R-\underset{\underset{\text{COO}^-}{|}}{\overset{\overset{\text{NH}_3^+}{|}}{C}}-H}
\underset{\text{H}^+}{\overset{\text{OH}^-}{\rightleftharpoons}}
\underset{\substack{\text{（Ⅲ）}\\ \text{pH} > \text{pI}\\ \text{阴离子}}}{R-\underset{\underset{\text{COO}^-}{|}}{\overset{\overset{\text{NH}_2}{|}}{C}}-H}
$$

当溶液中加入适量酸时，（Ⅲ）中的 —NH₂ 接受质子，平衡左移，氨基酸主要以偶极离子形式（Ⅱ）存在，所带的正、负电荷相等，净电荷为零，呈电中性，在电场中也不泳动。这种使氨基酸处于等电状态时溶液的 pH 值，称为该氨基酸的等电点（isoelectric point），用 pI 表示。当氨基酸处于等电点时，再加入一定量的酸，此时 pH < pI，则（Ⅱ）中的 —COO⁻ 接受质子，平衡继续左移，氨基酸主要以（Ⅰ）的阳离子形式存在，它在电场中向负极移动。相反，若在已达到平衡的氨基酸溶液中加入适量的碱后，此时 pH > pI，（Ⅱ）中的 —NH₃⁺ 给出质子，平衡右移，氨基酸主要以（Ⅲ）的阴离子形式存在，它在电场中向正极移动。

各种氨基酸由于其组成和结构不同，因此具有不同的等电点 pI 值。pI 是氨基酸的一种特征参数，每种氨基酸都有各自的 pI，见表 23-1。

（二）显色反应

氨基酸与茚三酮的水合物在溶液中共热，经过一系列反应，最终生成蓝紫色的化合物，称为罗曼紫。

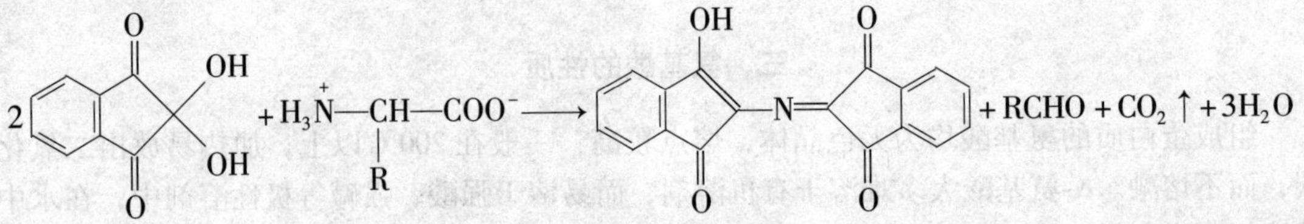

$$2 \text{（茚三酮二醇）} + H_3\overset{+}{N}-\underset{\underset{R}{|}}{CH}-COO^- \longrightarrow \text{（蓝紫色化合物）} -N= + RCHO + CO_2\uparrow + 3H_2O$$

但亚氨基酸（脯氨酸和羟脯氨酸）呈黄色。根据 α-氨基酸与茚三酮反应所生成化合物的颜色深浅程度以及释放出 CO_2 的体积，也可定量测定氨基酸。

具有特殊 R 基团的氨基酸，可以与某些试剂产生独特的颜色反应，如蛋白黄反应、米伦（Millon）反应和乙醛酸反应等，见表23-2。这些颜色反应可作为氨基酸、多肽和蛋白质的定性和定量分析基础。

表 23-2　鉴别具有特殊 R 基团氨基酸的颜色反应

反应名称	试　剂	颜　色	鉴别的氨基酸
蛋白黄反应	浓硝酸，再加碱	深黄色或橙红色	苯丙氨酸、酪氨酸、色氨酸
米伦反应	硝酸亚汞、硝酸汞和硝酸混合液	红色	酪氨酸
乙醛酸反应	乙醛酸和浓硫酸	两液层界面处呈紫红色环	色氨酸
亚硝酰铁氰化钠反应	亚硝酰铁氰化钠溶液	红色	半胱氨酸

（三）与亚硝酸反应

α-氨基酸（除脯氨酸外）与亚硝酸作用，可定量释放氮气，$-NH_3^+$ 被羟基取代，生成 α-羟基酸：

$$R-\underset{\underset{NH_3^+}{|}}{CH}-COO^- + HNO_2 \longrightarrow R-\underset{\underset{OH}{|}}{CH}-COOH + N_2\uparrow + H_2O$$

脯氨酸分子中含有亚氨基，而亚氨基不能与亚硝酸反应放出氮气。

若定量测定反应中所释放出的 N_2 的体积，即可计算出氨基酸的含量，此种方法称为 van Slyke 氨基氮测定法，常用于氨基酸和多肽的定量分析。

第二节　多　　肽

一、肽的结构

氨基酸分子的羧基和氨基间脱水形成多肽（polypeptide）。氨基酸形成多肽后已不是完整的氨基酸，所以肽中的氨基酸单元称为氨基酸残基（amino acid reside），氨基酸残基之间彼此通过肽键（酰胺键）相连。例如：

$$H_2N-CH-C\boxed{-OH + H}-N-CH-C-OH \xrightarrow{-H_2O} H_2N-CH-\boxed{C-N}-CH-C-OH$$

肽键

两个氨基酸分子脱水形成二肽（dipeptide）；三个氨基酸分子脱水形成三肽（tripeptide）；依此类推，四肽（tetrapeptide）、五肽（pentapeptide）…大于十肽的为多肽。天然存在的肽分子大小不等，虽然也有环状肽的存在，但绝大多数的肽是链状分子。蛋白质分子中的氨基酸残基通过肽键连接成的链状结构称为多肽链，一般可用通式表示如下：

$$H_3\overset{+}{N}-CH-CO-NH-CH-CO-NH-CH-CO-NH-CH-CO\cdots\cdots NH-CH-COO^-$$
$$R_1 \qquad R_2 \qquad R_3 \qquad R_4 \qquad R_n$$

在肽链的一端保留着未结合的—NH_3^+，称为氨基末端或 N-端，而另一端则保留着未结合的—COO^-，称为羧基末端或 C-端。

多肽分子中构成多肽链的基本化学键是肽键，肽键与相邻两 α-碳原子所组成的基团（—C_α—CO—NH—C_α—）称为肽单元。多肽链就是由许多重复的肽单元连接而成的，它们构成多肽链的主链骨架。通过对一些简单的肽和蛋白质肽键的 X-射线衍射法分析，证明肽单元的空间结构具有以下三个显著的特征：

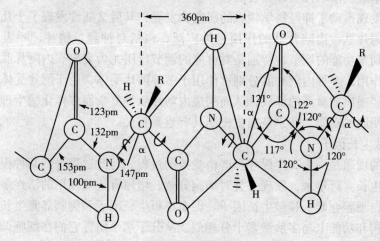

图 23-1　肽键平面

1. 肽单元是平面结构，组成肽单元的 6 个原子位于同一平面内，形成一个肽键的平面结构，称为肽键平面，见图 23-1。

2. 肽键具有局部双键性质，不能自由旋转。肽键中的 C—N 键长为 132 pm，比相邻的 C_α—N 单键（147 pm）短，而较一般的 C = N 双键（127 pm）长，介于两者之间。这表明羰基的 π 电子发生离域现象，使肽键具有局部双键性质，因此 C—N 键的旋转受到一定的阻碍。

3. 肽键呈反式构型。由于肽键不能自由旋转，肽键平面上各原子可出现顺反异构现象，与 C—N 键相连的 O 与 H 或两个 C_α 原子之间一般呈较稳定的反式构型。

肽键平面中除 C—N 键不能旋转外，两侧的 C_α—N 和 C—C_α 键均为 σ 键，因而相邻的肽键平面可围绕 C_α 旋转，肽链的主链骨架也可视为由一系列通过 C_α 原子衔接的肽键平面所组成。肽键平面的旋转所产生的立体结构可呈多种状态，从而导致蛋白质分子呈现各种不同的构象。

二、生物活性肽

生物体内存在着一类具有活性的肽类，称为活性肽，它们在体内一般含量较少，结构多样，却起着重要的生理作用。动物体内控制和调节代谢的激素、脑内的神经递质、微生物中的一些抗生素等都是肽类。生命科学中的某些重要课题的研究，如细胞分化、肿瘤发生、生殖控制以及某些疾病的病因与治疗等，均涉及活性肽的结构和功能。

（一）神经肽

神经肽是体内传递信息的多肽，主要分布在神经组织中，包括垂体肽、脑啡肽、内阿片肽、速激肽等，它们承担着重要而复杂的生理功能，如痛觉、记忆、情绪和行为等。1973 年在脑内发现有阿片受体存在后，1975 年 Hughes 等人首先从猪脑中分离提取两种内源性阿片样活性物质——甲硫氨酸脑啡肽和亮氨酸脑啡肽，这两种脑啡肽均为五肽。分析脑啡肽的结构，发现其中第一位 Tyr、第三位 Gly 和第四位 Phe 为活性基团，若这些位置上的氨基酸残基被其他氨基酸残基取代后即失去活性。

脑啡肽的发现推动了神经科学领域的研究和发展，其后又陆续发现了十几种内源性阿片样肽，简称内阿片肽。内阿片肽的作用极为广泛，包括对神经、精神、呼吸、循环、内分泌、感觉、运动等功能的调节，特别是对疼痛的调节作用尤为突出。内阿片肽释放后，通过阿片受体产生作用，多种内阿片肽分别可作用于多种阿片受体，由于阿片受体在体内分布广泛，可影响神经递质或激素的释放，从而构成内阿片肽类复杂而多样化的生理作用。研究它们的作用对阐明脑的功能，特别是痛觉机制具有重要意义。

（二）多肽生长因子

正常细胞的增殖是一个高度保守和严格受控的过程，若此过程受到某种损伤，即可能导致细胞的无控生长。近年来，发现一类对细胞分裂、增殖有重要作用的活性多肽，称为多肽生长因子，如白细胞介素、神经生长因子、促血小板生长因子和类胰岛素生长因子等。这类生长因子在结构和功能上与多肽激素十分相似，从分子水平研究它们在细胞调控过程中的作用，将使我们对正常细胞和肿瘤细胞的增殖过程有深入了解，对肿瘤病因控制和治疗将起重要作用。

第三节　蛋　白　质

一、蛋白质的结构

蛋白质与多肽均为氨基酸的多聚物，它们都由各种氨基酸残基通过肽键相连。因此，在小分子蛋白质与大分子多肽之间不存在绝对严格的界线，通常将分子质量在 10,000 以上的称为蛋白质，10,000 以下的称为多肽。胰岛素的相对分子质量为 6000，应是多肽，但在溶液中受金属离子（如 Zn^{2+}）的作用后，能迅速形成二聚体，因此而被认为是最小的一种蛋白质。

蛋白质的功能和活性不仅取决于多肽链的氨基酸组成、数目及排列顺序，而且还与其空间结构密切相关。为了表示不同层次的结构，常将蛋白质结构分为一级、二级、三级和四级。蛋白质的一级结构称为初级结构和基本结构，二级结构以上为高级结构。并不是所有的蛋白质分子都具有四级结构，由一条多肽链形成的蛋白质只有一、二和三级结构；由两条以上肽链形成的蛋白质才可能有四级结构。

（一）蛋白质的一级结构

蛋白质分子的一级结构（primary structure）是指蛋白质分子的多肽链上各种氨基酸残基的排列顺序，即氨基酸的序列，是由遗传基因决定的。肽键是一级结构中连接氨基酸残基的主要化学键。每一种特定的蛋白质都有其特定的氨基酸排列顺序，不同蛋白质分子的多肽链数量及长度差别很大，有些蛋白质分子有一条多肽链，有的蛋白质分子则由两条或多条多肽链构成。不同种属相同功能的蛋白质分子在氨基酸的组成和顺序上稍有差异。例如：人胰岛素和牛胰岛素之间有 3 个氨基酸残基不同，而在人胰岛素与猪胰岛素之间仅有 1 个氨基酸残基存在差异。

（二）蛋白质的空间结构

任何一种蛋白质分子在天然状态下都具有独特而稳定的构象，这是蛋白质分子在结构上最显著的特征。各种蛋白质的特殊功能和活性都与其特定的空间构象密切相关，而空间构象有时由其一级结构决定的，这是多肽链主链上各单键的旋转自由度受到各种限制的总结果。这些限制包括肽键的平面性质、肽链中疏水基和亲水基的数目和位置等。蛋白质的空间结构包括二级、三级和四级结构。

1. 蛋白质的二级结构　蛋白质的二级结构（secondary structure）是指蛋白质分子多肽链的主链骨架在空间盘曲折叠形成的方式，包括 α-螺旋、β-折叠层、β-转角和无规卷曲等几种类型。

（1）α-螺旋（α-helix）：α-螺旋结构是蛋白质分子主链的一种典型结构方式，绝大多数蛋白质分子中所存在的 α-螺旋是右手螺旋，其结构特点如下：

1）多肽链以 α-碳原子为转折点，以肽键平面为单位。

2）肽链呈螺旋上升，每相隔 3.6 个氨基酸残基上升 1 圈，此时每个氨基酸残基沿轴向升高 150 pm，螺距约为 540 pm。

　　蛋白质多肽链能否形成 α-螺旋以及形成的螺旋体是否稳定，主要取决于其一级结构。多肽链中若有脯氨酸出现，由于脯氨酸是亚氨基酸，N 原子上没有 H 原子，不能形成链内氢键，而阻断了 α-螺旋，使多肽链发生转折。侧链 R 基团的大小、形状以及荷电状态对 α-螺旋的形成及稳定性均有影响。如在酸性或碱性氨基酸集中的区域，由于同性相斥，不利于α-螺旋的形成。在较大的 R 基团（如苯丙氨酸、色氨酸、异亮氨酸）集中的区域，由于空间位阻也会妨碍 α-螺旋的形成。图 23-2 是 α-螺旋结构示意图。

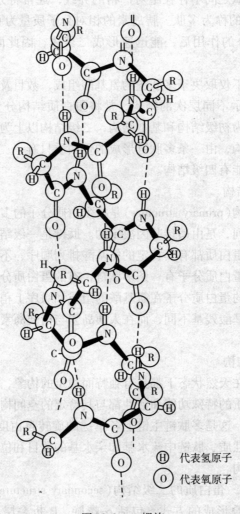

Ⓗ 代表氢原子

Ⓞ 代表氧原子

图 23-2　α-螺旋

　　（2）β-折叠层(β-pleated sheet)：β-折叠层是多肽主链的另一种有规律的结构单元，是主链骨架充分伸展的结构。这种结构一般有两条以上的肽链或一条肽链内的若干肽段共同参与形成，它们平行排列，并在两条肽链或一条肽链的两个肽段之间以氢键维系而成。为了在相邻的主链骨架之间能形成最多的氢键，避免相邻侧链 R 基团之间的空间阻碍，各条主链骨架须同时作一定程度的折叠，从而产生一个折叠片层，称为 β-折叠层。

（3）β-转角和无规卷曲：大多数蛋白质都呈紧密的球状分子，这是由于它们的多肽链的主链常出现 180°回折的发夹状结构，这种回折的结构称为 β-转角。β-转角一般由 4 个连续的氨基酸残基构成，其特征是起稳定作用的氢键由第一个氨基酸残基的 $\diagdown$C=O 和第四个氨基酸残基的 $\diagdown$NH 之间形成。

在有些多肽链的某些片段中，由于氨基酸残基的相互影响，而使肽键平面不规则的排列以致形成无一定规律的构象，称为无规卷曲。

在蛋白质分子中，可以同时存在上述几种二级结构或以某种二级结构为主的结构形式，这取决于各种残基在形成二级结构时具有的不同倾向或能力。例如，谷氨酸、甲硫氨酸、丙氨酸残基最易形成 α-螺旋；缬氨酸、异亮氨酸残基最有可能形成 β-折叠层；而脯氨酸、甘氨酸、天冬酰胺和丝氨酸残基在 β-转角的构象中最常见。

2. 蛋白质的三级结构　三级结构（tertiary structure）是蛋白质分子在二级结构的基础上进一步盘曲折叠形成的三维结构，是多肽链在空间的整体排布。三级结构的形成和稳定主要依靠侧链 R 基团的相互作用，相互作用力有以下几种：

（1）氢键：在蛋白质分子中形成的氢键一般有两种，一种是在主链之间形成；另一种可在侧链 R 基团之间形成，如酪氨酸侧链中的酚羟基和丝氨酸中的醇羟基都可与天冬氨酸和谷氨酸侧链中的羧基以及组氨酸中的咪唑基形成氢键。

（2）盐键：又称离子键。许多氨基酸侧链为极性基团，在生理 pH 条件下能解离成阳离子或阴离子，阴、阳离子之间借静电引力形成盐键，盐键具有极性，而且绝大部分分布在蛋白质分子表面，其亲水性强，可增加蛋白质的水溶性。

（3）疏水作用力：是由氨基酸残基上的非极性基团为避开水相而聚积在一起的集合力。绝大多数的蛋白质含有 30% ~50% 的带非极性基团侧链的氨基酸残基，这些非极性或极性较弱的基团都具有疏水性，趋向分子内部而远离分子表面的水环境互相聚集在一起而将水分子从接触面排挤出去。这是一种能量效应，而不是非极性基团间固有的吸引力。因此，疏水作用力是维持蛋白质空间结构最主要的稳定力量。

（4）Van der Waals 力：在蛋白质分子表面上的极性基团之间、非极性基团之间或极性基团与非极性基团之间的电子云相互作用而发生极化。它们相互吸引，但又保持一定距离而达到平衡，此时的结合力称为 Van der Waals 力。

（5）二硫键：又称硫硫键或二硫桥，是由两个半胱氨酸残基的两个巯基之间脱氢形成的。二硫键可将不同肽链或同一条肽链的不同部位连接起来，对维持和稳定蛋白质的构象具有重要作用。二硫键是共价键，键能大，比较牢固。绝大多数蛋白质分子中都含有二硫键，二硫键越多，蛋白质分子的稳定性也越高。例如，生物体内具有保护功能的毛发、鳞甲、角、爪中的主要蛋白质是角蛋白，其所含二硫键数量最多，因而抵抗外界理化因素的能力也较大。同时，二硫键也是一种保持蛋白质生物活性的重要价键，如胰岛素分子中的链间二硫键断裂，则其生物活性也丧失。

氢键、盐键、疏水作用力和 Van der Waals 力等分子间作用力比共价键弱得多，称为次级键。虽然次级键键能小，稳定性差，但次级键数量众多，在维持蛋白质空间构象中起着重要作用。此外，在一些蛋白质分子中，二硫键和配位键也参与维持和稳定蛋白质的空间结构。

3. 蛋白质的四级结构   作为表达特定功能的单位时，蛋白质由两条或两条以上具有三级结构的多肽链通过疏水作用力、盐键等次级键相互缔合而成，每一个具有三级结构的多肽链称为亚基(subunit)。蛋白质的四级结构(quaternary strucure)是指蛋白质分子中亚基的立体排布、亚基间相互作用与接触部位的布局，但不包括亚基内部的空间结构。维系蛋白质四级结构中各亚基间的缔合力主要是疏水作用力。蛋白质中亚基可以相同，也可以不同。如血红蛋白是由 4 个亚基组成，其中两条 α-链、两条 β-链，α-链含有 141 个氨基酸残基、β-链含有 146 个氨基酸残基。每条肽链都卷曲成球状，都有一个空穴容纳 1 个血红素，4 个亚基通过侧链间次级键两两交叉紧密相嵌形成一个具有四级结构的球状血红蛋白分子。

二、蛋白质的性质

蛋白质分子是由氨基酸残基组成的，它的分子末端保留 α-氨基和 α-羧基，同时组成肽链 α-氨基酸残基侧链上还含有各种官能团，因此具有类似氨基酸的理化性质，如两性解离和等电点等；但是蛋白质是高分子化合物，还具有胶体和变性等性质。

（一）蛋白质的两性解离和等电点

蛋白质分子和氨基酸类似，也是一种两性电解质，具有两性解离和等电点的性质，在不同的 pH 值时可解离为阳离子或阴离子。蛋白质分子在水溶液中存在下列解离平衡：

$$
\underset{\substack{pH\ <\ pI}}{\overset{\displaystyle \text{COOH}}{\underset{\displaystyle \text{NH}_3^+}{P}}}
\ \underset{H^+}{\overset{OH^-}{\rightleftharpoons}}\
\underset{\substack{pH\ =\ pI}}{\overset{\displaystyle \text{COO}^-}{\underset{\displaystyle \text{NH}_3^+}{P}}}
\ \underset{H^+}{\overset{OH^-}{\rightleftharpoons}}\
\underset{\substack{pH\ >\ pI}}{\overset{\displaystyle \text{COO}^-}{\underset{\displaystyle \text{NH}_2}{P}}}
$$

蛋白质在溶液中的带电状态主要取决于溶液的 pH 值。当蛋白质所带的正、负电荷数相等时，净电荷为零，此时溶液的 pH 值称为蛋白质的等电点(pI)。不同的蛋白质各具有特定的等电点。

在等电点时，因蛋白质所带净电荷为零，不存在电荷相互排斥作用，蛋白质颗粒易聚积而沉淀析出，此时蛋白质的溶解度、黏度、渗透压、膨胀性及导电能力等都最小。若蛋白质溶液的 pH 值小于等电点，则蛋白质主要以阳离子形式存在，在电场中向负极泳动；反之，若蛋白质溶液的 pH 值大于等电点，则蛋白质主要以阴离子形式存在，在电场中向正极泳动，这种现象称为电泳。不同的蛋白质其颗粒大小、形状不同，在溶液中带电荷的性质和数量也不同，因此它们在电场中泳动的速率必然不同，常利用这种性质来分离提纯蛋白质。

（二）蛋白质的胶体性质

蛋白质分子的相对分子量大，分子颗粒的直径一般为 1 ~ 100 nm，属于胶体分散系，因此蛋白质具有胶体溶液的特性，如布朗运动、丁铎尔效应以及不能透过半透膜、具有吸附性质等。当蛋白质分子在水溶液中时，暴露在分子表面的许多亲水基团（如氨基、羧基、羟基、巯基以及酰氨基等）可结合水，使水分子在其表面定向排列形成一层水化膜，将蛋白质分子互相隔开，从而使蛋白质颗粒均匀的分散在水中难以聚集沉淀；同时，蛋白质溶液在非等电点时，其分子表面总带有一定的同性电荷，同性电荷相斥而阻止蛋白质分子凝聚，相同的电荷还与其周围电荷相反的离子形成稳定的双电层，这些是蛋白质溶液作为稳定的胶体系统的主要原因。

人体的细胞膜、线粒体膜和血管壁等都是具有半透膜性质的生物膜，蛋白质分子有规律地分布在膜内，对维持细胞内外的水和电解质平衡具有重要的生理意义。

（三）蛋白质的沉淀

维持蛋白质溶液稳定的主要因素是蛋白质分子表面的水化膜和所带的电荷，如果用物理或化学的方法破坏稳定蛋白质溶液的这两种因素，则蛋白质分子发生凝聚，并从溶液中沉淀析出，这种现象称为蛋白质的沉淀。使蛋白质发生沉淀的方法有多种，例如，在蛋白质溶液中加入适当的脱水剂去除蛋白质分子表面的水化膜，或改变蛋白质溶液的 pH 值达到其等电点而使质点失去相同电荷，或加入电解质破坏双电层等都会导致蛋白质分子聚集而从溶液中析出。

对于不同的蛋白质胶体溶液所采用的沉淀方法不同，有些蛋白质（如白明胶）两种稳定因素的作用都很强，只有两种因素都被消除后才会产生沉淀；另一些蛋白质只有一种因素起主要作用，此时只要去除这种主要的稳定因素，蛋白质就可以发生沉淀，如酪蛋白溶液，将其 pH 值调至等电点时即产生沉淀，这表明酪蛋白胶体溶液的主要稳定因素是电荷的影响。沉淀蛋白质的方法有以下几种：

1. **盐析**　向蛋白质溶液中加入高浓度的中性盐使蛋白质沉淀析出的现象称为盐析。常用的盐析剂有硫酸铵、硫酸钠、氯化钠和硫酸镁等。

盐析作用的实质是破坏蛋白质分子表面的水化膜并中和其所带的电荷，从而使蛋白质产生沉淀。由于加入的盐类在水溶液中以离子形式存在，而这些离子的水化能力比蛋白质强，它们与蛋白质分子争夺水分子，结果破坏了蛋白质分子表面的水化膜；同时，加入的无机盐还可以减少蛋白质所带的电荷，这时蛋白质既失去水化膜，又减少了电荷，稳定因素被破坏，因而容易产生沉淀。

不同的蛋白质其水化程度和所带电荷也不相同，因而所需的各种中性盐的浓度各异，可以利用此种特性，调节盐的浓度使不同的蛋白质分段沉淀析出，达到分离蛋白质的目的，这种蛋白质分离的方法称为分段盐析。例如，在血清中加入硫酸铵至浓度为 $2.0 mol \cdot L^{-1}$ 时，则球蛋白首先析出；滤去球蛋白，再加入硫酸铵至浓度为 $3.3 \sim 3.5 mol \cdot L^{-1}$，则清蛋白析出。

用盐析法得到的蛋白质仍保持生物活性并不变性，经过透析法或凝胶层析法除掉盐后的蛋白质又能溶于水，因此盐析法是一种有效的分离提纯方法。

2. **有机溶剂沉淀蛋白质**　在蛋白质溶液中加入乙醇、丙酮和甲醇等一些极性较大的有机溶剂时，由于这些有机溶剂与水的亲和力较大，能破坏蛋白质颗粒的水化膜而使蛋白质沉淀。有机溶剂沉淀蛋白质也是常用的分离蛋白质的方法之一，但使用有机溶剂时，如不注意用量，容易使蛋白质的生物活性丧失，一般常用浓度较稀的有机溶剂在低温下操作，使蛋白质沉淀析出。产生的沉淀不宜在有机溶剂中放置过久，以防止蛋白质变性而失去活性。医用消毒酒精就是利用变性的原理杀灭病菌的。

3. 重金属盐沉淀蛋白质　蛋白质在 pH 值高于等电点的溶液中以阴离子的形式存在，当加入重金属盐时，重金属离子如 Ag^+、Hg^{2+}、Cu^{2+}、Pb^{2+} 等（用 M^+ 表示）能与带负电荷的羧基阴离子结合，生成不溶性盐而沉淀。例如：

$$P\begin{cases}COO^-\\NH_2\end{cases} \xrightarrow{M^+} P\begin{cases}COOM\\NH_2\end{cases} \downarrow$$

临床上利用生蛋清和牛奶作为重金属中毒的解毒剂，就是根据这个原理。

4. 生物碱试剂或酸类沉淀蛋白质　蛋白质在 pH 值低于等电点的溶液中以阳离子的形式存在，当加入某些生物碱试剂（如苦味酸、鞣酸、钨酸等）或某些酸类（如三氯乙酸、磺基水杨酸等）（用 X 表示）时，较为复杂的酸根离子能与带正电荷的蛋白质氨基结合，生成沉淀析出。例如：

$$P\begin{cases}COOH\\NH_3^+\end{cases} \xrightarrow{X^-} P\begin{cases}COOH\\NH_3^+X^-\end{cases} \downarrow$$

使用这类试剂往往会引起蛋白质变性，因而不适宜用于制备具有生物活性的蛋白质。在临床检验和生化实验中，常用这类试剂去除血液中有干扰的蛋白质，还可用于尿中蛋白质的检验。

（四）蛋白质的变性和复性

蛋白质分子在受到某些物理因素（如热、高压、紫外线及 X 射线照射等）或化学因素（如强酸、强碱、尿素、重金属盐及三氯乙酸等）的作用时，可改变或破坏蛋白质分子空间结构，致使蛋白质生物活性丧失以及理化性质改变，这种现象统称为蛋白质的变性（denaturation）；性质改变后的蛋白质称为变性蛋白。

蛋白质具有严密的立体结构，主要靠分子中的次级键和二硫键等在空间将肽链或链中的某些肽段连接在一起。在外界理化因素的作用下，这些键受到破坏，多肽链在空间的伸展从有规律的结构转变为松散紊乱的结构。变性后的蛋白质分子形状发生改变，原来包藏在分子结构内部的疏水基团大量暴露在分子表面，而原来分子表面的亲水基团则被遮掩，使蛋白质水化作用减弱，蛋白质溶解度也减小。同时，由于结构松散而使分子表面积增大，流动阻滞，黏度也增大，不对称性增加，导致失去结晶性；并且由于多肽链展开而使酶与肽键接触机会增多，因而变性蛋白质比天然蛋白质更易被酶水解消化。变性作用使蛋白质分子的空间结构遭受破坏，从而使酶、抗体、激素等失去活性。

蛋白质变性的实质是蛋白质分子的空间结构改变或破坏，一般并不涉及一级结构的改变。如果去除变性因素，有些蛋白质仍可恢复或部分恢复其原有的构象和功能，这一过程称为蛋白质的复性。例如，核糖核酸酶用尿素和 β-巯基乙醇处理后，其分子内部的次级键被破坏，变成变性蛋白质，从而失去催化功能；然而经过透析法去除尿素和 β-巯基乙醇后，分子内部的次级键能主动再形成，肽链又恢复到原来的折叠状态，酶的活性也随之恢复。

蛋白质的变性具有重要的实际意义，如常用高温、紫外线和酒精等进行消毒，就是促使细菌或病毒的蛋白质变性而失去致病和繁殖能力；临床上急救重金属盐中毒病人，常先服用大量牛奶和蛋清，使蛋白质在消化道中与重金属盐结合成变性蛋白，从而阻止有毒重金属离子被人体吸收；同样，在制备或保存酶、疫苗、激素和抗血清等蛋白质制剂时，必须考虑选择合适的条件，防止其生物活性的降低或丧失。

（五）蛋白质的颜色反应

蛋白质是一种结构复杂的高分子化合物，分子内存在许多肽键和某些带有特殊基团的氨基酸残基，因此可以与不同的试剂产生各种特有的颜色反应。这些颜色反应常用于蛋白质的定性和定量分析，表23-3列出了几种主要的蛋白质的颜色反应。

表23-3 蛋白质的颜色反应

反应名称	试 剂	颜 色	作用基团
缩二脲反应	强碱、稀硫酸铜溶液	紫色或紫红色	肽键
茚三酮反应	稀茚三酮溶液	蓝紫色	氨基
蛋白黄反应	浓硝酸，再加碱	深黄色或橙红色	苯环
米伦反应	硝酸亚汞、硝酸汞和硝酸混合液	红色	酚羟基
亚硝酰铁氰化钠反应	亚硝酰铁氰化钠溶液	红色	巯基

小　结

氨基酸是组成生物活性肽和蛋白质的基本结构单位，绝大多数蛋白质是由20种L-构型的α-氨基酸组成。除甘氨酸外，α-碳原子均为手性碳原子，具有旋光性。根据α-碳原子上的取代基性质，可将α-氨基酸分为中性、酸性和碱性三大类型。氨基酸可用其英文名称的头三个字母或用大写单字母作为缩写符号表示。氨基酸分子中既有酸性的羧基又有碱性的氨基，所以氨基酸是两性化合物。等电点是氨基酸的重要特性常数，当溶液的pH值等于其等电点时，氨基酸以两性离子形式存在，其所带正电荷与负电荷数量相同，净电荷为零，在电场中既不向负极移动，也不向正极移动。

氨基酸中的羧基和氨基除可发生一般的化学反应外，还可发生与水合茚三酮发生颜色反应，根据α-氨基酸与茚三酮反应所生成化合物的颜色深浅，可进行比色分析，定量测定氨基酸的含量。另外，具有特殊R基团的氨基酸，还可以与某些试剂产生独特的颜色反应，如蛋白黄反应、米伦反应和乙醛酸反应等。

在一定的条件下，氨基酸分子的羧基和氨基间脱水形成多肽。两个氨基酸分子脱水形成二肽，三个氨基酸分子脱水形成三肽，依次类推。多肽分子中构成多肽链的基本化学键是肽键。在生物体内存在着一类具有活性的多肽，称为活性肽，它们在体内一般含量较少，结构多样，却起着重要的生理作用。如神经肽，多肽生长因子。

通常把相对分子质量在 10 000 以上的结构复杂的多肽称为蛋白质。蛋白质的功能和活性不仅取决于多肽链的氨基酸组成、数目及排列顺序，而且还与其空间结构密切相关。蛋白质的结构分为一级结构、二级结构、三级结构和四级结构。一级结构是指蛋白质分子的氨基酸排列顺序；二级结构、三级结构和四级结构称为高级结构。二级结构是指蛋白质分子多肽链的主链骨架在空间盘曲折叠形成的方式，包括 α-螺旋、β-折叠层、β-转角和无规卷曲等。三级结构是蛋白质分子在二级结构的基础上进一步盘曲折叠形成的三维结构，是多肽链在空间的整体排布。四级结构是指蛋白质分子内具有三级结构的亚基通过非共价键（如疏水键，盐键、氢键）聚合而成的特定构象。

由于蛋白质分子末端保留 α-氨基和 α-羧基，同时组成肽链的氨基酸残基侧链上还含有各种官能团，因此具有类似氨基酸的理化性质，如两性解离、等电点性质。由于蛋白质是高分子化合物，它还具有胶体特性，在一些试剂作用下还会发生沉淀和变性反应。

习　题

1. 写出 20 种编码氨基酸中的酸性氨基酸与碱性氨基酸的名称和结构式。

2. 什么是必需氨基酸？各是什么？

3. 将亮氨酸和精氨酸溶于 pH = 6.8 的缓冲溶液中，在直流电场中它们会向同一方向泳动吗？

4. α-氨基酸在酸性溶液中一定以阳离子的形式存在，而在碱性溶液中一定以阴离子的形式存在，对不对？

5. 蛋白质有几种分类方法？各是按照什么标准？

6. 蛋白质的一级结构和空间结构指的是什么？它们之间有何关系？

7. 什么是蛋白质的等电点？蛋白质处于等电点时有什么特征？

8. 蛋白质盐析过程的作用原理是什么？

9. 试述蛋白质变性的原因及结果。

10. 若要从一样品中提取分离蛋白质，可采用的方法有哪些？

（唐静成）

第二十四章 核　　酸

核酸(nucleic acid)是一种普遍存在于生物体细胞内的具有复杂结构和重要功能的生物大分子，它担负着生命信息的贮存和传递，它是一切生物的遗传物质。核酸最早是在1868年由瑞士年轻的外科医生 F. Miescher 首先发现的。他从绷带上的脓细胞中分离出细胞核，又从细胞核中分离出一种含磷酸很多的酸性化合物，称它为核酸。但当时人们对核酸的生物学作用并不了解，直到1944年美国科学家 O. Avery 通过肺炎球菌转化作用的实验证实了 DNA 是遗传的物质基础。后来人们发现核酸不仅存在于细胞核内，也存在于细胞质中。在自然界中，人、动物、植物和微生物中都含有核酸。核酸不仅与生命的遗传编译、生长发育和细胞分化等有关，而且还与生命的异常现象（如肿瘤、遗传病、代谢病等）有关。因此掌握核酸的分子组成、结构、功能、性质具有重要意义。

第一节　核酸的分类与功能

天然存在的核酸主要有两类，一类是脱氧核糖核酸(deoxyribonucleic acid，DNA)，另一类是核糖核酸(ribonucleic acid，RNA)。DNA 是活细胞中最重要的分子之一，它含有特定细胞的全部遗传信息，是遗传信息的载体。所以说 DNA 携带遗传信息是遗传的物质基础。

RNA 种类繁多，它们各有不同的生物学功能。RNA 除了作为某些病毒的遗传物质外，其重要的生物学功能主要有参与细胞内遗传信息的表达、指导蛋白质合成等。

原核和真核细胞中都含有如下三类基本的 RNA：

1. 核糖体(rRNA)，约占细胞中 RNA 总含量的75%～80%。核糖体由 rRNA 和蛋白质组成，它是蛋白质合成装配的场所。

2. 信使 RNA(mRNA)，约占细胞中 RNA 总含量的5%～10%。mRNA 的生物功能是从 DNA 上把遗传密码即蛋白质中氨基酸排列顺序的信息接受过来，并且起模板作用合成蛋白质。一般地，每一种多肽都有一种特定的 mRNA 负责编码，所以细胞内 mRNA 的种类很多。

3. 转移 RNA(tRNA)，约占细胞中 RNA 总含量的10%～15%。生物体内存在着20种氨基酸对应的 tRNA 分子，在蛋白质的生物合成过程中起接受、转运和掺入氨基酸的作用。

第二节　核酸的组成

一、元素组成

组成核酸的元素主要有碳、氢、氧、氮和磷5种。其中磷元素含量在两类核酸中相接近且恒定，平均约为9%。因此可以通过测定生物样品中核酸的磷含量，推算其核酸含量。

二、核酸的基本成分

核酸是一种线性多聚体，其基本结构单元是核苷酸（nucleotide）。核苷酸又是由碱基（nitrogenous base）、戊糖（pentose）和磷酸（phosphate）三部分组成。

（一）碱基

核酸中的碱基是含有多种取代基的含氮杂环化合物，碱基分为嘌呤碱和嘧啶碱两类。嘌呤碱为双环结构，包括腺嘌呤（adenine,A）和鸟嘌呤（guanine,G），DNA 和 RNA 中都含有这两种碱基。嘧啶碱为单环结构，包括胞嘧啶（cytosine,C）、胸腺嘧啶（thymine,T）和尿嘧啶（uracil,U）。其中胞嘧啶是 DAN 和 RNA 共有的，胸腺嘧啶只存在于 DNA 中，而尿嘧啶则存在于 RNA 中。核酸中的这 5 种主要碱基的化学结构如下：

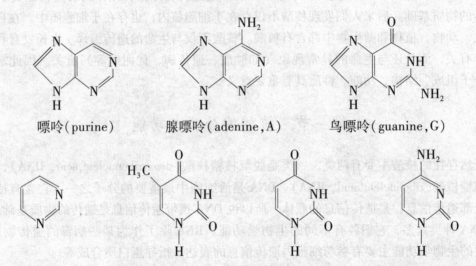

嘌呤（purine）   腺嘌呤（adenine,A）   鸟嘌呤（guanine,G）

嘧啶（pyrimidine）   胸腺嘧啶（thymine,T）   尿嘧啶（uracil,U）   胞嘧啶（cytosine,C）

嘌呤碱和嘧啶碱的结构中均含有共轭双键，因而可吸收紫外光，DNA 和 RNA 对紫外光的最大吸收波长为 260nm。每一种碱基各有其特殊的紫外吸收光谱，因此可以利用核酸的光吸收特性来对其进行检测和定量。

核酸分子中的碱基之间可以形成氢键，这对稳定核酸分子的二级结构起着至关重要的作用。

（二）戊糖

核酸中的戊糖分两种，DNA 中所含的戊糖为 β-D-2-脱氧核糖，RNA 中所含的戊糖为 β-D-核糖。其化学结构如下：

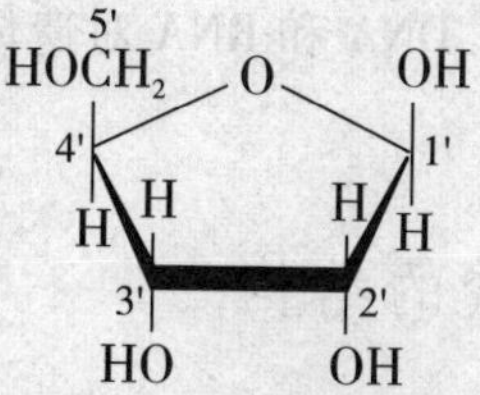

β-D-核糖

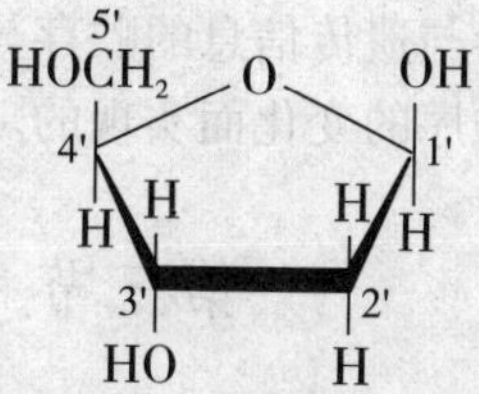

β-D-2-脱氧核糖

（三）核苷

戊糖与碱基结合形成的化合物称为核苷（nucleoside），戊糖与碱基之间相连的 C-N 键称为 N-糖苷键。嘧啶类核苷是由嘧啶碱的第 1 位氮原子与核糖的第 1 位碳原子形成糖苷键，嘌呤类核苷是由嘌呤碱的第 9 位氮原子与核糖的第 1 位碳原子形成糖苷键。由于戊糖有两种，因此核苷又分为核糖核苷和脱氧核糖核苷两种。根据核苷结构中所含有的碱基不同，核苷可以命名为某某核苷或某某脱氧核苷。例如：

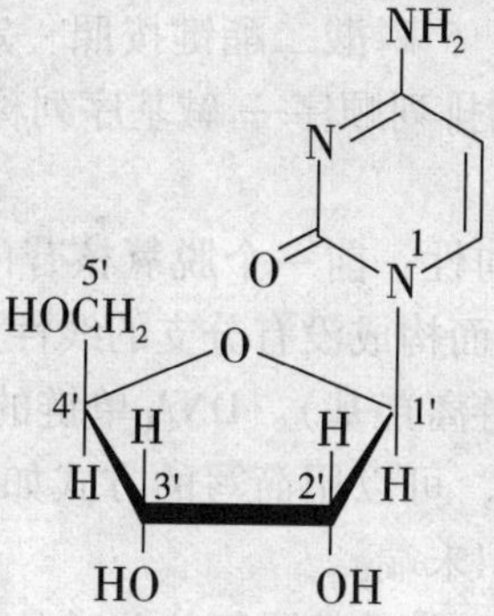

胞嘧啶核苷

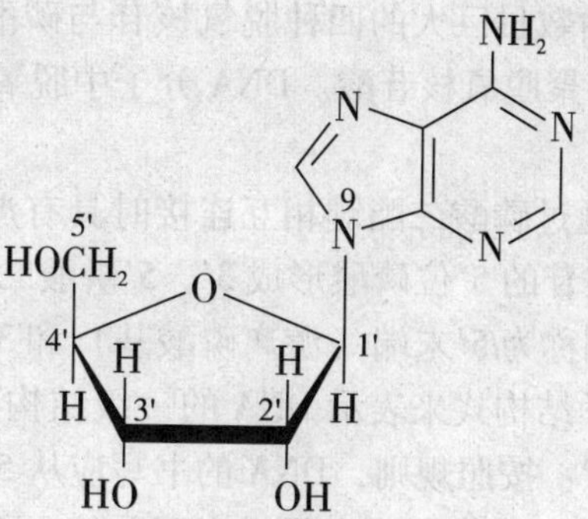

腺嘌呤脱氧核苷

（四）核苷酸

核苷中戊糖的 $3'$ 或 $5'$ 羟基被磷酸酯化所形成的化合物称为核苷酸，核苷酸也称为单核苷酸。多个单核苷酸聚合即形成多核苷酸，也称为核酸（nucleic acid）。在核酸分子中，是核苷酸构成了核酸的骨架结构，它是构成核酸分子的基本单元。根据分子中所含的戊糖不同，核苷酸分为核苷酸和脱氧核苷酸，但通常统称为核苷酸。尽管核苷中的戊糖有多个羟基可以被磷酸酯化，但自然界存在的游离核苷酸多为 $5'$-核苷酸。例如：

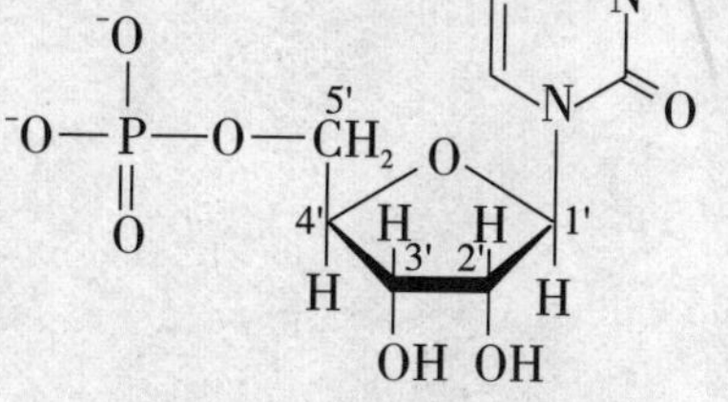

$5'$-单磷酸胞苷酸（CMP）

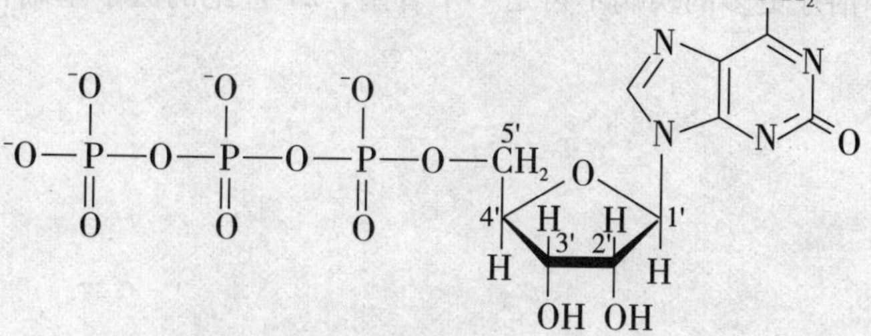

$5'$-三磷酸脱氧腺苷酸（dATP）

　　单一的核苷酸不参与遗传信息的贮存与表达，DNA 和 RNA 对遗传信息的携带和传递是依靠核酸中碱基排列顺序的变化而实现的。

第三节　核酸的结构

　　核酸是由多个核苷酸聚合而成的，核酸的一级结构是指核酸分子中各种核苷酸的排列顺序，又称为核苷酸序列（nucleotide sequence）。因为无论是 DNA 还是 RNA，它们分子构成的差异主要是由戊糖上所连接的碱基不同而引起的，因此可以用碱基的排列顺序代表不同核苷酸的排列顺序，并称其为碱基序列（base sequence）。

　　核酸的二级结构和三级结构是指核酸的空间结构，即核酸中链内或链与链之间通过氢键折叠卷曲而形成的构象。

一、DNA 的一级结构

　　DNA 是由数目巨大的四种脱氧核苷与磷酸通过 3′，5′磷酸二酯键按照一定的排列顺序聚合形成的多聚脱氧核苷酸。DNA 分子中脱氧核苷酸的排列顺序— 碱基序列称为 DNA 的一级结构。

　　DNA 在通过磷酸二酯键相互连接时具有严格的方向性：前一个脱氧核苷的 3′位羟基与下一个脱氧核苷的 5′位磷酸形成 3′，5′磷酸二酯键，从而构成没有分支的线性大分子。它的两个末端分别称为 5′末端（游离磷酸基）和 3′末端（游离羟基）。DNA 单链的结构如图 24-1(a)。用化学结构式来表示 DNA 的一级结构比较繁琐，可以用简写的方式如图 24-1(b)所示。但要注意：按照规则，DNA 的书写应从 5′末端到 3′末端。

　　DNA 碱基对的排列顺序是千变万化的，不同的 DNA 分子其脱氧核苷酸的数目和序列是不同的，它含有特定细胞的全部遗传信息，其碱基序列就是要表达的内容。DNA 分子中碱基对的特定排列顺序决定生物体具有多样性和特异性。四种脱氧核苷酸按照不同的顺序排列，即可形成各种特异性的 DNA 片段。碱基序列略有改变，就可能引起遗传信息很大的改变。1985 年美国科学家率先提出了人类基因组计划，旨在阐明人类基因组 30 亿个碱基对的序列，发现所有人类基因，破译人类全部遗传信息，使人类第一次在分子水平上全面地认识自我。1990 年 10 月被誉为生命科学"阿波罗登月计划"的国际人类基因组计划启动。2001 年由包括我国在内的 6 个国家科学家参与的人类基因组计划已宣告完成。随着我们对人类自身了解的不断深入，很多疾病的病因将被揭开，基因药物开始走进人们的生活，利用基因技术治疗更多的疾病不再是一个奢望，21 世纪的医学基础将由此奠定。

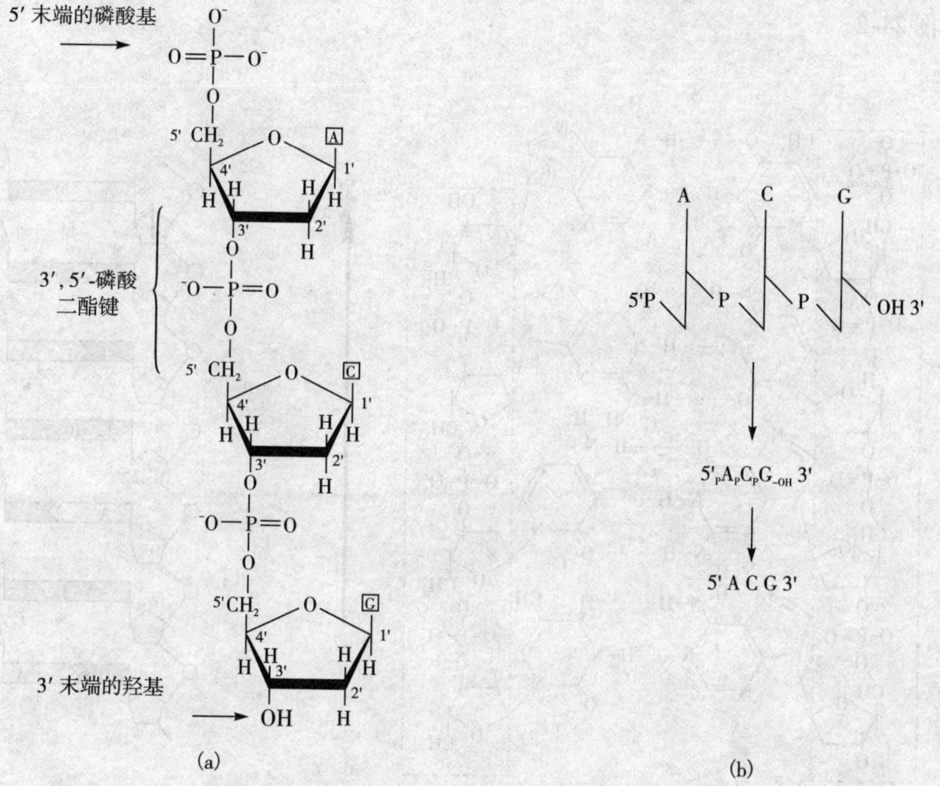

图 24-1　DNA 一级结构的表示方法
（a）核酸的连接方式　　（b）DNA 的书写方式

二、DNA 的二级结构

20 世纪 40～50 年代，科学家已经知道 DNA 分子是由四种脱氧核苷酸组成的一种高分子化合物。但是对于只由四种脱氧核苷酸组成的 DNA 分子为什么能够成为遗传物质，仍然感到困惑不解。为此，许多科学家都投入到对 DNA 分子结构的研究中。1943 年 Chargaff 用纸层析及分光光度法研究不同来源的 DNA。结果发现不同种生物，其碱基含量不同。但不管是什么种属的生物，都有一个普遍的规律：A 与 T 的含量总是相等，G 与 C 的含量也总是相等，即在 DNA 分子中嘌呤碱的含量总是等于嘧啶碱的含量：A + G = T + C。这一重要发现为以后的双螺旋结构模型提供了重要的依据。

1953 年，美国生物化学家 Watson 和英国生物物理学家 Crick 综合了当时生物学领域的最新研究成果，巧妙地提出了著名的 DNA 双螺旋结构模型。这个模型不仅解释了当时所知道的有关 DNA 的一切理论和性质，而且将结构与功能联系起来，对生物学的发展具有划时代的意义，两人因此而获得了 1962 年的诺贝尔生理学和医学奖。DNA 二级结构的特点如下：

1. DNA 的双螺旋结构　　DNA 是由两条相互缠绕的多核脱氧核苷酸链构成双螺旋结构，每条链亲水的脱氧核糖基和磷酸基骨架位于链的外侧，而碱基位于内侧。两条链中的碱基之间以氢键相结合，两条链呈反平行走向：一条链的走向是 5′→3′；另一条链的走向是 3′→5′，如图 24-2。

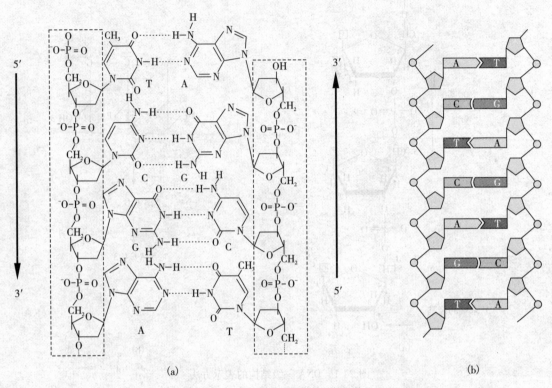

图 24-2 DAN 的双链结构及碱基配对方式

（a）结构图 （b）示意图

2. 碱基互补配对 在 DNA 分子中碱基之间的配对不是随意的，而总是腺嘌呤 A 与胸腺嘧啶 T 配对形成两个氢键；鸟嘌呤 G 与胞嘧啶 C 配对形成三个氢键。所以，通常在 DNA 分子中一条链上有一个 A，则另一条链上一定有个 T 与其配对；同样，一条链上有个 G，则另一条链上必定有个 C 与其配对。也就是说，A 只能与 T 配对，而 C 只能与 G 配对。在 DNA 双链中总是 A = T，C = G，即 A + G = T + C，这种关系称为碱基互补配对原则。由于总是大的双环嘌呤与小的单环嘧啶配对，两个碱基能够整齐地插入脱氧核糖基和磷酸基链间的空隙，维持着合适的空间构型。所以 G -C 和 A-T 的配对无论是从形成最多的氢键考虑，还是从空间效应考虑都是最稳定的构型。

由于 DNA 中两条链上的碱基配对是互补的，因而当一条链上的碱基顺序确定时，按照碱基互补原则即可确定另一条链上的碱基排列顺序。碱基互补现象具有十分重要的生物学意义，因为它不仅与核酸结构有关，而且 DNA 的复制、转录及遗传信息的传递都与它有着密切的关系。

3. 右手螺旋结构 作为线性大分子，DNA 并非是刚性结构。DNA 分子的空间构型呈右手双螺旋结构，如图 24-3。目前认为蛋白质和 DNA 间的识别与这种空间构型有关。一般天然的 DNA 都是 Watson-Crick 结构，即右手双螺旋结构。但在某种条件下，DNA 分子也存在左手双螺旋结构。

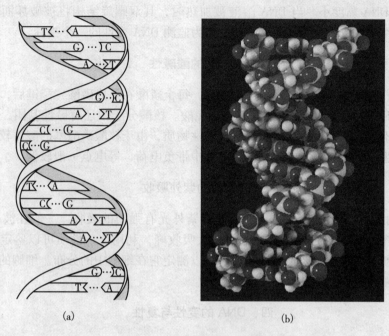

图 24-3　DNA 右手双螺旋结构

（a）带状模型　（b）堆球模型

4. 双螺旋结构的稳定因素　DNA 双螺旋结构是很稳定的，首先因为 DNA 双链中互补的碱基之间形成了氢键，这对维系双螺旋结构能够稳定存在起了很大的作用。此外，更重要的是 DNA 分子中碱基的堆积，可以使碱基缔合，这种碱基间的缔合力称为碱基堆积力。碱基堆积力是使 DNA 双螺旋结构稳定的主要作用力。

第四节　核酸的性质

核酸的性质与其组成及结构是密切相关的。核酸分子中含有嘌呤碱、嘧啶碱、磷酸和核糖或脱氧核糖，其中含有共轭双键、糖苷键、磷酸二酯键和氢键；还有羟基、自由氨基和磷酸基等。这些结构和基团的特点，决定了整个核酸分子的特性，是核酸特性的物质基础。

一、一般理化性质

DNA 为白色纤维状固体，RNA 为白色粉末，它们都是极性化合物，微溶于水，其钠盐在水中的溶解度较大。DNA 和 RNA 都不溶于乙醇、乙醚、氯仿等有机溶剂，DNA 可以被乙醇沉淀。

DNA 和 RNA 的相对分子量都比较大，DNA 约为 $10^6 \sim 10^9$；RNA 约为 $10^4 \sim 10^6$。通常高分子溶液比普通溶液黏度要大得多，不规则的线性分子比球形分子的黏度大，而线性分子的黏度更大。DNA 是线性高分子，分子极为细长，因此黏度很大，即使是极稀的 DNA 溶液，黏度也很大。RNA 分子比 DNA 短得多，RNA 又呈无定形，不像 DNA 那样呈纤维状，所以 RNA 的黏度比 DNA 黏度小。当 DNA 溶液被加热时，其双螺旋结构将被破坏而转变成线团结构，因而导致黏度降低。所以可以用黏度作为监测 DNA 变性的一个指标。

二、核酸的酸碱性

在核酸分子中磷酸将两个核苷连接在一起，每个磷酸在形成磷酸二酯键后，其残基还可以再释放一个 H^+，因此可以把核酸看成是多元酸。核酸分子中还有碱性基团，如碱基杂环上的氮原子及环上的氨基。所以核酸是酸碱两性物质，由于核酸磷酸基的酸性较强，通常表现为较强的酸性。核酸在中性或弱碱性的溶液中带负电荷，等电点一般较低。

三、核酸的紫外吸收

核酸分子中的嘧啶和嘌呤环的共轭双键对紫外光有强烈的吸收，一般在波长 260nm 左右有最大吸收峰。蛋白质在 280 nm 左右有最大吸收峰，利用这一性质可以鉴定核酸样品中的蛋白杂质。利用核酸紫外吸收的特性，还可以测定它在细胞中的分布。细胞的紫外光照像就是利用核酸强烈吸收紫外光的特性而成像的。

四、DNA 的变性与复性

DNA 分子中的氢键和碱基堆积力维系着 DNA 分子的空间结构。当外界条件改变使氢键和碱基堆积力破坏时，DNA 的双螺旋结构就会松散，甚至解链变成两条单链，使 DNA 分子的空间结构改变，从而引起 DNA 理化性质和生物学功能改变，这种现象称为 DNA 变性。DNA 变性后，仅是二级结构—双螺旋结构被破坏，其一级结构—核苷酸间的共价键并未受到影响，碱基序列并不改变。一般地可以引起 DNA 变性的因素有加热或加入酸、碱、乙醇、丙酮、尿素、甲酰胺等。

DNA 在变性以后，其理化性质和生物学功能都会发生显著的变化，最重要的表现为黏度降低、沉降速率增高、紫外吸收值增大、生物功能减小或消失。由于 DNA 在解链变性过程中，在波长 260 nm 处的吸光值（A_{260}）会增大，这种现象称为增色效应。通常可用 DNA 的 A_{260} 作为监测 DNA 是否发生变性的检测指标。

在 DNA 变性以后，当导致 DNA 变性的因素解除后，在适当的条件下，DNA 因变性而分开的两条单链可以再度聚合，按照原来的碱基配对形成双螺旋结构，其原有的性质可以得到部分的恢复，这一过程称为 DNA 的复性。通常由加热变性的 DNA 骤然冷却至低温时，DNA 不能复性；只有在缓慢降温时才可以复性。DNA 浓度较高时，两条互补链彼此相碰的概率增加，易于复性；而对于分子量很大的线状单链，其在溶液中的移动速度受到影响，减少了互补链的碰撞机会，不利于复性。

小　结

核酸是具有复杂结构和重要功能的生物大分子，天然存在的核酸主要有两类，一类是脱氧核糖核酸（DNA），另一类是核糖核酸（RNA）。核酸的基本结构单元核苷酸是由碱基、戊糖和磷酸三部分组成。

核酸中的碱基分为嘌呤碱（腺嘌呤和鸟嘌呤）和嘧啶碱（胞嘧啶、胸腺嘧啶和尿嘧啶）两类，其中胞嘧啶是 DAN 和 RNA 共有的，胸腺嘧啶只存在于 DNA 中，而尿嘧啶则存在于 RNA 中。

核酸中的戊糖分两种，DNA 中含有 β-D-2-脱氧核糖，RNA 中含有 β-D-核糖。戊糖与碱基结合形成的化合物称为核苷，核苷中戊糖的 3′ 或 5′ 羟基被磷酸酯化所形成的化合物为单核核苷酸或核苷酸，多个单核苷酸聚合即形成多核苷酸，也称为核酸。核酸的一级结构是指核酸分子中核苷酸的排列顺序，二级结构和三级结构是指核酸的空间结构，即核酸中链内或链与链之间通过氢键折叠卷曲而形成的构象。

DNA 的一级结构是由数目巨大的四种脱氧核苷与磷酸通过 3′，5′磷酸二酯键按照一定的排列顺序聚合形成的多聚脱氧核苷酸，四种脱氧核苷酸按照不同的顺序排列形成各种特异性的 DNA 片段。DNA 的二级结构具有以下特点：

1. DNA 是由两条多核脱氧核苷酸链构成反平行的双螺旋结构。

2. 碱基互补配对。

3. DNA 分子的空间构型呈右手双螺旋结构。

DNA 双链中互补的碱基之间形成的氢键使 DNA 双螺旋结构很稳定；此外，DNA 分子中碱基的堆积使碱基缔合，这种碱基堆积力是使 DNA 双螺旋结构稳定的主要作用力。

核酸的性质与其组成及结构是密切相关的。核酸分子中含有嘌呤碱、嘧啶碱、磷酸和核糖或脱氧核糖，其中含有共轭双键、糖苷键、磷酸二酯键和氢键；还有羟基、自由氨基和磷酸基等。这些结构和基团的特点决定了整个核酸分子的特性，如理化性质、酸碱性、紫外吸收、变性与复性等，也是核酸特性的物质基础。

习　题

1. 名词解释

（1）核苷　（2）单核苷酸　（3）核酸　（4）磷酸二酯键　（5）核酸的一级结构

（6）碱基序列　　（7）DNA 的二级结构　　（8）DNA 的变性与复性

2. 什么叫做碱基互补配对规律？

3. 将核酸完全水解后可以得到哪些组分？DNA 与 RNA 完全水解后的产物有何不同？

4. DNA 双螺旋结构的特点是什么？

5. DNA 与 RNA 的一级结构和二级结构分别有何异同？

6. 为什么 DNA 溶液的黏度比 RNA 溶液黏度大？

7. DNA 变性后，其一级结构是否会发生改变？为什么？

（王　桥）

附录一　常见化合物的标准摩尔生成焓、标准摩尔
生成自由能和标准摩尔熵(298.15K)

化合物	$\dfrac{\Delta_f H_m^\theta}{kJ \cdot mol^{-1}}$	$\dfrac{\Delta_f G_m^\theta}{kJ \cdot mol^{-1}}$	$\dfrac{S_m^\theta}{J \cdot K^{-1} mol^{-1}}$
Ag(s)	0	0	42.6
AgNO₃(s)	-124.4	-33.4	140.9
AgCl(s)	-127.0	-109.8	96.3
AgBr(s)	-100.4	-96.9	107.1
AgI(s)	-61.8	-66.2	115.5
Ba(s)	0	0	62.5
BaCl₂(s)	-855.0	-806.7	123.7
BaSO₄(s)	-1473.2	-1362.2	132.2
Br₂(g)	30.9	3.1	245.5
Br₂(l)	0	0	152.2
C(金刚石)	1.9	2.9	2.4
C(石墨)	0	0	5.7
CO(g)	-110.5	-137.2	197.7
CO₂(g)	-393.5	-394.4	213.8
Ca(s)	0	0	41.6
CaCl₂(s)	-795.4	-748.8	108.4
CaCO₃(s)	-1206.9	-1128.8	92.9
CaO(s)	-634.9	-603.3	38.1
Ca(OH)₂(s)	-985.2	-897.5	83.4
Cl₂(g)	0	0	223.1
Cu(s)	0	0	33.2
F₂(g)	0	0	202.8
Fe(s)	0	0	27.3
FeO(s)	-272.0	-251	61
Fe₃O₄(s)	-1118.4	-1015.4	146.4
Fe₂O₃(s)	-824.2	-742.2	87.4
H₂(g)	0	0	130.7
H⁺(aq)	0	0	0
HCl(g)	-92.3	-95.3	186.9

化合物	$\dfrac{\Delta_f H_m^{\theta}}{kJ \cdot mol^{-1}}$	$\dfrac{\Delta_f G_m^{\theta}}{kJ \cdot mol^{-1}}$	$\dfrac{S_m^{\theta}}{J \cdot K^{-1} mol^{-1}}$
HF(g)	-273.3	-275.4	173.78
HBr(g)	-36.29	-53.4	198.70
HI(g)	265.5	1.7	206.6
H_2O(g)	-241.8	-228.6	188.8
H_2O(l)	-285.8	-237.1	70.0
H_2S(g)	-20.6	-33.4	205.8
I_2(g)	62.4	19.3	260.7
I_2(s)	0	0	116.1
K(s)	0	0	64.7
KI(s)	-327.9	-324.9	106.3
KCl(s)	-436.5	-408.5	82.6
Mg(s)	0	0	32.7
MgO(s)	-601.6	-569.3	27.0
N_2(g)	0	0	191.6
NH_3(g)	-45.9	-16.4	192.8
NH_4Cl(s)	-314.4	-202.9	94.6
NO(g)	91.3	87.6	210.8
NO_2(g)	33.2	51.3	240.1
O_2(g)	0	0	205.2
OH^-(aq)	-230.0	-157.2	-10.8
SO_2(g)	-296.81	-300.1	248.22
SO_3(g)	-395.7	-371.1	256.8
Zn(s)	0	0	41.6
ZnO(s)	-350.46	-320.5	43.65
CH_4(g)	-74.6	-50.5	186.3
C_2H_2(g)	227.4	209.9	200.9
C_2H_4(g)	52.4	68.4	219.3
C_2H_6(g)	-84.0	-32.0	229.2
C_6H_6(g)	82.9	129.7	269.2
C_6H_6(l)	49.1	124.5	173.4
CH_3OH(g)	-201.0	-162.3	239.9
CH_3OH(l)	-239.2	-166.6	126.8

续　表

化合物	$\dfrac{\Delta_f H_m^\theta}{kJ \cdot mol^{-1}}$	$\dfrac{\Delta_f G_m^\theta}{kJ \cdot mol^{-1}}$	$\dfrac{S_m^\theta}{J \cdot K^{-1} mol^{-1}}$
$HCHO(g)$	-108.6	-102.5	218.8
$HCOOH(l)$	-425.0	-361.4	129.0
$C_2H_5OH(g)$	-234.8	-167.9	281.6
$C_2H_5OH(l)$	-277.6	-174.8	160.7
$CH_3CHO(l)$	-192.2	-127.6	160.2
$CH_3COOH(l)$	-484.3	-389.9	159.8
$H_2NCONH_2(s)$	-333.1	-197.33	104.60
$C_6H_{12}O_6(s)$	-1273.3	-910.6	212.1
$C_{12}H_{22}O_{11}(s)$	-2226.1	-1544.6	360.2

附录二　常见有机化合物的标准摩尔燃烧焓（298.15K）

化合物	$\dfrac{\Delta_c H_m^\theta}{kJ \cdot mol^{-1}}$	化合物	$\dfrac{\Delta_c H_m^\theta}{kJ \cdot mol^{-1}}$
$CH_4(g)$	-890.8	$HCHO(g)$	-570.7
$C_2H_2(g)$	-1301.1	$CH_3CHO(l)$	-1166.9
$C_2H_4(g)$	-1411.2	$CH_3COCH_3(l)$	-1789.9
$C_2H_6(g)$	-1560.7	$HCOOH(l)$	-254.6
$C_3H_8(g)$	-2219.2	$CH_3COOH(l)$	-874.2
$C_5H_{12}(l)$	-3509.0	$C_{17}H_{35}COOH$ 硬脂酸(s)	-11281
$C_6H_6(l)$	-3267.6	$C_6H_{12}O_6$ 葡萄糖(s)	-2803.0
CH_3OH	-726.1	$C_{12}H_{22}O_{11}$ 蔗糖(s)	-5640.9
C_2H_5OH	-1366.8	$CO(NH_2)_2$ 尿素(s)	-631.7

附录三 常见弱电解质在水中的解离常数

化合物	温度（℃）	分步	$pK_a^{\ominus}$
砷酸	25	1	2.26
	25	2	6.76
	25	3	11.29
硼酸	20	1	9.27
碳酸	25	1	6.35
	25	2	10.33
铬酸	25	1	0.74
	25	2	6.49
氢氟酸	25	—	3.20
氢氰酸	25	—	9.21
氢硫酸	25	1	7.05
	25	2	11.95
过氧化氢	25	—	11.62
次溴酸	25	—	8.55
次氯酸	25	—	7.40
次碘酸	25	—	10.5
亚硝酸	25	—	3.25
磷酸	25	1	2.16
	25	2	7.21
	25	3	12.32
亚硫酸	25	1	1.85
	25	2	7.2
甲酸	20	1	3.75
乙（醋）酸	25	1	4.75
丙酸	25	1	4.86
一氯乙酸	25	1	2.85
草酸	25	1	1.23
	25	2	4.19
柠檬酸	20	1	3.14
	20	2	4.77
	20	3	6.39
巴比土酸	25	1	4.01
甲胺盐酸盐	25	1	10.63
乳酸	25	1	3.86
苯甲酸	25	1	4.19
苯酚	20	1	9.89
邻苯二甲酸	25	1	2.89
	25	2	5.51
Tris-HCl	37	1	7.85

附录四　常见难溶化合物的溶度积常数 （298.15K）

化合物	$K_{sp}^{\ominus}$	$pK_{sp}^{\ominus}$	化合物	$K_{sp}^{\ominus}$	$pK_{sp}^{\ominus}$	化合物	$K_{sp}^{\ominus}$	$pK_{sp}^{\ominus}$
AgAc	1.94×10^{-3}	2.71	$CaSO_4$	7.10×10^{-5}	4.15	Hg_2F_2	3.10×10^{-6}	5.51
AgBr	5.35×10^{-13}	12.27	$Ca_3(PO_4)_2$	2.07×10^{-33}	32.68	Hg_2I_2	5.33×10^{-29}	28.27
$AgBrO_3$	5.34×10^{-5}	4.27	$CdCO_3$	6.18×10^{-12}	11.21	Hg_2SO_4	7.99×10^{-7}	6.10
AgCN	5.97×10^{-17}	16.22	CdF_2	6.44×10^{-3}	2.19	$KClO_4$	1.05×10^{-2}	1.98
AgCl	1.77×10^{-10}	9.75	$Cd(IO_3)_2$	2.49×10^{-8}	7.60	Li_2CO_3	8.15×10^{-4}	3.09
AgI	8.51×10^{-17}	16.07	$Cd(OH)_2$	5.27×10^{-15}	14.28	$MgCO_3$	6.82×10^{-6}	5.17
$AgIO_3$	3.17×10^{-8}	7.50	CdS	1.40×10^{-29}	28.85	MgF_2	7.42×10^{-11}	10.13
AgSCN	1.03×10^{-12}	11.99	$Cd_3(PO_4)_2$	2.53×10^{-33}	32.60	$Mg(OH)_2$	5.61×10^{-12}	11.25
Ag_2CO_3	8.45×10^{-12}	11.07	$Co_3(PO_4)_2$	2.05×10^{-35}	34.69	$Mg_3(PO_4)_2$	9.86×10^{-25}	24.01
$Ag_2C_2O_4$	5.40×10^{-12}	11.27	CuBr	6.27×10^{-9}	8.20	$MnCO_3$	2.24×10^{-11}	10.65
Ag_2CrO_4	1.12×10^{-12}	11.95	CuC_2O_4	4.43×10^{-10}	9.35	$Mn(OH)_2$	2.06×10^{-13}	12.69
$\alpha\text{-}Ag_2S$	6.69×10^{-50}	49.17	CuCl	1.72×10^{-7}	6.76	MnS	4.65×10^{-14}	13.33
$\beta\text{-}Ag_2S$	1.09×10^{-49}	48.96	CuI	1.27×10^{-12}	11.90	$NiCO_3$	1.42×10^{-7}	6.85
Ag_2SO_3	1.49×10^{-14}	13.83	CuS	1.27×10^{-36}	35.90	$Ni(IO_3)_2$	4.71×10^{-5}	4.33
Ag_2SO_4	1.20×10^{-5}	4.92	CuSCN	1.77×10^{-13}	12.75	$Ni(OH)_2$	5.47×10^{-16}	15.26
Ag_3PO_4	8.88×10^{-17}	16.05	Cu_2S	2.26×10^{-48}	47.64	NiS	1.07×10^{-21}	20.97
$Al(OH)_3$	1.1×10^{-33}	32.97	$Cu_3(PO_4)_2$	1.39×10^{-37}	36.86	$Ni_3(PO_4)_2$	4.73×10^{-32}	31.33
$AlPO_4$	9.83×10^{-21}	20.01	$FeCO_3$	3.07×10^{-11}	10.51	PbI_2	9.8×10^{-9}	9.99
$BaCO_3$	2.58×10^{-9}	8.59	FeF_2	2.36×10^{-6}	5.63	$PbSO_4$	2.53×10^{-8}	7.60
$BaCrO_4$	1.17×10^{-10}	9.93	$Fe(OH)_2$	4.87×10^{-17}	16.31	$Sn(OH)_2$	5.45×10^{-27}	26.26
$BaSO_4$	1.07×10^{-10}	9.97	$Fe(OH)_3$	2.64×10^{-39}	38.58	SnS	3.25×10^{-28}	27.49
CaC_2O_4	2.32×10^{-9}	8.63	$Hg(OH)_2$	3.13×10^{-26}	25.50	$Sr(IO_3)_2$	1.14×10^{-7}	6.94
CaF_2	1.46×10^{-10}	9.84	Hg_2CO_3	3.67×10^{-17}	16.44	ZnF_2	3.04×10^{-2}	1.52
$Ca(OH)_2$	4.68×10^{-6}	5.33	Hg_2Cl_2	1.45×10^{-18}	17.84	ZnS	2.93×10^{-25}	24.53

附表五 常见化合物标准电极电势 (298.15K)

电 对	电极反应	$\varphi^{\ominus}(V)$
Li^+/Li	$Li^+ + e^- \rightleftharpoons Li$	-3.040
K^+/K	$K^+ + e^- \rightleftharpoons K$	-2.924
Ba^{2+}/Ba	$Ba^{2+} + 2e^- \rightleftharpoons Ba$	-2.92
Ca^{2+}/Ca	$Ca^{2+} + 2e^- \rightleftharpoons Ca$	-2.84
Na^+/Na	$Na^+ + e^- \rightleftharpoons Na$	-2.714
Mg^{2+}/Mg	$Mg^{2+} + 2e^- \rightleftharpoons Mg$	-2.356
Be^{2+}/Ba	$Be^{2+} + 2e^- \rightleftharpoons Be$	-1.99
Al^{3+}/Al	$Al^{3+} + 3e^- \rightleftharpoons Al$	-1.676
Mn^{2+}/Mn	$Mn^{2+} + 2e^- \rightleftharpoons Mn$	-1.18
Zn^{2+}/Zn	$Zn^{2+} + 2e \rightleftharpoons Zn$	-0.7626
Cr^{3+}/Cr	$Cr^{3+} + 3e^- \rightleftharpoons Cr$	-0.74
Fe^{2+}/Fe	$Fe^{2+} + 2e^- \rightleftharpoons Fe$	-0.44
Cd^{2+}/Cd	$Cd^{2+} + 2e^- \rightleftharpoons Cd$	-0.403
Co^{2+}/Co	$Co^{2+} + 2e^- \rightleftharpoons Co$	-0.277
Ni^{2+}/Ni	$Ni^{2+} + 2e^- \rightleftharpoons Ni$	-0.257
AgI/Ag	$AgI + e^- \rightleftharpoons Ag + I^-$	-0.1522
Sn^{2+}/Sn	$Sn^{2+} + 2e^- \rightleftharpoons Sn$	-0.136
Pb^{2+}/Pb	$Pb^{2+} + 2e^- \rightleftharpoons Pb$	-0.126
H^+/H_2	$2H^+ + 2e^- \rightleftharpoons H_2$	0
$AgBr/Ag$	$AgBr + e^- \rightleftharpoons Ag + Br^-$	0.0711
Sn^{4+}/Sn^{2+}	$Sn^{4+} + 2e^- \rightleftharpoons Sn^{2+}$	0.154
Cu^{2+}/Cu^+	$Cu^{2+} + 2e^- \rightleftharpoons Cu^+$	0.159
$AgCl/Ag$	$AgCl + e^- \rightleftharpoons Ag + Cl^-$	0.2223
Cu^{2+}/Cu	$Cu^{2+} + 2e^- \rightleftharpoons Cu$	0.340
Cu^+/Cu	$Cu^+ + e^- \rightleftharpoons Cu$	0.52
I_2/I^-	$I_2 + 2e^- \rightleftharpoons 2I^-$	0.5355
$Cu^{2+}/CuCl$	$Cu^{2+} + Cl^- + e^- \rightleftharpoons CuCl$	0.559
MnO_4^-/MnO_4^{2-}	$MnO_4^- + e^- \rightleftharpoons MnO_4^{2-}$	0.558
MnO_4^-/MnO_2	$MnO_4^- + 2H_2O + 3e^- \rightleftharpoons MnO_2 + 4OH^-$	0.595
O_2/H_2O_2	$O_2 + 2H^+ + 2e^- \rightleftharpoons H_2O_2$	0.695

续　表

电　对	电极反应	$\varphi^{\ominus}(V)$
Fe^{3+}/Fe^{2+}	$Fe^{3+}+3\,e^-\Longleftrightarrow Fe^{2+}$	0.771
Ag^+/Ag	$Ag^++e^-\Longleftrightarrow Ag$	0.7991
Hg^{2+}/Hg	$Hg^{2+}+2\,e^-\Longleftrightarrow Hg$	0.8535
Cu^{2+}/CuI	$Cu^{2+}+I^-+e^-\Longleftrightarrow CuI$	0.86
$Br_2(1)/Br^-$	$Br_2(1)+2\,e^-\Longleftrightarrow 2Br^-$	1.065
O_2/H_2O	$O_2+4H^++4\,e^-\Longleftrightarrow 2H_2O$	1.229
MnO_2/Mn^{2+}	$MnO_2+4H^++2\,e^-\Longleftrightarrow Mn^{2+}+2H_2O$	1.23
HNO_2/N_2O	$2HNO_2+4H^++4\,e^-\Longleftrightarrow N_2O+3H_2O$	1.297
Cl_2/Cl^-	$Cl_2+2\,e^-\Longleftrightarrow 2Cl^-$	1.3583
$Cr_2O_7^{2-}/Cr^{3+}$	$Cr_2O_7^{2-}+14H^++6\,e^-\Longleftrightarrow 2Cr^{3+}+7H_2O$	1.36
ClO_4^-/Cl^-	$ClO_4^-+8H^++8\,e^-\Longleftrightarrow Cl^-+4H_2O$	1.389
ClO_4^-/Cl_2	$2ClO_4^-+16H^++14\,e^-\Longleftrightarrow O_2+8H_2O$	1.392
ClO_3^-/Cl^-	$ClO_3^-+6H^++6\,e^-\Longleftrightarrow Cl^-+3H_2O$	1.45
PbO_2/Pb^{2+}	$PbO_2+4H^++2\,e^-\Longleftrightarrow Pb^{2+}+2H_2O$	1.46
ClO_3^-/Cl_2	$2\,ClO_3^-+12H^++10\,e^-\Longleftrightarrow Cl_2+6H_2O$	1.468
BrO_3^-/Br^-	$BrO_3^-+6H^++6\,e^-\Longleftrightarrow Br^-+3H_2O$	1.478
$BrO_3^-/Br_2(1)$	$2BrO_3^-+12H^++10\,e^-\Longleftrightarrow Br_2(1)+6H_2O$	1.5
MnO_4^-/Mn^{2+}	$MnO_4^-+8H^++5\,e^-\Longleftrightarrow Mn^{2+}+4H_2O$	1.51
$HClO/Cl_2$	$2HClO+2H^++2\,e^-\Longleftrightarrow Cl_2+2H_2O$	1.630
Ce^{4+}/Ce^{3+}	$Ce^{4+}+e^-\Longleftrightarrow Ce^{3+}$	1.72
H_2O_2/H_2O	$H_2O_2+2H^++2\,e^-\Longleftrightarrow 2H_2O$	1.763
$S_2O_8^{2-}/SO_4^{2-}$	$S_2O_8^{2-}+2\,e^-\Longleftrightarrow 2SO_4^{2-}$	1.96
$F_2(g)/F^-$	$F_2(g)+2\,e^-\Longleftrightarrow 2F^-$	2.87
$F_2(g)/HF(aq)$	$F_2(g)+2H^++2\,e^-\Longleftrightarrow 2HF(aq)$	3.053
$XeF/Xe(g)$	$XeF+e^-\Longleftrightarrow Xe(g)+F^-$	3.4

附录六 常见配离子的稳定常数 (298.15K)

配离子	$K_{稳}^{\ominus}$	配离子	$K_{稳}^{\ominus}$
$[AgCl_2]^-$	1.1×10^5	$[Cu(NH_3)_4]^+$	7.24×10^{10}
$[AgI_2]^-$	5.5×10^{11}	$[Cu(NH_3)_4]^{2+}$	2.09×10^{13}
$[Ag(CN)_2]^-$	1.26×10^{21}	$[Fe(NCS)_2]^+$	2.29×10^3
$[Ag(NH_3)_2]^+$	1.12×10^7	$[Fe(CN)_6]^{4-}$	1.0×10^{35}
$[Ag(SCN)_2]^-$	3.72×10^7	$[Fe(CN)_6]^{3-}$	1.0×10^{42}
$[Ag(S_2O_3)_2]^{3-}$	2.88×10^{13}	$[FeF_6]^{3-}$	2.04×10^{14}
$[AlF_6]^{3-}$	6.9×10^{19}	$[HgCl_4]^{2-}$	1.17×10^{15}
$[Au(CN)_2]^-$	1.99×10^{38}	$[HgI_4]^{2-}$	6.76×10^{29}
$[Ca(edta)]^{2-}$	1.0×10^{11}	$[Hg(CN)_4]^{2-}$	2.51×10^{41}
$[Cd(en)_2]^{2+}$	1.23×10^{10}	$[Mg(edta)]^{2-}$	4.37×10^8
$[Cd(NH_3)_4]^{2+}$	1.32×10^7	$[Ni(CN)_4]^{2-}$	1.99×10^{31}
$[Co(NCS)_4]^{2-}$	1.0×10^3	$[Ni(NH_3)_6]^{2+}$	5.50×10^8
$[Co(NH_3)_6]^{2+}$	1.29×10^5	$[Zn(CN)_4]^{2-}$	5.01×10^{16}
$[Co(NH_3)_6]^{3+}$	1.58×10^{35}	$[Zn(NH_3)_4]^{2+}$	2.88×10^9
$[Cu(en)_2]^{2+}$	1.0×10^{20}		

附录七 SI 基本单位

量		单 位	
名 称	符 号	名 称	符 号
长度	l	米	m
质量	m	千克(公斤)	kg
时间	t	秒	s
电流	I	安[培]	A
热力学温度	T	开[尔文]	K
物质的量	n	摩[尔]	mol
发光强度	I_v	坎[德拉]	cd

注:按中华人民共和国国家标准规定:[ ]内的字,是不致引起混乱的情况下,可以省略的字;( )内的字为前者同义词。

附录八　常用的 SI 导出单位

量		单 位		
名　称	符　号	名　称	符　号	定　义　式
频率	v	赫[兹]	Hz	s^{-1}
能量	E	焦[耳]	J	$kg \cdot m^2 \cdot s^{-2}$
力	F	牛[顿]	N	$kg \cdot m \cdot s^{-2} = J \cdot m^{-1}$
压力	p	帕[斯卡]	Pa	$kg \cdot m^{-1} \cdot s^{-2} = N \cdot m^{-2}$
功率	P	瓦[特]	W	$kg \cdot m^2 \cdot s^{-3} = J \cdot s^{-1}$
电荷量	Q	库[仑]	C	$A \cdot s$
电位,电压,电动势	U	伏[特]	V	$kg \cdot m^2 \cdot s^{-3} \cdot A^{-1} = J \cdot A^{-1} \cdot s^{-1}$
电阻	R	欧[姆]	Ω	$kg \cdot m^2 \cdot s^{-3} \cdot A^{-2} = V \cdot A^{-1}$
电导	G	西[门子]	S	$kg^{-1} \cdot m^{-2} \cdot s^3 \cdot A^2 = \Omega^{-1}$
电容	C	法[拉]	F	$A^2 \cdot s^4 \cdot kg^{-1} \cdot m^{-2} = A \cdot s \cdot V^{-1}$
磁通量	Φ	韦[伯]	Wb	$kg \cdot m^2 \cdot s^{-2} \cdot A^{-1} = V \cdot s$
电感	L	亨[利]	H	$kg \cdot m^2 \cdot s^{-2} \cdot A^{-2} = V \cdot A^{-1} \cdot s$
磁通量密度(磁感应强度)	B	特[斯拉]	T	$kg \cdot s^{-2} \cdot A^{-1} = V \cdot s \cdot m^{-2}$

注:按中华人民共和国国家标准规定:[　]内的字,是在不引起混淆的情况下,可以省略的字。(　)内的字为前者同义词。

附录九　用于构成十进倍数和分数单位的词头

因　数	词头名称	符　号	因　数	词头名称	符　号
10^{-1}	分	d	10	十	da
10^{-2}	厘	c	10^2	百	h
10^{-3}	毫	m	10^3	千	k
10^{-6}	微	μ	10^6	兆	M
10^{-9}	纳[诺]	n	10^9	吉[咖]	G
10^{-12}	皮[可]	p	10^{12}	太[拉]	T
10^{-15}	飞[母托]	f	10^{15}	拍[它]	P
10^{-18}	阿[托]	a	10^{18}	艾[可萨]	E

注:按中华人民共和国国家标准规定:[　]内的字,是在不致引起混淆的情况下,可以省略的字。

中英文词汇

主要参考书目

1. 傅献彩. 大学化学（上册、下册）. 北京：高等教育出版社，2003

2. 北京师范大学等. 无机化学. 第4版. 北京：高等教育出版社，2008

3. 傅鹰. 大学普通化学. 北京：人民教育出版社，1982

4. 武汉大学等校. 无机化学（上册）. 第4版. 北京：高等教育出版社，2001

5. 刘德育等. 无机化学. 北京：科学出版社，2009

6. 华彤文等. 普通化学原理. 第3版 北京：北京大学出版社，2005

7. 张天蓝. 无机化学. 第5版. 北京：人民卫生出版社，2007

8. 祁嘉义. 基础化学. 北京：高等教育出版社，2003

9. 王夔. 化学原理和无机化学. 北京：北京大学医学出版社，2005

10. 孙淑声等. 无机化学（生物类）. 北京：北京大学出版社，1999

11. 陈启元等. 医科大学化学（上册）. 北京：化学工业出版社，2003

12. 魏祖期. 基础化学. 第6版. 北京：人民卫生出版社，2004

13. 武汉大学. 分析化学. 第5版. 北京：高等教育出版社，2007

14. 彭崇慧等. 分析化学：定量化学分析简明教程. 第3版. 北京：北京大学出版社，2009

15. 孙毓庆等. 分析化学. 第2版. 北京：科学出版社，2006

16. 李发美. 分析化学. 第6版. 北京：人民卫生出版社，2007

17. 颜秀茹. 无机化学与化学分析. 天津：天津大学出版社，2004

18. 赵玉娥. 基础化学. 北京：化学工业出版社，2004

19. Shriver DF, et al. Inorganic Chemistry（3rd）. Oxford University Press，1999

20. Atkins P, et al. Chemical Principles（2nd）. W. H. Freeman and Company，2002

21. Jolly WL. Modern Inorganic Chemistry（2nd）. McGraw-Hill, Inc，1991

22. 吕以仙等. 有机化学. 第6版. 北京：人民卫生出版社，2004

23. 倪沛洲等. 有机化学. 第6版. 北京：人民卫生出版社，2007

24. 魏俊杰等. 有机化学. 北京：高等教育出版社，2003

25. 张锦楠等. 医用化学. 北京：人民卫生出版社，2007

26. 徐春祥等. 有机化学. 北京：高等教育出版社，2004

27. 邢其毅等. 基础有机化学. 第3版（上册、下册）. 北京：高等教育出版社，2005

28. 赵正保等. 有机化学. 第2版. 北京：人民卫生出版社，2007

29. 中国化学会. 化学命名原则. 北京：科学出版社，1984

30. 戴立信等译. 有机化学结构与功能. 原著第4版. 北京：化学工业出版社，2006

31. 张生勇等. 有机化学. 第2版. 北京：科学出版社，2005

32. 王镜岩等译. 生物化学. 北京：科学出版社，2000

33. 程伟. 生物化学. 北京：科学出版社，2003

34. 刘进元等译. 分子生物学. 北京：科学出版社，2003

35. Paula YB. Organic Chemistry.（5th）. Pearson Education Inc. 2007

36. John M. Organic Chemistry.（6th）. Brooks/Cole-Thomson Learning. 2004

习题参考答案

第一章　溶液

1. 0.135，0.235
2. 0.70
3. $50g \cdot L^{-1}$
4. 超过极限
5. $0.142 mol \cdot L^{-1}$，$2.70 \times 10^{-2} mol \cdot L^{-1}$
6. 148ml
7. 2.93g，325ml
8. 100.138℃，610 kPa
9. 凝固点由高到低的顺序为 D > A = C > B
10. 161.3g
11. $3.85 K \cdot kg \cdot mol^{-1}$
12. $M = 5.76 \times 10^{-5} g \cdot mol^{-1}$，$\Delta p = 9.99 \times 10^{-5} kPa$
13. $C_{10}H_{14}N_2$
14. $p = 9.4 kPa$　$p_{甲}^* = 0.74 kPa$　$x_{甲} = 0.74$
15. 沸点：358.9K，凝固点：266.7K
16. $3.11g(100g^{-1}苯)$
18. 皱缩、正常、膨胀
19. 等渗
20. $299 mmol \cdot L^{-1}$
21. 47.2m
22. $3.06 \times 10^4 g \cdot mol^{-1}$

第二章　化学热力学基础

4. D
5. A
6. $1.9 kJ \cdot mol^{-1}$
7. $-890.3 kJ \cdot mol^{-1}$
8. $111.7 kJ \cdot mol^{-1}$
9. A

10. A
11. E
12. A
13. （1）26.6 kJ·mol^{-1}，（2）333K

第三章　化学反应速率和化学平衡

5. 72.8 kJ·mol^{-1}
6. $E_a = 97.6$ kJ·mol^{-1}，$k_{30} = 1.67 \times 10^{-3}$·s^{-1}
7. 1.21 倍
8. 5.62×10^{-10}
9. （1）反应正向进行；（2）反应逆向进行
10. 5.06×10^8
11. 5.74

第四章　电解质溶液

10. 0.181 mol·L^{-1}
11. C
12. 9.55
13. B
14. 0.56，0.35，5.6，2.2
15. B
16. 6.21～8.21　3.89～5.89
17. 392ml，608ml
18. （1）KH_2PO_4—Na_2HPO_4（2）$n(H_2PO_4^-) = 0.118$mol，$n(HPO_4^{2-}) = 0.182$mol
19. 6.1g
20. （1）7.31　酸中毒　（2）7.40　正常　（3）7.70　碱中毒
21. （1）9.25　（2）5.27
22. 3.75×10^{-6}
24. D
25. A
26. （1）1.04×10^{-5} mol·L^{-1}（2）1.08×10^{-9} mol·L^{-1}（3）1.08×10^{-9} mol·L^{-1}
27. pH = 1.8，pH ≥ 3.1
28. PbI_2 中 $[Pb^{2+}] = 1.35 \times 10^{-3}$ mol·L^{-1}，$PbSO_4$ 中 $[Pb^{2+}] = 1.59 \times 10^{-4}$ mol·L^{-1}
29. $I_p = [Mg^{2+}][OH^-]^2 = 0.01 \times (1.0 \times 10^{-9}) = 1.0 \times 10^{-20} < K_{sp}[Mg(OH)_2]$，没有沉淀生成

第五章　氧化还原反应与电极电势

1. （1）MnO_4^- 是氧化剂，H_2O_2 是还原剂

（2）$Cr_2O_7^{2-}$ 是氧化剂，SO_3^{2-} 是还原剂

（3）ClO_3^- 是氧化剂，As_2S_3 是还原剂

2．（1）氧化能力减弱顺序：MnO_4^-、$Cr_2O_7^{2-}$、Cl_2、Fe^{3+}、I_2、Sn^{2+}、Zn^{2+}

　　（2）还原能力减弱顺序：Li、Pb、H_2、Cu^+、I^-、Fe^{2+}、Ag、Cl^-

3．最强的氧化剂：$S_2O_8^{2-}$；最强的还原剂：I^-

4．（1）逆向进行　　（2）正向进行　　（3）正向进行　　（4）逆向进行

5．（1）$-0.79V$；　　（2）$0.52V$

6．$0.19V$

7．$0.52V$，反应可以正向进行

8．电池电动势为：

$E = -0.4662V - 1.1252V = -1.5914V$，反应逆向自发进行

9．标准电动势：0.46，反应在标准状态下可以自发进行

10．电池反应：$Zn（s）+2Ag^+（1.0\ mol·L^{-1}）=Zn^{2+}（1.0\ mol·L^{-1}）+2Ag（s）$

电池符号：$(-)Zn(s)\mid Zn^{2+}(1.0\ mol·L^{-1})\parallel Ag^+(1.0\ mol·L^{-1})\mid Ag(s)(+)$

电池电动势：$1.56V$

加入 $NaCl$ 溶液后，电池电动势：$0.98V$

11．正极反应 $MnO_4^- + 8H^+ + 5e^- \longrightarrow Mn^{2+} + 4H_2O$；负极反应 $2Cl^- - 2e^- \longrightarrow Cl_2$

电池符号$(-)Pt\mid Cl_2(p),Cl^-(c)\parallel MnO_4^-(c_1),Mn^{2+}(c_2),H^+(c_3)\mid Pt(+)$

电池电动势：$0.15V$

12．电池反应：$Ni（s）+Pb^{2+}（1.0\ mol·L^{-1}）=Ni^{2+}（1.0\ mol·L^{-1}）+Pb（s）$

电池符号：$(-)Ni(s)\mid Ni^{2+}(1.0\ mol·L^{-1})\parallel Pb^{2+}(1.0\ mol·L^{-1})\mid Pb(s)(+)$

电池电动势：$0.13V$

第六章　原子结构与分子结构

4．（1）$2p$　　（2）$3d$　　（3）$5f$　　（4）$2p_z$　　（5）$4s$

6．（1）存在，1；　　（2）不存在，–；　　（3）存在，3；　　（4）存在，5

8．Ag^+：$[Kr]4d^{10}$；Zn^{2+}：$[Ar]3d^{10}$；Fe^{3+}：$[Ar]3d^5$；Cu^+：$[Ar]3d^{10}$

9．$3,1,1,+1/2$；$3,1,1,-1/2$；$3,1,0,+1/2$；$3,1,-1,+1/2$

11．（1）第IV_A族；　　（2）Fe；　　（3）Cu

14．（1）PH_3，sp^3 不等性杂化，三角锥形；　　（2）$HgCl_2$，sp 杂化，直线形；

　　（3）$SnCl_4$，sp^3 杂化四面体；　　　　　　（4）CH_3CH_3，sp^3 杂化

　　（5）H_3O^+，sp^3 不等性杂化，三角锥形；　（6）CH_2CH_2，sp^2 杂化

20．乙醇可形成氢键

21．（1）色散力　　　　　　　（2）氢键、取向力、诱导力、色散力

　　（3）诱导力、色散力　　（4）氢键、取向力、诱导力、色散力

第七章　配位化合物

4．命名下列配合物，并指出中心离子、配体、配位原子、配位数：

题号	配合物命名	中心离子	配体	配位原子	配位数
1	硫酸四氨合铜(Ⅱ)	Cu^{2+}	NH_3	N	4
2	六氰合铁(Ⅱ)酸钾	Fe^{2+}	CN^-	C	6
3	四氯·二氨合钴(Ⅲ)酸钠	Co^{3+}	NH_3、Cl^-	N、Cl	6
4	氯化二氯·乙二胺合铬(Ⅲ)	Cr^{3+}	en、Cl^-	N、Cl	6
5	氢氧化二氨合银(Ⅰ)	Ag^+	NH_3	N	2
6	六氯合铂(Ⅳ)酸	Pt(Ⅳ)	Cl^-	Cl	6

5. (1) $K_3[Fe(CN)_6]$　　(2) $[Co(NH_3)_5H_2O]^{3+}$　　(3) $Na[CoCl_4(NH_3)_2]$
　 (4) $[Fe(en)_3]Cl_3$

7. 可以转化

8. $[Cu^{2+}] = 4.8 \times 10^{-17} \ mol \cdot L^{-1}$

9. $[Ag^+] = 1.0 \times 10^{-7} \ mol \cdot L^{-1}$

10. $[Cu^{2+}] = 4.8 \times 10^{-17} \ mol \cdot L^{-1}$；无 $Cu(OH)_2$ 沉淀生成；有 CuS 沉淀生成。

11. $0.26 mol \cdot L^{-1}$

12. $1.08 mol \cdot L^{-1}$；$4.4 \times 10^4 mol \cdot L^{-1}$；可以溶解 $Cu(OH)_2$，不能溶解 CuS。

第八章　滴定分析

4. 3.00，0.249，5.3，1.4×10^{-4}，4.54

5. 0.057%，0.0012%，2.1%

6. 0.13 ~ 0.16g

7. $0.0502 mol \cdot L^{-1}$

8. 4.250g

9. 4.2ml

10. 9.35

11. 8.70 ~ 5.30

12. $0.2608 \ mol \cdot L^{-1}$

13. 24.55%，64.83%

14. 2.50mg

15. 96.28%

16. 35.92%，10.08%

17. 27.16%

18. 60.47%

19. 96.43%

20. 99.50%

21. 33.33 g·L^{-1}

22. 48.15%

23. $\rho_{Ca^{2+}} = 0.4409$ g·L^{-1}，$\rho_{Mg^{2+}} = 0.3408$ g·L^{-1}

24. 65.28%

25. 1.488 mmol·L^{-1}

第九章　分光光度法

6. （1）0.0044　（2）0.125　（3）0.301

7. （1）97.7%　（2）79.4%　（3）31.6%

8. B

9. B

10. $T = 78\%$　$A = 0.11$

11. 4.2×10^4　L·mol^{-1}·cm^{-1}

12. 98.4%

第十章　有机化合物概述

略。

第十一章　烷烃和环烷烃

1. （1）2,3-二甲基丁烷　　　　　（2）2,2-二甲基戊烷

　（3）2,6-二甲基-3-乙基庚烷　　（4）3,4-二甲基己烷

　（5）1-甲基-2-乙基环己烷　　　（6）2-甲基-3-环戊基戊烷

　（7）2,3-二甲基二环[2,2,1]庚烷　（8）1-甲基螺[2,5]辛烷

2. （1）CH$_3$—C(CH$_3$)$_2$—CH$_3$（带 CH$_3$ 上下）

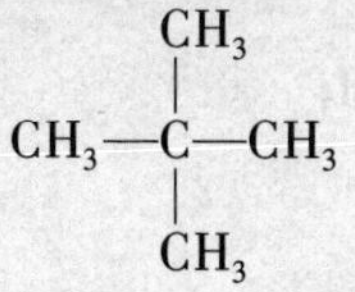

　（2）CH$_3$CH$_2$—C(CH$_3$)(CH$_2$CH$_3$)—CHCH$_2$CH$_3$（带 CH$_3$）

　（3）CH$_3$CH$_2$CH$_2$CHCH$_2$CHCH$_3$（带 CH$_3$ 和 CH—CH$_3$，CH$_3$）

　（4）CH$_3$CHCH—C(CH$_3$)$_2$—CH$_3$（带 CH$_3$，CH$_3$）

　（5）环戊基带 CH$_3$，CH$_3$

　（6）CH$_3$CH$_2$CH$_2$CHCHCH$_3$（带环丙基和 CH$_3$）

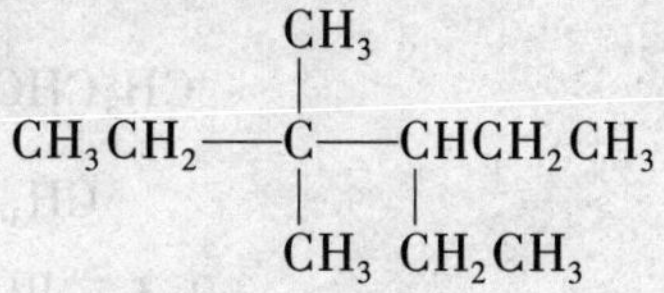

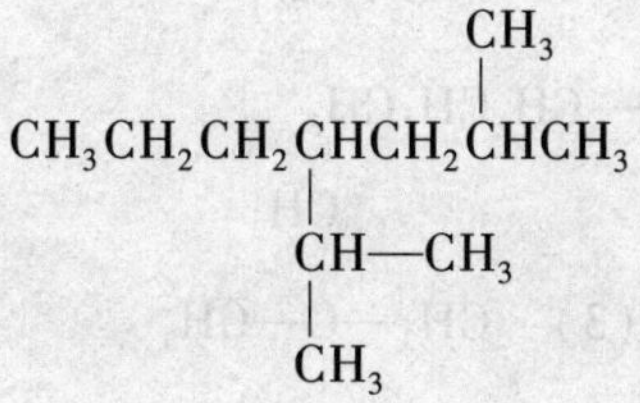

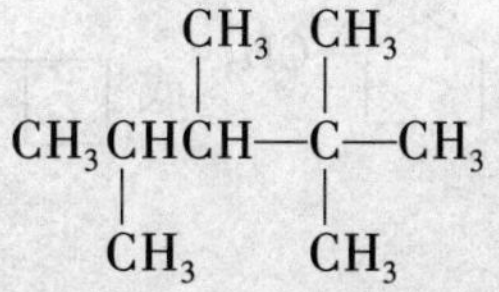

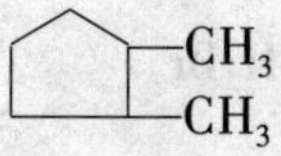

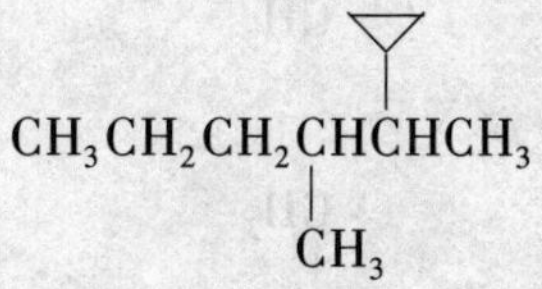

(7) 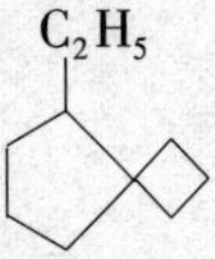 　　　　　　(8)

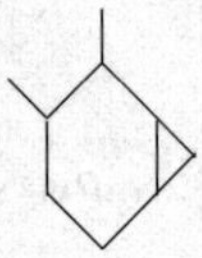

3.

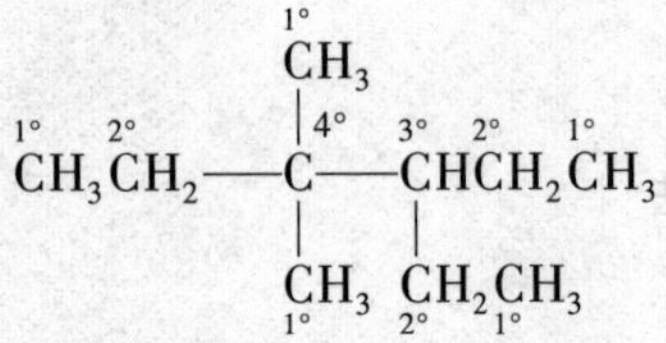

4.

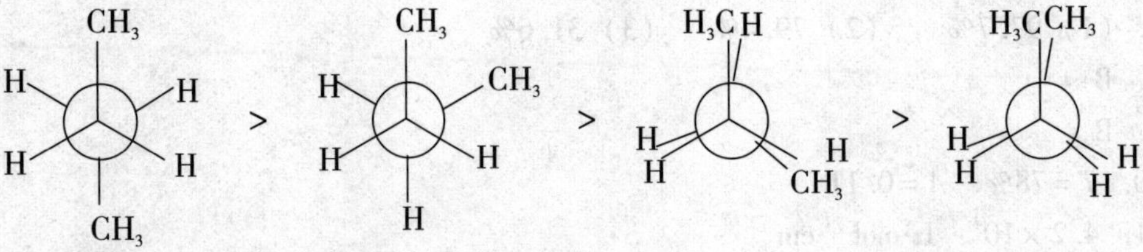

5.

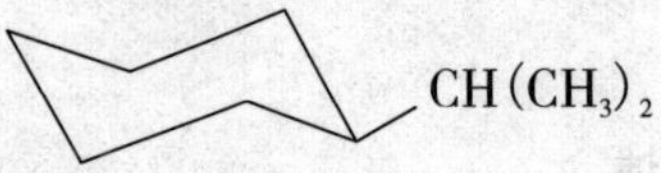

6. （1）$CH_3CH_2CH_3$　　　　　（2）

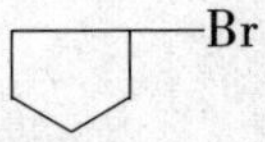

（3）$BrCH_2CH_2CH_2CH_2Br$　　（4）CH_3Br

7. 按沸点升高的顺序：异丁烷 > 丁烷 > 2,3-二甲基丁烷 > 3-甲基戊烷 > 己烷 > 环己烷

8. $CH_3CH_2CH_2CH_2CH_2CH_3$　　　　$\underset{\underset{CH_3}{|}}{CH_3CHCH_2CH_2CH_3}$　　　　$\underset{\underset{CH_3}{|}}{CH_3CH_2CHCH_2CH_3}$

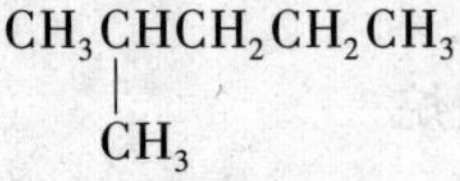

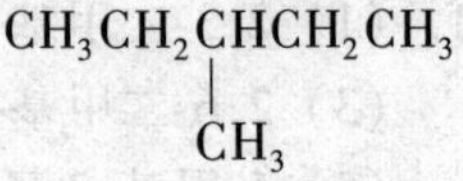

己烷　　　　　　　　　2-甲基戊烷　　　　　　　　3-甲基戊烷

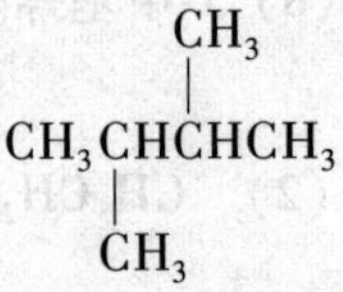

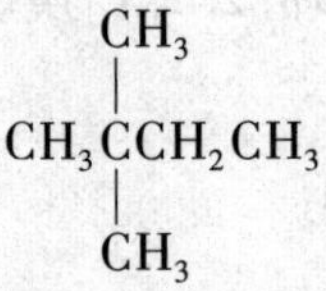

$\underset{\underset{CH_3}{|}}{\overset{\overset{CH_3}{|}}{CH_3CHCHCH_3}}$　　　　$\underset{\underset{CH_3}{|}}{\overset{\overset{CH_3}{|}}{CH_3CCH_2CH_3}}$

2,3-二甲基丁烷　　　2,2-二甲基丁烷

9. （1）CH_3　或　CH_2CH_3　或　$CH_2CH_2CH_3$

（2）$\underset{\underset{CH_3}{|}}{CH_3-CH-CH_3}$　　　　（3）$\underset{\underset{CH_3}{|}}{\overset{\overset{CH_3}{|}}{CH_3-C-CH_3}}$

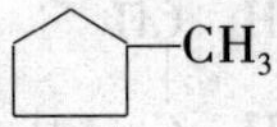

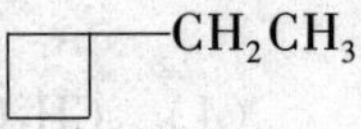

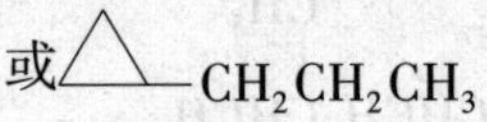

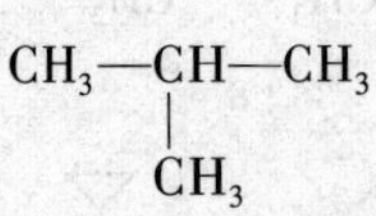

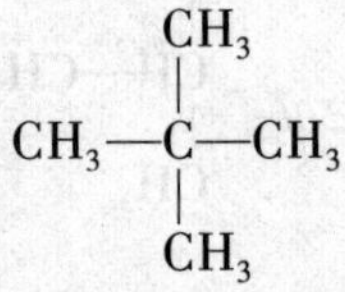

10. A. 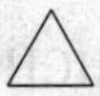 　　　　　　B. $BrCH_2CH_2CH_2Br$

11. A. 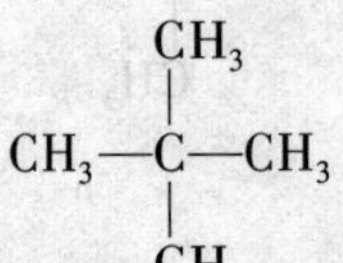 $\underset{\underset{CH_3}{|}}{\overset{\overset{CH_3}{|}}{CH_3-C-CH_3}}$　　　B. $CH_3CH_2CH_2CH_2CH_3$　　　C. 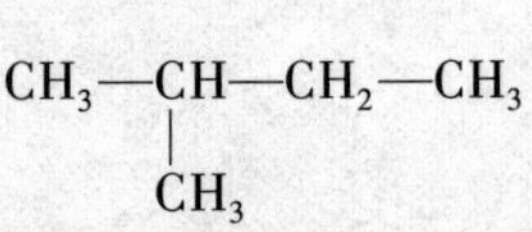 $\underset{\underset{CH_3}{|}}{CH_3-CH-CH_2-CH_3}$

12. A. $CH_3CH_2CH_2CH_2CH_2CH_3$

B. 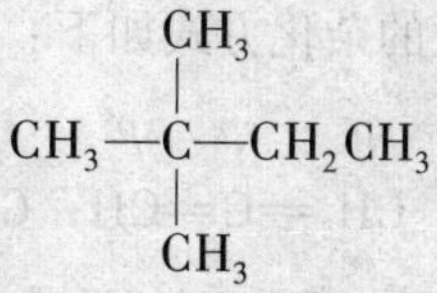 $CH_3-\overset{\overset{\displaystyle CH_3}{|}}{\underset{\underset{\displaystyle CH_3}{|}}{C}}-CH_2CH_3$

13. A.

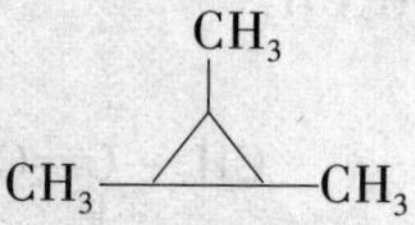

B.

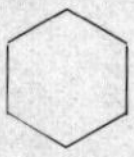

第十二章　烯烃和炔烃

4. （1）无　　　　　　　　　　　　　（2）无

（3）有 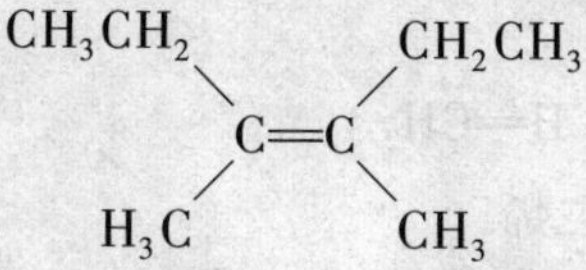 和

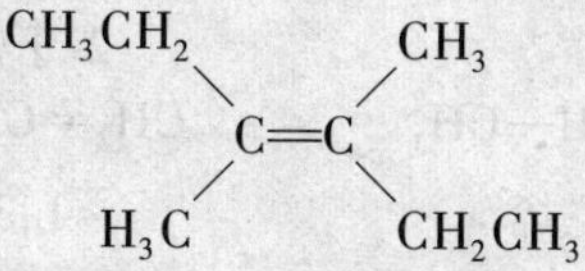

（4）有 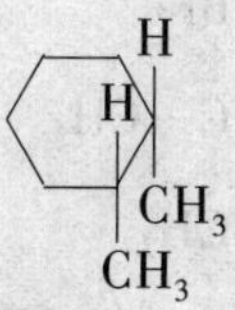 和

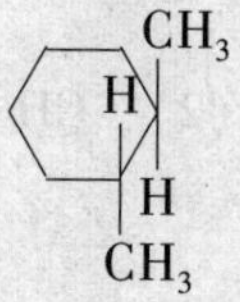

5. （1）—OH > —COOH > —CH(OH)CH₃ > —H

（2）—COOH > —COCH₃ > —CHO > —CH₂OH

（3）—Br > —Cl > —CH₂Br > —CH₂Cl

（4）—NH₂ > —COOH > —CN > —CH₂NH₂

6. （1）反-1,2-二氯-1-丙烯 或（E)-1,2-二氯-1-丙烯

（2）顺-2-丁烯 或（Z)-2-丁烯

（3）顺-3,4-二甲基-2-戊烯 或（E)-3,4-二甲基-2-戊烯

（4）Z-3-异丙基-2-氯-2-己烯

（5）4-甲基-1-戊烯　　　　　　　（6）2,2-二甲基-3-己炔

（7）3-甲基-4-己烯-1-炔　　　　　（8）3-异丙基-2-己烯

（9）4-甲基-2,6-辛二炔　　　　　　（10）1,3-戊二烯

7. （1）$CH_2=CH-\overset{\overset{\displaystyle CH_3}{|}}{\underset{\underset{\displaystyle CH_3}{|}}{C}}-CH_2CH_2CH_3$

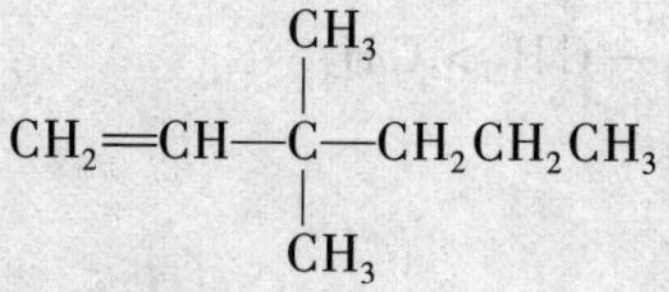

（2）$CH_3CH_2C=CHCH_3$ 下 CH_3

（3）$CH_3C=C-CH=CHCH_3$ 下 CH_3 CH_3

（4）$CH_3C=CCH_3$ 下 CH_3 CH_3

（5）$CH_3CHCHC\equiv CH$ 下 CH_3

（6）$CH_3CH_2CH=CHCHC\equiv CH$ 下 CH_2CH_3

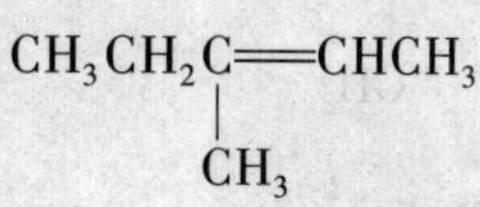

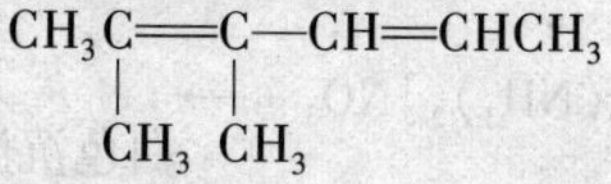

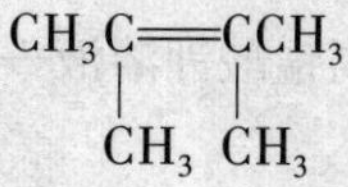

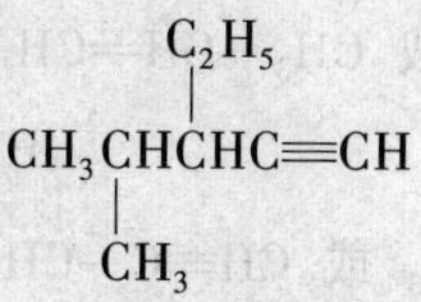

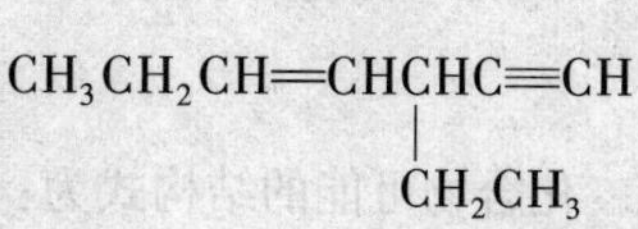

8. 各碳原子的杂化方式如下：

$$\overset{sp^2}{CH_2}\!\!=\!\!\overset{sp}{C}\!\!=\!\!\overset{sp^2}{CH}\!\!-\!\!\overset{sp^3}{CH_3} \qquad \overset{sp^3}{CH_3}\!\!-\!\!\overset{sp^2}{CH}\!\!=\!\!\overset{sp^2}{CH}\!\!-\!\!\overset{sp}{C}\!\!\equiv\!\!\overset{sp}{CH}$$

9. $CH_2\!\!=\!\!CH\!\!-\!\!CH_2CH_2CH_3$ $CH_3\!\!-\!\!CH\!\!=\!\!CH\!\!-\!\!CH_2CH_3$

               1-戊烯   2-戊烯

$$CH_2\!\!=\!\!\underset{\underset{CH_3}{|}}{C}\!\!-\!\!CH_2CH_3 \qquad CH_2\!\!=\!\!CH\!\!-\!\!\underset{\underset{CH_3}{|}}{CH}\!\!-\!\!CH_3 \qquad CH_3\!\!-\!\!\underset{\underset{CH_3}{|}}{C}\!\!=\!\!CH\!\!-\!\!CH_3$$

    2-甲基-1-丁烯   3-甲基-1-丁烯   2-甲基-2-丁烯

10. $CH_3CH_2\!\!-\!\!C\!\!\equiv\!\!CH$ $CH_3\!\!-\!\!C\!\!\equiv\!\!C\!\!-\!\!CH_3$

        1-丁炔   2-丁炔

$$CH_2\!\!=\!\!C\!\!=\!\!CH\!\!-\!\!CH_3 \qquad CH_2\!\!=\!\!CH\!\!-\!\!CH\!\!=\!\!CH_2$$

    1,2-丁二烯   1,3-丁二烯

11. (1) $CH_3CH_2\underset{\underset{Br}{|}}{CH}\!\!-\!\!\underset{\underset{Br}{|}}{CH_2}$ (2) $CH_3CH_2\underset{\underset{CH_3}{|}}{\overset{\overset{Br}{|}}{C}}\!\!-\!\!CH_3$

(3) $CH_3CH_2COOH + CO_2$ (4) $AgC\!\!\equiv\!\!CAg\!\downarrow + 2NH_3 + 2NH_4NO_3$

(5) $CH_3CH_2\underset{\underset{CH_3}{|}}{C}\!\!=\!\!O + CO_2 + H_2O$ (6) $CH_3CH_2\underset{\underset{CH_3}{|}}{CH}\!\!-\!\!\underset{\underset{Br}{|}}{CH_2}$

(7) $CH_3\!\!-\!\!\underset{\underset{Br}{|}}{C}\!\!=\!\!\underset{\overset{|}{H}}{CH}$; $CH_3\!\!-\!\!\underset{\underset{Br}{|}}{\overset{\overset{Br}{|}}{C}}\!\!-\!\!\underset{\underset{H}{|}}{\overset{\overset{H}{|}}{CH}}$ (8) $CH_3CH_2\underset{\underset{O}{\|}}{C}CH_3$

(9) $(CH_3)_2C\!\!=\!\!O$ (10) 环己烯 $\underset{COOCH_3}{\overset{COOCH_3}{|}}$

12. $CH_3\!\!-\!\!\underset{\underset{CH_3}{|}}{\overset{\overset{+}{}}{C}}\!\!-\!\!CH_3 > CH_3\!\!-\!\!\overset{+}{CH}\!\!-\!\!CH_3 > CH_3\!\!-\!\!\overset{+}{CH_2} > \overset{+}{CH_3}$

13. $\left.\begin{array}{l} 乙烷 \\ 乙烯 \\ 乙炔 \end{array}\right\} + 高锰酸钾溶液 \longrightarrow \begin{array}{l} \times \\ 紫色褪去 \\ 紫色褪去 \end{array}\right\} + [Ag(NH_3)_2]NO_3 \longrightarrow \begin{array}{l} \times \\ \\ 白色沉淀 \end{array}$

14. A 和 B 可能的结构式为： $CH_3\!\!-\!\!CH_2\!\!-\!\!CH\!\!=\!\!CH_2$ 或 $CH_3\!\!-\!\!CH\!\!=\!\!CH\!\!-\!\!CH_3$

15. 化合物可能的结构式为： $CH\!\!\equiv\!\!C\!\!-\!\!CH_2\!\!-\!\!CH_2\!\!-\!\!CH_3$ 或 $CH\!\!\equiv\!\!C\!\!-\!\!\underset{\underset{CH_3}{|}}{CH}\!\!-\!\!CH_3$

16. A 和 B 可能的结构式为：A：$CH\equiv C-\overset{\overset{\displaystyle CH_3}{|}}{CH}-CH_3$ ，B：$CH_2=CH-\overset{\overset{\displaystyle CH_3}{|}}{C}=CH_2$

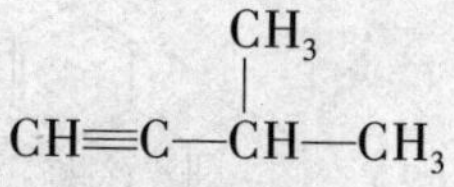

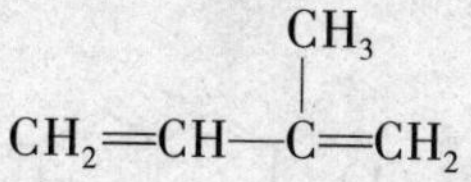

第十三章　对映异构

2. （1）1 个 $CH_3CH_2\overset{*}{C}HClCH_3$　　　　（2）2 个 $CH_3\overset{*}{C}HCl\overset{*}{C}HClCH_3$　　　（3）无

　（4）无　　　（5）2 个 $CH_3\overset{*}{C}HBr\overset{*}{C}HClCH_3$　　　（6）2 个 $CH_3\overset{*}{C}HClCHCl\overset{*}{C}HClCH_3$

　（7）3 个 $CH_3\overset{*}{C}HBr\overset{*}{C}HCl\overset{*}{C}HClCH_3$　　　　（8）无

3. （1）R 构型　　　　（2）S 构型　　　　（3）R 构型
　（4）S 构型　　　　（5）R 构型　　　　（6）R 构型
　（7）S 构型　　　　（8）R 构型　　　　（9）S 构型

4. （1）和（2）具有光学活性。
　（3）和（4）不具有光学活性。

5. （1）对映体　　　　（2）相同化合物　　　　（3）非对映体

6. （1）2S, 3R　　　（2）2S, 3S　　　（3）2R, 3S　　　　（4）2R, 3R

7. （1） 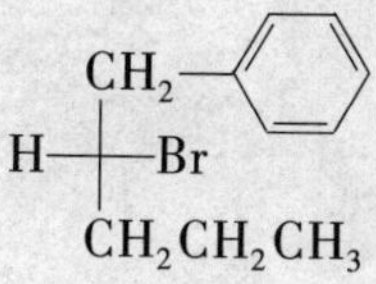　　　　　　（2） 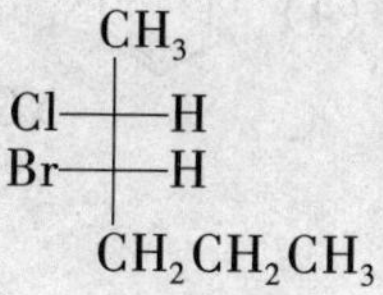　　　　　　（3）

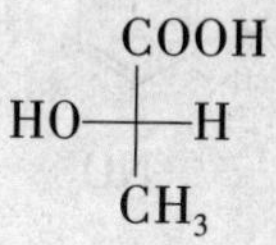

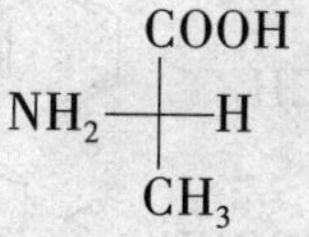

8. （1）√　　　（2）×　　　（3）√　　　（4）×　　　（5）×　　　（6）×

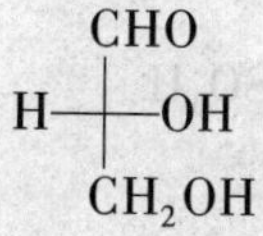

9. A 的构型为：

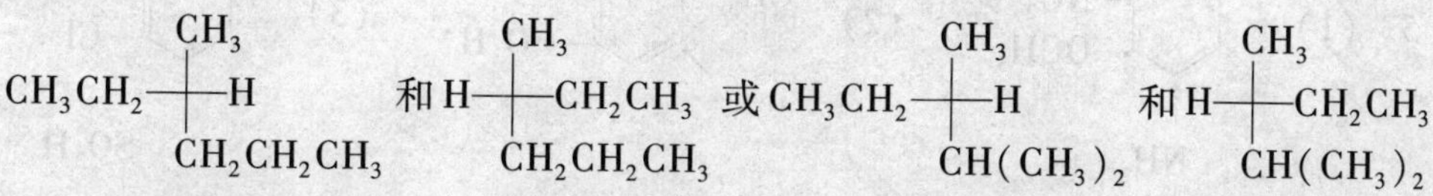

10. A. 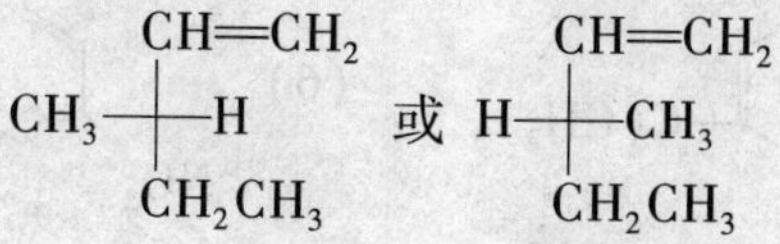　　　　　　B. 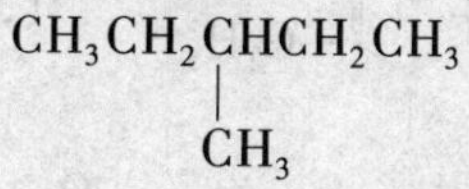 $CH_3CH_2CHCH_2CH_3$

第十四章　芳香烃

1. （1）叔丁基苯　　　　（2）3-丙基甲苯　　　　（3）1,5-二硝基-2-氯苯
　（4）4-甲基苯磺酸　　　（5）1-甲基-4-乙基萘　　　（6）1-甲基-9-氯蒽

2.

(1) 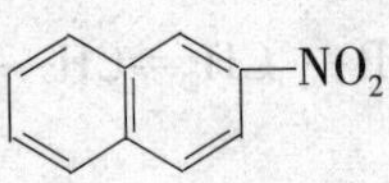 (2) 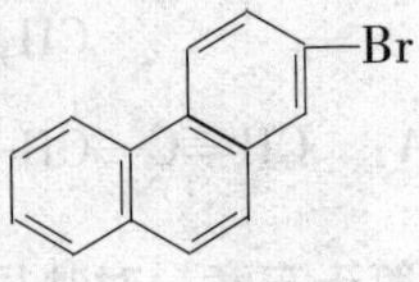 (3) 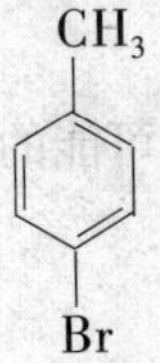

(4) 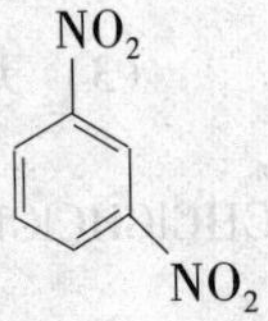 (5) 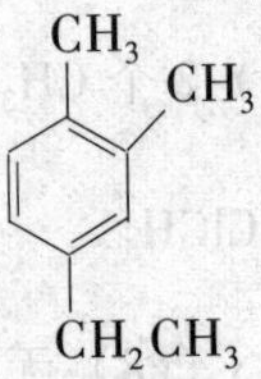 (6) 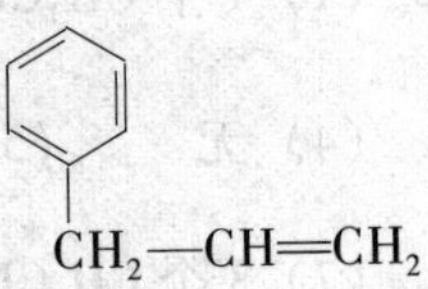

3.

(1) 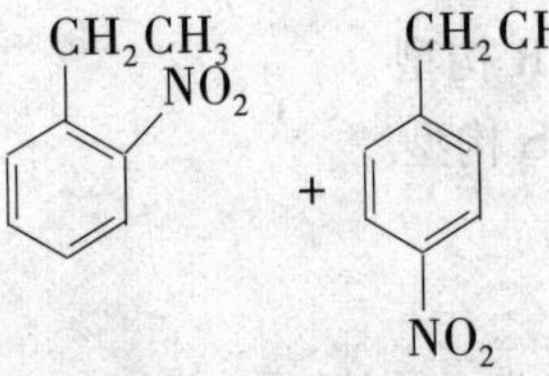 (2) 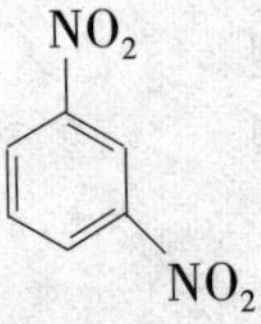

(3) 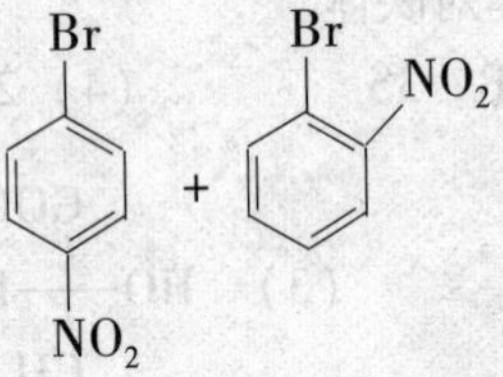 (4) 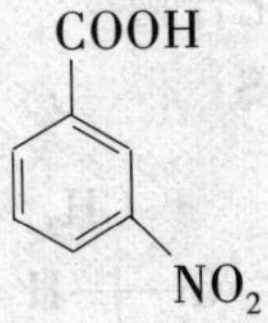

4.

(1) 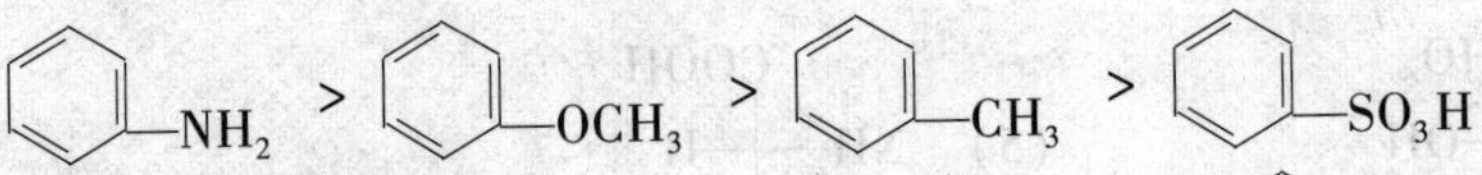

(2) 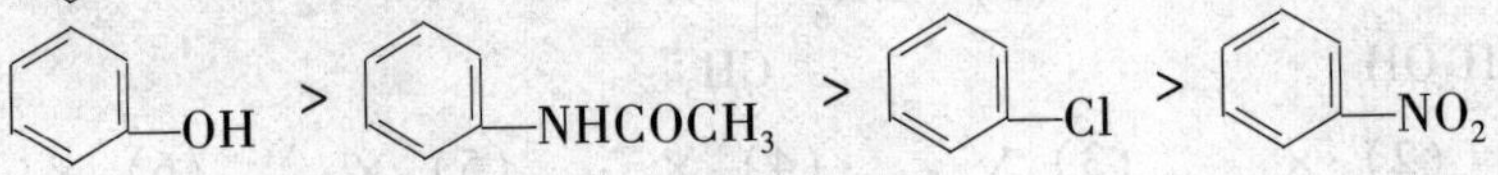

5. (1) 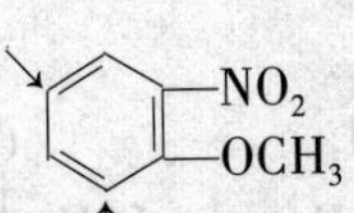 (2) 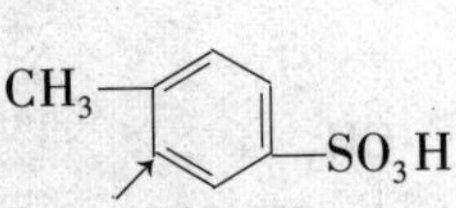 (3) 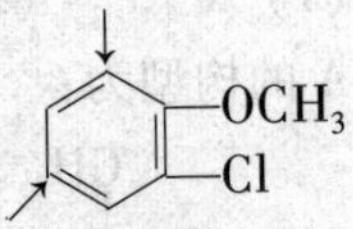

(4) 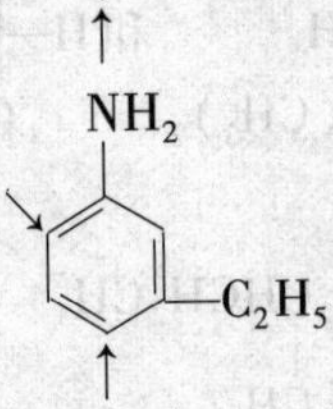 (5) 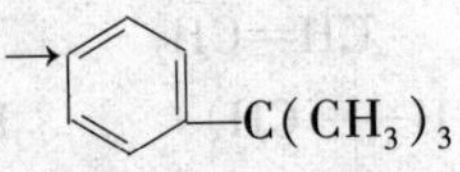 (6) 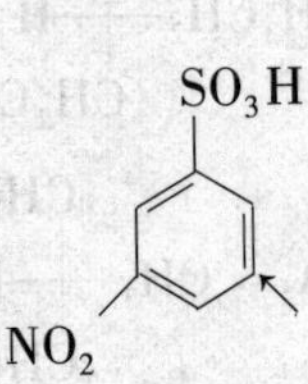

6. (1) 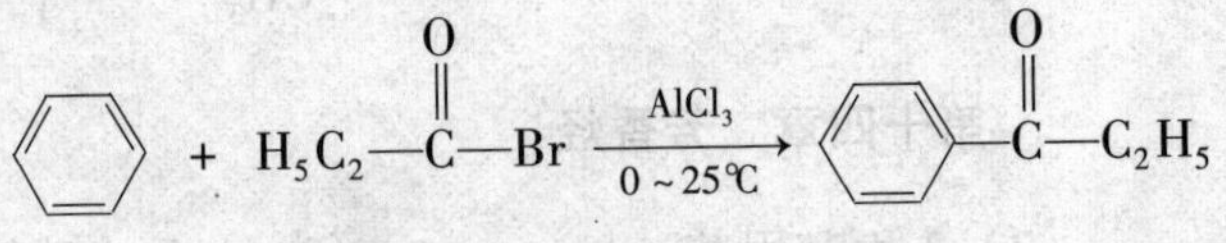

(2) 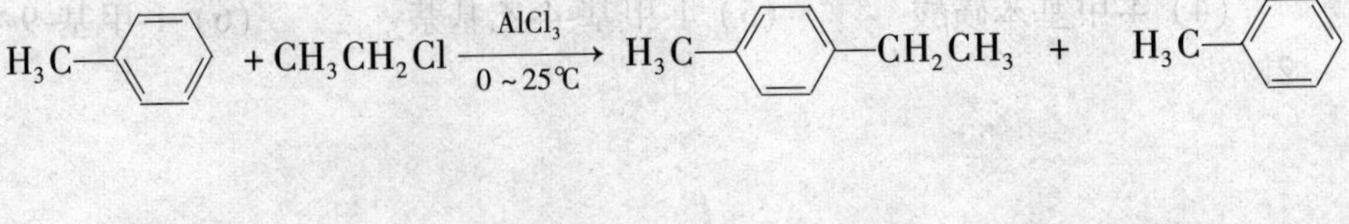

(3) 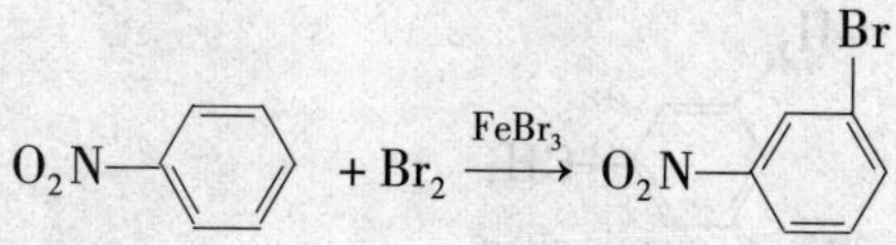 O_2N—⟨benzene⟩ + Br_2 $\xrightarrow{FeBr_3}$ O_2N—⟨benzene with Br⟩

(4) 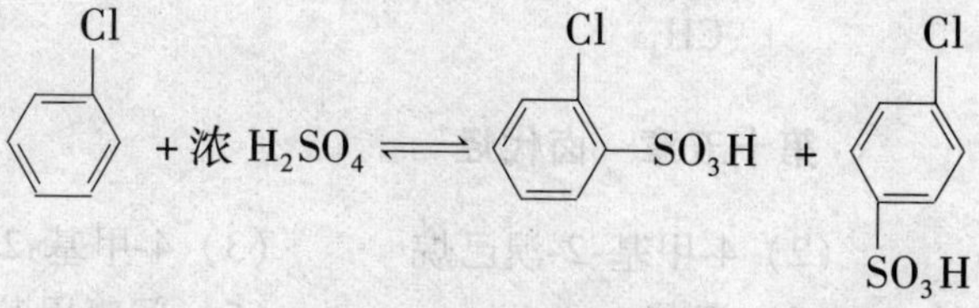 ⟨benzene with Cl⟩ + 浓 H_2SO_4 $\rightleftharpoons$ ⟨benzene with Cl, SO_3H⟩ + ⟨benzene with Cl, SO_3H⟩

(5) ⟨benzene⟩—C_2H_5 + 浓 HNO_3 $\xrightarrow{浓\ H_2SO_4}$ ⟨benzene with NO_2⟩—C_2H_5 + O_2N—⟨benzene⟩—C_2H_5

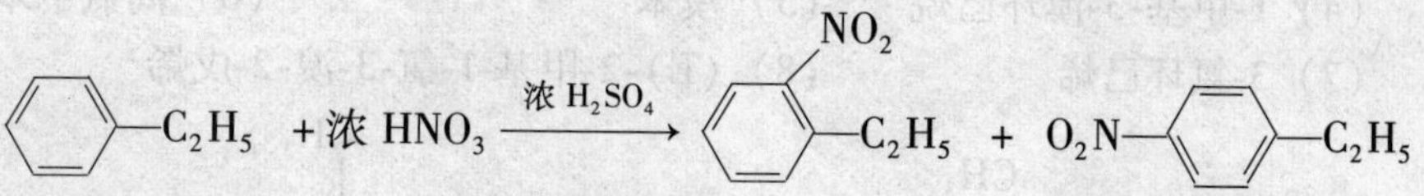

(6) 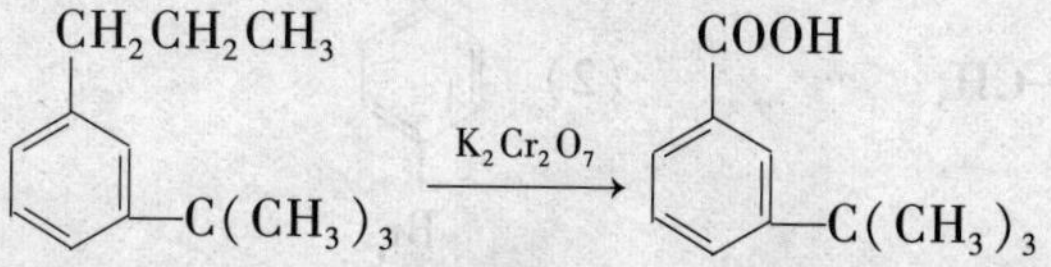 ⟨benzene with $CH_2CH_2CH_3$⟩—$C(CH_3)_3$ $\xrightarrow{K_2Cr_2O_7}$ ⟨benzene with COOH⟩—$C(CH_3)_3$

7.

(1) 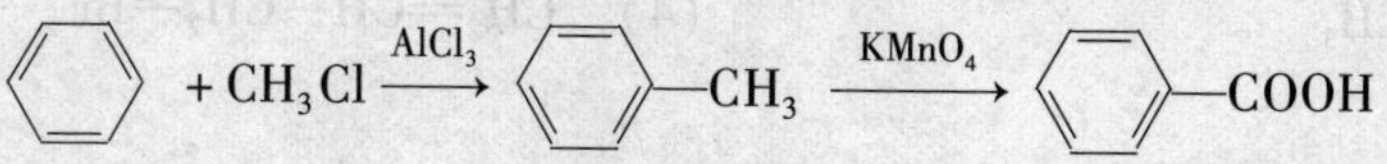 ⟨benzene⟩ + CH_3Cl $\xrightarrow{AlCl_3}$ ⟨benzene⟩—CH_3 $\xrightarrow{KMnO_4}$ ⟨benzene⟩—COOH

(2) 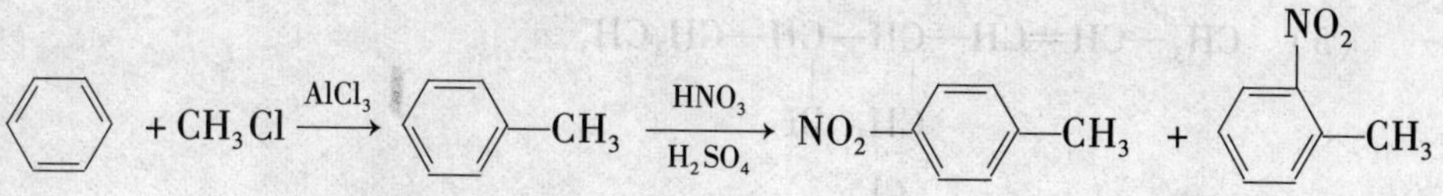 ⟨benzene⟩ + CH_3Cl $\xrightarrow{AlCl_3}$ ⟨benzene⟩—CH_3 $\xrightarrow[H_2SO_4]{HNO_3}$ NO_2—⟨benzene⟩—CH_3 + ⟨benzene with NO_2⟩—CH_3

把邻对位混合物进行分离得到： NO_2—⟨benzene⟩—CH_3

NO_2—⟨benzene⟩—CH_3 $\xrightarrow{KMnO_4}$ NO_2—⟨benzene⟩—COOH

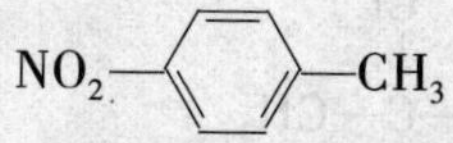

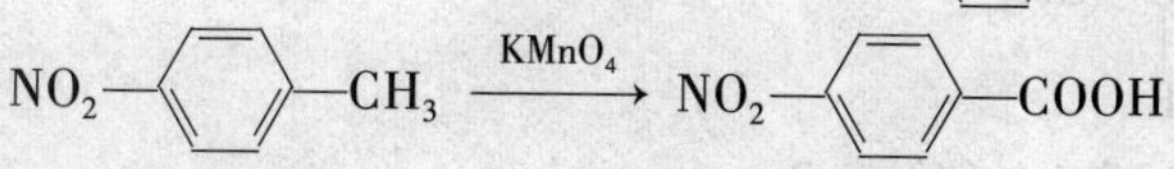

8. (1) 无芳香性　　　　(2) 有芳香性　　　　(3) 无芳香性
　　(4) 有芳香性　　　　(5) 有芳香性　　　　(6) 无芳香性

9.

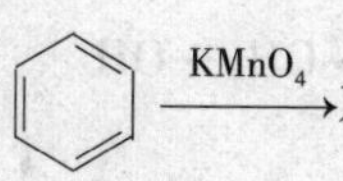

⟨benzene⟩ $\xrightarrow{KMnO_4}$ 不反应　　　现象：紫色未褪去

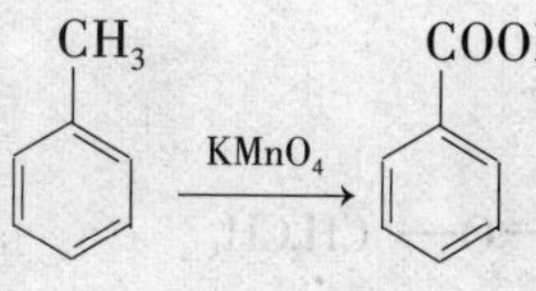

⟨toluene CH_3⟩ $\xrightarrow{KMnO_4}$ ⟨benzene COOH⟩　　　现象：紫色褪去

10. 此化合物的结构式为： H_3C—⟨benzene⟩—CH_3

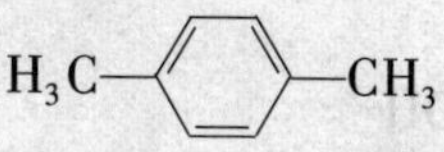

11. A 为： ⟨benzene⟩—$CH_2CH_2CH_3$ 或 ⟨benzene⟩—$CH(CH_3)_2$

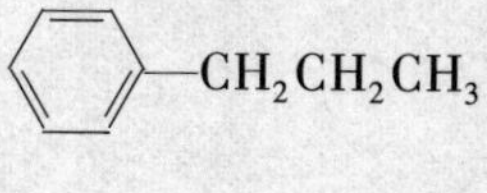

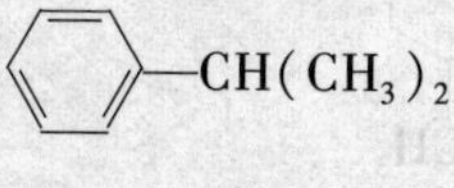

B 为：
$\begin{array}{c} CH_2CH_3 \\ \end{array}$ —CH$_3$

C 为：
CH$_3$ — —CH$_3$ CH$_3$

第十五章　卤代烃

1. （1）异丙基氯　　　　（2）4-甲基-2-溴己烷　　　（3）4-甲基-2-氯-1-戊烯

（4）1-甲基-3-溴环己烷　　（5）溴苯　　　　　　　（6）间氯甲苯

（7）3-氯环己烯　　　　　（8）（E）-2-甲基-1-氯-3-溴-2-戊烯

2. （1）
$$CH_3-CH-\overset{\overset{\displaystyle CH_3}{|}}{C}-CH-CH_3$$
$$\quad\quad\ \underset{Cl}{|}\quad \underset{CH_3}{|}\ \underset{Cl}{|}$$

（2）
$\overset{\displaystyle CH_3}{\diamond}$ —Br

（3）
$\begin{array}{c} \bigcirc\!-CH_3 \\ \ \ \ -Br \end{array}$

（4）$CH_2{=}CH-CH_2-Br$

（5）
$$CH_3-CH{=}CH-\underset{\overset{|}{CH_3}}{CH}-\underset{\overset{|}{Br}}{CH}-CH_2CH_3$$

（6）
$$CH_2{=}CH-CH_2-\underset{\overset{|}{Br}}{\overset{\overset{\displaystyle Cl}{|}}{C}}-CH_3$$

5. （1）S_N1；（2）S_N2；（3）S_N1；（4）S_N2

6. （1）
$CH_3-\underset{\overset{|}{Br}}{CH}-CH_3$ ； $CH_3-\underset{\overset{|}{MgBr}}{CH}-CH_3$ ； $CH_3-\underset{\overset{|}{COOH}}{CH}-CH_3$

（2）
$CH_3-\underset{\overset{|}{CH_3}}{CH}-\underset{\overset{|}{OH}}{CH}-CH_3$

（3）$Cl-CH{=}CH-CH_2-OH$

（4）
$CH_3-\underset{\overset{|}{CH_3}}{C}{=}CH-CH_3$

（5）
$\begin{array}{c} CH_3 \\ \bigcirc\!-O-CH_2CH_3 \end{array}$

（6）
$\begin{array}{c} \bigcirc\!-CN \\ \ \ CH_3 \end{array}$ ； $\begin{array}{c} \bigcirc\!-COOH \\ \ \ CH_3 \end{array}$

7. （1）$\overset{+}{CH_2{=}CH-CH_2} > CH_3-\overset{+}{CH_2} > \overset{+}{CH_3}$

(2)

8.

室温下反应，氯化银沉淀生成。

$\xrightarrow{\text{AgNO}_3\ \text{醇溶液}}$ 加热条件下反应，氯化银沉淀生成。

不反应

9. (1) $CH_2=CH-CH_3 \longrightarrow CH_3CHCOOH$
      $\overset{|}{\underset{CH_3}{}}$

$CH_2=CH-CH_3 \xrightarrow{HBr} CH_3CHBr \xrightarrow[\text{乙醇}]{NaCN} CH_3CHCN \xrightarrow{H_2O/H^+} CH_3CHCOOH$
                         $\overset{|}{\underset{CH_3}{}}$ $\overset{|}{\underset{CH_3}{}}$ $\overset{|}{\underset{CH_3}{}}$

(2)

$\xrightarrow[\text{乙醇}/\Delta]{CH_3CH_2ONa}$

10. A. $CH_2=CH-CH_2CH_3$ B. $CH_2-CH-CH_2CH_3$ C. $CH\equiv C-CH_2CH_3$
                                        $\overset{|}{\underset{Br}{}}\ \overset{|}{\underset{Br}{}}$

11. A. $CH_2=CH-CH_2-CH_2$ B. $CH_2=CH-CH=CH_2$
                              $\overset{|}{\underset{Br}{}}$

12. A.   B.   C.

第十六章 醇、酚、醚

1. (1) 3-戊醇
   (3) 3,3-二甲基-1-丁醇
   (5) 2-甲基-4-戊烯-2-醇
   (7) 邻乙基苯酚
   (9) 3-甲基-1-丁硫醇
   (2) 4-甲基-3-乙基-5-苯基-1-己醇
   (4) 甲丙醚
   (6) 2-甲基-5-乙氧基己烷
   (8) 对甲氧基苯酚
   (10) 8-甲基-3-硝基-1-萘酚

2.

(1) $CH_3-CH_2-\overset{\overset{\displaystyle CH_3}{|}}{\underset{\underset{\displaystyle OH}{|}}{C}}-CH_2-CH_2-CH_3$ (2) $(CH_3)_2CH-O-CH(CH_3)_2$

(3) 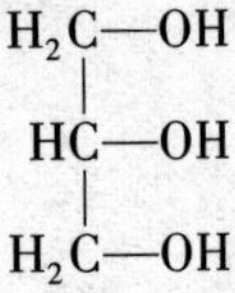
$$
\begin{array}{l}
H_2C-OH \\
HC-OH \\
H_2C-OH
\end{array}
$$

(4) 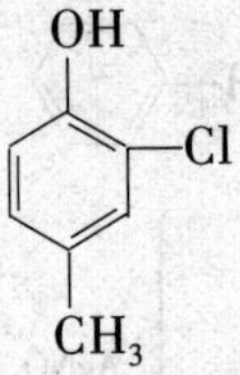
结构：2-氯-4-甲基苯酚 OH, Cl, CH₃

(5) 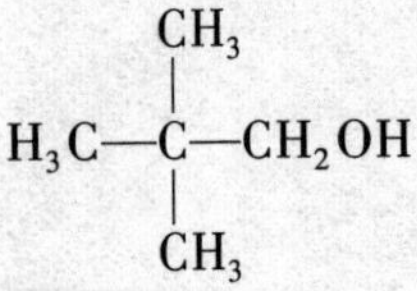
$$
\begin{array}{c}
CH_3 \\
| \\
H_3C-C-CH_2OH \\
| \\
CH_3
\end{array}
$$

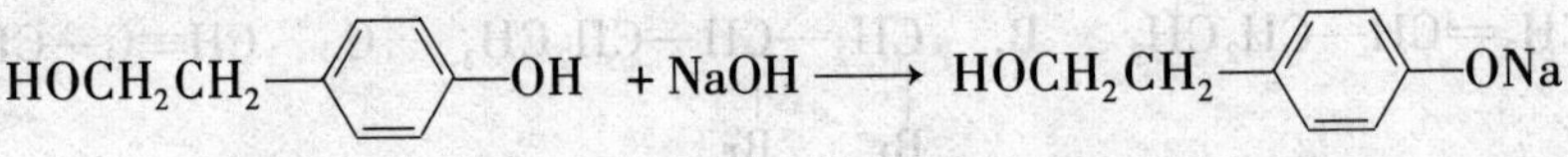

(6) 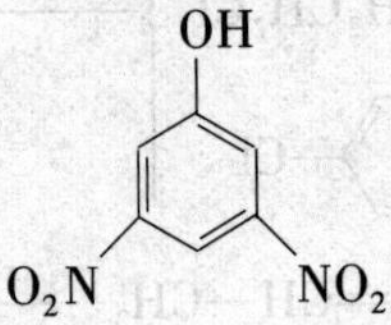
OH, O₂N, NO₂

(7) 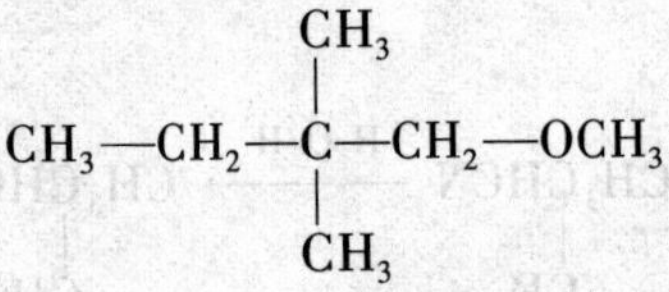
$$
\begin{array}{c}
CH_3 \\
| \\
CH_3-CH_2-C-CH_2-OCH_3 \\
| \\
CH_3
\end{array}
$$

(8) 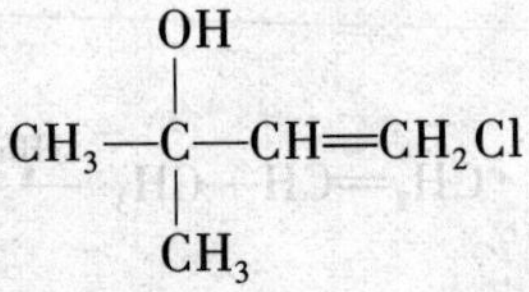
$$
\begin{array}{c}
OH \\
| \\
CH_3-C-CH=CH_2Cl \\
| \\
CH_3
\end{array}
$$

(9) 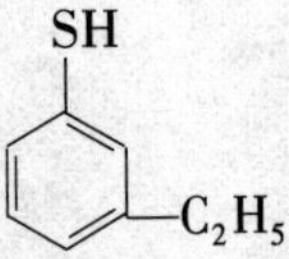
SH, C₂H₅

(10) 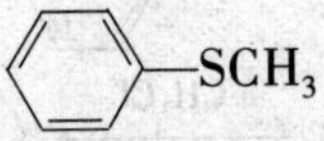
SCH₃

3.

(1) 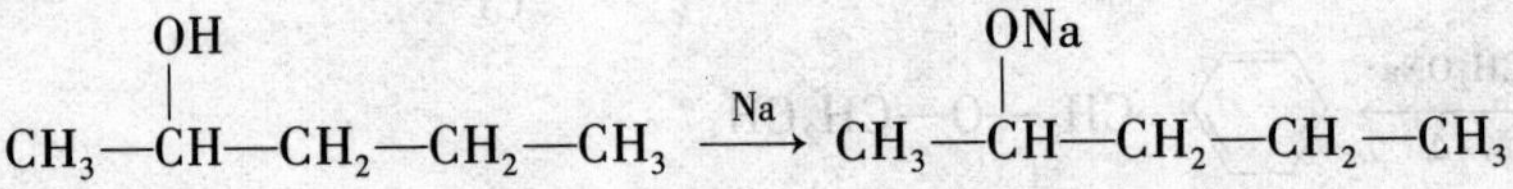 $CH_3-\underset{\underset{OH}{|}}{CH}-CH_2-CH_2-CH_3 \xrightarrow{Na} CH_3-\underset{\underset{ONa}{|}}{CH}-CH_2-CH_2-CH_3$

(2) $HOCH_2CH_2-\!\!\!\!\!\!\!\bigcirc\!\!\!\!\!\!\!-OH + NaOH \longrightarrow HOCH_2CH_2-\!\!\!\!\!\!\!\bigcirc\!\!\!\!\!\!\!-ONa$

(3)
$\xrightarrow{KMnO_4}$

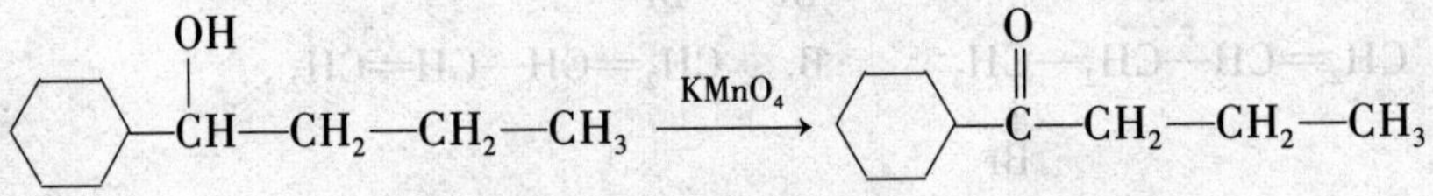

(4) $CH_3CH_2CH_2CH_2OH \xrightarrow[CH_2Cl_2 25℃]{CrO_3 吡啶} CH_3CH_2CH_2CHO$

(5) 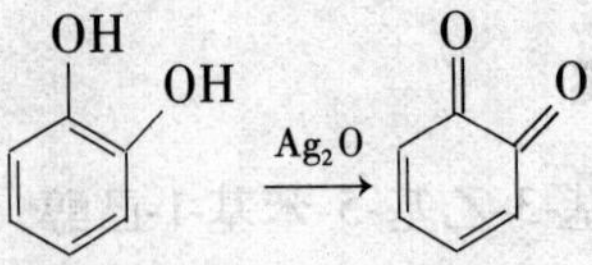
$\xrightarrow{Ag_2O}$

(6) 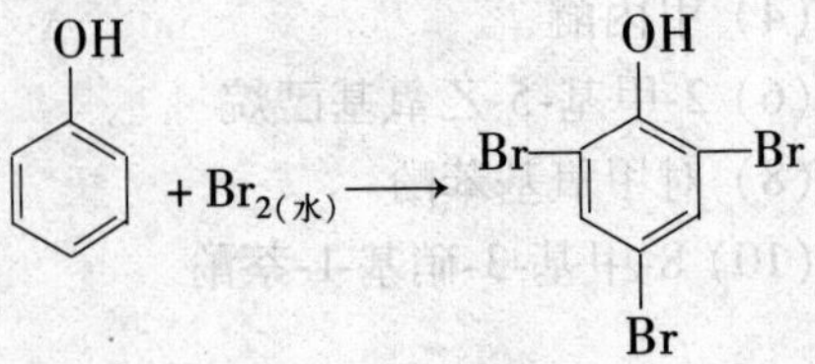
$+ Br_{2(水)} \longrightarrow$
Br, OH, Br, Br

$$
(7) \quad \underset{\text{OH}}{\text{C}_6\text{H}_5\text{—CH}_2\text{—CH—CH}_2\text{—CH}_2\text{CH}_3} \ + \text{H}_2\text{SO}_4
$$

$$
\xrightarrow{-\text{H}_2\text{O}} \text{C}_6\text{H}_5\text{—CH=CH—CH}_2\text{—CH}_2\text{CH}_3
$$

(8) 间氯苯甲醚 $+ \text{HI} \longrightarrow$ 间氯苯酚 $+ \text{CH}_3\text{I}$

4.

$$
(1) \quad \underset{\text{CH}_3}{\overset{\text{CH}_3}{\text{CH}_3\text{—C—CH=CH}_2}}
$$

$$
(2) \quad \text{CH}_3\text{—CH=C—CH}_3 \quad (\overset{\text{CH}_3}{})
$$

$$
(3) \quad \text{H}_3\text{C—HC=C—CH}_3 \quad (\overset{\text{CH}_3}{})
$$

$$
(4) \quad \text{CH}_3\text{—C=C—CH}_3 \quad (\overset{\text{CH}_3\ \text{CH}_3}{})
$$

5. 酸性从大到小是：

(1) 2,4,6-三硝基苯酚 > 2,4-二硝基苯酚 > 对硝基苯酚 > 苯酚 > 对甲基苯酚

(2) (a) > (f) > (d) > (e) > (c) > (b)

6. 与卢卡斯试剂反应的次序：(3) > (2) > (1)

　　与金属钠反应的次序：(1) > (2) > (3)

7. (1) 对甲基苯酚 ——————— 紫色

　　苯甲醚 $+ \text{FeCl}_3 \longrightarrow$ ✕　　　✕

　　苯乙醇 ——————— ✕　$+ \text{Na} \longrightarrow$ 有 H_2 放出

　　(2) 2,3-丁二醇
　　　　1,4-丁二醇 $+ \text{Cu(OH)}_2 \longrightarrow$ 深蓝色 / (−)

8. (1) $\text{C}_6\text{H}_{11}\text{—ONa}$　　(2) $\text{C}_6\text{H}_{11}\text{—Cl}$　　(3) $\text{C}_6\text{H}_{11}\text{—Cl}$

　　(4) 环己酮　　(5) 环己烯

9. (1) $\text{CH}_3\text{CH}_2\text{OH} + \text{PCl}_3 \longrightarrow \text{CH}_3\text{CH}_2\text{Cl}$

　　$\text{CH}_3\text{CH}_2\text{Cl} \xrightarrow{\text{NaCN}/\text{醇}} \text{CH}_3\text{CH}_2\text{CN} \xrightarrow[\Delta]{\text{H}_2^+\text{O}} \text{CH}_3\text{CH}_2\text{COOH}$

　　(2) $\text{CH}_3\text{CH}_2\text{OH} + \text{PCl}_3 \longrightarrow \text{CH}_3\text{CH}_2\text{Cl}$

　　$\text{CH}_3\text{CH}_2\text{Cl} + \text{Mg} \xrightarrow{\text{无水乙醚}} \text{CH}_3\text{CH}_2\text{MgCl}$

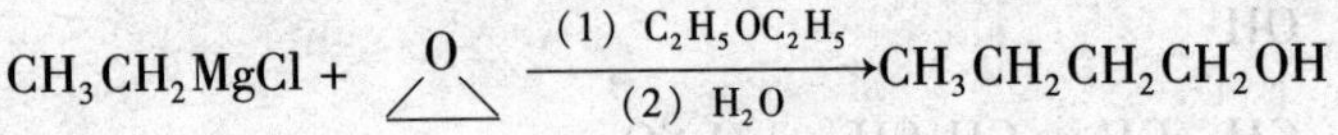

$$CH_3CH_2MgCl + \underset{\text{O}}{\triangle} \xrightarrow[\text{(2) } H_2O]{\text{(1) } C_2H_5OC_2H_5} CH_3CH_2CH_2CH_2OH$$

10. 该化合物的结构式是

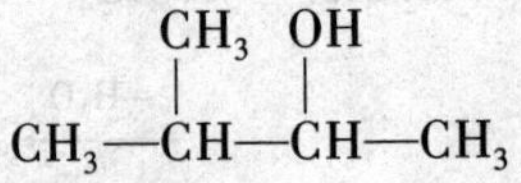

$$\underset{\underset{CH_3}{|}}{CH_3-CH}-\underset{\underset{OH}{|}}{CH}-CH_3$$

11. （1）A 的可能结构式有

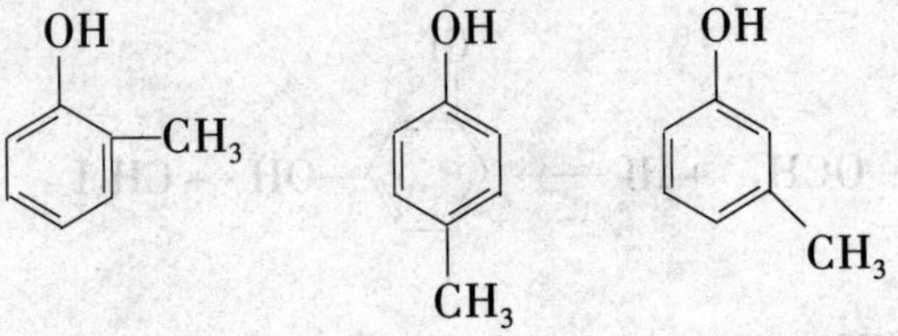

（2）A 的可能结构式有

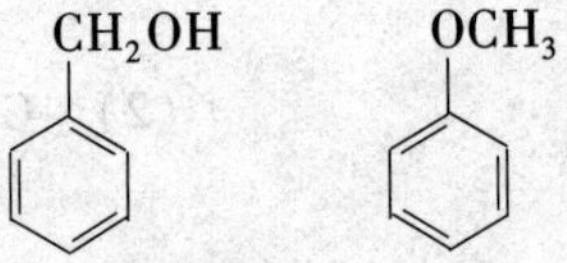

12. A. 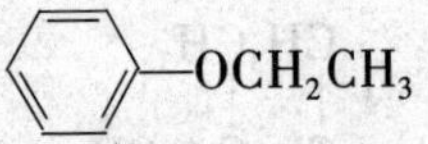 —OCH₂CH₃   B. 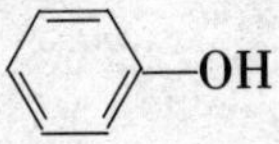 —OH

第十七章　醛、酮、醌

1. （1）2,6-二甲基-1,4-苯醌
   （2）3-甲基-4-乙基苯甲醛
   （3）2,5-己二酮
   （4）3-甲基戊醛
   （5）3,5-二甲基环己酮
   （6）3-甲基-1-苯基-2-丁酮
   （7）5-庚烯-3-酮
   （8）5-苯基-3-戊烯醛

2. （1） 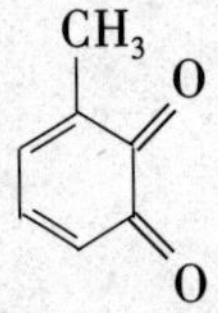
   （2） 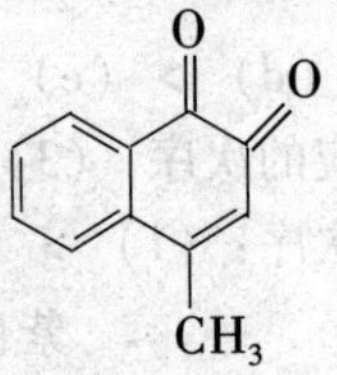
   （3） 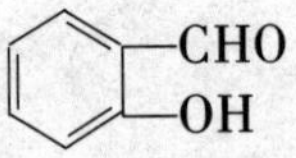
   （4）$CH_3-\underset{\underset{O}{\|}}{C}-\underset{\underset{O}{\|}}{C}-CH_3$
   （5）$H_3C-\langle \text{苯环} \rangle-\underset{\underset{O}{\|}}{C}-CH_3$
   （6）$CH_3-\underset{\underset{Br}{|}}{CH}-\underset{\underset{O}{\|}}{C}-CH_3$
   （7） 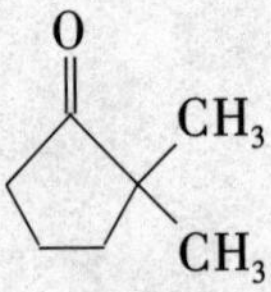
   （8） 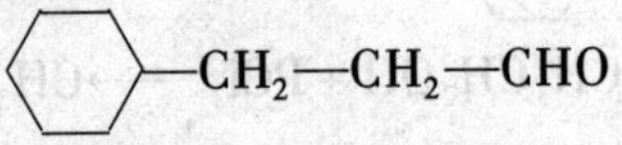 $-CH_2-CH_2-CHO$
   （9）$CH_3CCH=CHCHCH_3$ （带 $\underset{\underset{O}{\|}}{}$ 和 CH₃）
   （10）$CH_3CH=CHCH_2CHO$

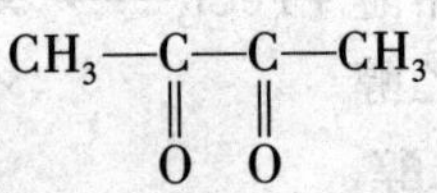

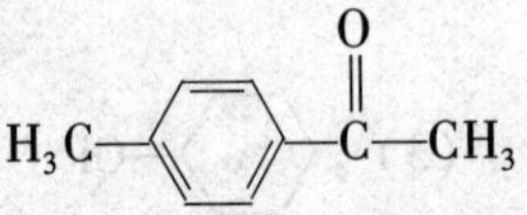

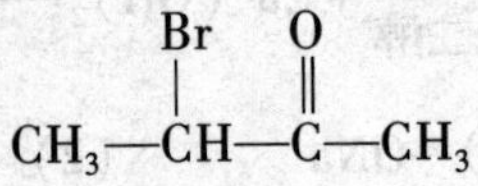

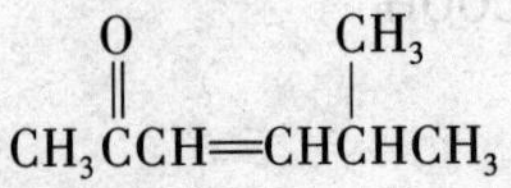

3.

(1) + HCN $\longrightarrow$

(2) —CHO + 2CH$_3$CH$_2$OH $\xrightarrow{\text{干燥 HCl}}$

(3) H$_3$C—$\overset{\overset{\displaystyle O}{\|}}{C}$—CH$_3$ + NaHSO$_3$ $\longrightarrow$ H$_3$C—$\overset{\overset{\displaystyle OH}{|}}{\underset{\underset{\displaystyle SO_3Na}{|}}{C}}$—CH$_3$

(4) 2CH$_3$CH$_2$——CHO $\xrightarrow{\text{浓 NaOH}}$ CH$_3$CH$_2$——CH$_3$OH +

CH$_3$CH$_2$——COONa

(5) —CH$_2$CH$_2$CHO + H$_2$N—NH— $\longrightarrow$

—CH$_2$CH$_2$CH=N—NH—

(6) —CH=CH—CHO $\xrightarrow[\text{(2) H}_2\text{O}]{\text{(1) NaBH}_4}$ —CH=CH—CH$_2$OH

(7) —$\overset{\overset{\displaystyle O}{\|}}{C}CH_3$ $\xrightarrow[\text{浓 HCl}]{\text{Zn/Hg}}$ —CH$_2$CH$_3$

(8) + 2NH$_2$NH$_2$ $\longrightarrow$

(9) —$\overset{\overset{\displaystyle O}{\|}}{C}$—CH$_2CH_3$ + CH$_3$CH$_2$MgCl $\xrightarrow[\text{(2) H}_2\text{O}]{\text{(1) C}_2\text{H}_5\text{OC}_2\text{H}_5}$

(10) —$\overset{\overset{\displaystyle O}{\|}}{C}$—CH$_3$ + I$_2$ + NaOH $\longrightarrow$ —COOH + CHI$_3$

4. 可以与氰氢酸加成的是：(2)(3)(4)(5)。
   可以发生碘仿反应的是：(3)(4)(6)。

5. (1) 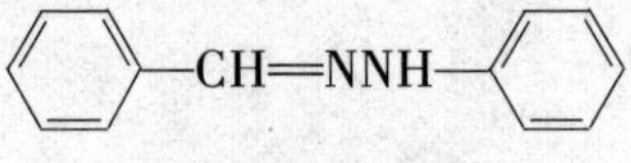 苯基—CH=NNH—苯基　(2) 苯基—CH(OCH_3)_2

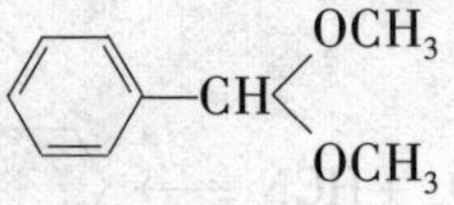

(3) 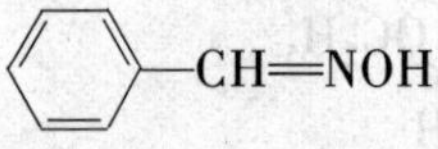 苯基—CH=NOH　(4) 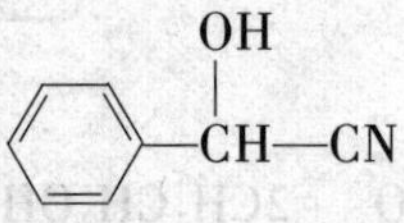 苯基—CH(OH)—CN

(5) 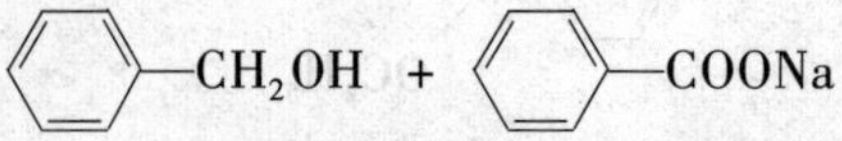 苯基—CH_2OH + 苯基—COONa

6. 可进行醇醛缩合反应的是有 α-H 的醛：(2) 苯乙醛；(3) 丁醛

　可进行康尼查罗反应的是无 α-H 的醛：(1)2,2-二甲基丁醛;(4)对氯苯甲醛

7.

(1) 丙酮

　苯乙酮 + NaHSO_3 → 白色沉淀 / ×

(2) 2-己醇

　2-己酮 +2,4 二硝基苯肼 → × / 橙黄色沉淀

(3) 2-戊酮 → 橙黄色沉淀

　3-戊酮 +2,4 二硝基苯肼 → 橙黄色沉淀 + (I_2 + NaOH) → 黄色沉淀 / ×

　环己醇 → ×

8. 反应顺序是：(6) > (1) > (3) > (5) > (2) > (4)

9. 反应顺序是:(3) > (6) > (2) > (5) > (1) > (4)

10. (1) 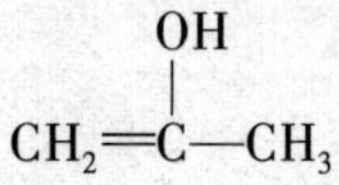 CH_2=C(OH)—CH_3　　(2) CH_3CH_2—C(OH)=CH—C(O)—CH_2CH_3

(3) 环己烯醇 　　(4)

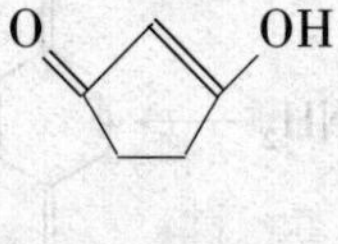

11. (1) 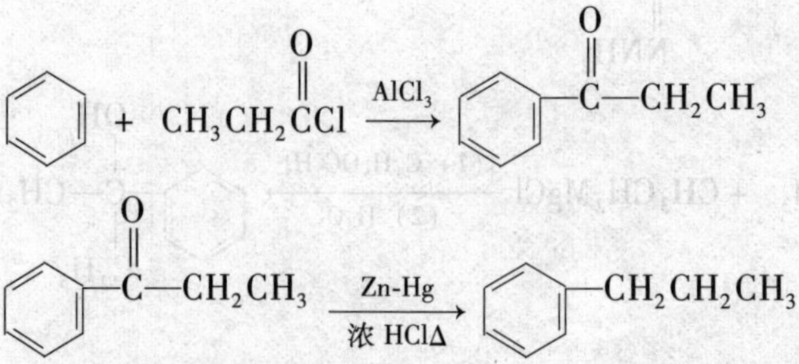 苯 + CH_3CH_2CCl(=O) →(AlCl_3)→ 苯—C(O)—CH_2CH_3

苯—C(O)—CH_2CH_3 →(Zn-Hg / 浓 HCl Δ)→ 苯—CH_2CH_2CH_3

(2) 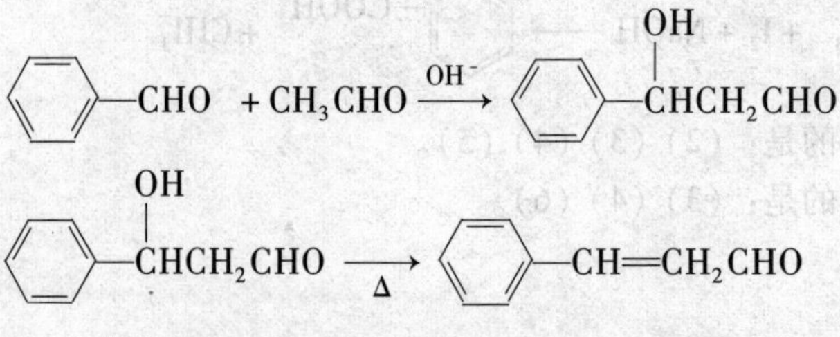 苯—CHO + CH_3CHO →(OH^-)→ 苯—CH(OH)CH_2CHO

苯—CH(OH)CH_2CHO →(Δ)→ 苯—CH=CH_2CHO

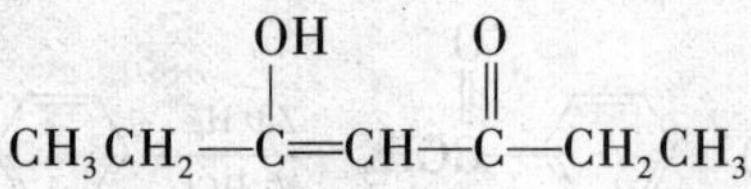

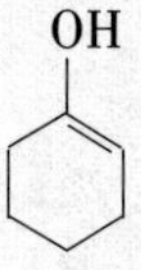

$$\text{Ph—CH}=\text{CH}_2\text{CHO} \xrightarrow{\text{NaBH}_4} \xrightarrow{\text{H}_3^+\text{O}} \text{Ph—CH}=\text{CH}_2\text{CH}_2\text{OH}$$

12. A. $\text{CH}_3\text{CH}_2\text{CHO}$　　B. $\text{CH}_3\text{CH}_2\text{CH}_2\text{OH}$　　C. $\text{CH}_3\text{CH}=\text{CH}_2$

13. A. $\underset{\overset{|}{\text{OH}}}{\text{CH}_3\text{—CH}_2\text{—CH—CH}_3}$　　B. $\text{CH}_3\text{—CH}=\text{CH—CH}_3$

C. $\underset{\overset{\|}{\text{O}}}{\text{CH}_3\text{—CH}_2\text{—C—CH}_3}$

14. A. $\underset{\overset{\|}{\text{O}}}{\text{CH}_3\text{CCH}_2\text{CH}_2\text{CH}_3}$　B. $\underset{\overset{|}{\text{CN}}}{\overset{\overset{\text{OH}}{|}}{\text{CH}_3\text{CCH}_2\text{CH}_2\text{CH}_3}}$　C. $\overset{\overset{\text{OH}}{|}}{\text{CH}_3\text{CHCH}_2\text{CH}_2\text{CH}_3}$

第十八章　羧酸、取代羧酸和羧酸衍生物

1. （1）2-苯基-2-氯乙酸 　　　　　　　（2）γ-己酮酸 或 4-氧代己酸
（3）2-萘甲酸(β-萘甲酸) 　　　　　（4）3-环己基丙酸
（5）2,2-二羟基丁酸 　　　　　　　（6）2-乙基-5-羟基苯甲酸
（7）苯甲酸丙酯 　　　　　　　　　（8）3-苯基丙酰溴
（9）N-甲基苯甲酰胺 　　　　　　　（10）N-乙基-N-苯基苯甲酰胺

2. （1）苯甲酸酐结构　　　　　　　　　（2）三羟基苯甲酸结构

（3）$\text{O}_2\text{N—C}_6\text{H}_4\text{—COOH}$　　　　（4）$\underset{\overset{|}{\text{OH}}\ \overset{|}{\text{OH}}}{\text{HOOC—CH—CH—COOH}}$

（5）$\underset{\overset{\|}{\text{O}}}{\text{HOOCCH}_2\text{CH}_2\text{—C—COOH}}$　　（6）$\underset{\overset{\|}{\text{O}}}{\text{CH}_3\text{—CH}_2\text{—C—COOH}}$

（7）$\underset{\overset{|}{\text{CH}_3}}{\overset{\overset{\text{O}}{\|}}{\text{HC—N}}\overset{\text{CH}_3}{}}$　　　　　　　（8）$\text{C}_6\text{H}_5\text{—COOCH}_2\text{C}_6\text{H}_5$

3. （1）$\text{CH}_3\text{CH}_2\text{CH}_2\text{—COOH}+\text{Br}_2 \xrightarrow{P} \text{CH}_3\text{CH}_2\text{CHBr—COOH}$

（2）$\underset{\overset{|}{\text{OH}}}{\text{CH}_3\text{CH}_2\text{CHCOOH}} \xrightarrow{\Delta}$ 环状二内酯结构

（3）

$$\text{C}_6\text{H}_5\text{CH}\begin{matrix}\text{COOH}\\\text{COOH}\end{matrix} \xrightarrow{\Delta} \text{C}_6\text{H}_5-\text{CH}_2\text{COOH}$$

（4） $CH_3CH_2CH_2CH_2COOH + PCl_3 \longrightarrow CH_3CH_2CH_2CH_2COCl$

（5）

$$\text{C}_6\text{H}_{11}\overset{\text{OH}}{\underset{}{\text{CH}}}-\text{COOH} \xrightarrow{\text{稀 } HNO_3} \text{C}_6\text{H}_{11}-\overset{\text{O}}{\underset{}{\text{C}}}-\text{COOH}$$

（6） $2CH_3CH_2CH_2COOH \xrightarrow{P_2O_5} CH_3CH_2CH_2-\overset{O}{\underset{}{C}}-O-\overset{O}{\underset{}{C}}-CH_2CH_2CH_3$

（7）

$$\text{H}_3\text{C}-\text{C}_6\text{H}_4-\overset{\text{OH}}{\underset{}{\text{CH}}}-\text{CH}_2-\text{COOH} \xrightarrow{\Delta} \text{H}_3\text{C}-\text{C}_6\text{H}_4-\text{CH}=\text{CH}-\text{COOH}$$

（8） $HO-C_6H_4-COOH \xrightarrow{200\sim220℃} HO-C_6H_5 + CO_2$

（9） $(CH_3)_2CH-\overset{O}{\underset{}{C}}-CH_2COOH \xrightarrow{微热} (CH_3)_2CH-\overset{O}{\underset{}{C}}-CH_3$

（10） $(CH_3\overset{O}{\underset{}{C}})_2O + CH_3CH_2OH \longrightarrow CH_3\overset{O}{\underset{}{C}}OCH_2CH_3 + CH_3COOH$

（11） $CH_3\overset{O}{\underset{}{C}}-O-C_2H_5 + CH_3\overset{O}{\underset{}{C}}-O-C_2H_5 \xrightarrow[(2)\ H_3^+O]{(1)\ C_2H_5ONa} CH_3\overset{O}{\underset{}{C}}CH_2\overset{O}{\underset{}{C}}OC_2H_5 + C_2H_5OH$

4. 草酸 > 丙二酸 > 甲酸 > 乙酸 > 丙酸 > 碳酸 > 苯酚
5. （1）醇:$CH_3OH > CH_3CH_2OH > (CH_3)_2CHOH > (CH_3)_3COH$
　　（2）酸:$HCOOH > CH_3COOH > (CH_3)_2CHCOOH > (CH_3)_3CCOOH$

6.
（1）

苯酚
苯甲酸 $+$ 溴水 $\longrightarrow$ 白色沉淀
　　　　　　　　×

（2）

甲酸　　　　　　　　Ag
乙酸 + Tollens 试剂 $\longrightarrow$ ×　　　　　×
丙二酸　　　　　　　× $\xrightarrow{+加热}$ CO_2 放出

7. A. $CH_3-\overset{CH_3}{\underset{}{C}}=CHCHO$　　　B. $HOOC-COOH$　　　C. $HCOOH$

8. A. $H_3C-\overset{CH_3}{\underset{}{CH}}-COOH$　　　B. $CH_3CH_2CH_2COOH$

C. $H_3C-\overset{\overset{\displaystyle O}{\|}}{C}-OCH_2CH_3$　　　D. $HCOOCH_2CH_2CH_3$

9. A. $\underset{\underset{\displaystyle OH}{|}}{CH_3CHCH_2CH_2COOH}$　　B. $\underset{\underset{\displaystyle O}{\|}}{CH_3CCH_2CH_2COOH}$　　C. $H_3C-\overset{\overset{\displaystyle O}{\|}}{\underset{}{\ \ \ }}O$

第十九章　胺

1. （1）丙胺（1°胺）　　　　　　　　（2）乙丙胺（2°胺）
　（3）三甲胺（3°胺）　　　　　　　　（4）二乙胺（2°胺）
　（5）氯化苯胺（伯胺铵盐）　　　　　（6）氢氧化四乙铵（季铵盐）；
　（7）N, N-二甲基苯胺（3°胺）　　　　（8）邻甲苯胺（1°胺）
　（9）对甲基苄基胺（1°胺）

2. （1）$CH_3CH_2CH_2CH_2NH_2$　　　　　（2）$CH_3CH_2NHCH_3$
　（3）$H_2NCH_2CH_2OH$　　　　　　　 （4）$C_6H_5N^+(CH_3)_3Cl^-$
　（5）$C_6H_5N(CH_3)_2$　　　　　　　　 （6）$CH_3NHCH(CH_3)CH_2CH_3$

3. （1）N—NO　　　　　　　（2）N—CCH₃（带 O）
　（3）苯环—CN　　　　　　　　　　　（4）H_3C-苯环$-N=NCl$
　（5）$CH_3NH_2\cdot HCl$　　　　　　　　 （6）苯环$-N=N-$苯环$-NH_2$

4. 碱性强弱顺序为：二甲胺 > 三甲胺 > 氨 > N-甲基苯胺 > 苯胺 > 三苯胺。

5.

N—H
（环）
—NH₂　$\}$ $\xrightarrow{NaNO_2 + HCl}$ 黄色物质生成　$N_2\uparrow$

丙胺
甲乙胺　$\}$ $\xrightarrow{NaNO_2 + HCl}$ $N_2\uparrow$　不溶于水的黄色油状物　水溶性的盐　　　或
三甲胺

丙胺
甲乙胺　$\}$ $\xrightarrow[②NaOH]{①苯磺酰氯}$ 溶解　固体析出　（－）
三甲胺

异丁胺
对甲苯胺　$\}$ $\xrightarrow[0\sim5℃]{NaNO_2 + HCl}$ $N_2\uparrow$　无气体生成

6.

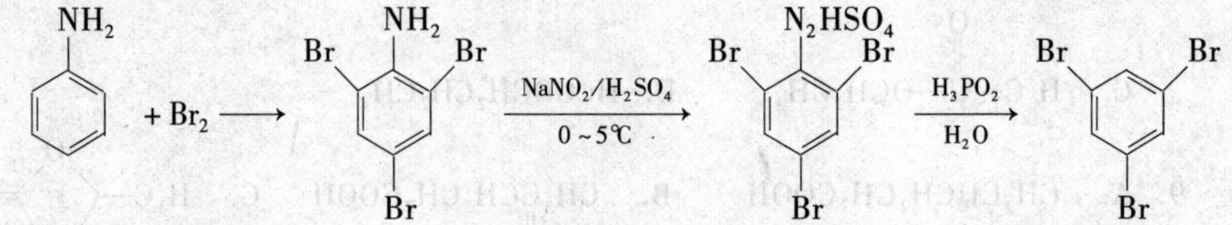

7. A. 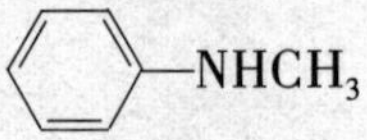 B. 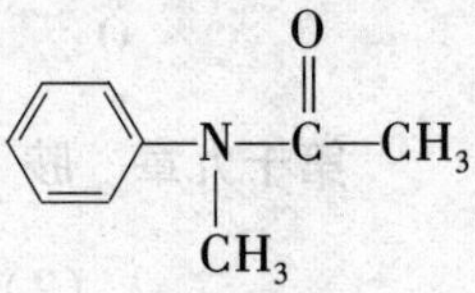 C.

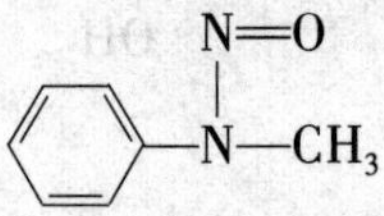

8. A. 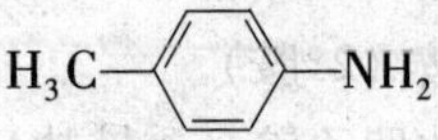 B.

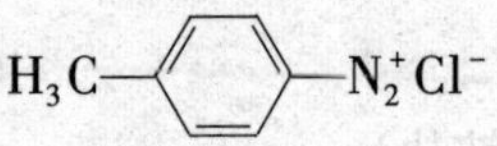

C.

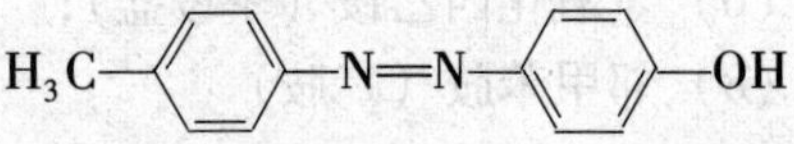

第二十章　杂环化合物

1. （1）4-羟基嘧啶　　　　（2）4-氯喹啉　　　　（3）3-吲哚甲酸
　（4）2-噻唑磺酸　　　　（5）4-甲基咪唑　　　　（6）3-吡嗪甲酰胺

2. （1） 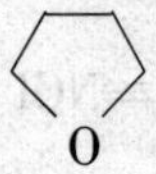　　（2） 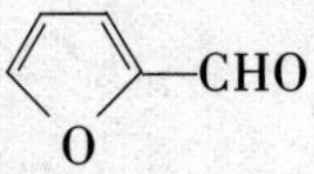　　（3）

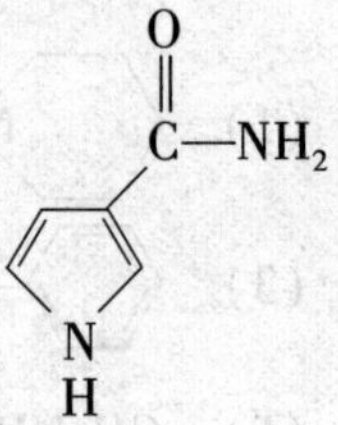

　（4） 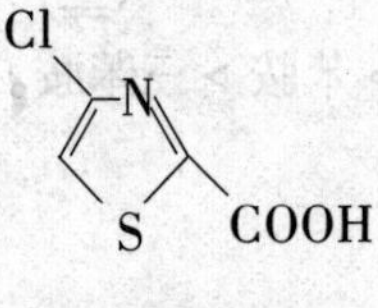　　（5）

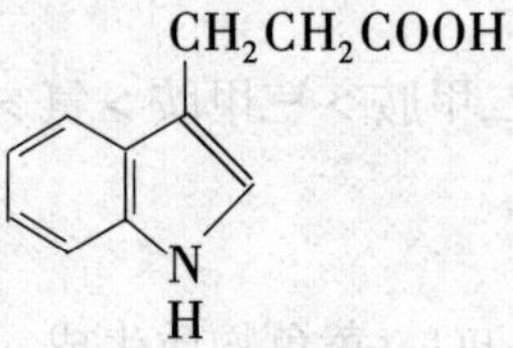

3. 甲胺 > 氨 > 吡啶 > 苯胺 > 吡咯

4. （1） 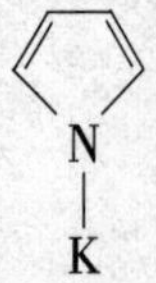　　（2） 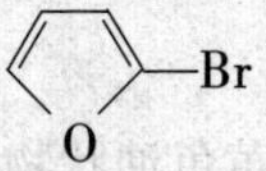　　（3）

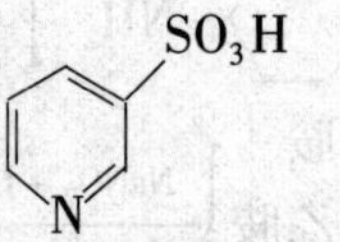

　（4） 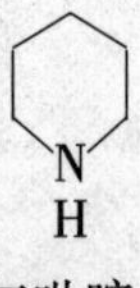　　（5）

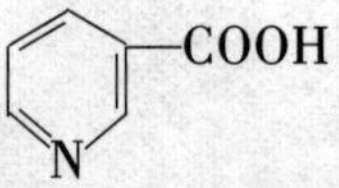

6. 嘧啶与吡啶相比，增加的一个氮原子对嘧啶环的共轭效应和诱导效应均为吸电子的，使另一个氮原子的电子云密度降低，碱性变小。

第二十一章　糖　类

1.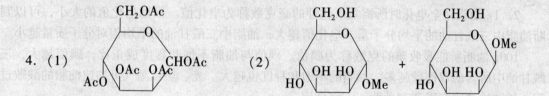

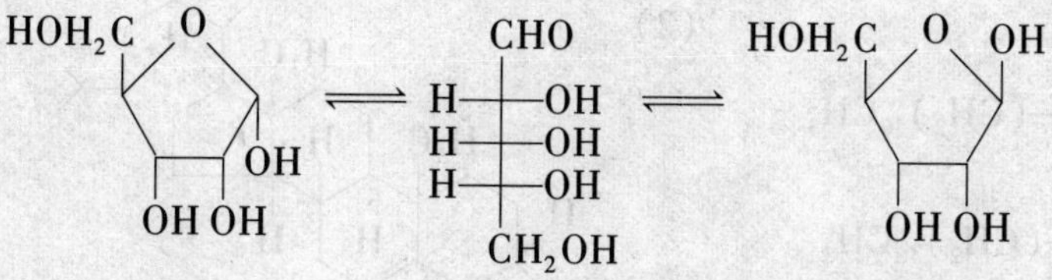

　α-D-核糖　　　　　　　　　　　　　β-D-核糖

2. （1）A 为 α-D-核糖，有还原性和变旋光现象，不能水解。

　　（2）B 为 β-D-呋喃果糖-1,6-二磷酸酯，有还原性和变旋光现象，能水解，水解产物有还原性。

　　（3）C 为 N-乙酰基-α-D-氨基半乳糖，有还原性和变旋光现象，能水解，水解产物有还原性。

3. （1）D-核糖　　　（2）D-阿拉伯糖　　　（3）L-核糖　　　（4）D-木糖

　　（1）和（3）互为对映体；（1）和（2）；（1）和（4）互为差向异构体。

4. （1）

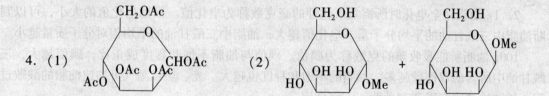

（2）

6.

葡萄糖 ⎫
果糖 ⎬ Br₂—H₂O → { （+）溴水褪色
　　　　　　　　　 { （−）

蔗糖 ⎫ 托伦试剂 { （−）
麦芽糖 ⎬ 或斐林试剂 → { （+）银镜或砖红色沉淀

淀粉 ⎫ I₂ { （+）变蓝
纤维素 ⎬ → { （−）

7.

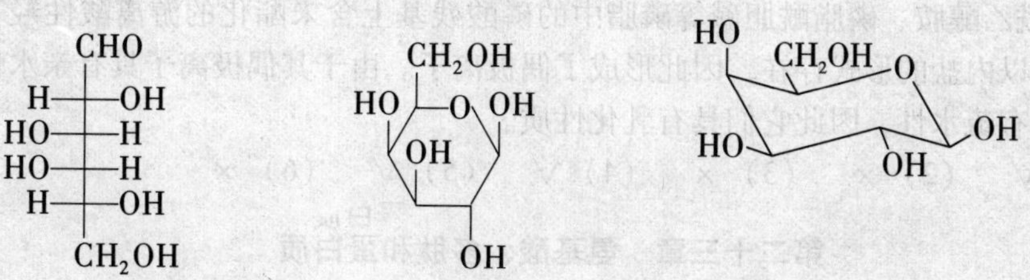

第二十二章 脂类和甾族化合物

1. (1)

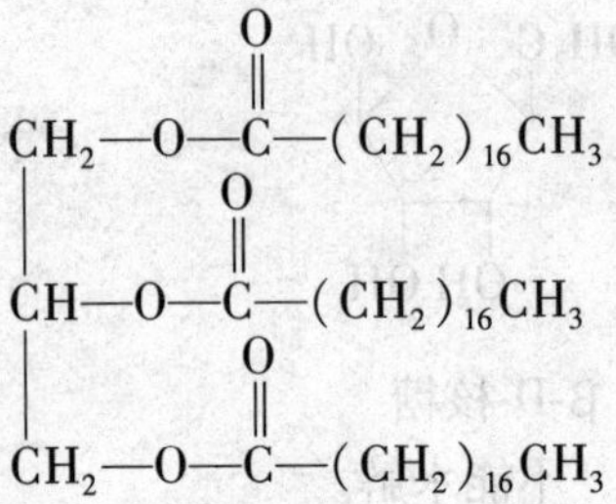

(2)

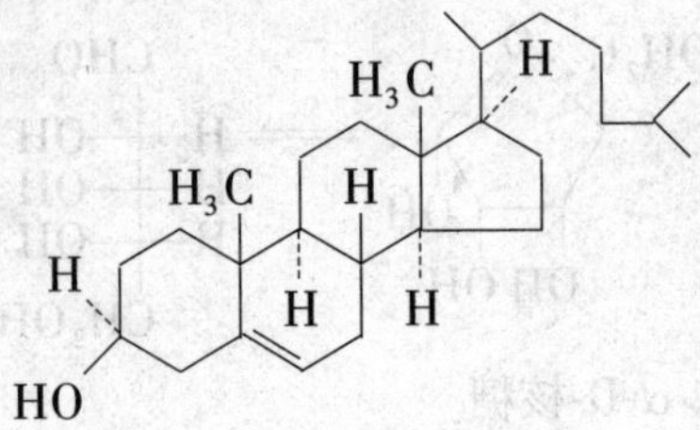

(3)

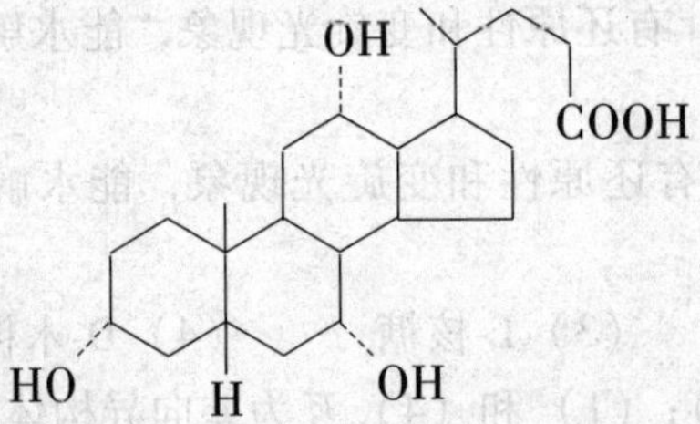

2. 1g 油脂完全皂化时所需氢氧化钾的毫克数称为皂化值。根据皂化值的大小，可以判断油脂中三酰甘油的平均分子量。皂化值越大，油脂中三酰甘油的平均相对分子质量越小。

100g 油脂所能吸收碘的克数称为碘值。碘值与油脂不饱和程度成正比，碘值越大，三酰甘油中所含的双键数越多，油脂的不饱和程度也越大。光、热或潮气可加速油脂的酸败过程。酸败的油脂有毒和刺激性，不宜食用。

中和 1g 油脂中的游离脂肪酸所需氢氧化钾的毫克数称为油脂的酸值。酸值越大，酸败的程度越严重。

3. 人体内不能自身合成，只能通过食物来提供的不饱和脂肪酸称为必需脂肪酸。亚油酸、亚麻酸是必需脂肪酸

4. 甾族化合物是一类广泛存在于动植物体内的天然产物，它们的分子中大多含有环戊烷并氢化菲的骨架结构，也称类固醇化合物。

5. 磷脂酰乙醇胺、磷脂酰胆碱等磷脂中的磷酸残基上含未酯化的游离酸性羟基，通常可以与碱性胺以内盐的形式存在，因此形成了偶极离子。由于其偶极离子具有亲水性，而长脂肪碳氢链具有疏水性，因此它们具有乳化性质。

6. (1) √　　(2) ×　　(3) ×　　(4) √　　(5) √　　(6) ×

第二十三章 氨基酸、多肽和蛋白质

略。

第二十四章 核酸

略。